Michael Ertl, Brigitta Keintzel, Rudolf P. Wagner (Hg.)
Ich bin tausend Ich

Michael Ertl, Brigitta Keintzel,
Rudolf P. Wagner (Hg.)

Ich bin tausend Ich

Probleme, Zugänge und Konzepte zur Therapie von Psychosen

Facultas

Gedruckt mit Unterstützung von

Lilly

Die Deutsche Bibliothek – CIP-Einheitsaufnahme

Ertl, Michael:
Ich bin 1000 Ich : Probleme, Zugänge und Konzepte zur Therapie von Psychosen /
Michael Ertl ; Brigitta Keintzel ; Rudolf Wagner. -
Wien : Facultas-Univ.-Verl., 2002
ISBN 3-85076-567-9

Facultas Universitätsverlag, Berggasse 5, A-1090 Wien

Umschlaggestaltung: Facultas AG
Lektorat: Iris Weißenböck
Druck: Facultas AG
Printed in Austria
ISBN 3-85076-567-9

Gedruckt mit Förderung des Bundesministeriums für Bildung,
Wissenschaft und Kultur in Wien und mit Unterstützung der Wissenschafts- und
Forschungsförderung der Stadt Wien.

Inhaltsverzeichnis

Pathogenetische Modelle

Konzepte und Tendenzen in der Psychiatrie

Vorwort

Und ich bin hier das Thema dieser wirren Fragmente
Sarah Kane, 4.48 Psychose

Sie kennen die Geschichte: Sechs blinde Männer sollen einen Elefanten beschreiben. Einer bekommt zufällig den Rüssel in die Hand und meint, ein Elefant sei wie eine Riesenschlange. Einer ergreift ein Bein und vertritt die Meinung, ein Elefant sei wie eine griechische Säule. Ein dritter gerät an die Seite des Elefanten und beharrt darauf, daß ein Elefant wie eine Wand sei. Stoßzähne, Schweif und Ohr führen zu anderen Schlüssen. Sind nicht alle, die versuchen, psychotisches Erleben von außen zu verstehen, diesen blinden Männern vergleichbar?

Der Begriff „Psychose" kommt in den heute verbreiteten internationalen Diagnosenschemata ICD-10 und DSM-IV als Krankheitsbezeichnung *nicht* vor. Im fachlichen Alltag ist er jedoch gebräuchlich. Da bedeutet „psychotisch" in der Regel den Verlust des Bezuges des eigenen Erlebens zur Realität. In der psychiatrischen Fachsprache bezeichnet man Halluzinationen und Wahnideen als „psychotische" Symptome – der Realitätsverlust ist hiebei auch einem Laien klar. Diese Bezeichnung ist unabhängig davon, an welcher psychiatrischen Krankheit jemand leidet (so gehören Halluzinationen etwa auch zum Krankheitsbild des Alkoholdelirs). Oft wird der Begriff „Psychose" mit der Diagnose „Schizophrenie" gleichgesetzt und erhält dann zusätzlich die Bedeutung einer Diskontinuität und Fragmentierung, ja eines „Zerfalls" des eigenen Erlebens. In diesem Sinn läßt sich das eingangs erwähnte Zitat verstehen, das in „4.48 Psychose", dem letzten Stück der durch Suizid verstorbenen jungen britischen Dramatikerin Sarah Kane vorkommt.[1] Zerfall des eigenen Ichs, wirre Fragmente, Inkohärenz …

Sarah Kanes Bemerkung ist aus dem Kontext des Stückes (es handelt sich offensichtlich um eine Bemerkung einer Patientin zu einem Psychiater in einer Klinik) aber auch anders deutbar – als Kritik an der Psychiatrie, die nicht versteht, was in jemandem, der in einer Psychose lebt, vorgeht, und die sich selbst verwirrend und „fragmentierend" verhält.

Der Versuch der Psychiatrie, in den modernen Diagnosesystemen psychiatrische Krankheitsbilder „operational" zu definieren und zu ordnen (etwa in der Art: „mindestens zwei Symptome von Gruppe A plus Kriterium B etc. …"), also das vielfältige und komplexe Erleben der Betroffenen in diagnos-

1 Sarah Kane: Sämtliche Stücke. Rowohlt Taschenbuch Verlag, Reinbek bei Hamburg 2002, S. 218.

tische Stiefel einzuschnüren, wird von vielen als Schmalspurlösung mit oft reduktionistischen und unpersönlichen Therapiekonsequenzen angesehen.

Das vorliegende Buch kann in gewisser Weise als Gegenprojekt gegen solche Schmalspurlösungen betrachtet werden, kommen doch unterschiedlichste Denk- und Praxisansätze zu Wort, die das „Verstehen" in den Vordergrund rücken – aber auf immer wieder verschiedene Art. Das mag zwar anregend, es kann aber für manche auch verwirrend sein.

Ein möglicher Mittelweg zwischen der extremen Vereinfachung der deskriptiven operationalen Diagnostik von Psychosen und der bunten Vielfalt „verstehender" Zugangsweisen zum Phänomen psychotischen Erlebens ist das Konzept der „Vulnerabilität" oder „Verletzlichkeit". Für das Verständnis von Psychosen aus dem schizophrenen Formenkreis hat dieses Konzept in den letzten Jahren zunehmend Bedeutung erlangt, und es beginnt den klassischen Krankheitsbegriff zu verdrängen. Vulnerabilität für die Entwicklung „psychotischer Zustände" bedeutet, daß sich solche Zustände nicht notwendig und unausweichlich entwickeln: sie *können* unter äußeren Belastungen auftreten, *müssen* es aber nicht.

Ein wichtiger Aspekt des Konzepts der „Verletzlichkeit" besteht darin, daß es optimistischer ist als das Krankheitskonzept, weil es die aktive Mitbeteiligung der Betroffenen zuläßt und einfordert. Sie können auf der Grundlage dieses Konzeptes lernen, wie man mit Alltagsstreß umgeht, die Alltagsroutine verbessert, die Lebensqualität steigert, und damit Rückfälle verhindert. Pharmakotherapie, Psychotherapie und Soziotherapie sind in diesem Konzept drei gleichwertige therapeutische Ansätze, die je nach den individuellen Bedürfnissen und Krankheitsverläufen unterschiedlich gewichtet und eingesetzt werden.[2] Psychotherapeutische Verfahren jeder Art und Medikamente können in diesem „Vulnerabilitäts-Streß-Coping-Modell" dafür verwendet werden die Verletzlichkeit zu reduzieren. Soziotherapie, also der therapeutische Einsatz von Aspekten des sozialen Umfeldes, hilft dazu, die Verletzlichkeit zu reduzieren, die Coping-Mechanismen zu stützen und die Streßbelastung von außen zu verringern. Das so verstandene „Vulnerabilitäts-Streß-Coping-Modell" hat eine starke integrierende Kraft.

Ein Konzept, das ebenfalls dazu geeignet ist, integrierend zu wirken und alle an einen Tisch zu bringen – die Betroffenen, die Angehörigen, alle Arten von Fachleuten und die Politiker – ist das der Lebensqualität.[3] Die Forderung, daß neben der Symptomatik auch die Lebensqualität beachtet werden

2 Katschnig H., Donat H., Fleischhacker W. W., Meise U. (2002): 4 x 8 Empfehlungen zur Behandlung von Schizophrenie. edition pro mente, Linz.

3 Katschnig H., Freeman H., Sartorius N. (eds.) (1997): Quality of Life in Mental Disorders. John Wiley and Sons. Chichester, New York. Amering M., Sibitz I., Gössler R., Katschnig, H. (2002): Wissen – genießen – besser leben. Ein Seminar für Menschen mit Psychoseerfahrung. Psychiatrie Verlag, Bonn.

muß, erweitert das klassische Arzt-Patienten-Setting und öffnet es für eine trialogische Behandlung, die Angehörige und Betroffene zu Partnern der professionellen Helfer (Psychotherapeuten, Ärzte, Krankenpfleger etc.) macht. Das Konzept des „empowerment", einer verstärkten Selbst- und Mitbestimmung für die Betroffenen und ihre Familien, verlangt nach Klienten, die ins soziale Leben integriert sind und ihr Leben aktiv mitgestalten können.

Der vorliegende Sammelband thematisiert Psychosen über drei verschiedene Schwerpunktsetzungen: aus der Sicht der TherapeutInnen, der Betroffenen und aus der Perspektive der Kultur- und Kunsttheorie. Als Psychiater, der sich schwerpunktmäßig mit der Sozialpsychiatrie befaßt, greife ich aus dem facettenreichen Buch einen Aspekt heraus, der mir vordringlich erscheint, nämlich die Frage der Stigmatisierung und Diskriminierung. Ich nehme dabei auf den Beitrag von Christian Horvath Bezug, der die Eckpunkte der Antistigmakampagne des Weltverbandes für Psychiatrie umreißt. Gesellschaftliche Stigmatisierung von Menschen mit schizophrenen Störungen bedeutet, daß sie häufig mit falschen Vorstellungen ihrer Umwelt über ihre Erkankung konfrontiert sind. Verbreitete Vorurteile und Mythen sind etwa, daß Menschen mit schizophrenen Störungen unberechenbar, gefährlich oder unheilbar seien, eine gespaltene Persönlichkeit hätten, unzuverlässig und träge oder faul (früher „arbeitsscheu") seien. In der Folge sind diese Menschen von massiven Benachteiligungen betroffen. Sie leiden gleichsam an zwei Krankheiten: an der Krankheit selbst und an der, wie sie in den Vorurteilen der Umwelt existiert.

Die früher lange, oft lebenslang andauernde Internierung, die erschreckenden Zustände in den Anstalten und die Entwertung von Menschen mit psychotischen Erkrankungen, die ihren schrecklichen Höhepunkt in den Ermordungen der Zeit des Nationalsozialismus erlebt haben, diese und andere „dunkle Zeiten" in der Geschichte der Psychiatrie haben Anteil an der Bildung von Vorurteilen, die bis in die Gegenwart weiterwirken und die mit ausschlaggebend dafür sind, daß vielen, denen die Psychiatrie helfen könnte, nicht geholfen werden kann.

Vor diesem Hintergrund wird deutlich, daß erst die Berücksichtigung unterschiedlicher Positionen sowie inter- und multidisziplinäre Konzeptbildungen psychotische Phänomene begreifbarer machen. Anliegen des Sammelbandes ist es, den Blickwinkel für das Verständnis von Psychosen zu erweitern: Indem unterschiedliche Konzepte und Zugänge vorgestellt werden, sollen gängige Sichtweisen ergänzt, Vorurteile überwunden und neue Erkenntnisse gewonnen werden, die nicht zuletzt auf die Notwendigkeit weiterführender interdisziplinärer Dialoge und Kooperationen verweisen. Ich wünsche diesem Buch, daß es dazu beiträgt.

Univ.-Prof. Dr. Heinz Katschnig
Vorstand der Universitätsklinik für Psychiatrie in Wien

Brigitta Keintzel, Michael Ertl, Rudolf P. Wagner

Einleitung

> Die Grenze aber zwischen den normal und krankhaft benannten Seelenzuständen ist zum Teil eine konventionelle, zum anderen eine so fließende, daß wahrscheinlich jeder von uns sie im Laufe eines Tages mehrmals überschreitet. (Sigmund Freud: Der Wahn und die Träume in W. Jensens „Gradiva")

Die phänomenologischen Erscheinungsbilder der Psychosen imponieren nach wie vor als Terra incognita, auf der unterschiedliche wissenschaftliche und psychotherapeutische Wegmarken anzutreffen sind. Dieser Eigenart der Psychosen im Schnittpunkt verschiedener Welten wird im vorliegenden Buch Rechnung getragen.

Genauso wie das psychotische Erscheinungsbild als Symptomkomplex sich als inkohärent und schwer verständlich präsentiert und aus gewohnten Ordnungssystemen heraustritt, genauso schwierig gestaltet sich die Theoriebildung. Dies hat einen Anreiz für die Konzeption dieses Sammelbandes dargestellt. Da die Festlegung der Grenzen zwischen Pathologie und Normalität abhängig von den jeweiligen theoretischen Grundannahmen ist, schien es uns angezeigt, einen interdisziplinären Diskurs anzuregen. Ausgehend von einem historischen Überblick werden die Differenzierungen in der Psychosentherapie anhand ihrer therapeutischen Grundannahmen, den daraus resultierenden Behandlungskonzepten und ihrer Wechselwirkungen erforscht. Die Psychose fungiert dabei als ein Verdichtungspunkt der Moderne, deren Erforschung eine natur-, kultur-, sozial- und humanwissenschaftliche Zugangsweise erforderlich macht.

Im besonderen haben wir uns von der Überlegung leiten lassen, daß die Phänomene der Psychose, wenn überhaupt dann in Zusammenhang mit neuro-bio- / physiologischer Grundlagenforschung, medizinischer Systematik, tiefenpsychologischer Konzeptbildung und sozio- / psychotherapeutischen Fragestellungen zu begreifen sind. Diese wiederum werden nicht losgelöst von soziokulturellen und historischen Prozessen betrachtet. Die Darstellung unterschiedlicher Zugangsweisen ermöglicht eine mehrdimensionale Sichtweise auf das Begreifen von psychotischen Zuständen, mit denen notwendigerweise ein Spannungsverhältnis einhergeht.

Ein weiteres Spannungsverhältnis ergibt sich aus den Möglichkeiten der individuellen Entwicklung und Veränderung der an psychotischen Zuständen leidenden Person einerseits und dem naturwissenschaftlichen Objektivierungsanspruch zur Erfassung und Behandlung von psychischen Erkrankungen andererseits. Nicht die Vielzahl der psychopathologischen Unterscheidungen und unterschiedlichen Verlaufstypologien steht dabei im Zentrum der Untersuchung. Psychotische Anteile der Persönlichkeit werden vielmehr in den einzelnen psychotherapeutischen Beiträgen schwerpunktmäßig über schizophrene Psychosen und die ihr verwandten Seelenzustände erörtert. Erkrankungen aus dem manisch-depressiven Formenkreis finden nur eingeschränkt, nämlich unter dem allgemeinen Aspekt einer psychotischen Persönlichkeitsorganisation, Berücksichtigung.

Allgemein betrachtet stellen psychotische Zustände einen Verlust des Zusammenhangs zwischen Affekt, Gefühl, Denken, Erleben und Wahrnehmen dar. Der daraus resultierende Realitätsverlust, kann phänomenologisch betrachtet als „Seinsmangel" und „Weltverlust" beschrieben werden. Die Psychose bewirkt keine Spaltung in einem psychischen Apparat. Nicht der Bezug zum Sein ist verloren gegangen, sondern der Bezug zur Wirklichkeit ist verloren gegangen.

Die Psychose über die Paradigmen der Moderne zu begreifen, impliziert, daß das psychotische Welterleben nicht außerhalb der Erfahrungsstruktur angesiedelt ist. Auch psychotische Zustände sind sozial und kulturell determiniert.

Das Beharren auf eine zeitlos gültige „Normalität" kann bewirken, daß die Definition des „Normalen" über eine rigide Abgrenzung zum Psychotischen erfolgt, das dann als das Abartige, „Ver-rückte" gilt. Das Erleben und Wahrnehmen von „Normalität" kann damit auch Entwertung gegenüber jenen Menschen beinhalten, die diesen Normalitätsbegriff nicht besitzen, im besonderen jene in unserer Gesellschaft als „psychisch krank" geltende Menschen. Ebenso kann ein dogmatischer Begriff von psychischer Normalität, der unhinterfragt mit dem Verständnis von psychischer Gesundheit gleichgesetzt wird, einen Herrschaftsanspruch beinhalten. Der psychotische Mensch wird lediglich über seine Krankheit wahrgenommen, die es möglichst schnell und kostengünstig zu verändern und zu beseitigen gilt. Die Reduktion des an psychotischen Zuständen leidenden Menschen auf seine psychotischen, „krankhaften" Zustände kann eine Behandlung maßgebend erschweren, da die Person in ihren sozialen und emotionalen Bedürfnissen marginalisiert wird.

Diese Zugangsweise macht eine Hinterfragung und Relativierung von absoluten, zeitlos gültigen Wahrheits-, Erkenntnis- und Wertansprüchen notwendig. Beziehung und Kommunikation sind eine notwendige Basis im Bemühen um das Verständnis des Psychotischen. Um das Psychotische überhaupt verstehen zu können, ist es demnach notwendig, den Kontext, über den uns das Psychotische zugänglich wird, mit zu berücksichtigen: die Beziehung zu psychotischen Frauen und Männern.

Daß die therapeutische Auseinandersetzung mit Psychoseerfahrenen nicht allzu selten zwischen omnipotenter Faszination und ohnmächtiger Hilflosigkeit zu pendeln scheint, prägt nicht zuletzt auch die persönliche Begegnung mit psychotischen Frauen und Männern. Das symbiotische Verschmolzensein mit den Mitmenschen, das Verschwinden der realen Grenzen zwischen Ich, Du und den Dingen der äußeren Wahrnehmung machen die Grenzen zwischen Phantasie und Realität ebenso durchlässig, wie das Verständnis vom eigenen Selbst und vom Anderen. Diese Fragmentierung prägt nicht zuletzt auch Beziehungsstrukturen mit nahestehenden Menschen, den Angehörigen, PsychotherapeutInnen und BetreuerInnen.

Die psychotische Identität verharrt zwischen Skylla und Charybdis: Sie ist entweder der äußeren Welt schutzlos ausgeliefert oder sie wird von den Phantasien der inneren Welt in Besitz genommen. Rückzug, soziale Isolation und Weltverarmung bestimmen das psychotische Erleben. Gleichzeitig stellen diese Mechanismen einen Schutz dar, um der Angst vor dem Nichts, vor dem Schweigen, das nicht symbolisierbar und artikulierbar ist, zu entrinnen.

Therapeutische Ansätze knüpfen an diese psychotische Grundstruktur, einer doppelten Rückzugsbewegung, in unterschiedlicher Weise an und leiten Behandlungskonzepte davon ab. So unterschiedlich die verschiedenen psychotherapeutischen Konzepte und wissenschaftlichen Theoriebildungen auch sind, ihre Rezeption zeigt auch, daß Mythologeme und wissenschaftstheoretische dunkle Flecken die interdisziplinäre Verständigung über das Verständnis der Psychosen nach wie vor erschweren.

Als Forschungsgegenstand ist die Psychose eine Schnittstelle für eine interdisziplinäre Forschung, da sie sowohl über naturwissenschaftlich-biologische, sozial- als auch humanwissenschaftliche Theoriebildungen erörtert werden kann. Soziale und kulturelle Aspekte schaffen ferner einen Kontext, über den psychotische Zustände ebenfalls begriffen werden müssen. Die breitgefächerten Bedeutungsfelder von psychotischen Phänomenen erlauben es damit auch, einen Einblick in eine tiefenpsychologische Matrix sozialer Systeme und kollektiver Gemeinschaften zu gewähren. Darüber hinaus wird im vorliegenden Sammelband ein Dialog mit der Gender-Forschung und kunst- und kulturwissenschaftlichen Fragestellungen initiiert.

Ausgehend vom psychoanalytischen Ansatz Freuds werden die unterschiedlichen Konzepte zur Psychosentherapie herausgearbeitet. Nicht nur die historischen Rahmenbedingungen zur Herausbildung von aktuellen psychotherapeutischen und psychiatrischen Verfahren werden erörtert, sondern auch Wechselwirkungen zwischen Geschichte und Gegenwart in der psychotherapeutischen und neurobiologischen Forschung fokussiert. Unterschiede zwischen naturwissenschaftlich und humanwissenschaftlich orientierten psychotherapeutischen Verfahren werden transparent gemacht und nicht im Sinne einer Einheitswissenschaft nivelliert. Durch die Darstellung unterschiedlicher Zugangsweisen zur Interpretation der Psychose und ihren Behandlungsverfahren wird eine transdisziplinäre Übersetzung für die unterschiedlichen Zugangsweisen initiiert. Die Pluralität der Methodenvielfalt soll damit sichtbar gemacht und mögliche Schnittpunkte diskutiert werden.

Wenngleich mit diesem Sammelband kein enzyklopädisch-dokumentarischer Anspruch erhoben wird, wird hier dennoch ein breitgefächerter und kritischer Einblick in die Geschichte und Gegenwart der Psychosentherapien und ihrer interdisziplinären Verwobenheit ermöglicht. Um den daraus resultierenden divergierenden Sichtweisen gerecht zu werden, die abhängig von der jeweiligen Position des Betrachters sind, wird hier nicht so sehr eine Synthesis in der Konzeptualisierung eines Zuganges zum Verständnis von psychotischen Zuständen intendiert, sondern die aus der Struktur des Phänomens sich ergebende notwendige Unvollständigkeit soll die Methode in der Erforschung vorgeben.

Die Grundlage des Sammelbandes war eine zweijährige Vortragsreihe im Institut für Wissenschaft und Kunst in Wien.

Unser besonderer Dank gilt der Firma Eli Lilly, durch deren finanzielle Unterstützung das Erscheinen dieses Buches ermöglicht wurde, sowie Frau Dr. Schmid-Siegel / Universitätsklinik für Psychiatrie für ihre professionelle Unterstützung.

Wien, im September 2002

Brigitta Keintzel
Michael Ertl
Rudolf P. Wagner

Psychiatrie und Psychotherapiegeschichte

Peter Stastny

Psychiater und Psychosen – eine ambivalente Beziehung

Das Interesse an psychotischen Erfahrungen und Erscheinungsbildern ist seit der Erfindung der Psychiatrie Ende des 18. Jahrhunderts heftige Schwankungen durchgangen. Anfänglich war es wichtig, Menschen, die offenkundig halluzinierten oder durch absonderliches Verhalten auffielen, von denen zu scheiden, die aufgrund von Armut und anderen sozialen Schäden am Rande der Gesellschaft gelandet waren. Diese Trennung ermöglichte frühen Psychiatern wie Philippe Pinel und Daniel Tuke[1] eine Konzentration auf Menschen, deren Leiden zum wichtigsten Schauplatz dieser neuen medizinischen Disziplin wurde. Delirium, Wahn und später Psychose wurden als eine Art „Vergiftung" oder „Überflutung" des Geistes eingeschätzt, und sollten sich daher zur Neutralisierung und Eindämmung durch psychiatrische Maßnahmen eignen.

Die Anstalten, welche zunächst zur Aussonderung errichtet wurden, entwickelten sich sehr bald zum eigentlichen Behandlungsmittel. Im Gegensatz zu Armenhäusern, deren Sinn im Säubern, Verstecken und Ernähren des sogenannten „Pöbels" lag, waren die Irrenhäuser des frühen 19. Jahrhunderts als Heilanstalten konzipiert, wobei das Heilende in ein bestimmtes System von Anwendungen eingebaut war. Obwohl der Tenor von kirchlichen Exorzismen in den damals populären „moralischen" Behandlungsmethoden[2] („moral treatment") mitklang, erwiesen sich diese erzieherischen Maßnahmen in der Psychiatrie als noch potenteres Mittel gegen die grassierende „Unmoral" psychotischen Denkens, ohne dabei auf religiöse Grundprinzipien zu verzichten.

---

1 Daniel Tuke, Sohn von William Tuke, der Mitte des 19. Jahrhunderts in die USA ausgewandert ist und dort die Einführung der moralischen Behandlung gefördert hat.

2 Moralische Behandlung („moral treatment") ist ein Verfahren, das von den Quakers in England stammt. Die moralische Behandlung hatte ebenso in Frankreich weite Verbreitung. (vgl. u.a. Leuret, 1840; in den USA Brigham, 1847)

Die frühe Psychiatrie nahm also in der „moralischen“ Anstaltsführung ein völlig unmedizinisches Mittel zu Hilfe, um dem wilden Gebaren des Wahnsinns Herr zu werden. Dieses mutige Herangehen an Geisteszustände, deren Beherrschung vor der „moralischen“ Behandlung alleine durch Absonderung und Gewaltmaßnahmen vorstellbar war, wurde zum ersten Akt in dem oszillierenden Spannungsverhältnis zwischen Psychiatrie und Psychose. Man ist versucht, diesem Auftakt im Rückblick ein frühlingshaftes Kleid anzumessen, vor allem bei Berücksichtigung der eindrucksvollen Erfolgsberichte aus der damaligen Zeit. Allerdings wurde der rosige Blick der Superintendenten – der Psychiater als Anstaltsleiter – zunehmend von anderen Psychiatern angeschwärzt, die sich mit der Vorstellung einer völligen Heilung von psychotischen Zustandsbildern nicht anfreunden konnten. Mit Sicherheit läßt sich feststellen, daß der therapeutische Optimismus des 19. Jahrhunderts nicht mit einem tiefgreifenden Interesse und Verständnis dieser Zustände einherging. Es war vielmehr ein Versuch des Ausradierens (oder des Beiseiteschiebens) von Erfahrungen, die laut damals gängiger Lehrmeinung immer noch mehr mit dem Teufel als mit der menschlichen Seele zu tun hatten.

Ein größerer Tiefgang im Psychoseverständnis war erst um die nächste Jahrhundertwende zu bemerken, als mit der Veröffentlichung von Daniel Paul Schrebers „Denkwürdigkeiten“ (Schreber, 1901/1985) ein höchst genaues und einsichtiges Bild einer „Geisteskrankheit“ die Runde machte. Daß dieses erste Bild von einem Mann gezeichnet wurde, der noch immer zumindest teilweise im Griff psychotischer Phänomene zu stecken schien, war einerseits ein Riesenvorteil – wer sonst sollte auf authentischere Weise von diesen Erfahrungen berichten können –, wurde aber andererseits sofort mit einer gehörigen Portion Skepsis betrachtet – denn wie kann den Worten eines als „wahnsinnig“ Geltenden überhaupt Glauben geschenkt werden?

In seiner Fallstudie (Freud, 1910), die auf Schrebers Selbstdarstellung beruhte, entwickelte Freud eine Art der „analytischen“ Betrachtung von psychotischen Phänomenen, mit der er versuchte, dynamische Zusammenhänge zwischen Psychoseinhalten und verdrängten Konflikten herzustellen. Freuds tiefenpsychologischer Zugang wurde zum Ausgangspunkt einer Randbewegung der Psychoanalyse, welche die Behandlung von Menschen mit psychotischen Störungen zum Hauptthema machte.

Die Entscheidung, Schrebers komplexe Lebensgeschichte auf eine homosexuelle Konfliktsituation zwischen Vater und Sohn und im darauffolgenden zwischen Arzt und Patient zurückzuführen, bewirkte, daß die Behandlung von Psychosen ebenso wie die der Neurosen zu einer Übertragungsanalyse wurde. Dabei wurden allerdings wesentliche Aspekte der Schreberschen Krankengeschichte in den Hintergrund gedrängt, zum Beispiel die Tatsache, daß der Vater Daniel Gottlob seinen jungen Sohn Daniel Paul jahrelang mit perfiden Erziehungsmethoden gequält hat[3]. Ebenso vernachlässigte Freud den selbstreflektorischen (und selbstgerechten) Impuls des preußischen Obersenatsrates, ohne den es nie zu dem beeindruckenden 400 Seiten langen Werk gekommen wäre. Das Absehen von frühkindlicher Traumatisierung im Fall Schreber hat nur wenige Jahre vor dem Sinneswandel Freuds stattgefunden, in dem er sich von der Pathogenese durch tatsächliche Traumatisierung abwandte und sich mit phantasierten Wünschen/Ereignissen begnügte. Es ist zwar nicht sicher, ob Freud mit der Familiengeschichte der Schrebers vertraut war, doch sollte ihm folgende Notiz in den „Denkwürdigkeiten" aufgefallen sein:

> Ich behandle nun zunächst einige Vorkommnisse an *anderen Mitgliedern meiner Familie,* die denkbarer Weise in Beziehung zu dem vorausgesetzten Seelenmord stehen könnten, und die jedenfalls alle ein mehr oder weniger rätselhaftes, nach sonstigen menschlichen Erfahrungen schwer zu erklärendes Gepräge an sich tragen. (Der weitere Inhalt des Kapitels kommt als zur Veröffentlichung ungeeignet für den Druck in Wegfall.) (Schreber, 1985, S. 28)

Nichtsdestotrotz muß man Freud zugestehen, daß er mit dieser Fallstudie den Grundstein zu einem tiefgreifenderen, psychodynamischen Verständnis von Menschen mit psychotischen Erfahrungen legte. Folgendes Bekenntnis legt dies eindrucksvoll dar:

> Das Interesse des praktischen Psychiaters an solchen Wahnbildungen ist in der Regel erschöpft, wenn er die Leistung des Wahnes festgestellt und seinen Einfluss auf die Lebensführung des Kranken beurteilt hat; seine Verwunderung ist nicht der Anfang seines Verständnisses. Der Psychoanalytiker bringt von seiner Kenntnis der Psychoneurosen her die Vermutung mit, daß auch so absonderliche, so weit von dem gewohnten Denken der Menschen abweichende Gedankenbildungen aus den allgemeinsten und begreiflichsten Regungen des Seelenlebens hervorgegangen sind, und möchte die Motive wie die Wege dieser Umbildung kennenlernen. In dieser Absicht wird er sich gerne in die Entwicklungsgeschichte wie in die Einzelheiten des Wahns vertiefen (Freud, 1911, S. 146).

Ein genaueres Weiterverfolgen des psychoanalytischen Interesses an psychotischen Zuständen wäre ein ergiebiges Thema für eine eigene Studie. Frühe Zeugen der Intensität dieser Beschäftigung sind Jonathen Rickman (Rickman, 1927/1957) und Hermann Nunberg (Nunberg, 1932/1955), die insgesamt über 500 Artikel und Bücher zum Thema Psychoanalyse und Psychose erwähnen. Grundlegende Debatten über wesentliche Elemente des

3 Daniel Gottlob Moritz Schreber (1858): „Kallipädie oder Erziehung zur Schönheit durch naturgetreue und gleichmäßige Förderung normaler Körperbildung, lebenstüchtiger Gesundheit und geistiger Veredelung und insbesondere durch möglichste Benützung specieller Erziehungsmittel." (siehe Schatzmann, 1973; Israël, 1989)

psychischen Apparates wurden im Zusammenhang mit Psychosen abgehandelt, wie zum Beispiel die narzißtischen Aspekte der paranoischen Beeinflussungsmaschine (Tausk, 1919), der Konflikt zwischen Ich und Wirklichkeitsorientierung sowie die Möglichkeit einer Regression auf frühkindliche Entwicklungsstufen (Freud, 1924, S. 331–337). Eine wichtige Zusammenfassung dieser Debatten liefern die Arbeiten von Paul Schilder (Schilder, 1976). Schilder wanderte bereits 1928 von Wien nach Amerika aus und wurde dort zu einem starken Verfechter der neurobiologischen Psychiatrie, in die er psychoanalytisches Gedankengut einfließen ließ. Mit ihm verwandelte sich der frühe psychologische / psychotherapeutische Zugang zur Psychose in ein Sammelsurium an chemischen und chirurgischen Kraftakten wie Lobotomie, Hyperthermie und Insulinschock, die großteils von ausgebildeten Analytikern (Manfred Sakel, Joseph Wortis, Loretta Bender, Leopold Bellak) praktiziert wurden (Valenstein, 1986).

Interessanterweise wurde sogar von einigen der frühen Verfechter neurobiologischer Methoden die Möglichkeit psychotherapeutischer Behandlung nicht ausgeschlossen. Aus heutiger Sicht erscheinen diese Widersprüche nur dann verständlich, wenn man bedenkt, daß es damals noch keine genauen Trennungslinien zwischen biologischen und psychologischen Methoden gab. Eindeutig neurologische Symptome und sogar die Wirkungen chemischer Mittel wurden oft psychoanalytisch erklärt, und der massive Eingriff eines „Schocks" – sei er chemisch, elektrisch oder gar psychologisch – wurde gerechtfertigt, weil er nach Art einer Minensprengung den Zugang zu wertvollem psychodynamischen Material freigeben sollte.

Parallel dazu entwickelten sich mehrere psychotherapeutische Schulen in der Schizophreniebehandlung: Harry Stack Sullivan, Otto Allen Will, Margaret Sechehaye und Harold Searles in the USA; sowie Ludwig Binswanger, Christian Müller, Gaetano Benedetti und Martti Siirala in Europa, um nur die wichtigsten Exponenten zu erwähnen. Im Zuge der „psychopharmakologischen Revolution" der 50er Jahre wurde bald behauptet, daß der regressive Sog der psychoanalytischen Behandlung zum Verlust von Grenzen und zur Verstärkung psychotischer Symptome führen kann. So entwickelte sich trotz intensiver Studien das psychoanalytische oder psychotherapeutische Gebaren um psychotische Zustände zu einem Stiefkind der modernen Psychiatrie, praktiziert nur in den Elfenbeintürmen gewisser Institutionen wie Austin Riggs, Burghölzli, Chestnut Lodge oder der Menninger Klinik (siehe dazu u. a. den Beitrag von Rainer Gross im vorliegenden Sammelband). Die Hoffnung auf Verständnis und Heilung von psychotischen Zuständen mittels psychologischer Methoden wurde von den Hauptströmungen der Psychiatrie sehr bald verworfen und demzufolge auch den Betroffenen und ihren Angehörigen versagt. Das ewige Warten auf biologische Wundermittel verhindert nach wie vor eine produktive Auseinandersetzung mit psychotherapeutischen Methoden.

Dementsprechend wird heute von der überwiegenden Mehrzahl der Psychiater die Möglichkeit, daß psychotische Zustände traumatischen Ursprung und psychodynamische Erklärungen haben könnten, völlig abgelehnt. Schrebers Selbstreflexionen traten ebenso wie andere autobiographische Schriften des 19. Jahrhunderts in den Hintergrund des Interesses einer Psychiatrie, die ihre Energien dafür verwendete, eine eigenständige medizinische Disziplin zu werden, und es sich demzufolge nicht leisten wollte, auf die möglicherweise „krankhaften" hermeneutischen Erkenntnisse ihrer Patienten Rücksicht zu nehmen. Die Tatsache, daß die angeblich objektive, „wissenschaftliche" Betrachtung psychotischer Phänomene von Anfang an mit subjektiven Erfahrungsberichten gepaart war, brachte zunächst keinerlei Früchte hervor. Schreber fand erst 40 Jahre später, mit dem Erfahrungsbericht von John Custance und dessen Aufgreifen von Jungscher Psychologie, einen Nachkommen (Custance, 1952). Das Interesse der Jungianer an den Inhalten von psychotischen Erfahrungen, wie sie in John Custances Autobiographie zur Darstellung kommen, unterscheidet sich aber grundsätzlich von den Überlegungen der Freudianer. Bei Jung ging es um ein Aufzeigen archaischer Symbole, welche sich besonders deutlich in der Psychose darstellen würden, wogegen es bei Freud vor allem um die Aufklärung innerpsychischer Mechanismen ging.

Die oben angesprochene Auseinandersetzung zwischen subjektiven Betrachtungen und psychologischen Interpretationen, welche weder Freud / Schreber noch Jung / Custance ernsthaft verfolgten, wurde erst in den 60er Jahren bei den britischen Antipsychiatern Cooper und Laing zelebriert. In ihrer Schule entwickelte sich ein dermaßen gesteigertes Interesse an Menschen mit psychotischen Erfahrungen, daß es im Falle von Mary Barnes und ihrem Psychiater Joseph Berke sogar zur Veröffentlichung einer gemeinschaftlichen Analyse kam (Barnes und Berke, 1971). Parallel zu dieser positiven Überbesetzung von Psychose, entwickelte sich im anti-institutionellen Diskurs der demokratischen Psychiatrie Italiens (Franco Basaglia, Giovanni Jervis) ein nahezu totales Ignorieren von psychotischem Erleben. Dies ist vielleicht auch der wesentliche Unterschied zwischen den beiden Hauptströmungen der Psychiatriekritik der 60er und frühen 70er Jahre – Revolution durch den Wahnsinn selbst und die Befreiung der Wahnsinnigen als revolutionärer Akt. Erst Gilles Deleuze und Felix Guattari (Deleuze und Guattari, 1977) versuchten in ihrem Anti-Ödipus eine Integration der sozialrevolutionären und schizolatrischen (also die Schizophrenie als Götzen verehrenden) Positionen – doch leider entwickelte sich aus ihrem „schizoanalytischen" Ansatz kein praktikables Modell für das Herangehen an Menschen mit psychotischen Erfahrungen, weder im empathischen Sinn der britischen Antipsychiatrie, noch im sozialrevolutionären Sinn der italienischen Psychiatriereform.

Es würde an dieser Stelle zu weit gehen, jeden vielversprechenden Ansatz von intensiver psychotherapeutischer Auseinandersetzung mit Psychosebetroffenen darzulegen. Loren Mosher (Soteria), Edward Podvoll (Windhorse), John Weir Perry, Martti Siirala, Birch House und die „Internationale Gesellschaft zur psychologischen Behandlung von Schizophrenie und anderen Psychosen" haben vielfältig und modellhaft dargestellt, daß sich unter bestimmten Bedingungen auch in den Akutphasen psychotischer Zustände ein erfolgreicher Zugang zu den Betroffenen finden läßt. Wahrscheinlich sind aber über die Jahre nicht mehr als 500 Personen in den Genuß dieser humanistischen Behandlungsmethoden gekommen, wogegen einige Dutzend Millionen Menschen ausschließlich mit biologischen Mitteln behandelt werden, deren Ablauf von Spitalserstaufenthalt, medikamentöser Einstellung, mehrfachen Wiederaufnahmen und lebenslangem Patientendasein kaum zu guten Resultaten führt. Doch nicht allein die massiv ungleiche Verteilung der Behandlungsmethoden ist erschreckend, sondern mehr noch die Tatsache, daß aus der Summe dieser insgesamt erfolgreichen „alternativen" Erfahrungen keine allgemein anerkannte Revision des Wissensstandes über Psychosen und deren Behandlung abgeleitet wurde. Vielmehr regiert nach wie vor ein verbissener Biologismus, der verhindert, daß intensive therapeutische Kontakte zur überwiegenden Mehrheit der Betroffenen geknüpft werden.

Die jüngste Auflage des Interesses an psychotischen Erfahrungen, kaum mehr als zehn Jahre alt, birgt vielleicht zum ersten Mal die Möglichkeit einer breiten Umformulierung des therapeutischen Zuganges in sich. Ihre Ursprünge, die im Einklang mit einem allgemein zunehmenden Interesse an subjektiven Erfahrungen sind, lassen sich zum Beispiel auf die Arbeit des holländischen Psychiaters Marius Romme und seiner Mitarbeiterin Sandra Escher (Romme, Escher, 1997) sowie auf das Hamburger Psychoseseminar unter der Leitung von Thomas Bock (Bock et al., 1992) zurückführen. In Rommes berühmten Sozialexperiment zeigte sich zum ersten Mal, daß Stimmenhören nicht nur negative, störende Auswirkungen haben muß, sondern auch mit positiven Inhalten besetzt werden kann. Auch auf der anderen Seite des Atlantiks wurden bald Stimmen laut, wie zum Beispiel der Sinneswandel des bekannten amerikanischen Schizophrenieforschers John Strauss (Strauss et al., 1995), die verkündeten, daß auf dem Gebiet der Schizophrenieforschung keine weitere Erkenntnis ohne Beachtung der subjektiven Erfahrungen und Interpretationen möglich ist. Ethnnographische Methoden werden zunehmend eingesetzt, um der Vielfalt an Erfahrungen mit Krankheit und Behandlung Rechnung zu tragen, wodurch sich die quantitative Wissenschaft von rasch wachsenden qualitativen Datensammlungen umgeben findet.

Weiterhin sollte man wohl meinen, daß mit dem Heranreifen der Betroffenenbewegung auch eine Neueinschätzung psychotischer Erfahrungen einhergehen sollte. Dies war zunächst nur sporadisch der Fall. Es gab vereinzelte Darstellungen ehemaliger Psychiatriepatienten, wie zum Beispiel Sally Clay und Edward Knight aus den USA, worin die Psychoseinhalte meistens nicht von den großteils negativen Erfahrungen mit psychiatrischer Behandlung getrennt wurden. Es wurde zwar von vielen behauptet, daß die verschiedenartigen Erfahrungen mit psychotischem Gedankengut keinesfalls als gleichförmig negativ und kontraproduktiv einzuschätzen sind, dazu wurde aber wenig Untermauerung aufgrund persönlicher Erfahrungen mitgeliefert. Das änderte sich in Europa allmählich, zieht man die Selbsterfahrungsberichte von Ron Coleman aus England (Coleman, 1999), die „Crazy Industries"[4] begründet von Christian Horvath in Österreich und neuere Arbeiten aus der BRD in Erwägung (Streitenwerth, Bock, 1998; Kemker, 2000). Auch die Trialogbewegung, und da vor allem der Erste Wiener Trialog, trug einiges zur unmittelbaren Auseinandersetzung mit persönlichen Psychoseerfahrungen bei (Amering et al., 1998).

Von manchen wird jetzt als logische Weiterentwicklung eine intensive Beschäftigung mit den Inhalten von psychotischen Erfahrungen prophezeit. Eine Neudefinition der gängigen Begriffe wie Psychose und Schizophrenie wäre ebenfalls längst fällig, denn daß diese Begriffe sowohl überholt wie auch massiv stigmatisierend sind, ist weiterhin bekannt. Außerdem müßte die Frage beantwortet werden, inwieweit eine ausführlichere Beschäftigung mit diesen Erfahrungen tatsächlich zu besserer Gesundung beitragen kann. Dies ist ebenso unklar wie der Zusammenhang zwischen Traumaaufdeckung und Heilung. Die altbekannte Tatsache, daß es individuell unterschiedliche Arten des Umgangs mit psychotischen (und traumatischen) Erfahrungen gibt, wird viel zu wenig berücksichtigt. Es hat schon immer Menschen gegeben, bei denen die intensive Beschäftigung mit ihren psychotischen Inhalten zu dramatischen Heilungserfolgen geführt hat, wogegen bei anderen genau das Gegenteil der Fall war: Sie zeigten eine Tendenz, diese Materialien verdrängen, ja „versiegeln" oder abkapseln zu wollen, womit das Risiko einherging, daß das abgekapselte Material bei neuerlicher Belastung wie aus einem schwelenden Herd hervorbrechen würde.

Zu den integrativen Methoden der Psychotherapie mit psychotischen Menschen gesellt sich heute vor allem ein kognitiv-introspektiver Ansatz, der einen besseren Umgang mit psychotischen (Rest-)Symptomen ermöglichen

---

4 „Crazy Industries" ist eine Selbsthilfegruppe von Psychiatriebetroffenen, die es seit ca. 10 Jahren gibt. Die Mitglieder der Gruppe treffen sich wöchentlich an mehreren Stammtischen in Wien und konzentrieren sich auf die Lebensqualität und Freizeitgestaltung abseits von psychiatrischer Behandlung.

soll. Aber eine wirkliche Neueinschätzung dieser Inhalte fand bis dato leider nicht statt.

Obwohl heute also einerseits die Forderung an alle gestellt wird, die Erfahrungen ehemaliger Psychiatriepatienten ernst zu nehmen, sie in die gängigen Behandlungskonzepte einzubauen oder gänzlich neue Zugänge zu entwerfen, existiert andererseits ein Manko an tatsächlicher Auseinandersetzung mit diesen Erfahrungen. Genauer betrachtet sind die Interessensbekundungen von psychiatrischer Seite an Erfahrungen mit Psychosen oft leere Worte, denn es mangelt deutlich an der Erkundung von Zusammenhängen zwischen Erfahrungsberichten, innerem Wandel und zunehmendem Empowerment, Heilung und Lebensqualität. Die wenigen Ausnahmen könnten sich als eine phänomenologische Ader entpuppen, mit der versucht wird, die Erkenntnisse der subjektiven Erfahrungsberichte in eine neue (oder sogar alte) diagnostische Ordnung zu bringen. Die Orte an denen die Auseinandersetzung mit psychotischen Erfahrungen für wichtiger als die medikamentöse Einstellung gehalten wird, sind noch zu rar, als daß sich von dort ein neuer Umgang mit diesen Erfahrungen ausbreiten könnte. Und auch die bereits relativ starke Betroffenenbewegung zeigt sich als unsicher, wenn es um das tatsächliche Ausloten dieser schwierigen Erlebnisse und Inhalte geht. Da stehen die wichtigen Kämpfe um bessere rechtliche und soziale Lage sowie die Etablierung unabhängiger Organisationen von Betroffenen noch im Vordergrund, und müssen dies auch solange bleiben, bis sich Entscheidendes in der gesellschaftlichen und politischen Landschaft geändert hat.

Daher kann ich nur mit dem Aufruf schließen, die zunehmende Autonomie von Betroffenen mit einem neuen Pioniergeist von Profis zu begleiten. Denn nur solchen Klinikern, die sich im Fahrtwind der Selbsthilferevolution nicht an das Prokrustesbett ihrer alten Schulen klammern, wird es gelingen, gemeinsam mit erfahrungsreichen Betroffenen ein tieferes Verstehen und neue Heilungswege zu erarbeiten.[5]

Literatur

Amering Michaela, Hofer Harald, Rath Ingrid (1998): The "First Vienna Trialogue" – Experiences with a new form of communication between users, relatives and mental health professionals. In: Lefley H. P., Johnson D. L. (Hg.): Family interventions in mental illness: International perspectives. Praeger, Westport, CT, London, in Druck.

5 Seit der Verfassung dieses Artikels (2000/2001) haben sich zu den wesentlichen Erfahrungen im Umgang mit „Psychose" und Traumatisierung durch Psychiatrie die Berichte aus dem Berliner Weglaufhaus hinzugesellt (z. B. Bräunling et al. 2001). Es wird sich erst zeigen, inwieweit das klinische Establishment mit diesen oft radikalen Erkenntnissen umgehen kann.

Barnes Mary, Berke Joseph (1971): Mary Barnes. Two Accounts of a Journey Through Madness. Harcourt Brace Jovanovich, New York.
Bock Th., Deranders J. E., Esterer I. (1992): Stimmenreich. Psychiatrieverlag, Bonn.
Bräuling Stefan, Balz Viola und von Trotha Thilo (2001): Freie Sicht auf mich selbst / Die Praxis im Berliner Weglaufhaus. Zeitschrift für systemische Therapie, 19 (4), S. 239–260.
Brigham Amariah (1847): The moral treatment of insanity. American Journal of Insanity, Vol. 4, S. 1–15.
Coleman Ron (1999): Recovery, an alien concept. Handsell Publishing, UK.
Custance John (1952): Wisdom, Madness & Folly. Philosophy of a Lunatic. Introduction by C.G. Jung. Pellegrini & Cudahi, New York.
Deleuze Gilles, Guattari Felix (1977): Anti-Ödipus. Kapitalismus und Schizophrenie. Deutsche Übersetzung von Bernd Schwibs. Suhrkamp Verlag, Frankfurt a. M.
Freud Sigmund (1911): Psychoanalytische Bemerkungen über einen autobiographisch beschriebenen Fall von Paranoia (Dementia Paranoides). Studienausgabe Bd. VII, S. Fischer.
Ders. (1924): Neurose und Psychose. Studienausgabe Bd. III, S. Fischer.
Israël Haan (1989): Schreber: Vater und Sohn. Eine Biographie. Verlag Internationale Psychoanalyse, München u. a.
Leuret F. (1840): Du traitement moral de la folie. Paris.
Kemker Kerstin (2000): Mitgift – Notizen vom Verschwinden. Antipsychiatrieverlag, Berlin.
Nunberg Hermann (1932 / 1955): Principles of Psychoanalysis. International Universities Press, New York.
Rickman Jonathan (1927 / 1957): A survey. The development of the psycho-analytical theory of the psychoses. In: Selected Contributions to Psycho-Analysis. Basic Books, New York, S. 224–383.
Romme Marius, Escher Sandra (1997): Stimmenhören akzeptieren: Psychiatrieverlag, Bonn.
Schilder Paul (1976): On Psychoses. International Universities Press, New York.
Schatzmann Morton (1973): Soul Murder. Persecution in the Family. Random House, New York.
Schreber Daniel Paul (1985): Denkwürdigigkeiten eines Nervenkranken. Syndikat Verlag, Frankfurt a. M.
Strauss John S., Fleck Stephen, Downey T. Wayne (Hg.) (1995): Psychotherapy of Schizophrenia. Jason Aronson, New York.
Streitenwerth Irene, Bock Thomas (1998): Die Bettelkönigin. Kore Edition, Freiburg i. Breisgau.
Tausk Viktor (1919): Über die Entstehung des Beeinflussungsapparates in der Schizophrenie. Intern. Zeitschr. f. ärztliche Psychoanalyse, 5, S. 1–33.
Valenstein Elliot (1986): Great and Desparate Cures. Basic Books, New York.

Eberhard Gabriel

Psychiatrie in Österreich. Geschichtliche Grundlagen und zukünftige Perspektiven

Vorbemerkung

Im Jahr 2000 steht die Psychiatrie in Österreich in der Tradition einer mehr als 200jährigen Geschichte. In ihren gegenwärtigen Gestalten werden diese Traditionen vor allem in den Formen erkennbar, die im späten 19. Jahrhundert ihre in die Gegenwart fortwirkenden Formulierungen erfahren haben. Diese lassen sich sowohl im Hinblick auf prägende Persönlichkeiten als auch hinsichtlich der institutionellen Entwicklungen darstellen. Ein Exkurs muß den schrecklichen Einbrüchen in der Zeit des Nationalsozialismus gewidmet werden, nicht zuletzt in Hinblick auf ihre Verknüpfung mit Motiven der psychiatrischen Krankheitslehre jener Zeit und den Werten, in deren Zeichen die diagnostischen und therapeutischen Prozesse (miß-)gestaltet wurden. Die gegenwärtige Situation, die sich in den einzelnen Bundesländern asynchron, insgesamt aber vor allem in den letzten 20 Jahren ganz erheblich verändert hat, muß unter jenen Gesichtspunkten beschrieben werden, unter denen auch der Blick in die Zukunft unternommen werden kann: nämlich hinsichtlich des Arbeitsfeldes der Psychiatrie, der Institutionen, der Professionen und der Orientierung in diesem vielgestaltigen Feld.

Ich verfahre dabei im Sinn einer gewiß selektiven und persönlichen Stellungnahme eines klinischen Psychiaters, der nun seit mehr als 30 Jahren vor allem in Wien tätig ist und in dieser Zeit Gelegenheit gehabt hat, an der Gestaltung der Krankheitslehre und Therapeutik, den professionellen Bildungsprozessen und Versorgungsstrukturen mitzuwirken.

Die Traditionen

Wichtige Persönlichkeiten

Wie die gesamte Medizin in unserem Land ist auch die Psychiatrie nachhaltig von Persönlichkeiten geprägt worden, die in den letzten Jahrzehnten des 19. Jahrhunderts gewirkt bzw. als Angehörige einer etwas jüngeren Generation zwar aus diesen Jahrzehnten stammen, aber weit ins 20. Jahrhundert hinein gewirkt haben. Nicht ihr ausschließlicher, aber ein wichtiger Hintergrund ihres Schaffens ist die sogenannte 2. Wiener Medizinische Schule der zweiten Hälfte des 19. Jahrhunderts (Lesky, 1965; Wicklicky, 1997).

Theodor Meynert (1833–1892) ist der älteste von ihnen. Er ist als einer der Begründer der modernen Neuroanatomie und Neuropathologie von nachhaltiger Bedeutung (Seitelberger, 1997), darüber hinaus aber als ein Grundlagenwissenschaftler, der zum ersten Lehrstuhlinhaber und Vorstand der ersten Psychiatrischen Universitätsklinik in Wien berufen wurde, als diese 1870 begründet wurde. (von Stockert, 1959). Er gilt nicht nur als ein Exponent jener an den morphologischen Grundlagenwissenschaften orientierten 2. Wiener Medizinischen Schule, sondern auch als einer der Begründer einer am Gehirn und seinen Erkrankungen und Funktionsstörungen orientierten Psychiatrie, die gegenwärtig häufig Biologische Psychiatrie genannt wird.

Seine Lebenszeit deckt sich fast mit jener von Richard von Krafft-Ebing (1840–1902), der nicht aus der 2. Wiener Medizinischen Schule hervorgegangen, sondern aus Deutschland über Graz (1873–1889) nach Wien gekommen war (Schüle, 1903; Berner, Gabriel, in Druck). Zwar betonte auch er in seiner vor allem durch ein in mehreren Auflagen und verschiedenen Übersetzungen weit verbreitetes „Lehrbuch der Psychiatrie auf klinischer Grundlage" die enge Beziehung schwerer psychischer Störungen (die damals allein den Gegenstand der Psychiatrie ausgemacht haben) zum Gehirn, diesbezüglich ganz im Einklang mit der vorherrschenden Lehre seiner Zeit. Daneben aber nannte er diese Erkrankungen auch Erkrankungen der Person, die in ihren Merkmalen und biographischen Bezügen zu kennen, um mit ihr arbeiten zu können, er für wichtig hielt. Was die Krankheitszeichen betrifft, so legte er ein Schema ihrer Erfassung vor (das z. B. Hirschmüller, 1991, zur Analyse der von Freud als junger Assistent verfaßten Krankengeschichten in der Klinik von Meynert herangezogen hat). Krafft-Ebing kann zusammen mit seinem Nachfolger Julius Wagner-Jauregg als Begründer der klinischen Tradition bezeichnet werden.

Wagner-Jauregg (1857–1940), hervorgegangen aus der 2. Wiener Medizinischen Schule, als experimenteller Pathologe bei Salomon Stricker und als klinischer Psychiater bei Max von Leidesdorf geschult, erwarb seine großen und nachhaltigen Verdienste zum einen in der Durchsetzung der Jod-Prophylaxe des Kretinismus und vor allem der systematischen Entwicklung der Fieber-Therapie der progressiven Paralyse (wofür er mit dem Nobel-Preis ausgezeichnet wurde); zum anderen aber durch die Begründung einer psychiatrisch-neurologischen Schule in Wien, die er offenbar mit großer Liberalität führte. Das beredteste Zeugnis für diese Tatsache ist vermutlich, daß sich vor allem in dem Jahrzehnt zwischen dem Ersten Weltkrieg und seiner Emeritierung 1928 unter den Mitarbeitern seiner Klinik eine Annäherung der klinischen Psychiatrie und Psychoanalyse vollzog. (Zu den bekanntesten Persönlichkeiten darunter zählen Paul Schilder und Heinz Hartmann.)

Wagner-Jauregg selbst ging von einer ganz konventionellen Krankheitslehre aus (Stein, 1911; Stransky, o. J.). Wichtig war ihm offenbar die Suche nach Möglichkeiten der prophylaktischen und therapeutischen Intervention in dem ätiologischen Gefüge der Erkrankungen (Wagner-Jauregg, 1950; Whitrow, 1993).

Sigmund Freud (1856–1939), Wagner-Jaureggs Altersgenosse, ging ebenfalls aus der 2. Wiener Medizinischen Schule hervor und wurde in seiner medizinischen Jugend von dem Physiologen Ernst Wilhelm von Brücke geprägt. Später zunächst überwiegend neurologisch tätig, widmete er sich unter dem Einfluß eines Aufenthaltes bei Charcot in Paris und in fruchtbarer Auseinandersetzung mit den Aufgaben einer nervenärztlichen Praxis Themen, die damals außerhalb des Arbeitsfeldes der Psychiatrie lagen.

Ich habe bereits darauf hingewiesen, daß die entwicklungspsychologische Sicht der Psychoanalyse auf psychisches Kranksein in den ersten Jahrzehnten nach der Etablierung der Psychoanalyse auf Interesse in der klinischen Psychiatrie stieß, was auch zu Versuchen der Rezeption führte. Diese Begründung einer mehrdimensionalen Psychiatrie ging aber durch die Ereignisse der 30er Jahre, vor allem durch die Emigration verfolgter jüdischer Wissenschafter und die ideologische Einengung der Sicht auf psychisch kranke Menschen im Nationalsozialismus, zu Bruch und mußte nach dem Zweiten Weltkrieg erst mühsam wieder rekonstruiert werden.

Freud selbst wirkte besonders in den Jahrzehnten nach ihm gewiß als ein Anreger der klinischen Psychiatrie, ohne selbst klinischer Psychiater gewesen zu sein (Gabriel, 1999).

Institutionen

Die nachhaltig wirksame Entwicklung der Psychiatrie kann aber auch im Spiegel ihrer Institutionen gesehen werden. Die psychiatrischen Institutionen mit der längsten Geschichte sind die Krankenhäuser, die in Österreich im Laufe des 19. Jahrhunderts errichtet wurden; zuerst wohl das Tollhaus in Wien im späten 18. Jahrhundert im Zuge der Errichtung des Josephinischen

Allgemeinen Krankenhauses. Die in diesen Einrichtungen tätigen Irrenärzte waren die Vorhut der akademischen Disziplin Psychiatrie, die sie auch zu lehren begannen. Die Lehrstühle und Universitätskliniken wurden in den drei Medizinischen Fakultäten Österreichs deutlich später zwischen 1870 (Wien) und 1891 (Innsbruck) errichtet. Auf die dominierenden, auch international wirksamen Persönlichkeiten, die hier tätig waren, bin ich bereits eingegangen.

Das Fach Psychiatrie ist also einerseits aus den Irrenanstalten hervorgegangen, zum anderen steht es in den universitären Einrichtungen in enger Verbindung zu den Grundlagenwissenschaften vom Gehirn. Bald suchte diese universitäre Psychiatrie die Verbindung mit der Neurologie (was exemplarisch in der Zusammenführung der beiden vorbestehenden Psychiatrischen Universitätskliniken in eine Psychiatrisch-Neurologische Klinik in Wien 1911 seinen Ausdruck fand).

Dem entsprach auch die Entstehung des Faches Psychiatrie und Neurologie (bzw. umgekehrt), das in dieser Form bis zur entschiedenen Trennung der fachärztlichen Weiterbildung ab 1996 bestand und dessen Vertreter die Tätigkeit im niedergelassenen Bereich wohl noch geraume Zeit prägen werden.

Sozialpsychiatrische Modelle der Integration psychisch Kranker in alltäglichen Lebenswelten (vor allem im Modell der Familienpflege) oder besonderen institutionellen Lebensformen (Pflegeanstaltteile der psychiatrischen Krankenhäuser, damals Heil- und Pflegeanstalten genannt) folgten positiv begrundeten Modellen, die wohl auch bis in die Zwischenkriegszeit trotz ihrer häufigen Überlastung (vor allem durch Überfüllung) sozial wichtige Funktionen erfüllten und erst danach verkamen – zuerst durch die Einbrüche während der Zeit des Nationalsozialismus, danach durch das anhaltende Desinteresse ihrer in Österreich durchwegs öffentlichen Träger.

Daher muß den Beziehungen dieser Einbrüche zu den Traditionen der Psychiatrie, vor allem auch mit der Frage ihrer allfälligen nachhaltigen Wirkung, wenigstens andeutungsweise nachgegangen werden. Das kann zunächst unter zwei Gesichtspunkten geschehen, nämlich dem der Krankheitslehre und dem der Werte, die den Umgang mit psychisch kranken Menschen geleitet haben:

Die Begründung der genetischen Grundlagenwissenschaft in der Medizin führte zu dem strikten Konzept von psychischen Erkrankungen als Erbkrankheiten, das durch eine eindimensionale Überschätzung genetisch verankerter Erkrankungsrisiken (die in jener Zeit vor allem statistisch beschrieben wurden) und häufig auch die stereotype Annahme der Unbeeinflußbarkeit solchen Krankseins gekennzeichnet war. Die sogenannte Eugenik war ein Produkt des ideologisch verzerrten Wunsches nach gesunden Menschen und deren Förderung. Krank und durch Krankheit behindert zu sein wurde als lebensunwert angesehen – bis zur Verbrämung des Tötens solchen Lebens als Gnadentod.

Das Auftreten von für erbkrank gehaltenem menschlichen Leben führte wie in vielen anderen Ländern der Welt auch in Österreich schon vor dem Anschluß an das Dritte Reich zu einer vermutlich verhältnismäßig breiten Akzeptanz von – auch nicht auf den Wunsch des betroffenen Menschen erfolgter – Sterilisation „zur Verhütung erbkranken Nachwuchses", nicht jedoch zu einer vergleichbaren Haltung der sogenannten eugenischen Indikation zum Schwangerschaftsabbruch gegenüber. Diesbezüglich blieben Abwägungen des späteren Erkrankungsrisikos gegen die Chance, gesund zu bleiben, länger wirksam. In unmittelbarem zeitlichen Zusammenhang mit dem Beginn des Zweiten Weltkrieges erfolgte dann der radikale Vollzug der Ideologie vom lebensunwerten kranken Leben durch die planmäßige Ermordung vieler tausender psychisch kranker Menschen, vor allem Patienten der psychiatrischen Krankenhäuser, und geistig Behinderter, auch kleiner Kinder. Beides wurde zwar logistisch ausgeklügelt vollzogen, blieb jedoch im Wissen um die fehlende Akzeptanz in der Bevölkerung geheim. Widerstand formierte sich offenbar eher unter Angehörigen als in der Psychiatrie. Wie weit es solchen doch gab (wofür anekdotische Beispiele sprechen), ist gegenwärtig nicht ausreichend bekannt und kann es wohl auch nicht werden – da es unter den Bedingungen des Regimes keine Öffentlichkeit für solchen Widerstand geben konnte und einzelne Maßnahmen natürlich nicht dokumentiert wurden (Hinterhuber, 1995; Gabriel, Neugebauer, 2000; 2002).

Die gegenwärtige Situation

Die gegenwärtige Situation kann vor dem Hintergrund dieser Geschichte unter vier Gesichtspunkten skizziert werden, nämlich dem institutionellen Aspekt, dem Aspekt des Arbeitsfeldes, des professionellen Zuganges und der Orientierung.

Institutionen

Was die Institutionen betrifft, so bestehen zumindest bis zur Gegenwart alle traditionellen Standorte psychiatrischer Krankenhäuser und Universitätskliniken weiter. Die internationale Bewegung der Eingliederung der stationären Psychiatrie in Allgemeinkrankenhäuser hat unterschiedliche Reflexe erzeugt: Während alle Universitätskliniken inzwischen in psychiatrische und neurologische getrennt wurden und seit vielen Jahrzehnten von den psychiatrischen Krankenhäuser getrennte Teile der Universitätskliniken der drei Medizinischen Fakultäten in Wien, Graz und Innsbruck sind (die Trennung erfolgte in Wien und Innsbruck in den 70er Jahren, in Graz erst mit 20jähriger Verspätung), ist die Verbindung der stationären Psychiatrie zu anderen medizinischen Disziplinen vor allem in den 70er Jahren durch die Integration psychiatrischer, neurologischer, neurophysiologischer und neurochirurgischer Institutionen an den traditionellen Standorten der psychiatrischen Heil- und Pflegeanstalten gefördert worden.

Die Dezentralisierung psychiatrischer Abteilungen in Allgemeinkrankenhäuser hat hingegen in Österreich nur zögerlich eingesetzt, erfolgt nun aber in mehreren Bundesländern. Sie ist eng mit dem Prinzip ihrer Zuordnung zu kleineren Versorgungsräumen (als Bundesländer) verbunden. Diese Regionalisierung ist am systematischsten in Wien seit den 80er Jahren funktionell vollzogen, allerdings nur zum Teil, was den Standort dieser Regionalabteilungen betrifft (weil es gar nicht in jeder der definierten Regionen ein allgemeines Krankenhaus gibt, in das eine psychiatrische Abteilung dezentralisiert werden könnte). In der 2. Hälfte der 90er Jahre sind eine Reihe von dezentralen, mit regionaler Versorgungspflicht ausgestatteten psychiatrischen Abteilungen an Allgemeinkrankenhäusern in Niederösterreich, Oberösterreich und Tirol entstanden.

Die niedergelassenen Nervenärzte, zu einem guten Teil Hauptfach-Neurologen, sind gegenwärtig sehr viel mehr über das ganze Land verteilt als noch vor einer Generation. Ihr breiter Zugang für intensive psychiatrische Dienstleistungen auf Kosten der Krankenkassen ist allerdings (nach Bundesländern unterschiedlich) begrenzt, in erster Linie weil die Krankenkassen tendenziell Zeit (als wichtiges Aufwandkriterium psychiatrischer Dienstleistungen) schlecht honorieren.

Auch nach Bundesländern verschieden, aber insgesamt ungleich lebhafter als vor einer Generation zeigt sich die sozialpsychiatrische Szene. Diese Entwicklung ist in den einzelnen Bundesländern sehr asynchron verlaufen. Ein Effekt ist die Übersiedlung großer Zahlen chronisch psychisch Kranker (und geistig Behinderter) aus einem unter Umständen lebenslangen Leben in großen Institutionen in alltäglichere Lebenswelten. Die Richtung dieser Entwicklung ist überall die gleiche, sie ist aber bis jetzt unterschiedlich radikal vollzogen worden. Generell haben jedenfalls die Langzeitbereiche der traditionellen psychiatrischen Krankenhäuser überall stark abgenommen.

Professionen

Zu diesem lebhafteren Bild der Szene trägt auch bei, daß inzwischen verschiedene Professionen durch Berufsgesetze legitimierten Zugang zum Arbeitsfeld der Psychiatrie haben – neben den Psychiatern selbst – die Klinischen Psychologen, Psychotherapeuten, durch Zusatzausbildungen zur Ausübung psychotherapeutischer Medizin legitimierte Ärzte und psychiatrische Gesundheits- und Krankenpflegeschwestern / -pfleger (um nur die wichtigsten zu nennen). Die entsprechenden Gesetze stammen alle aus den 90er Jahren. Es ist gegenwärtig offen, ob es gelingen wird, diese Vielfalt auf eine integrierte Weise zu nützen, oder ob das Arbeitsfeld der Psychiatrie in schlecht koordinierte berufsständisch definierte Teilarbeitsfelder fragmentiert werden wird. Das Risiko für diese zweitgenannte Möglichkeit ist durchaus zu erkennen.

Arbeitsfeld

Dieses Problem hängt mit der grundsätzlichen Definition des Arbeitsfeldes zusammen. Nicht alle definieren das Arbeitsfeld der Psychiatrie über die psychischen Störungen, deren Vorliegen die Zuständigkeit dieser medizinischen Disziplin begründet. Diese Störungen sind allerdings nicht der „Gegenstand“ der Psychiatrie, vielmehr sind die von diesen Störungen betroffenen Menschen mit ihren sozialen Bezügen die Partner der psychiatrischen Professionisten, die mit verschiedenen Rollen an einem diagnostischen und therapeutischen Prozeß teilnehmen sollten.

Orientierung

In dieser vielfältigen Szene bedarf es der Orientierung. Gewiß sind auch die Kenntnis einer modernen Krankheitslehre in allen ihren Facetten sowie die Kenntnis und Verfügung über die therapeutischen Möglichkeiten der Zeit wichtige „Instrumente“ – aber eben nur Instrumente der Psychiatrie und nicht diese selbst. In einer modernen Sicht nicht nur der Psychiatrie, sondern der gesamten Medizin als soziale Handlungswissenschaft müssen diese diagnostischen und therapeutischen sozialen Prozesse viel mehr auch im Zeichen des Postulats mündiger Patienten partnerschaftlich als zielorientierte Projekte gestaltet werden.

Nicht alle sehen das so: Partikularistischere Sichtweisen finden sich sowohl im Lager der biologischen Psychiatrie (die sich allerdings in einem viel engeren Horizont als die Biologie bewegt) wie auch in den Lagern verschiedener psychotherapeutischer Schulen oder ideologisch verzerrender sozialpsychiatrischer Gruppierungen.

Auch im Lichte der Verirrungen der Vergangenheit ist nicht nur eine kritische mehrdimensionale Sichtweise von Bedeutung, sondern es sind auch jene menschenrechtlich begründeten, in den ethischen Richtlinien der Disziplin sich spiegelnden Prinzipien besonders wichtig. So hat sich die Österreichische Psychiatrische Gesellschaft (damals Österreichische Gesellschaft für Neurologie und Psychiatrie) 1998 in ihrer Generalversammlung ausdrücklich der Deklaration von Madrid des Weltverbandes für Psychiatrie (in dem sie Mitglied ist) angeschlossen. Das Krankenhaus, aus dem ich komme (Otto Wagner-Spital, früher Psychiatrisches Krankenhaus der Stadt Wien – Baumgartner Höhe), hat zur Verdeutlichung des allgemeinen Leitbildes der Wiener städtischen Spitäler solche Leitsprüche gewählt, wie z. B. den aus der Variation eines Buchtitels (Strotzka, 1983) bestehenden: „aus Verantwortung, in Fairneß, mit Phantasie".

Die Perspektiven

Die Zukunftsperspektiven der Psychiatrie in Österreich können unter ähnlichen Gesichtspunkten beleuchtet werden, wie sie für die Skizze der Gegenwart eingenommen wurden.

Arbeitsfeld

Es ist ausgeführt worden, daß das Arbeitsfeld der Psychiatrie durch die Störungen definiert wird, die dieser medizinischen Disziplin zugeordnet werden. Die Breite dieses Spektrums von Störungen geht aus den Klassifikationssystemen hervor. Hinsichtlich der Breite der Störungen stimmt das fünfte Kapitel der internationalen Klassifikation (nicht nur in ihrer gegenwärtig gültigen 10. Revision) mit der Klassifikation der Amerikanischen Psychiatrischen Gesellschaft DSM (nicht nur in der gegenwärtig gültigen IV. Revision) überein. Anders als vor 100 Jahren reicht das Spektrum von den körperlich begründbaren psychischen Störungen (von denen die Demenzen aufgrund degenerativer Prozesse des Gehirns gegenwärtig die wichtigsten und epidemiologisch in großer Häufigkeit auftretenden Erkrankungen sind) bis zu erlebnisreaktiven Störungen, bzw. auch flüchtigen solchen.

Es stellt sich die Frage, ob dieses breite Arbeitsfeld der medizinischen Disziplin Psychiatrie erhalten bleibt. Das wird in Österreich allerdings sehr stark auch von internationalen Entwicklungen abhängen. Die immer wiederum geäußerte Prognose, die Psychiatrie würde zwischen der klinischen Psychologie (für die erlebnisreaktiven Störungen zuständig) und der Neurologie (für die körperlich begründbaren, vor allem durch Erkrankungen des Gehirns begründeten psychischen Störungen zuständig) zerrieben werden, ist bisher nicht eingetreten; nicht zuletzt aufgrund der Handlungskompetenz der Psychiatrie im Umgang mit schwer gestörten Menschen und der flexibel handhabbaren Vielfalt psychiatrischer therapeutischer Verfahrensweisen. Es wird vermutlich auch kein Indikator des Zerfalls des Arbeitsfeldes der Psychiatrie sein, daß gegenwärtig das Interesse an den Erkrankungen des Gehirns, die zu psychischen Störungen führen, bzw. an den neuropathophysiologischen Korrelaten psychischer Störungen im Gehirn überwiegt gegenüber anderen Betrachtungen psychopathologischer Prozesse (wie vor 50 Jahren das Interesse an psychodynamischen Bezügen überwogen hat). Wohl aber wird man sich darum bemühen müssen, daß durch die großen und durchaus faszinierenden Fortschritte im Bereich der Wissenschaften vom Gehirn („Neurosciences") die notwendige Balance zwischen verschiedenen Gesichtspunkten nicht völlig zu Bruch geht. Dieses Bedürfnis wird häufig mit dem Wort „Ganzheitlichkeit" der Betrachtungsweise angesprochen. Wenn damit nicht nur ein schwammiges Alibivokabel gemeint ist, sondern die notwendige umfassende Vielseitigkeit der Betrachtung mit sorgfältiger Vermeidung von Überinterpretationen von Korrelationen als kausale Beziehungen, so ist dagegen nichts einzuwenden.

Das Arbeitsfeld der Psychiatrie ist in Österreich für verschiedene Professionen zugänglich, wobei der Zugang durch die jeweiligen Berufsgesetze geregelt ist (Ärztegesetz, Psychologengesetz, Psychotherapiegesetz, Gesetz über die (psychiatrische) Gesundheits- und Krankenpflege). Es ist durchaus ein Risiko, daß so begründete berufsständische Interessen oder auch Finanzierungsprobleme (weil manche Berufsgruppen die gleichen Leistungen billiger bzw. teurer als andere anbieten mögen) dieses eine durch die Störungen definierte Arbeitsfeld aufbrechen. Der Vorteil der Psychiatrie besteht darin, daß hier mehrdimensionale Erklärungs- und Behandlungsmodelle gut begründet und den Problemen vieler Kranker bedeutend angemessener sind.

Professionen

Viele psychiatrische Betreuungsprozesse, diagnostische wie therapeutisch-rehabilitative, können gegenwärtig nicht anders als multiprofessionell angelegt werden – je komplexer die Störung in Erscheinung tritt und hinsichtlich ihrer Bedingungen aufgebaut ist, desto mehr. Die Betreuungsbedürfnisse, die sich daraus ergeben, können nur befriedigend erfüllt werden, wenn die verschiedenen Teilstrecken und -prozesse der Betreuung aufeinander abgestimmt und integriert werden können, was die moderierte Kooperation der daran beteiligten Professionisten, Personen wie Berufsstände, voraussetzt. Die Führung eines Patienten durch solche komplexe Betreuungsprozesse nach dem Modell des „case management" stellt eine Lösungsmöglichkeit dar. Wo immer dieses Modell gelebt wird, bedeutet es die Aufgabe starrer und konventioneller Rollenverständnisse, wie z. B. der grundsätzlichen hierarchischen Dominanz von Ärzten. Sollte das nicht gelingen, resultieren daraus unkoordinierte, daher weniger wirksame und auch teurere Abläufe, in denen sich der betroffene Kranke (und seine Angehörigen) möglicherweise rat- und hilflos verlieren. Deshalb ist die Akzeptanz und Respektierung der jeweils anderen und die Ausbalancierung der verschiedenen Positionen einzufordern – dies ist gewiß kein leichtes Unterfangen, wenn alte, mit Traditionen ausgestattete Professionen jüngeren, die ihr Profil entwickeln und Terrain erobern müssen, gegenüberstehen.

Institutionen

Die psychiatrischen Institutionen aller Art (von den niedergelassenen Ärzten über die sozialpsychiatrischen Dienste bis zu den alten psychiatrischen Krankenhäusern und Universitätskliniken) stehen vor großen Herausforderungen. Seit der Errichtung der Heil- und Pflegeanstalten vor allem in der zweiten Hälfte des 19. Jahrhunderts hat es wahrscheinlich keine Epoche mit so großen institutionellen Veränderungen im Bereich der Psychiatrie gegeben, wie sie in unseren Breiten vor allem in den letzten 20 Jahren begonnen haben und sich fortsetzen. Diese Veränderungen sind Strukturveränderungen. Das Prinzip der für große Einzugsgebiete zentral organisierten, facheinheitlichen psychiatrischen Krankenhäuser ist als obsolet zu bezeichnen (Gabriel, 1991). An seine Stelle sind psychiatrische Abteilungen in allgemeinen Krankenhäusern getreten. (Vermutlich folgen alle facheinheitlichen, von anderen medizinischen Disziplinen isolierte Krankenhäuser, welcher medizinischen Disziplin auch immer, einem überholten Typus. Der Fall der Psychiatrie ist trotzdem ein besonderer.)

Es ist für die Psychiatrie wichtig, daß sie in die Nähe der anderen medizinischen Disziplinen rückt, und es ist für die anderen medizinischen Disziplinen wichtig, die Erfahrungen der Psychiatrie in ihrer Arbeit zu nützen. Dafür gibt es in Österreich verschiedene Lösungsmöglichkeiten, nicht nur das Prinzip der Schaffung psychiatrischer Abteilungen mit einer definierten regionalen Versorgungspflicht (und auch überregional tätige Stationen mit speziellen Widmungen, nicht nur in Universitätskliniken). In einer Reihe von Bundesländern sind schon verhältnismäßig früh (in den 60er und 70er Jahren) vor allem neurologische und neurochirurgische, auch geriatrische Abteilungen in die alten psychiatrischen Krankenhäuser aufgenommen worden und so „Nervenkliniken" entstanden. Dieses Modell wirkt zwar zumindest annäherungsweise gegen die Isolierung der Psychiatrie von anderen medizinischen Disziplinen, zumindest den benachbarten, es löst aber nicht die zentralistische Position der Krankenhäuser im Sinn einer Dezentralisierung der Einrichtungen auf. Dies ist aber im Interesse der Nähe auch der stationären psychiatrischen Einrichtungen zur Lebenswelt ihrer Patienten eine wichtige Forderung einer modernen psychiatrischen Versorgung (die gewöhnlich als Gemeindenähe eingefordert wird). An manchen Orten wurden durch diese Tendenzen die Standorte alter psychiatrischer Krankenhäuser in Frage gestellt. Abgesehen von arbeitsmarktpolitischen Interessen, die davon berührt werden (und die kein psychiatrisches Thema sind), führt dies aber auch in den psychiatrischen Institutionen zu Problemen, vor allem Veränderungsängsten, Infragestellung der Identität und zur Formulierung von defensiven Konzepten unter Vernachlässigung übergeordneter Prinzipien.

Solche Entwicklungen sind erst möglich geworden, nachdem die alten psychiatrischen Institutionen die Reduktion ihres Belages (an verschiedenen Orten mit unterschiedlicher Radikalität) sehr weitgehend vollzogen haben. So ist es an manchen Orten gelungen (wie z. B. in Wien, hier gewiß auch erleichtert durch die soziale Umwelt einer Großstadt), die alten Langzeitbereiche quantitativ aufzulösen in der Einsicht, daß man seine Adresse nicht in einem Krankenhaus (oder einem ähnlich strukturierten Pflegeheim) haben sollte. Jene Kranken, die durch die Krankheit in ihren Alltagsfertigkeiten so stark beeinträchtigt sind, daß sie in alltäglichen Lebenssituationen allein nicht zurecht kommen, sollten an ihren Lebensorten oder jedenfalls an in das Gemeinwesen integrierten neuen Lebensmittelpunkten die notwendige Hilfe dazu bekommen können. Das war, zumindest in den unteren sozialen Schichten, im 19. Jahrhundert, in dem das Modell der Heil- und Pflegeanstalten entstanden ist, nicht durchführbar, ist aber um die Wende vom 20. zum 21. Jahrhundert angesichts der enormen Entwicklung der verschiedenen Institutionen zur sozialen Sicherung von Bürgern in ungleich größerem Maß möglich. Es ist in Österreich durch diese Entwicklungen nicht eingetreten, daß sich vor allem chronisch psychisch Kranke in großer Zahl unbetreut auf der Straße finden.

Da sich die verschiedenen Institutionen der psychiatrischen Versorgung zueinander wie komplementäre Gefäße verhalten, bedeuten Veränderungen im stationären Bereich natürlich große Herausforderungen an den nicht-stationären Sektor. Wie überall auf der Welt ist der andere traditionelle Typus psychiatrischer Versorgung, nämlich der niedergelassene Arzt, allein nicht imstande gewesen, die Betreuungsbedürfnisse aufzufangen, die durch die Veränderungen im stationären Bereich entstanden sind. Das hat verschiedene Gründe, von denen nur einige benannt seien:

- die Auslastung der niedergelassenen Ärzte durch jene Anteile einer psychiatrischen Klientel, die niemals in stationäre Behandlung kommen mußten und müssen;
- die in der Regel Uniprofessionalität der Praxis eines niedergelassenen Arztes, die die notwendigen multiprofessionellen Dienstleistungen nicht leisten kann;

- die schlechte Finanzierung psychiatrischer Leistungen, vor allem zeitaufwendiger, durch die Krankenkassen, was natürlich schwer Kranke benachteiligt;
- die begrenzte psychiatrische Kompetenz vor allem jener Vertreter des bis vor kurzem bestehenden Doppelfaches Psychiatrie und Neurologie bzw. Neurologie und Psychiatrie mit einem Weiterbildungsschwerpunkt im neurologischen Teilfach;
- die an sich verhältnismäßig niedrige Zahl niedergelassener Ärzte dieses Faches mit Verträgen zu den großen Krankenkassen selbst in Ballungszentren.

Trotzdem hat in den letzten Jahrzehnten die Zahl niedergelassener Ärzte dieses Faches auch außerhalb der Ballungszentren (und in diesen auch in den peripheren Bezirken) ganz erheblich zugenommen. Die niedergelassenen Ärzte haben sich den Herausforderungen der veränderten Versorgungslandschaft gestellt, zum Teil auch indem sie Kooperationen vor allem mit klinischen Psychologen und Psychotherapeuten eingegangen sind. Weiters hat es auch Verbesserungen im Finanzierungssystem der ambulanten psychiatrischen Versorgungsleistungen, dies allerdings mit enormen Unterschieden in den verschiedenen Bundesländern, gegeben. Insgesamt ist diese Entwicklung hier weit weniger fortgeschritten als im stationären Bereich, zumal sie offenbar auch nicht von den neuen sozialpsychiatrischen Diensten in allen Regionen ausreichend unterstützt werden kann (was auch immer wieder eine Kritik der sich formierenden Sprecher von Patienten und ihren Angehörigen ist).

Ebenfalls mit großen Zeitunterschieden sind in allen österreichischen Bundesländern in den letzten Jahrzehnten sozialpsychiatrische Dienste entstanden, wobei sich die Länder überwiegend mit diesen Aufgaben beauftragter privater Vereine bedient haben. Nur wenige dieser Einrichtungen haben den Charakter ambulanter Krankenanstalten und also Behandlungsrecht. Vermutlich sind gegenwärtig die im Setting der Konsultation zu erbringenden Leistungen tatsächlich überall mehr oder weniger möglich, während sich das tagesklinische Setting, auch aus Finanzierungsmißständen, noch nicht ausreichend durchgesetzt hat (obwohl die Psychiatrie diesbezüglich im Verband der medizinischen Disziplinen eine Vorreiterrolle einnimmt). Auch ins Gemeinwesen integrierte betreute Wohngemeinschaften bestehen nicht mit ausreichender Kapazität.

Am Beginn des 21. Jahrhunderts haben auch in unserem Lande alle Gebietskörperschaften große budgetäre Probleme. Trotzdem sind wichtige institutionelle Entwicklungen nicht nur weiter im Gang sondern zum Teil erst in den letzten Jahren in Gang gekommen (wie z.B. in Nieder- und Oberösterreich). Es wird sich weisen müssen, wie gut es gelingt, die in diesen Entwicklungen konfligierenden Interessen zu balancieren und dabei jenen der psychiatrischen Versorgung die Oberhand zu gewähren.

Orientierung

Seitdem die Psychiatrie in Österreich in den 70er Jahren in Bewegung geriet, stand sie im Zeichen einer neuen Sicht auf ihre Aufgaben. Diese läßt sich etwa im folgenden Satz zusammenfassen: Nicht die Störungen sondern die davon betroffenen Menschen mit ihren sozialen Rollen, die so gut wie nie durch die Merkmale der Störungen ausreichend beschrieben werden können, sind die Partner der psychiatrischen Professionisten. Diese Professionisten befinden sich unabdingbar in einem auf Ziele hin zu gestaltenden sozialen Prozeß mit den betroffenen Menschen, in dem alle anderen Komponenten der psychiatrischen Lehre (wie z. B. die Krankheitslehre selbst oder die Lehre von bestimmten therapeutischen Verfahren) instrumentellen Charakter haben. Es hängt mit einer solchen Sichtweise zusammen, daß die psychiatrischen Professionisten zunehmend akzeptieren konnten, daß diese, ihre Partner in dem gemeinsamen Prozeß, sich selbst gleichsam als Experten für ihre eigenen Probleme artikulieren können und auch die Zieldefinition gemeinsam unternommen werden muß.

Überblickt man die zur Zeit vorherrschenden Themen der psychiatrischen Literatur und die inhaltliche Organisation der psychiatrischen Lehre (z. B. in Lehrbüchern), gewinnt man allerdings den Eindruck, daß diese allgemeinen Aspekte zu kurz kommen bzw. anderen (z. B. Sozial- oder Managementwissenschaften, zunehmend vermutlich den Pflegewissenschaften) überlassen werden. Es besteht eine eindeutige und reduktionistische Tendenz zur Orientierung an nosologischen Systemen mit einer Überschätzung von deren Handlungsrelevanz. Nicht nur aus Einsicht in diese Problematik sondern wohl auch aus berufständischen Gründen nennt sich die Fachgesellschaft zwar „für Psychiatrie und Psychotherapie". Das darf aber nicht darüber hinwegtäuschen, daß damit das eben formulierte Postulat nicht erfüllt wird. Auch unter diesem Gesichtspunkt der Orientierung stehen wir also in einer Entwicklung, in deren weiterem Verlauf sich erst herausstellen muß, ob umfassende und daher komplexe Modelle immer besser ausformuliert werden und sich durchsetzen können, oder ob es auch hier zu einer Fragmentierung kommt, die für das Ganze stehen soll.

Literatur

Berner P., Gabriel E. (in Druck): Richard von Krafft-Ebing. In: Schliack H., Hippius H. (Hg.): Nervenärzte. Band 2. Thieme, Stuttgart / New York.

Gabriel E. (1991): Das Psychiatrische Krankenhaus – Erbe oder Notwendigkeit? In: Meise U., Hafner F., Hinterhuber H. (Hg.): Versorgung psychisch Kranker in Österreich. Springer, Wien.

Ders. (1999): Zur Beziehung zwischen Psychiatrie und Psychotherapie in Wien im 20. Jahrhundert. In: Keintzel B., Gabriel E. (Hg.): Gründe der Seele. Wiener Psychiatrie im 20. Jahrhundert. Picus, Wien.

Gabriel E., Neugebauer W. (Hg.) (2000): NS-Euthanasie in Wien. Böhlau, Wien.

Dies. (Hg.) (2002): Von der Sterilisierung zur Ermordung. Zur Geschichte der NS-Euthanasie in Wien. 2. Teil. Böhlau, Wien.

Hinterhuber H. (1995): Ermordet und vergessen. Nationalsozialistischee Verbrechen an psychisch Kranken und Behinderten. Integrative Psychiatrie, Innsbruck / Wien.

Hirschmüller A. (1991): Freuds Begegnung mit der Psychiatrie. edition discord, Tübingen.

Lesky E. (1995): Die Wiener Medizinische Schule im 19. Jahrhundert. Böhlau, Graz / Köln.

Seitelberger F. (1997): Theodor Meynert (1833–1892): Pionier und Visionär der Hirnforschung. Neuropsychiatrie 11, S. 86–93.

Schüle H. (1903): Nekrolog Richard von Krafft-Ebing. Allgem. Zschr. Psychiat. 60, S. 305–329.

Stein G. (1921): Grundschema der Geisteskrankheiten. Zusammengestellt nach den Vorträgen des k.k. Hofrates Professor Dr. Julius Wagner von Jauregg. Safar, Wien / Leipzig, 4. Aufl.

Stockert G. von (1959): Theodor Meynert. In: Kolle K. (Hg.): Große Nervenärzte. Band 2. Thieme, Stuttgart.

Stransky E.: Autobiographie. Ungedrucktes Manuskript. Institut für Geschichte der Medizin, Wien.

Strotzka H. (1983): Fairness, Verantwortung, Fantasie. Eine psychoanalytische Alltagsethik. Deuticke, Wien.

Wagner-Jauregg J. (1950): Lebenserinnerungen. Springer, Wien.

Whitrow M. (1993): Julius Wagner-Jauregg. Smith-Gordon, London.

Wicklicky H. (1997): Zur Geschichte der Psychiatrie in Österreich. In: Gröger H., Gabriel E., Kasper S. (Hg.): Zur Geschichte der Psychiatrie in Wien. Christian Brandstätter, Wien / München.

Alfred Springer

Die Differenzierung der psychotherapeutischen Schulen

Einleitung

Wenn wir heute von der Differenzierung psychotherapeutischer Schulen sprechen, dann wird unter diesem Prozeß gerne die Geschichte der Abspaltungen von der Psychoanalyse Freudscher Prägung verstanden. Will man sich dem Problem tiefschürfender nähern, dann muß man allerdings davon ausgehen, daß die Entwicklung der Psychoanalyse durch Freud keineswegs das Prinzip „Psychotherapie" begründete. Ganz im Gegenteil: Freud selbst wurde ja zu seinen Schlußfolgerungen vom Ungenügen geleitet, das er aus der Anwendung der in jener Zeit geläufigsten psychotherapeutischen Methode, der Suggestion, schöpfte. Die Psychotherapie hat also ihre Wurzeln in der vor-Freudschen / vor-psychoanalytischen Medizin, Psychologie und Philosophie. Überlegungen, Techniken, Methoden und interpretative Systeme, die in dieser Periode gefunden und entwickelt wurden, gingen teilweise in die Konstruktion der Psychoanalyse ein, blieben in anderer Weise auch parallel zur Entwicklung der Psychoanalyse bestehen und bestimmten ganz maßgeblich die Argumentation der Kritiker der Psychoanalyse. Sie hatten weiters sicherlich auch Anteil an der Entwicklung der diversen Abspaltungen innerhalb der psychoanalytischen Bewegung.

Es scheint deshalb zweckmäßig, für unsere Reflexion der Aufspaltung der therapeutischen Schulen nach der Entwicklung der Psychoanalyse durch Freud, sich dieser Wurzeln zu besinnen.

Des weiteren muß eingangs festgestellt werden, daß in diesem Aufsatz nur jene Differenzierung beschrieben wird, die sich zu Freuds Lebzeiten ergeben oder zumindest angezeigt hat. Jene Entwicklungen, die erst nach dem Zweiten Weltkrieg stattgefunden haben und schließlich zum aktuellen Angebot therapeutischer Schulen geführt haben, können hier nicht berücksichtigt werden. Auch die Differenzierung verschiedener Strömungen innerhalb der Psychoanalyse selbst – etwa die Linien, die durch Melanie Klein und ihre

NachfolgerInnen oder durch Jacques Lacan angelegt wurden, bleiben ausgespart.

Übersicht über die vor- und paraanalytischen Therapieansätze

In der Psychiatrie des 19. Jahrhunderts entwickelte sich als Ausdruck des Streites zwischen „Somatikern" und „Psychikern" die Vorstellung, daß die „Psychoneurosen" als psychisch bedingte Erkrankungen auch auf dem Wege psychischer Beeinflussung – der Psychotherapie eben – behandelt werden sollten.

Besonderen Rang nahm in diesem Denken die Suggestion sowohl als therapeutisches Prinzip wie auch als therapeutischer Faktor und als besondere therapeutische Technik ein.

„Unter Suggestion verstehen wir das unmittelbare Einbringen oder Anregen psychischer Inhalte oder Vorgänge, bei denen keinerlei kritische, rationale oder affektiv verständliche Mitarbeit der Versuchsperson nachweisbar ist." (Definition nach I. H. Schultz). Sie ist ein kommunikatives System, das wie jedes derartige System auf drei Voraussetzungen aufbaut:

- einem Sender (einem suggerierenden Agens);
- einer Botschaft (einem suggestiven Inhalt);
- einem Empfänger (der Suggestibilität des empfangenden Subjekts).

Suggestion kann an Personen in verschiedenen Bewußtseinszuständen ausgeübt werden: wir kennen die Wachsuggestion, die Suggestion in eingeschränkten Bewußtseinslagen und die Suggestion im hypnotischen Zustand. Lediglich im Tiefschlaf und in narkotisch bedingten Schlafzuständen kann Suggestion nicht greifen. Suggestive Techniken können aber auch vom Patienten selbst erlernt und in entsprechenden Situationen eingesetzt werden (Methode nach Coue). Das Autogene Training von I. H. Schultz entspricht einer Weiterentwicklung von Techniken aus dem Gebiet der Wachsuggestion und der Autosuggestion.

Des weiteren kann das Mittel der Suggestion larviert oder offen eingesetzt werden.

In jeglicher therapeutischen Einflußnahme nimmt der suggestive Faktor einen gewissen Platz ein. Auch Freud räumte ein, daß in der psychoanalytischen Situation gewisse suggestive Anteile wirksam würden. Sie kämen in diesem Kontext aber nicht selbstzweckhaft zum Einsatz; der ausgebildete Therapeut wisse über sie Bescheid und könne sie unter Kontrolle halten.

Eine anderes Mittel der frühen Psychotherapie war die Persuasion. Diese Methode wurde von Dubois vertreten. Dieser verstand unter Psychotherapie vor allem Aufbau und Stärkung des Willens. Er nannte seine Technik „rationale Therapie". Aus diesem Begriff ist bereits abzuleiten, daß im Gegensatz zu den hypnotischen und anderen mehr oder minder suggestiven Verfahren die Behandlung nicht auf der Annahme der Wirksamkeit unbewußter Prozesse aufbaute. Dubois ging von der Macht der Vorstellungen und des Willens aus. Er meinte durch Vorstellungen der Auswirkung von Affektzuständen begegnen zu können. Kritiker seines Ansatzes meinten allerdings, daß gerade bei der Persuasion – im Gegensatz zur Meinung ihres Hauptvertreters – der suggestive Faktor besonders groß sei (Jolowitz, 1927). Kronfeld ging in seiner Kritik so weit, die Persuasion als ein unter der Maske des Vernünftelns verstecktes Suggestivverfahren zu bezeichnen, mit dessen „Scheinintellektualismus nur wenig ausgerichtet werden könne".

Hypnose

Suggestion wurde zunächst ganz allgemein gerne synonym gesehen mit Hypnose.

Die Hypnose war im späten 19. Jahrhundert wohl die am weitesten verbreitete psychotherapeutische Methode. Zunächst wurde sie überwiegend als Mittel eingesetzt, einen Zustand herbeizuführen, in dem therapeutisch intendierte Suggestion besonders wirksam sein könne. Sie ist auch in besonderer Weise mit der Entwicklung der Psychoanalyse verbunden.

Noch bevor ein Stipendium Freud im Oktober 1885 nach Paris und zu Charcot führte, wo er Studien über Hysterie und Hypnose durchführen wollte, hatte er bereits mit Breuer in Wien Kontakt aufgenommen. Der physiologisch ausgebildete praktische Arzt Breuer hatte frühzeitig in Wien damit begonnen, Hypnose auf neuartige Weise als Heilmethode anzuwenden. Bei der Behandlung von „Fräulein Anna O." (Bertha Pappenheim), die aufgrund der Leiden ihres Vaters und ihrer damit verbundenen Verpflichtungen schwere psychische Störungen entwickelt hatte, hatte Breuer zwischen 1880 und 1882 erstmals versucht, nicht hypnotische Suggestion wirken zu lassen, sondern die Hypnose als aufdeckendes Instrument anzuwenden. Dieses Experiment führte in der Folge zur Entdeckung der pathogenen Wirksamkeit verdrängter Erlebnisse und Erinnerungen, zur damit verbundenen Entdeckung der „kathartischen" Funktion hypnotischer Phänomene und letztlich zur Entwicklung der kathartischen Technik. Breuer fühlte sich in seiner Funktion als praktischer Arzt nicht in der Lage, die aufwendige kathartische Arbeit mit seinen Patienten allein zu betreiben. Dies war wohl eines der Hauptmotive für die Zusammenarbeit zwischen Breuer und Freud. Der großen Publikation aus dem Jahr 1895, in der die beiden Autoren ihre Beobachtungen und Überlegungen zur Diskussion stellten, wurde eine gemeinsame Darstellung über den psychischen Mechanismus hysterischer Phänomene vorangestellt. Weiters verfaßte Breuer für das Buch das Kapitel über Theorie und veröffentlichte die Fallgeschichte der Anna O. Freud steuerte weitere vier Fallgeschichten bei und schrieb das abschließende Kapitel über die Psychotherapie der Hysterie.

Der Leitsatz der Breuer-Freudschen Theorie besagte, daß „der / die Hysterische größtenteils an Reminiszenzen leidet". Als Zielvorstellung der Therapie dieser Leidenszustände formulierte Freud, „hysterisches Elend in gemeines Unglück zu verwandeln". Die allgemeinen theoretischen Konzepte, die der Theorie zugrunde lagen, waren psychophysikalistisch. Es wurde angenommen, daß die Mechanismen, die im psychischen Geschehen aktiv sind, nach ähnlichen energetischen Grundsätzen arbeiten wie eine physikalische Maschine oder ein komplizierter elektrischer Apparat. Diese Metaphorik wurde von Freud explizit in seinem Aufsatz über die „Abwehr-Neuropsychosen" zum Einsatz gebracht. Der Hysterie wurde in diesem energetischen System der metaphorische Rang eines „Kurzschlusses" im normalen Fluß des elektrischen Fluidums zuerkannt.

In wissenschaftshistorischer Hinsicht war die bedeutendste Frucht der Beschäftigung mit Hypnose und hysterischen Patienten die Entdeckung der Bedeutung unbewußter Vorgänge sowohl für das normale Seelenleben wie auch als Ursache psychopathologischer Phänomene und Zustandsbilder. Dadurch wurde die Entwicklung des psychoanalytischen Theoriegebäudes eingeleitet.

Die Breuer-Freudschen Annahmen bildeten aber wohl auch den zumindest begrifflichen Hintergrund für spätere Formen „kathartischer Behandlung". Eine derartige wurde zum Beispiel von Frank vertreten. Dabei handelte es sich aber nicht um eine hypnotische Behandlung, sondern um eine Behandlung im passiven Zustand. Der Patient versetzte sich selbst in einen passiven, halbschlafähnlichen Zustand, in dem sein Bewußtsein erhalten blieb. Dieser Zustand entsprach jenem, der vor dem Einschlafen besteht. In ihm sollte der Patient sich seiner aus verschiedenen Ursachen im Unbewußten aufgespeicherten Affekterregungen wieder bewußt werden und sie durchleben. Dadurch sollten die Unlustgefühle, die die Patienten beherrschten, zur Abreaktion gebracht werden. Mit dieser Behandlung mußte im allgemeinen auch ein Eruieren und Durchbesprechen der die Entwicklung des Krankheitszustandes bedingenden Ursachen, vor allem aber der sich in der Katharsis einstellenden Szenen oder sich aufdrängenden Vorstellungen, stattfinden. Denn es wurde angenommen, daß nur durch das Wiederbewußtwerden der ursächlichen Momente mit den zugehörigen Affekten eine Befreiung des Unbewußten von den pathogen wirkenden Dynamismen stattfinden könne.

Eine andere Form der kathartischen Behandlung wurde von Mayer in seiner „Psychotherapie des praktischen Arztes" beschrieben. Mayer betrieb seine

„Psychokatharsis" eigentlich in einer Fortführung der Breuerschen Methode als komplexe suggestive Technik im Zustand einer oberflächlichen Hypnose. Der Patient wurde über die Behandlung und ihre Wirksamkeit informiert und dann hypnotisch auf sein Krankheitsgeschehen konzentriert, um in der hypnotischen Einengung vorhandene Erinnerungsbilder und / oder Verdrängungen zu erschließen. Die spezielle Technik des Verfahrens bestand darin, daß man die letzte noch vorhandene Erinnerung dem Patienten erneut suggerierte. Dann schloß man die Suggestion an, daß der Patient sich wieder in der Situation befinde und alles damit Zusammenhängende noch einmal erlebe. Die daraufhin einsetzenden Erinnerungen stellten sich als akutes Geschehen ein, das der Patient als unmittelbar Beteiligter mit lebhaften Affektäußerungen begleitete. Wenn solche affektbetonten Erlebnisse eintraten, wurde sofort die Suggestion gegeben, sich noch weiter an den betreffenden Vorgang zu erinnern. Was dann geschah, wurde später mit dem Patienten eingehend besprochen. Dabei sollten Wut- oder Angstreaktionen nicht unterbrochen werden, sondern man ließ die Affektentladung bis zur vollkommenen Entspannung vor sich gehen, um endlich die Nachwirkungen durch eine körperlich-motorische Therapie wie Spaziergänge und sonstige Entspannungsmaßnahmen auszugleichen.

Diese Methode wurde als besonders geeignet für die Behandlung scharf umrissener Einzelsymptome bezeichnet.

Unter den heute aktuellen Therapieformen entspricht am ehesten das katathyme Bilderleben den Vorstellungen der kathartischen Behandlung.

Psychagogik

Als Psychagogik bezeichnet man im älteren Schrifttum ein Prinzip, das als „ärztlich-menschliche Führung" des leidenden Menschen gilt. Es handelt sich dabei nach den Vorstellungen der Theoretiker dieses Prinzips (z. B. Kronfeld, 1927) um eine Grundeinstellung, die der konkreten Psychotherapie übergeordnet ist und dieser einen Anwendungsraum bietet.

> Die Psychagogik, die Kunst der ärztlichen Führung, die eigentliche „Heil"-Kunde muß sich aller wechselnden Verfahren und Methoden zu bedienen wissen, wie der einzelne ihr unterzogene Mensch, die Art seines Leidens und die Symptomgestaltung, dies jeweils erforderlich machen. In allem Wechsel und Wandel der Einwirkungsform bleiben ihre Grundlagen und Normen unveränderlich gleich. Wirkliche Psychotherapie ist diejenige, welche das jeweils psychologisch erforderliche – es bestehe in irgendeiner besonderen Methode überkommener oder ad hoc erfundener Art – in die Psychagogik einbaut, und welche souverän mit den Methoden wechselt, um das Ziel unverrückbar im Auge behalten zu können.

So formulierte Kronfeld in seinem Artikel für das Psychotherapiehandbuch von 1927, daß unter allen psychotherapeutischen Verfahren die Psychagogik das älteste sei. Sie sei so alt wie die Erziehung selbst. Ihre Grundgedanken und Anweisungen seien dementsprechend auch aus der Erziehungslehre abgeleitet. Sie sei Element der theologischen Heilkunde vergangener Zeiten gewesen und habe in der bürgerlichen Epoche eine erste Blüte in der romantischen Medizin erlebt. Reils Rhapsodien über die Anwendung der psychischen Kurmethode, Heinroths Seelengesundheitslehre, Feuchterslebens „Diätetik der Seele" – sie alle seien Zeugnisse für das Bestreben, den Menschen als ein psychophysisches Ganzes zu erfassen und ihm in seinem Leiden von der psychischen Seite her Beistand zu leisten.

Nach Kronfeld bedient sich der Arzt, um die Ziele ärztlicher Führung zu erreichen, in souveräner Weise aller derjenigen psychologischen Wirkungsmittel, die ihm aus seiner Beziehung zu dem sich ihm Anvertrauenden erwachsen und seinen Einfluß ausgestalten bzw. steigern. Er bedient sich aller derjenigen Verfahren, die ihm als therapeutisches Rüstzeug zur Verfügung stehen: der direkten und versteckten Suggestion, der Hypnose, der Psychoanalyse, der Aufklärung und Belehrung. Für Kronfeld sind diese Verfahrensweisen nur „Schematismen", in denen der Inbegriff der psychologischen Beziehungen, die als Einfluß gelten können, sich auswirkt. Wann und wie die Verfahren einzusetzen sind, dafür gibt es keine strikten Regeln. Wichtig allein sei ein regulatorisches Prinzip, das bereits Kant erfaßt habe und das vor allem von Alfred Adler vertreten werde: das Prinzip von der führenden Rolle der Einsicht und des Vorsatzes in der Erziehung. Im allgemeinen Gedanken von der führenden Rolle der Einsicht sei ein tiefer Appell an den Leidenden eingeschlossen zur inneren Wahrhaftigkeit, zur Ehrlichkeit sich selbst gegenüber. Damit in Beziehung steht, daß die Grundlage der psychagogischen Einwirkung auf Menschen, seien sie gesund oder krank, ihre Bildsamkeit ist, das heißt ihre Ansprechbarkeit in bezug auf die in ihnen ruhenden eventuell noch unentwickelten seelischen Möglichkeiten.

Die Psychoanalyse

An dieser Stelle soll nicht das Lehrgebäude der Psychoanalyse beschrieben werden. Es sollen lediglich jene Aspekte, Inhalte und Vorstellungen definiert werden, von denen „Dissidente" sich abgrenzten und eventuell neue alternative Wege in Theorie und Praxis entwickeln konnten.

Freud selbst definierte in seiner Selbstdarstellung 1924 folgende zentrale Lehrinhalte der Psychoanalyse, indem er Vorstellungen zusammenführte, die er bereits in mehreren Aufsätzen über Fragen der therapeutischen Technik vorgebracht hatte (z. B. 1910 in seinem Aufsatz über wilde Psychoanalyse):

- die Lehre vom Widerstand und von der Verdrängung;
- die Lehre vom Unbewußten;
- die Lehre von der ätiologischen Bedeutung des Sexuallebens und der Wichtigkeit der Kindheitserlebnisse.

Im gleichen Aufsatz wies er auch auf die besondere Bedeutung des Ödipuskomplexes hin.

Abweichungen von diesen zentralen Annahmen würden bedeuten, daß eine Auffassung sich nicht mehr als psychoanalytisch bezeichnen lassen könnte, und daß Therapien, die aufgrund alternativer Annahmen entwickelt würden, sich ebenfalls nicht mehr als „analytisch" verstehen könnten.

Ganz in diesem Sinne schrieb Freud in seiner Selbstdarstellung, als er die Abspaltung von Adler und von Jung reflektierte, daß „die Kritik beiden Häretikern mit großer Milde begegnete [...], ich konnte nur erreichen, daß Adler wie Jung darauf verzichteten, ihre Lehren ‚Psychoanalyse' zu heißen."

Hinsichtlich der therapeutischen Technik geht aus den relevanten Schriften hervor, daß Freud für sie keine dogmatische Position bezog. Er meint sogar, daß die geläufige Praxis – Couch, liegender Patient, hohe Frequenz – die Methode sei, mit der er am besten arbeiten könne, er damit aber nicht behaupten wolle, daß nicht andere in anderen Settings erfolgreicher arbeiten könnten.

Bemerkenswert sind vor allem Ausführungen, die Freud 1918 anläßlich des 5. Analytischen Kongresses in Budapest bezüglich der „Aktivität" des Analytikers vortrug. In dieser Rede distanzierte er sich aufs schärfste von allen Versuchen, der „analytischen" Arbeit eine „synthetische" folgen zu lassen. Er meinte, dabei handle es sich um eine mehr oder weniger gedankenlose Phrase. Durch erfolgreiche Analyse ergebe sich die Psychosynthese automatisch und unausweichlich ohne Zutun des Arztes, da ein neuer dynamischer Zustand eintrete, in dem das zerklüftete Seelenleben des Neurotikers zusammenwachse und sich dem Ich die Triebregungen, die bis dahin abgespalten oder anderweits gebunden waren, einfügten. Durch die Zersetzung der Symptome und die Bearbeitung des Widerstandes werde die Grundbedingung für diesen autonomen Prozeß der Neuordnung geschaffen. „Es ist nicht wahr, daß etwas in dem Kranken in seine Bestandteile zerlegt ist, was nun ruhig darauf wartet, bis wir es irgendwie zusammensetzen."

Konform mit dieser Auffassung, daß die analytische Arbeit eine Hilfe zur Selbstregulierung sein solle, gestaltet sich auch Freuds Ablehnung, die Einstellungen, Vorstellungen und Verhaltensweisen der Patienten aktiv beeinflussen zu wollen:

Im Gegensatz zu Jung und seinen Schülern lehnen die Psychoanalytiker es ab, den Patienten, der sich Hilfe suchend in unsere Hand begibt, zu unserem Leibgut zu machen, sein Schicksal für ihn zu formen, ihm unsere Ideale aufzudrängen und ihn im Hochmut des Schöpfers zu unserem Ebenbild, an dem wir Wohlgefallen haben sollen, zu gestalten.

Ebenso lehnte Freud die Vorstellung ab, daß sich die Psychoanalyse in den Dienst einer philosophischen Weltanschauung stellen und diese dann dem Patienten zum Zweck von dessen Veredelung aufdrängen solle. Er meinte: „Ich möchte sagen, dies ist doch nur Gewaltsamkeit, wenn auch durch die edelsten Absichten gedeckt."

Immer wieder äußerte Freud seine Ehrfurcht vor der Eigenart des Patienten: „Denn ich habe Leuten helfen können, mit denen mich keinerlei Gemeinsamkeit der Rasse, Erziehung, sozialen Stellung und Weltanschauung verband, ohne sie in ihrer Eigenart zu stören."

Ausnahmen von dieser Regel gestattete natürlich auch Freud. Er meinte, es sei nicht zu vermeiden, daß auch solche Patienten angenommen werden, die so haltlos und existenzunfähig sind, daß die analytische Beeinflussung mit einer erzieherischen gekoppelt werden muß. Auch bei vielen anderen wird sich einmal eine Situation ergeben, in der der Arzt als Erzieher und Ratgeber in Erscheinung treten muß. Aber, meinte Freud, dies müsse mit großer Schonung geschehen und der Kranke solle nicht zur Ähnlichkeit mit dem Arzt erzogen werden, sondern zur Befreiung und Vollendung seines eigenen Wesens.

Insgesamt erteilte aber Freud eindeutig allen Vorstellungen eine Abfuhr, Psychoanalyse psychagogisch aufzubereiten. In besonderer Weise zielte er damit wohl auf seine Kritiker aus den Lagern des Katholizismus und der konservativen Psychiatrie. Von dieser Seite wurde regelmäßig neben dem Vorwurf der „Pansexualität" kritisiert, die Psychoanalyse sei „relativistisch", „atomistisch" und zersetzend ohne Bezug auf humanistische Werte.

Die Differenzierung

Alfred Adler und die Individualpsychologie

Auch Alfred Adler, der im Jahre 1902 zur Gruppe um Freud stieß, entwickelte seine Theorien unter dem Einfluß der „substratbezogenen" Auffassung der materialistischen Psychiatrie und entwickelte sein Interpretationssystem als Fortführung einer geläufigen psychiatrischen Auffassung. In seinem Fall handelte es sich um die „Degenerationslehre" (Adler, 1907).

Adler nahm als Ursache psychischer Störungen eine konstitutionell gegebene Minderwertigkeit einzelner oder mehrerer Organe an. Er meinte, daß diese „Organminderwertigkeit" erblich verankert sei, daß ihr ein „fötaler Bildungsmangel" zugrunde liege, der entweder durch zu starke oder durch inadäquate Inanspruchnahme des Organs in der Aszendenz oder durch Schädigung des Keimes auf seiten der Eltern infolge Lues oder Vergiftung zur Zeit der Zeugung bedingt sei. Die spätere Krankheit in der Nachkommenschaft stellt das Resultat des Kampfes zwischen minderwertigen Organsystemen und der Außenwelt dar.

Adler schrieb diesen Einflüssen zentrale Bedeutung für die Entstehung sowohl von Neurosen wie auch von Psychosen zu. Er meinte, daß allen pathologischen Veränderungen, seien sie funktionell oder morphologisch, eine angeborene Minderwertigkeit im Organ und seinem nervösen Überbau zugrunde liege. Diese Minderwertigkeit bleibe oftmals im Zustand der Latenz, das erwachsende Defizit werde durch Kompensation gedeckt. Adler leitet aus dieser Überlegung ein psychologisches Grundgesetz vom dialektischen Umschlag aus der Organminderwertigkeit über ein subjektives Gefühl der Minderwertigkeit in psychische Kompensations- und Überkompensationsbestrebungen ab. In dieser Begrifflichkeit könnte ein wenig beachteter Einfluß der neuroanatomischen Psychiatrie vorliegen. Das Kompensationsprinzip wurde von Anton 1906 als wesentlicher Mechanismus beschrieben. Er erkannte ihm den Rang eines Grundgesetzes der allgemeinen nervösen Regulation zu, dem „auch auf psychologischem Gebiet eine fundamentale Bedeutung zukomme".

Adler meinte weiters, daß sehr oft die Minderwertigkeit an einer umschriebenen Stelle des Systems manifest werde und dann das Krankheitsbild beherrsche. Als die deutlichsten derartigen Manifestationen beschrieb er Krankheitsheredität und familiäres Auftreten, Kinderfehler, Degenerationszeichen und Reflexanomalien. Besonders Interesse widmete er der Erkenntnis in Relation zum symptomtragenden Organ segmental angeordneter Minderwertigkeiten. Dem Symptom – der Manifestation der morphologischen oder funktionellen Minderwertigkeit – ordnete Adler die Funktion eines „Verräters" der angeborenen Dysplasie oder Hypoplasie des Organsystems und seines „nervösen Überbaus" zu.

Es war für Adler ein zentrales wissenschaftstheoretisches Interesse, den Begriff „Disposition" durch die Feststellung von hypoplastischen und dysplastischen Anlagen der Organe und ihres nervösen Überbaues zu ersetzen und diesen Tatbestand durch den klinischen Nachweis von Anzeichen der Minderwertigkeit festzustellen (Adler, 1909b). Seine Vorstellungen über die Bedeutung des Zentralnervensystems in diesem Prozeß und damit sein Bezug zur Psychiatrie läßt sich folgendem Zitat entnehmen, aus dem auch klar wird, was unter dem Begriff „nervöser Überbau" zu verstehen ist:

Ja, es muß sogar hervorgehoben werden, daß sich die bereits charakterisierte Gleichzeitigkeit mehrfacher Organminderwertigkeit auch auf einzelne Anteile, Nervenbahnen des Zentralnervensystems erstreckt, und daß sehr häufig der Wertigkeit jedes Organs eine von Natur aus proportionale Wertigkeit derjenigen Nervenbahnen entspricht, die mit dem zugehörigen Organ in Verbindung stehen, von ihm ihre Erregungen beziehen und ihre Impulse zu ihm leiten.

Die neurotische Disposition schlage durch, wenn die Organminderwertigkeit zur psychischen Geltung gelangt, das heißt, wenn das Kind sich aufgrund von Umweltreaktionen minderwertig zu fühlen beginnt (Adler, 1909b). Neurotische Symptome und neurotische Charakterzüge entstehen dementsprechend aus den angeborenen Organminderwertigkeiten; Bedingungsfaktoren der Neurose sind daher gesetzmäßig konstitutionelle Organminderwertigkeiten und psychogene Faktoren.

Nicht zwangsläufig ergebe sich aus der Organminderwertigkeit der Übergang zur neurotischen Disposition. Andere Übergänge seien denkbar: zur Psychose, zum Selbstmord, zum Verbrechen, aber auch zum Genie. Individuelle Begabung sei ebenfalls interpretierbar als Resultat gelungener zentraler Kompensation und Überkompensation, als Äußerung des psychischen Überbaues ursprünglich minderwertiger Organe, denen gerade wegen ihres embryonalen Charakters eine postfötale stärkere Entwicklungs- und Kompensationsfähigkeit sowohl ihrer selbst als auch ihrer korrespondierenden Nervenbahnen zukommen sollen. Als erläuternde und beweiskräftige Beispiele dienten Adler in diesem Kontext Beobachtungen über Beziehungen zwischen minderwertigen optischen und akustischen Wahrnehmungssystemen einerseits und großer malerischer oder musikalischer Begabung andererseits (Adler, 1909a, S. 65–66).

Adler zählte zunächst zu den engsten Mitstreitern Freuds, ohne daß zwischen den beiden Persönlichkeiten eine besonders freundliche oder enge Beziehung bestanden hätte. 1910 wurde Adler auf Freuds Vorschlag zum Obmann der neu konstituierten Wiener Psychoanalytischen Vereinigung gewählt. 1910 und Anfang 1911 gehörte er zusammen mit Wilhelm Stekel der Schriftleitung des Zentralblattes für Psychoanalyse an. Diese Zeitschrift diente dann auch der Veröffentlichung des Bruches zwischen Freud und Adler. Die Nummer 10/11 der Publikation wird eingeleitet von folgender „Erklärung" Adlers:

Hiermit bringe ich den Lesern dieser Zeitschrift zur Kenntnis, daß ich mit dem heutigen Tage aus der Redaktion dieser Zeitschrift ausscheide. Der Herausgeber der Zeitschrift, Herr Professor Freud, war der Ansicht, daß zwischen ihm und mir derartige wissenschaftliche Gegensätze bestehen, die eine gemeinsame Herausgabe dieser Zeitschrift in seinen Augen inopportun erscheinen ließen. Ich habe mich deshalb entschlossen, freiwillig aus der Redaktion der Zeitschrift auszutreten.

Diesem Schritt war vorausgegangen, daß sich die theoretische Position Adlers immer weiter von der Freudschen entfernte und die Diskussionen, die dadurch in der Wiener Psychoanalytischen Vereinigung ausgelöst wurden, dazu führten, daß Adler bereits im Februar 1911 als Obmann zurücktrat und am 1. März 1911 Freud per Akklamatio zum Obmann gewählt wurde. Nachdem er von Freud aufgefordert wurde, aus der Schriftleitung des Zentralblattes auszuscheiden, trat Adler im Oktober 1911 formell aus der Vereinigung aus, wobei ihn mehrere Mitglieder begleiteten, und gründete in der Folge den Verein für Freie Psychoanalytische Forschung.

Die Verselbständigung Adlers, die die Abspaltung aus dem engeren Kreis von Freud bewirkte, führte schließlich zur Entwicklung der Individualpsychologie.

Das Therapiekonzept der Individualpsychologie

Die Zielvorstellung der individualpsychologischen Therapie besteht darin, daß dem Kranken durch die Behandlung aufgezeigt wird, daß sein Lebensplan irrig aufgebaut ist. Er hat diesen Plan bisher zwar gelebt aber nicht verstanden. Denn die Formulierung und Durchführung des neurotischen Lebensplans vollzieht sich im Unbewußten. Asoziale, machtlüsterne und extrem egoistische Bedürfnisse, wie sie sich auf dem Wege zur leitenden Fiktion des Neurotikers vorfinden, können sich dem Bewußtsein gegenüber nicht durchsetzen. Das Gemeinschaftsgefühl würde gegen diese Vergewaltigung der Welt durch Gedanken und Tat Einspruch erheben und so den Lebensplan bedrohen. Es tritt Verdrängung ein und das Unbewußte übernimmt die Deckung. In der individualpsychologischen Interpretation ist das Unbewußtwerden eines seelischen Vorganges keine Qualitätsänderung sondern eine Mimikryfunktion.

Dem Kranken wird in der Behandlung aus den im Bewußtsein auffindbaren und den aus dem Unbewußten hervorgeholten Teilstücken das Gebäude seines Lebensplanes deutlich aufgerichtet. Es wird ihm nachgewiesen, daß sein ganzes Leben nach einem fiktiven Leitziel orientiert ist und daß die Leitlinie, die zu diesem hinführt, von einem in der Kindheit unter falschen Voraussetzungen erworbenen Minderwertigkeitsgefühl ausgeht.

Mit dem Wachsen des Mutes in der Behandlung erlernt der Patient, sich an seine Lebensaufgaben zu wagen. In diese ist die Sexualität eingeschlossen. Sexualität kommt im individualpsychologischen Konzept keine herausragende Bedeutung zu. Nach Adlers Meinung wird das Sexuelle im Traum wie im Gemeinschaftsleben vorwiegend als Gleichnis benutzt. Die sexuelle Orientierung dient als Sicherung entweder erotischer Anpassung oder als Sicherung vor Liebe, Ehe und den entsprechenden Konsequenzen.

Nachdem der Individualpsychologe dem Kranken den Mechanismus seiner Leitlinie, die vom Minderwertigkeitsgefühl zur Macht führt, und die Bedeutung der Krankheit als nur eine unter anderen Sicherungen dieser Leitlinie aufgezeigt hat, versucht er, sein Gemeinschaftsgefühl zu stärken und ihn dem Leben mit gesteigerten Kräften und mit verminderten Ansprüchen zurückzugeben.

Immer wird in der Behandlung die Krankheit nicht isoliert, sondern im Zusammenhang der gesamten Persönlichkeit – daher der Name Individualpsychologie – erfaßt, werden nicht Symptome zum Verschwinden gebracht, sondern wird eine Lebensrichtung abgeändert. Gesundung wird nicht nur als individuelle Möglichkeit sondern als mitmenschliche Pflicht zum Ziel der therapeutischen Intervention erklärt.

Als therapeutische Mittel kommen Traumanalyse, das Ablaufenlassen freier Assoziationen und das auf allgemeine Menschen- und Neurosenkenntnis gestützte Verständnis des Arztes für Benehmen, Sprechart, äußere Haltung des Patienten zur Anwendung.

C. G. Jung und die analytische Psychologie / Therapie

Der 1875 geborene Carl Gustav Jung entschloß sich etwa 1900 für die Ausbildung zum Psychiater, da ihm dieser Beruf noch am ehesten geeignet erschien, seinen philosophisch-spirituellen und medizinischen Interessen gemeinsam zu entsprechen. 1900 trat er in die Züricher Universitätsnervenklinik „Burghölzli" ein, die damals von Bleuler geleitet wurde. Mit Freuds Thesen scheint er erstmals Bekanntschaft geschlossen zu haben, als er im Auftrag Bleulers die „Traumdeutung" rezensierte. 1905 wurde er Oberarzt und habilitierte sich an der medizinischen Fakultät der Universität Zürich. 1906 gab er einen Aufsatz über die Psychologie der Dementia praecox heraus, der einen ersten Versuch darstellte, sich dieser Erkrankung auf der Basis der Erkenntnisse der psychoanalytischen Theorie anzunähern. Vor der Veröffentlichung hatte er brieflich Kontakt mit Freud aufgenommen. 1907 kam es dann zur ersten konkreten Begegnung mit Freud. In der Folge verstand sich Jung als Parteigänger Freuds und vertrat die frühen psychoanalytischen Theorien in einer Reihe von Arbeiten. 1908 organisierte er den ersten Internationalen Kongreß für Freudsche Psychoanalyse in Salzburg.

Als 1910 während des Zweiten Internationalen Kongresses in Nürnberg die Internationale Psychoanalytische Vereinigung gegründet wurde, wurde Jung auf Vorschlag Freuds zum Präsidenten gewählt.

1912 veröffentlichte Jung seinen großen Text „Wandlungen und Symbole der Libido", in dem er zum ersten Mal ausführlich eine Auffassung zur Diskussion stellte, die von der traditionellen Freudschen Lehre divergierte. Maßgebliche Unterschiede ergaben sich in der Interpretation des Unbewußten und der Begrifflichkeit bezüglich der Libido. Erstmals stellte Jung Reflexionen über ein „kollektives Unbewußtes“ an. Der Libidobegriff erweiterte sich bei ihm über die Grenzen naturwissenschaftlicher Forschung zu einer philosophischen Anschauung.

1913 zeichnete sich der Bruch zwischen Freud und Jung bereits ab. Im Oktober dieses Jahres trat Jung als Herausgeber des Jahrbuches für psychoanalytische und psychopathologische Forschung zurück, im April 1914 legte er auch sein Präsidentenamt zurück. Mit ihm schied die gesamte Züricher Gruppe aus der Internationalen Psychoanalytischen Vereinigung aus.

In der Folge nannte Jung die von ihm vertretene wissenschaftliche und therapeutische Richtung „Analytische Psychologie.“

Die Unterschiede zwischen der Freudschen und der Jungschen Psychologie ergeben sich in theoretischer Hinsicht vor allem aus Jungs Erweiterung des Libidobegriffes und der damit zusammenhängenden Interpretation der Struktur und Funktion des Unbewußten. Jung verstand unter Libido die Gesamtheit aller seelischen Energien – also nicht nur der erotischen – ohne Rücksicht auf Inhalt und Ziel. Als hauptsächliches Quellgebiet dieser seelischen Energie hat Jung zusätzlich zu den von Freud beschriebenen Reichen des Unbewußten das „kollektive Unbewußte“ eingeführt – in der Frühzeit auch „rassisches Unbewußtes“ bezeichnet –, das der Träger phylogenetischer Erinnerung ist und dessen Macht sich hauptsächlich im Traum aber auch in diversen anderen Symbolisierungen manifestieren soll. Diese Struktur ist auch dem Freudschen Unbewußten implizit – man denke an Totem und Tabu – und entspricht in etwa auch den Psychoiden Bleulers.

In Jungs Gedankengebäude nahm dementsprechend der Begriff „Unbewußtes“ völlig veränderte Konnotationen an. Das kollektive Unbewußte ist mitgegeben, es ist wie der Name sagt, überpersönlich, das Depot eines angenommenen „rassischen Erbes“, umfaßt eine Fülle von Inhalten und ist de facto unzugänglich, außer man wendet spezielle Methoden an. Jung zufolge bringt es der Entwicklungsweg des Bewußtseins mit sich, daß Anteile des kollektiven Unbewußten bewußt werden und Einfluß auf die Entwicklung der Persönlichkeit nehmen. Das bedeutet, daß es in dieser Vorstellung eigentlich nichts ausschließlich „Persönliches“, Individuelles gibt, was Bewußtseinsinhalte anbelangt. Der individuelle Faktor gestaltet sich in dem Selektionsprozeß, der bewirkt, welche Inhalte aus dem kollektiven Unbewußten gehoben werden und Persönlichkeitskomponenten werden.

Außerdem beschrieb Jung, daß jede seelische Struktur auch ein persönliches Unbewußtes besitze. Dieses schöpfe seinen Inhalt aus drei Quellen:

- Verdrängung: nicht zur Entwicklung gekommenes oder vom Bewußtsein verworfenes Material;

- nicht wahrgenommener persönlicher Erfahrung;
- Vergessen: alle Gedankeninhalte, die an energetischem Wert verloren haben.

Zur Psychologie des Unbewußten bei Jung gehört auch, daß der Inhalt des kollektiven Unbewußten als Transformation ursprünglicher sexueller Libido anzusehen ist. Der Desexualisierungsprozeß endet allerdings auch für Jung bei der Sprache des Unbewußten, die vorwiegend sexuelle Symbole aufweist.

Zwischen Unbewußtem und Bewußtem besteht in der Analytischen Psychologie ein kompensatorischer Zusammenhang. Was im Bewußten stark ist, ist schwach im Unbewußten; auch die Lehre von Anima und Animus als kompensatorische Komponenten der somatischen Sexualität baut auf dieser Annahme auf.

Ebenso reicht ein Schatten des bewußten Ich als Kern in das Reich des Unbewußten hinein, wo er z. B. in Träumen eine wichtige Rolle als Karikatur des Träumers haben soll.

Es wäre noch mehr über die Jungsche Theorie des Unbewußten zu sagen, aber hier müssen diese fragmentarischen Darstellungen ausreichen, um zu illustrieren, daß sich Jungs Auffassung unbewußter Strukturen und Prozesse tatsächlich radikal von der Freudschen unterscheidet.

Die therapeutische Ausrichtung der Analytischen Psychologie

Hinsichtlich der therapeutischen Praxis besteht der Unterschied darin, daß mehr Aktivität auf seiten des Analytikers eingesetzt wird. Neben der Traumanalyse spielt zum Beispiel der Assoziationsversuch, das heißt die Stimulierung der Phantasie des Patienten durch Reizworte in der Jungschen Technik eine große Rolle. Des weiteren ging Jung bei der Behandlung der Übertragungsneurose neue Wege. Er meinte, daß mit einer bloßen Analyse und Erklärung nichts erreicht werden könne, vielmehr sei die Neurose synthetisch zu erfassen, indem als „archetypische Materialien" bezeichnete unterbewußte Bilder zutage gefördert werden. Jung verstand darunter die Inhalte des kollektiven Unbewußten, die den Patienten auf seine eigenen Lebensinstinkte verweisen. Diese Bilder können nur vom Patienten persönlich, durch eigene geistige Anstrengung, klargestellt und verarbeitet werden. Er muß sie richtig verstehen lernen. Dabei beginnen sich dann im günstigen Fall bestimmte Interessen „herauszukristallisieren", die dem „wirklichen Wesen" des Patienten entsprechen. Mit diesen bislang unbewußten Inhalten muß sich der Patient dann weiter auseinandersetzen, bis er sich selbst kennt und bis sich seine bewußte Persönlichkeit derart erweitert und gefestigt hat, daß sie nicht mehr von inneren Umwälzungen erschüttert werden kann. Das bekannteste derartige innere Bild ist die Mandalaformation.

Auch hinsichtlich des Verhältnisses zur Psychagogik bestehen gravierende Unterschiede. Die Jungsche Analyse ist viel stärker als die Freudsche zu Erziehungsidealen orientiert. Jung selbst beschrieb diese Arbeit als 4-Stufenprozeß: Bekenntnis, Aufklärung, Erziehung und Verwandlung. Mehr als Freud schreibt auch Jung der Intuition des Analytikers Bedeutung zu.

In der Auseinandersetzung zwischen Freud und Jung spielten nicht nur wissenschaftliche Positionen eine große Rolle. Auch in weltanschaulicher Hinsicht waren die beiden Forscher einander in mancher Hinsicht fremd. Von Anfang an begab sich Jung gerne auf metaphysisches Gebiet und versuchte die Bedeutung der Beziehung zwischen archaisch-primitivem Denken, Religion(en) und Psychologie auszuloten. Diese Kluft verbreiterte sich immer mehr und gipfelte wohl darin, daß Jung zunächst keine Distanz zur Nationalsozialistischen Ideologie suchte, sondern sich 1933 zum Präsidenten der Internationalen allgemein-ärztlichen Gesellschaft für Psychotherapie wählen ließ und Herausgeber der Zeitschrift dieser Gesellschaft wurde, in der nach der Machtergreifung durch die Nationalsozialisten zunehmend Vertreter der ideologiebedingt antipsychoanalytischen Richtung zu Wort kamen. Ein Aufsatz, in dem er über rassenbedingte Unterschiede in Psychologie und Psychotherapie räsonierte, rückte ihn noch mehr in die Nähe der nationalsozialistischen Ideologie und des Antisemitismus.

Wilhelm Stekel und die aktive Psychoanalyse

Wie Adler zählte Wilhelm Stekel zu den frühesten Wegbegleitern Sigmund Freuds. Als er sich als junger Arzt zum Praktiker ausbilden ließ, zunächst bei Krafft-Ebing Hysterische mittels Elektrotherapie behandelte und später bei Winternitz Nervöse mittels Hydrotherapie zu behandeln lernte, empfand er ein Ungenügen an diesen Methoden. Die Kenntnis der Schriften Freuds bestätigte ihn in seinen Überlegungen, die er an Patienten angestellt hatte und überzeugte ihn restlos davon, daß psychisch Kranke nur durch psychologische Behandlung geheilt werden könnten. So wurde er zum ersten Mitarbeiter Freuds und regte die Versammlungen der Psychologischen Mittwoch-Gesellschaft an, die sich jeden Mittwoch um 20.30 Uhr in Freuds Ordination traf, um über Psychoanalyse zu diskutieren. 1911 wurde er zum stellvertretenden Vorsitzenden der Wiener Psychoanalytischen Gesellschaft gewählt und war in den Jahren 1910 und 1911 zusammen mit Alfred Adler Herausgeber des „Zentralblattes für Psychoanalyse“.

Der erste Band seines Hauptwerkes, der Schriftenreihe über Störungen des Trieb- und Affektlebens „Über nervöse Angstzustände und ihre Behandlung“, erschien noch mit einem Vorwort Freuds. 1912 kam es nach einer längeren Zeit der Auseinandersetzung und Entfremdung zum Bruch mit Freud und zu Stekels Ausscheiden aus der Psychoanalytischen Vereinigung. Damit hatte sich die Hälfte jener Personen, die einst die Mittwoch-Gesellschaft bildeten, von der Psychoanalyse entfernt.

Stekel begründete die Gesellschaft für ärztliche Psychoanalyse und veröffentlichte in der Folge kritische Stellungnahmen zu Freud als Person sowie zur Psychoanalyse als Theorie und Praxis. Seine Auffassung verbreitete er in der Fachwelt in den vom ihm gegründeten Zeitschriften „Fortschritte der Sexualwissenschaft und Psychoanalyse", „Psychoanalytische Praxis" und in der gemeinsam mit Kronfeld herausgegebenen „Psychotherapeutischen Praxis". Darüber hinaus war er aber auch ein äußerst fruchtbarer populärwissenschaftlicher Schriftsteller. Weniger bekannt wurde er als Verfasser belletristischer Produkte.

Stekel grenzte sich in praktischer Hinsicht insofern von Freud ab, als er danach strebte, eine Methode zu entwickeln, die eine Verkürzung der Therapien ermöglichen sollte. Zu diesem Zweck führte er verschiedene experimentelle Bedingungen in die von ihm durchgeführten Behandlungen ein; etwa das „forcierte Träumen", das „forcierte Phantasieren" oder eine bestimmte Assoziationsmethode. Später wandte er sich von diesen Techniken wieder ab und meinte, daß der Freudschen Technik der Aufdeckung der inneren Widerstände der Vorzug einzuräumen sei; die Assoziationsmethoden diese Widerstände eher verhüllen als entschleiern.

Das Verfahren, zu dem er schließlich gelangte, nannte er „aktive Psychoanalyse". Da sich ihm etliche ärztliche Psychotherapeuten anschlossen, wurde das Institut für aktive Psychoanalyse in Wien gegründet. Die Auffassung vom therapeutischen Prozeß, die der aktiven Psychoanalyse zugrunde lag, differierte radikal von der Freudschen Vorstellung. Man müsse danach trachten mit der Analyse möglichst rasch zum Ziel zu kommen. Hysterie erfordere den längsten therapeutischen Einfluß, etwa ein halbes Jahr, andere Störungen (Angstparapathien) benötigen vier bis sechs Wochen; durch aktuelle Einwirkungen ausgelöste Parapathien sollten zumeist nicht tiefgreifend analytisch behandelt werden. Die Methode berücksichtige den aktuellen und den Lebenskonflikt und lasse der Intuition des Analytikers genügend Spielraum.

Hinsichtlich theoretischer Annahmen stellte Stekel sich bereits in der Frühzeit der psychoanalytischen Bewegung mit der Auffassung gegen Freud, daß alle neurotischen „parapathischen" Entwicklungen aus einem seelischen Konflikt entstehen und es keine „Aktualneurosen" im Sinne Freuds gebe, die auf aktuelle Schädlichkeiten wie Masturbation oder Koitus interruptus zurückzuführen seien: „Alle Parapathien entstehen psychogen."

Später stellte er auch die Bedeutung des Unbewußten zunehmend in Frage.

Gegen Ende seines Lebens resümierte Stekel seine Abgrenzung zu Freud und den Theorien der Psychoanalyse. Die entsprechende Positionierung ist dem Aufsatz „Was mich von Freud unterscheidet ...“, den er 1931 in den „Fortschritten der Sexualwissenschaft und Psychoanalyse“ veröffentlichte, bzw. dem Vorwort zu dem 1933 erschienenen Kompendium der aktiven Psychoanalyse „Der Seelenarzt“ zu entnehmen.

Diese Abgrenzung war einerseits theoretischer Art. Die Hauptpunkte, in denen Stekel eine andere Auffassung vertrat, sind folgende:

- Alle Neurosen (von Stekel Parapathien genannt) entstehen durch einen psychischen Konflikt. Dieser Konflikt kann dem Sexualleben entstammen, er kann aber auch dem Willen zur Macht (dem Ehrgeiz) entspringen; er kann sich zwischen Lebenstrieb und Ehrgeiz abspielen.
- Die Perversion (bei Stekel: Paraphilie) wird nicht wie bei Freud als das Negativ der Neurose interpretiert, sondern als eine besondere Form der Parapathie. Sie imponiert Stekel als psychisch bedingt und als analytisch heilbar. Die Paraphilien gelten in Stekels Theorie oftmals als Schutzbauten des ethischen Ich und als verkappte Formen des Aszetismus.
- Neben der Unterdrückung der Sexualität hat auch die Unterdrückung der moralischen oder ethischen Vorstellungen als „Maske der Religiosität“ pathoplastische Bedeutung.
- Mehr und mehr kam Stekel zum Schluß, daß es nicht die Manifestationen des Unbewußten sind, denen die größte Bedeutung zukommt. Sein Verständnis des Unbewußten unterschied sich dabei vom Freudschen Verständnis, indem es die Funktion des Vorbewußten einschloß. Er formulierte: „Unbewußt oder unterbewußt in unserem Sinne heißt: das, was wir nicht sehen wollen. Nur der Traum bringt unbewußtes Material.“

Die Abgrenzung in praktischer Hinsicht beschrieb Stekel folgendermaßen:

> Prinzipiell rede ich nie von einem Jahr Behandlung und trachte mit der möglichst kürzesten Zeit auszukommen. Es gibt auch in der Analyse eine Überbehandlung. Je länger sich der Kranke mit der Analyse beschäftigt, desto leichter wird sie in seiner Psyche die Funktionen der Neurose übernehmen können. Es werden je nach der Schwere des Falles zwei bis vier Monate angesetzt. Vier Monate sind die äußerste Grenze. Allerdings setzt diese Methode die Aktivität und Intuition des Analytikers voraus. Ich gehe von dem Grundsatz aus, daß uns der Patient das Wichtigste nicht eingesteht. Es ist der Intuition des Analytikers überlassen, dieses Wichtigste ausfindig zu machen.

Der Kranke hat für sein Leiden ein Skotom. Die Aufgabe des Analytikers ist es, dieses Skotom zu heilen. Und diese Aufgabe erfordert Aktivität des Analytikers, stellt an seinen Scharfsinn, seine Intuition und seine Einfühlung große Anforderungen. In dieser Aktivität liegt der größte Unterschied zwischen Freud und Stekel.

Stekel meinte weiter, daß seine Methode über die Psychoanalyse hinausgehe und zur Psychosynthese und Psychopädagogik werde. Der Arzt soll nicht in der Position des passiven Zuschauers eines Dramas, das sich in der Seele des Kranken abspielt, verharren, sondern aktiver Erzieher, Berater, Lenker und Schöpfer eines verbesserten Lebensplanes werden.

Stekel warf Freud auch Verstöße gegen das Urheberrecht vor. Freud habe etliche Konzepte von ihm übernommen, ohne ihn zu zitieren: „Todestrieb", „Ich-Ideal", „Verneinung". Das habe aber auch seine guten Seiten – meinte er. Die Unterschiede zwischen Freud und Stekel müßten sich im Lauf der Zeit annullieren, da Freud sich immer mehr dem Stekelschen Denken annähere.

Als Fehlgriff Freuds bezeichnete Stekel dessen Einsatz für die Laienanalyse. Noch mehr Wert als der Übertragung komme in der Analyse der schöpferischen Intuition des Analytikers zu. Letztlich ist die Position des Analytikers mit der des Künstlers vergleichbar. Die rein passive Auffassung Freuds sei schuld daran, daß die Psychoanalysen zu lange dauern.

Die Verkürzung der Behandlungsdauer könne und solle durch Aktivität auf seiten des Analytikers erreicht werden. Diese Aktivität, wie sie Stekel beschrieb, gemahnt an die Technik der Individualpsychologie. Der Analytiker muß Initiative ergreifen, und das System des Patienten attackieren. Stekel erkannte, daß es vielfältiger Fähigkeiten des Analytikers bedarf, um diese Forderungen zu erfüllen. In diesem Sinne schrieb er: „Ein Analytiker braucht das vereinte Geschick eines Arztes, eines Detektivs und eines Diplomaten."

Weiters befand Stekel es für notwendig, an die Analyse eine Synthese anzuschließen. Die Psychopädagogik müsse sich mit der Psychoanalyse verbinden. Die Analyse könne und dürfe nicht Selbstzweck sein.

Für die Zukunft erstellte Stekel die Prognose: Es sei nicht zu erwarten, daß die Psychoanalyse Freudscher Prägung eine Zukunft habe: „Die medizinische Analyse von morgen wird eine undogmatische, vorurteilslose Psychoanalyse entwickeln müssen."

Otto Rank und die dynamische Therapie

Otto Rank wurde 1884 in Wien geboren. Er entstammte ungünstigen familiären Verhältnissen, weswegen er zunächst keinem Studium nach ging, sondern sich als Mechanikerlehrling versuchte. Da er sich für diese Berufslaufbahn als körperlich ungeeignet erwies, wurde er schließlich Büroangestellter. Daneben war er literarisch und philosophisch interessiert. Schopenhauer wurde ihm früh eine wichtige Leitfigur. Anfang des 20. Jahrhunderts lernte er auch die Schriften Freuds kennen und ließ sich von ihnen so weit beeinflussen, daß er die viel beachtete Studie „Der Künstler. Ansätze zu einer Sexualpsychologie" verfaßte. 1905 machte ihn Adler mit Freud bekannt. Auf Rat Freuds holte Rank das Gymnasium nach und begann Psychologie, Philosophie, Literaturwissenschaft, Volkskunde, Philologie und Kulturgeschichte zu studieren. 1906 stieß er zur Mittwoch-Gesellschaft und wurde deren besoldeter Sekretär. Zwischen 1909 und 1913 war Rank einer der wesentlichsten Autoren der angewandten Psychoanalyse. In seinen Schriften trug er zur Fortentwicklung der Theorie der Psychoanalyse insofern bei, als er ihre Glaubwürdigkeit dadurch begründete, daß er in den Werken der Dichter und in den Mythen und Sagen umfassende Spurensuche betrieb.

Von besonderer Bedeutung war er auch für die Publikationsaktivität der Vereinigung. 1912 begann er mit Hanns Sachs die „Imago" herauszugeben, ab 1913 war er gemeinsam mit Ferenczi und Jones für die Publikation der Internationalen Zeitschrift für Psychoanalyse verantwortlich, als deren alleiniger Herausgeber er in den Jahren 1921–1924 fungierte.

Ab 1924 erschloß er sich neue Themenbereiche und widmete sich mehr und mehr der Diskussion der therapeutischen Theorie und Praxis. Er schrieb gemeinsam mit Ferenczi den schmalen Band „Entwicklungsziele der Psychoanalyse" (Rank, 1924), in dem die Rolle des Agierens im therapeutischen Prozeß in den Vordergrund gerückt wird und sich erstmals jene Tendenzen äußerten, die später zum zentralen Thema Ranks werden sollten. 1924 veröffentlichte er sein Werk „Das Trauma der Geburt", in dem er zentrale Auffassungen der Psychoanalyse in Frage stellte. Er versuchte die psychische Entwicklung und auch die Genese von Neurosen auf das primäre Geburtstrauma zurückzuführen. Der ödipalen Konfliktlage ordnete er sekundäre Bedeutung zu und schwächte ihren Einfluß ab. Aus diesen seinen theoretischen, hochspekulativen Überlegungen leitete er therapeutische Vorschläge ab: Man solle von Beginn der Analyse an dem Patienten die traumatische Erfahrung der Geburt deuten. Auf diesem Wege sei es eventuell möglich die Therapiedauer einschneidend zu verkürzen. Letzterer Auffassung widmete er später (Rank, 1926) im ersten Band seiner „Technik der Psychoanalyse" breite Darstellung.

Von dieser Zeit an traten mehr und mehr Schwierigkeiten mit der analytischen Gemeinde auf. Abraham kritisierte ihn offen, Ferenczi, der ihm immer freundlich begegnet war und selbst Interesse an aktiveren Methoden und einer Verkürzung der Analysedauer hatte, konnte sich den Rankschen Vorstellungen der Kurztherapie nicht anschließen. Auch aus den USA wurden Stimmen gegen Rank laut. Freud allerdings hielt die Freundschaft mit dem jungen Mann zunächst über die theoretischen Differenzen hinweg aufrecht. Schließlich widerrief Rank in einem Rundbrief an das Komitee am 20.2.1924 seine ketzerischen Tendenzen und meinte selbst, daß eventuell der Umstand, daß er keine Lehranalyse durchgemacht habe, ihn zu seinen widersprüchlichen Thesen verführt habe. Rank reiste dann nach Amerika, wo er als Lehranalytiker tätig wurde und ein Seminar der New Yorker Psychoanalytischen Gesellschaft leitete, in dem Fallgeschichten besprochen wurden. In dieser Phase bemühte er sich, auf dem Boden der klassischen Psychoanalyse zu bleiben.

1925 kehrte er wieder nach Wien zurück. Er lehnte es nunmehr ab, die Ausbildungsanalyse nachzuholen. Ganz im Gegenteil begann er mit der Veröffentlichung des Werkes „Technik der Psychoanalyse", in dem er seine divergierenden Auffassungen in voller Schärfe zum Ausdruck brachte. In einer Rezension des ersten Bandes meinte Ferenczi, Rank hätte nicht von psychoanalytischer Technik sondern von Ranks Technik der Behandlung der Neurosen sprechen sollen. In Ranks Ausführungen fänden sich nur mehr Spuren der traditionellen psychoanalytischen Auffassung. Seine Technik entspreche der wilden Psychoanalyse. Er verleugne den historischen Hintergrund des Patienten und gehe auf die Jagd nach infantilen Traumata.

Worin besteht nun die wesentliche Differenz zwischen klassischer Analyse und den Rankschen Vorstellungen?

Zum einen versucht Rank darzulegen, daß die klassische Analyse in ihrer Passivität und Ausrichtung auf die Erkenntnis und Restrukturierung des historisch Gewordenen die Bedeutung des Hier und Jetzt verfehle. Wirksam seien in der Therapie nicht Vorstellungen, die aus dem Unbewußten auftauchen, sondern emotionelle Ereignisse, die im Kontext der Analyse eintreten. Es sei daher nicht notwendig, ja selbst therapiebehindernd, sich umwegigen Assoziationen und Deutungen zu überlassen. Man habe aus der Erfahrung mit zahllosen Analysen bereits erarbeiten können, daß es sich in der analytischen Situation um die Reproduktion des Grundmusters der Mutter-Kind-Beziehung handele, und daß es die Aufgabe des Analytikers sei, die libidinöse Mutterbindung in der analytischen Situation zu lösen. Dabei gehe es auch darum, die unbewußte Reproduktion des Urtraumes (Geburtstraumas) in der Analyse zu verhindern und dem Patienten durch Versagung und Bewußtmachung den Regressionsweg zu verwehren, der ihn einerseits an die Analyse fixieren könnte und andererseits dazu führen würde, daß bei der Lösung vom Analytiker das Geburtstrauma reproduziert und reaktiviert würde. Bei entsprechender Aktivität des Analytikers kann dies vermieden werden, woraus sich auch die günstige Situation ergibt, daß in der Endphase der Analyse dann nicht das Geburtstrauma zu bearbeiten ist, sondern die aktuellen Konflikte des Patienten relativ losgelöst von ihren libidinösen Bindungen (frühinfantilen Fixierungen) zum Vorschein kommen und so leichter zur Lösung und Anpassung gebracht werden können. Da diese Aufgabe bekannt sei, könne der Analytiker mit Fug und Recht darauf hinarbeiten, dem Patienten diese Erfahrung und das Verständnis dafür zu vermitteln.

Dies muß er zielbewußt und zwecksicher, oft auch gegen die Assoziationen und Intentionen des Patienten, im Auge behalten. Er muß sich getrauen, die Führung der Analyse gänzlich dem Kranken zu entziehen, dann ist er imstande mit mindestens derselben Exaktheit wie jeder andere medizinische Spezialist sagen zu können: Ich habe eine ganz bestimmte Prozedur mit dem Kranken vorzunehmen, die ungefähr so und so lange dauert (durchschnittlich sechs Monate bei mittelschweren Fällen), und die ihn im Gegensatz zu früher leistungs- und genußfähig machen kann. Diese Gestalt der Arbeit wird dadurch ermöglicht, daß eine Terminsetzung getroffen wird. Eine solche Technik habe Freud nur für die Behandlung der Zwangsneurose vorgeschlagen, er erweitere sie grundsätzlich auf das Gesamtspektrum der neurotischen Klientel. Die Zielvorstellung einer derartigen Kur ist umschriebener als jene der Freudschen Analyse. Wenn man an die vom Patienten unbewußt angebotene Mutterlibido analytisch herangeht, dann bekommt man nicht am Ende der Analyse die freigelegten tiefsten Schichten des Unbewußten zu sehen, sondern die freigelegten aktuellen Konflikte des Patienten und die Neueinstellung seines Ich zur Konfliktmatrix sowie zu seinem unveränderlichen Triebleben. Das sei aber so in Ordnung. Denn das eigentliche tiefste Trieb-Ich ist unveränderbar. Was erreichbar ist und was zur Heilung des Patienten auch durchaus ausreicht, ist eine veränderte Einstellung seines erwachsenen Ich (Über-Ich) dazu, die nur durch Befreiung der an die Mutter fixierten Libido und durch Überführung derselben in eine neue Ichbildung und Objektwahl erfolgen kann.

Dieser Heilungsvorgang wird durch kurze Behandlungsdauer garantiert. Die Libido darf keine Zeit dazu haben, sich in der neuen analytischen Befriedigungssituation zu fixieren. Sie muß sozusagen überrumpelt werden, bevor sie Zeit hat, neue Verdrängungen und Widerstände aufzubauen, die gegen die Analyse gerichtet sind und deren Erfolg vereiteln können. Die Analyse sollte nicht als Heilungs- und Restitutionsprozeß verstanden werden. Sie gleicht eher einem operativen Eingriff, der rasch durchzuführen ist, damit der Patient nicht mehr an der Operation als an seinem Leiden laboriert.

Im 1931 erschienenen dritten Band der Technik der Psychoanalyse stellte Rank dann seine Methode konkret der psychoanalytischen Methode entgegen und gab ihr auch einen neuen Namen. Er nannte die klassische Psychoanalyse „ideologische Therapie", die von ihm gefundene eigene Form „dynamische Therapie".

Die Thesen von Rank fanden zunächst in manchen Analytikerkreisen günstige Aufnahme. 1926 wurde in den USA von prominenten Analytikern die experimentelle Umsetzung der Rankschen Vorschläge erprobt. Allerdings wurde dieses Experiment rasch abgebrochen, da sich bald abzeichnete, daß sich keine guten Ergebnisse erwarten ließen. In einzelnen Fällen wurden zwar mit der verkürzten Analyse außerordentlich gute Resultate erzielt, in vielen

Fällen aber war nach Abschluß der Analyse eine Art ungelöster protrahierter Übertragungsneurose zu beobachten (Hendrick, 1941).

Wilhelm Reich und die Charakteranalyse

Der 1897 geborene Wilhelm Reich kam 1918 nach Wien, wo er zuerst Jura, dann Medizin studierte. Er schloß Bekanntschaft mit Paul Federn und wurde 1919 noch als Student Mitglied der Wiener Psychoanalytischen Vereinigung. 1922 promovierte er zum Dr. med. von 1922–1924 arbeitete er unter Paul Schilder an der Psychiatrischen Universitätsklinik. Ebenfalls 1922 begann er im Wiener Psychoanalytischen Ambulatorium zu arbeiten und übernahm 1928 die stellvertretende Leitung dieses Institutes. Von 1924–1928 leitete er das Technik-Seminar.

1928 trat er der Kommunistischen Partei bei und gründete die Sozialistische Gesellschaft für Sexualberatung und Sexualforschung in Wien. Zunehmend befaßte er sich damit, Psychoanalyse und Marxismus miteinander in Beziehung zu setzen und veröffentlichte 1929 den Text „Dialektischer Materialismus und Psychoanalyse“.

In dieser Zeit erprobte er zunehmend neue Techniken der Psychotherapie. 1931 erschien im Selbstverlag in Wien sein Hauptwerk „Charakteranalyse. Technik und Grundlagen für studierende und praktizierende Analytiker“. In diesem Text griff er eine frühe Anregung Freuds auf, die er zu einer eigenen Technik ausbaute. Er zeigte die Möglichkeit und Notwendigkeit auf, daß man in der psychoanalytischen Praxis der Abwehrfunktion des Charakters mit einer besonderen Technik begegnen müsse und wies darauf hin, daß im analytischen Prozeß Struktur und Funktion des Charakters erkannt und interpretiert werden müssen. Damit hat er wesentlichen Anteil an der Entwicklung jener psychoanalytischen Richtung, die den Prozessen innerhalb des Übertragungs- / Gegenübertragungsspiels besonderes Augenmerk schenkt.

Überhaupt sind die Vorstellungen Reichs über die Abwehrfunktion des Charakters und die Notwendigkeit der Charakteranalyse heute Bausteine des allgemeinen psychoanalytischen Lehrgebäudes. Indem er die Theorie entwickelte, daß der Charakter psychosomatisch in der Haltung eines Menschen zum Ausdruck kommt, der charakterliche Panzer konkret aufgefaßt werden muß und einer muskulären Panzerung entspricht, die in der Behandlung durch entsprechende aktive Techniken im Sinne der „Vegetotherapie“ aufgebrochen werden muß, wurde er zum Stammvater der Bioenergetik.

Erich Fromm und Karen Horney: Neopsychoanalyse und humanistische Psychoanalyse

Erich Fromm wurde 1900 in Frankfurt geboren. Er studierte nach ausführlichen Talmudstudien zunächst in Frankfurt Jura und dann in Heidelberg Soziologie, Psychologie und Philosophie. 1924 lernte er Frieda Reichmann kennen, die ein psychoanalytisches Therapeutikum eröffnete. Er begann bei ihr eine Behandlung. Da sich jedoch eine persönliche Beziehung entwickelte, wechselte er zu einem anderen Analytiker und heiratete Frieda Reichmann. Nach seiner Eheschließung ging er zu Landauer in Analyse. Die Ausbildung zum Psychoanalytiker beendete er dann am Berliner Lehrinstitut. In Berlin eröffnete er auch sein erste therapeutische Praxis.

1929 wurde in Frankfurt ein Psychoanalytisches Institut eröffnet, das eng mit Max Horkheimer zusammenarbeitete. Fromm gehörte zu den Vortragenden bei der Gründungsfeier. 1930 wurde er Mitglied des Horkheimerschen Institutes. Er war in dieser Zeit bestrebt, eine Synthese zwischen Sozialwissenschaft und Psychoanalyse einerseits, Psychoanalyse und dialektischem Materialismus andererseits zu schaffen und auf dieser Basis eine analytische Sozialpsychologie zu begründen.

1933 reiste er über Vermittlung von Karen Horney und auf die Einladung von Franz Alexander hin nach Chicago und emigrierte, als sein Vater Ende dieses Jahres starb, schließlich in die USA. Ab 1934 lebte er in New York und arbeitete an der Columbia University am Institut für Sozialforschung. Dort lernte er den Psychiater Harry Stack Sullivan kennen, dessen Theorie der zwischenmenschlichen Beziehung seinen weiteren Weg als Forscher und Therapeut entscheidend prägte. Er setzte Sullivans Theorie mit seinen eigenen sozialpsychologischen Vorstellungen in Beziehung und schuf ein sozialpsychologisches Konzept, das sich mehr und mehr von der traditionellen Psychoanalyse entfernte.

In dem Buch „Escape from Freedom“, das 1941 erschien, vollzog Fromm dann den Bruch mit der Psychoanalyse.

Im Frühjahr desselben Jahres verließ Karen Horney zusammen mit Clara Thompson und anderen die New York Psychoanalytic Society und gründete die Association for the Advancement of Psychoanalysis.

Fromm sollte in dieses Institut als Ehrenmitglied aufgenommen werden, da das Lehrinstitut der AAP, das American Institute for Psychoanalysis, in Zusammenarbeit mit dem New York Medical College entstanden war und dementsprechend Nichtärzte keine Vollmitgliedschaft erwerben konnten. Fromm verlangte allerdings vollen Status als Lehranalytiker und Supervisor und wurde in der Folge im November 1941 Mitglied.

Als 1943 die medizinische Fakultät einen Antrag von Studenten ablehnte, daß Fromm die Abhaltung eines technischen Seminars gewährt werden solle, trat Fromm aus dem American Institute for Psychoanalysis aus. Sullivan und Thompson begleiteten ihn bei diesem Schritt. Karen Horney hingegen verblieb am Institut.

Fromm gründete daraufhin mit Sullivan, Thompson und Frieda Fromm-Reichmann den New Yorker Zweig der von Sullivan ins Leben gerufenen Washington School of Psychiatry. Hier hatte Fromm 1946–1950 die Funktion des Leiters der Ausbildung inne.

1949 übersiedelte er nach Mexiko und übernahm dort die Ausbildung einer analytischen Gruppe. Es wurde ihm auch eine Professur an der medizinischen Fakultät der Nationalen Autonomen Universität von Mexiko verliehen.

In seiner Spätphase begann er sich mehr und mehr mit der Bedeutung religiöser Erfahrung auseinanderzusetzen. Insbesondere buddhistische Fragen interessierten ihn. In diesem Kontext arbeitete er auch mit dem Zen-Buddhisten Suzuki zusammen.

Da er nicht Mitglied der Internationalen Psychoanalytischen Vereinigung war, versuchte er auf andere Weise Anschluß zu Analytikern zu finden bzw. aufrecht zu erhalten. So wollte er sich im „Internationalen Forum für Psychoanalyse" eine internationale Plattform schaffen. In diesem Kontext arbeitete er mit der DPG zusammen, aber auch mit Igor Caruso und dem Wiener Arbeitskreis für Tiefenpsychologie (seit 1988: Wiener Arbeitskreis für Psychoanalyse), der 1950 ins Leben gerufen worden war. In der Folge definierte er seine eigenen Auffassungen als „humanistische Psychoanalyse" und grenzte sie von der klassischen Freudschen Analyse ab.

Karen Horney wurde 1885 in Berlin geboren. Sie zeigte in ihrer Karriere als Psychoanalytikerin bereits früh die Tendenz, geläufige Konzepte zu kritisieren und eigene theoretische Konstruktionen zu entwickeln. Vor 1935 kritisierte sie vor allem die Freudsche Interpretation der Weiblichkeit. Sie führte soziologische Denkfiguren ein und wies insbesondere darauf hin, daß die Psychoanalyse verabsäume, den Einfluß sozialer Institutionen, die auf dem Weg über die Eltern die sexuelle Entwicklung der Kinder beeinflussen, zu untersuchen. Ähnlich wie Margaret Mead vertrat sie den Standpunkt, daß die Männlichkeit des Knaben und die Weiblichkeit des Mädchens nur zum Teil durch den körperlichen Geschlechtsunterschied bedingt sind, die geschlechtliche Identität viel mehr ganz maßgeblich auch davon bestimmt wird, was Eltern sich von einem Knaben oder einem Mädchen erwarten.

Nachdem sich Horney in New York niedergelassen und begonnen hatte, mit Sullivan zusammenzuarbeiten, entwickelte sie ein modifiziertes psychotherapeutisches Konzept auf dem Boden der Psychoanalyse, das sich vor allem in drei Aspekten vom klassischen Modell unterscheidet:

- Zum einen hinsichtlich der Interpretation der Ätiologie der Neurose: Horney bezeichnete die Neurose als spezielle Form des Lebenskampfes unter schwierigen Bedingungen. Essentiell bestünde sie aus Schwierigkeiten in der Beziehung zum Selbst und zu Anderen und den Konflikten, die daraus resultieren. Horney interpretierte die neurotische Symptomatologie als Auswirkung „neurotischer Trends".
- Diese Interpretation der Neurose führte zu einer Änderung des therapeutischen Zuganges. Das Ziel der Behandlung bestand nach Horney nicht mehr darin, daß der Patient imstande wird, seine Triebnatur zu beherrschen, sondern daß er seine Angst soweit unter Kontrolle bekommt, daß er auf seine „neurotischen Trends" verzichten kann. Über dieses enge Ziel hinaus formulierte sie eine weitere Zielvorstellung: Das Individuum soll fähig werden, sich selbst anzunehmen, seine Spontaneität zu gewinnen, in sich selbst zu ruhen. Die zentrale Aufgabe der therapeutischen Technik sah Horney nicht wie Freud in der Erarbeitung der genetischen Entwicklung dieser Trends, sondern in der Erkenntnis ihrer aktuellen Bedeutung und Funktion.

  In gewisser Hinsicht steht diese Technik der Reichschen Charakteranalyse recht nahe. Horney (Horney, 1939) wies auch darauf hin, daß sie bei ihren ersten Schwierigkeiten, mit den Freudschen Thesen zurecht zu kommen, bei Schultz-Hencke und Reich Unterstützung fand. Schultz-Hencke habe den kurativen Wert der infantilen Erinnerungen in Zweifel gezogen und den Standpunkt vertreten, daß man primär die aktuelle Konfliktsituation analysieren müsse; Reich wiederum habe darauf hingewiesen, daß es notwendig sei, zunächst die charakterlichen Abwehrmechanismen, die ein Neurotiker aufgebaut habe, zu analysieren.
- Horney vertrat weiters die Meinung, daß der Analytiker nicht entsprechend der Forderung Freuds moralisch neutral sein dürfe. Diese laissez-faire-Attitüde sei ein typisches Produkt der Entstehungszeit der Psychoanalyse gewesen und müsse überwunden werden.

Komplexe Ansätze: Hans Prinzhorn

Parallel zur Diversifizierung der Schulen, die mehr oder weniger von der Freudschen Lehre ausgingen und sich von ihr abgrenzten, entstanden auch Entwürfe, die auf konservativen Fundamenten aufbauten, sich aber auf die Freudsche Konzeption bezogen. In einer Darstellung des Schismas der Psychoanalyse maß Crichton-Miller, der Gründer der Tavistock-Klinik in London, dem Deutschen Psychiater Hans Prinzhorn besondere Bedeutung zu. Ich möchte dieses verschollene Beispiel aufgreifen und anhand der Auffassung dieses Autors die Entwicklung eines freien eklektischen Zuganges konservativen Zuschnittes parallel zur Entwicklung der analytischen Schulen nachzeichnen.

Hans Prinzhorn leitete seinen psychotherapeutischen Entwurf von so divergenten Quellen wie Goethe, Nietzsche und Klages ab. Freud war ein weiterer Eckpfeiler seines Systems. „Freud zählt zu den wenigen Forschern und Denkern, die in unsere geistigen Welt etwas eingebracht haben, das unvergänglich und unveränderbar ist." Freuds Erkenntnisse hätten vor allem großen diagnostischen Wert; andererseits habe sich seine Theorie vom Unbewußten als ein Mißgriff erwiesen. Dementsprechend müßten die wichtigen und überdauernden Erkenntnisse Freuds in eine Psychologie eingefügt werden, die vor allem zwei Komponenten beinhalte: eine Charakterologie (Klages) und eine Lebensdoktrin, die nicht auf die einzelne Funktion Sexualität beschränkt sei (Goethe, Nietzsche). Prinzhorns alternative Interpretation der Psychotherapie wird von dieser kritischen Attitüde gegenüber Freud und der Psychoanalyse mit bestimmt.

Prinzhorn stellte die Forderung auf, daß jede psychotherapeutische Methode kurative Faktoren in drei Bereichen einschließen müsse:

- Suggestion;
- Training (im Sinne von erzieherischer Korrektur);
- Erotik.

Wenn ein therapeutisches System eine dieser drei Komponenten vernachlässige, werde es entweder steril oder unterliege einer Selbsttäuschung.

Die Zielvorstellung der Therapie müsse es sein, dem gehemmten, einsamen menschlichen Wesen in seiner Verstörtheit beizustehen und ihm eine Sicherheit, Gewissheit und Einigkeit mit seiner Umwelt zu bereiten, die als Substitut der verlorenen totalen biologischen Sicherheit fungiert.

Für Prinzhorn kam für die Erfüllung dieser Aufgabe der Persönlichkeit des Analytikers essentielle Bedeutung zu. In ironischer Überspitzung entwarf er folgendes Bild vom idealen Psychoanalytiker: „Ein weiser Priester aus jeder der großen religiösen Gemeinschaften, ein Rechtsanwalt, ein Lehrer, ein Psychologe, ein weiser Philosoph und drei Ärzte, die über eine starke biologische Basis verfügen."

Dementsprechend bezweifelte Prinzhorn die wissenschaftliche Begründung und die Lehrbarkeit dieser Funktion und wollte sie lieber als Kunst verstanden wissen. In der Kunst sei jeder frei zu praktizieren, wichtig sei nur, daß er sein Handwerk verstehe und über entsprechende Begabung verfüge. Die Freudsche Konzeption des neutralen Analytikers wurde von ihm verworfen. Prinzhorn meinte, daß der Therapeut aktiv als Vermittler und Führer in

Funktion treten müsse, daß er vor der Aufgabe stehe, den Patienten aus einem isolierten Leben voll Angst zur Ganzheit des Lebens, zu neuen Kameradschaften, vielleicht zu Gott zu führen. Diese sehr spezifische Arzt-Therapeut-Beziehung im Sinne der Führerschaft wurde von Prinzhorn als der spezielle Eros der Psychotherapie definiert: „Ohne diese Form der Erotik ist keine hilfreiche heilende psychotherapeutische Handlung möglich." Prinzhorn erschien in dieser Beziehung ein Prinzip besonders wirksam, das der Therapeut vom Priester borge: die Absolution.

In diesem Verständnis kann es auch keine wahre Objektivität und Neutralität von seiten des Therapeuten geben. „Wie erfindungsreich auch immer der Therapeut den Mantel der Objektivität in immer neuen Gestalten ausbreitet, das alles bringt ihm nichts, was agiert, ist das Gesetz seines eigenen Lebens [...], sein persönliches Ethos."

Nach Crichton-Miller ist es Prinzhorn gelungen, ein äußerst eindrucksvolles Bild neurotischen Bedürfnisses und psychotherapeutischer Funktion zu entwerfen. Er sei aus den konventionellen Beengnissen der psychologischen und medizinischen Disziplinen ausgebrochen und habe eine Synthese aus Biologie, Psychologie und Religion geschaffen, die Respekt abnötige. In dieser Synthese habe er die geistige Isolation des Neurotikers ebenso herausgestrichen wie die essentielle Bedeutung menschlicher Mediation und Unterstützung, die Führerfunktion des Psychotherapeuten, die Bedeutung des Temperamentes des Patienten, der Intuition des Therapeuten, die Begrenztheit der objektiven Untersuchung der Persönlichkeit, die zentrale Bedeutung der Wertsetzung für jede Anpassung und die effektive Funktion des persönlichen Ethos des Therapeuten.

Zusammenfassung

Es ist interessant, daß die Abspaltungen von der Freudschen Psychonalyse bzw. die Ausdifferenzierung der verschiedenen therapeutischen Schulen:

- an Einzelpersönlichkeiten gebunden ist;
- es sich bei diesen Einzelpersönlichkeiten zumeist um Personen handelte, die kürzer oder länger dem engsten Kreis um Freud angehörten und oftmals selbst entscheidende Entwicklungen in der psychoanalytischen Theorie und Praxis mitgetragen hatten.

Alle Abspaltungen scheinen sich um einen Kern von Inhalten und Fragestellungen zu gruppieren:

- ein Ungenügen an der therapeutischen Effizienz der Psychoanalyse und der Versuch, Techniken zu finden, die diese Effizienz erhöhen;

- ein Ungenügen an der langen Dauer konservativer analytischer Behandlungen und der Versuch, Konzepte für Kurztherapien zu entwickeln;
- ein Ungenügen an der abstinenten, wertfreien und der Psychagogik abholden Einstellung Freuds;
- Modifikationen des Verständnisses unbewußter Prozesse: die Einführung neuer Kategorien wie bei Jung, neuer Bedeutungen wie bei Adler oder eine Abschwächung der Bedeutungszuschreibung zu unbewußten Prozessen wie bei Stekel;
- Betonung der Bedeutung präödipaler Traumatisierungen und Fixierungen bei einer Abschwächung der Bedeutung des Ödipuskomplexes;
- Zweifel an der Bedeutung der infantilen Erinnerung und Kritik an der genetischen Rekonstruktion nicht nur hinsichtlich sexueller Inhalte;
- Zweifel an der Lehrbarkeit und Erlernbarkeit der Psychotherapie; Herausstreichen der intuitiven Fähigkeiten des Therapeuten; Psychotherapie als Kunst, nicht als wissenschaftlich begründete Aktivität.

Manche der diversen Schulen stehen einander in bestimmter Beziehung nahe, unterscheiden sich aber hinsichtlich der Begrifflichkeit. So bestehen zwischen der Auffassung von Adler und von Stekel so manche Entsprechungen, ebenso zwischen Anteilen der Konzepte von Reich, Fromm, Horney und Rank, selbst von Stekel und Rank.

Freud ist die Einzelpersönlichkeit, die im 20. Jahrhundert die Entwicklung der Psychotherapie am weitesten vorantrieb. Er ist von Anfang an in die jeweils üblichen Methoden integriert gewesen und war sicherlich jene Forschungspersönlichkeit, die aus dem Ungenügen an Theorie und Praxis der psychotherapeutischen Geste in maximaler Weise eine umfassende Umgestaltung alles in diesem Bereich Bestehenden in Gang setzte.

Die Persönlichkeit Freuds und die Bedeutung seines Werkes war in jener Zeit unumstritten. Auch seine Gegner und jene Psychotherapeuten, die von Anfang an eigene Wege einschlugen, ordneten dem Entwurf der Psychoanalyse richtungsweisende Bedeutung zu, und er diente ihnen dementsprechend als Bezugssystem, von dem es sich abzugrenzen galt. Nicht alle, die professionell als Psychotherapeuten arbeiten wollten, waren aber bereit, die wissenschaftlichen Ansprüche Freuds mit zu verfolgen. Sie wollten bestimmte Anteile des Bestehenden bewahren und vor allem das alte psychagogische Prinzip in der psychologischen Einflußnahme nicht verlassen. Dies ist wohl der Hauptgrund dafür, daß die Einwände der Renegaten mehr bestimmten Facetten der Umsetzung in die therapeutische Praxis galten als der Theorie als Ganzem.

Nahezu alle Abspaltungen stehen dem traditionellen Verständnis von Psychotherapie und damit der Psychagogik näher als der Psychoanalyse. Ihre Gründer und Vertreter stießen meist aus therapeutischen Motivationen zu

Freud und teilten nicht in gleichem Ausmaß das Interesse des Schöpfers der Psychoanalyse am Aufbau einer umfassenden, vielleicht endgültigen, Wissenschaft von Struktur und Funktion seelischer Prozesse. Bei dieser Ausrichtung der diversen Schulen verwundert es nicht, daß Crichton-Miller, der Begründer der Tavistock-Klinik, in seiner Darstellung des Schismas der Psychoanalyse bereits 1947 zum Schluß kam, daß der

> Super-Psychotherapeut der Zukunft sich in allen zugänglichen Methoden zuhause fühlen und über ein so hohes Niveau irrtumsfreier diagnostischer Fähigkeiten verfügen werde, daß er imstande sein werde, den Patienten die jeweils beste Behandlung zukommen zu lassen. [...] Gewiß ist die Zeit gekommen, daß die Psychotherapeuten über mehrere Techniken verfügen und nicht nur über eine, die dann rigide bei jedem Fall angewendet wird.

Es ist interessant, daß Crichton-Miller eine entsprechende Entwicklungsmöglichkeit bei einer Persönlichkeit bzw. Therapierichtung ortete, die heute kaum mehr beachtet wird, nämlich bei Hans Prinzhorn.

Andererseits stimmt es gerade damit überein, daß sich in dieser grundsätzlichen Ausrichtung die Abspaltungen von der Psychoanalyse nicht so stark wie Freud und sein psychoanalytisches Konzept von den Vorstellungen unterschieden, denen sich etwa die allgemeine ärztliche Gesellschaft für Psychotherapie verpflichtet fühlte, die 1926 gegründet worden war und später durch ihre Haltung in den politischen Entwicklungen der 30er Jahre in den Sog des Nationalsozialismus geriet. Parallel zu der Entwicklung der Psychoanalyse und der analytischen Abfallbewegungen bestand international in der Ärzteschaft die Vorstellung von einer schulunabhängigen ärztlichen Psychotherapie. Auch in Wien lag diese Situation vor. Hier zentrierte sich die Aktivität dieser Gruppe um Kogerer, der unter Wagner-Jauregg mit dem Aufbau eines psychotherapeutischen Ambulatoriums betraut wurde, das im Oktober 1922 eröffnet wurde. In diesem Institut wurde sowohl Psychotherapie vorgenommen als auch Beratung und allgemeine psychiatrische Prophylaxe. Kurzfristig wurde 1927/28 aufgrund einer Initiative von Kauders eine Aufgabentrennung vollzogen und aus diesem Grund eine Beratungsstelle für psychische Hygiene geschaffen.

Kogerer ging 1931 von der Klinik ab und begründete ein Psychotherapeutisches Ambulatorium im Kaiserin-Elisabeth-Spital. Seine Auffassung vom psychotherapeutischen Prozeß hatte er in seinem Lehrbuch 1934 (Kogerer, 1934) expliziert:

> Der erste Teil ist der analytischen Erforschung der Persönlichkeit des Patienten und seiner Neurose gewidmet. Auf welche Art dies geschieht, hängt von der Eigenart des Falles und von den persönlichen Fähigkeiten und Neigungen des Therapeuten ab. Alle denkbaren Mittel können zum Einsatz gebracht werden: Assoziation, Wachsuggestion, Konzentrationsübungen, Hypnose.

Wenn die Ursache der Neurose aufgedeckt ist, wird der Arzt daran gehen, den Patienten von der Richtigkeit der so gewonnenen Auffassung seines Leidens zu überzeugen.

Der dritte Teil der Psychotherapie ist dann der eigentlich psychagogische:

> Hier werden die persönlichen Kräfte, Kenntnisse und Erfahrungen des Arztes zur vollen Wirkung gelangen müssen, damit unter Berücksichtigung aller inneren und äußeren Voraussetzungen die jeweils beste Möglichkeit der Lebensgestaltung herausgefunden werden kann. Der Arzt muß den Patienten bei dieser Aufbauarbeit so lange beraten und werktätig unterstützen, bis er imstande ist, die weitere Arbeit allein zu leisten.

Ich denke, dieses Zitat verdeutlicht, daß sich die Haltung Kogerers in wesentlichen Grundzügen kaum von jener der analytischen Dissidenten unterscheidet, die vorhin besprochen wurden.

Ausblick: therapiepolitische Reflexion

In der aktuellen Situation der Psychotherapie und der Auseinandersetzung, die um ihre Finanzierung besteht, gewinnen all diese kontroversiellen Themen neue und verschärfte Bedeutung. Besonders gilt dies für die Haltung des Therapeuten und die Entwicklung von rasch wirksamen Interventionen. Auch die gesellschaftlichen Forderungen, die an die Therapie im Kontext von sozial unerwünschten Handlungen und Einstellungen, wie etwa Drogenabhängigkeit oder sexuelle Devianz, gerichtet werden, verweisen die Psychotherapie an denselben ideologischen Ort, den traditionell die Psychagogik besetzt.

Wie muß also heute die Haltung des Therapeuten bewertet werden? Ist die Freudsche Konzeption der Neutralität des Analytikers noch aktuell? Soll sie bewahrt werden? Ist sie zu bewahren?

Oder ist die psychagogische Haltung tatsächlich so unvermeidbar und unerläßlich wie sie von nahezu allen anderen Theoretikern, die beteiligt waren am Ausbau des Systems Psychotherapie, von Adler, Jung und Stekel über Prinzhorn und psychiatrisch / ärztliche Therapeuten aller politischen Schattierungen bis hin zur Neo-Psychoanalyse, als eigentlich einziges verbindendes Element erscheint?

Mir scheint die Aufforderung zur Neutralität gerade durch die politische Bedeutung, die der Psychotherapie in den Diktaturen des 20. Jahrhunderts zugeordnet wurde, nicht nur gerechtfertigt sondern geradezu demokratiepolitisch unverzichtbar. Der psychagogische Anspruch ist anfällig für politischen Mißbrauch: Je größer der Anteil an vielleicht falsch verstandener Psychagogik in einem psychotherapeutischen Konzept ist, um so eher ist es möglich, daß der Psychotherapie gesellschaftliche Anpassungsziele verordnet werden, oder sie diese Anpassungsziele aus sich heraus entwickelt und zum repressiven Instrument wird. Diese Auffassung kann an einem Beispiel aus der österreichischen Geschichte der Psychotherapie expliziert werden:

Kogerer schrieb in seinem Psychotherapie-Lehrbuch (Kogerer, 1934), daß der Individualpsychologie ihr einseitiges psychagogisches Ziel zum Vorwurf gemacht worden sei; er schließt sich dieser Kritik an:

> Ebenso ist es aber richtig, daß die konsequente Durchführung des individualpsychologischen Programms zur Unterdrückung individueller Neigungen und Fähigkeiten führt. Dort, wo die Unterwerfung unter die Ziele der Gemeinschaft dem Individuum nicht als erstrebenswert erscheint, gerät der Arzt in einen schweren Gewissenskonflikt, dessen Lösung letzten Endes Sache der Weltanschauung ist. Die ideologische Verknüpfung der Individualpsychologie mit der marxistischen Gesellschaftslehre erscheint dem unannehmbar, der in der Förderung der Entwicklung kraftvoller Individualitäten einen größeren Fortschritt für die Menschheit erblickt als in der Gleichmacherei, die den Marxismus und die Individualpsychologie in der gleichen Weise kennzeichnen.

Wir wissen, wohin die hier geäußerte Einstellung zusammen mit seiner eigenen Überzeugung von der Notwendigkeit synthetisch-psychagogischer Einwirkung auf den Patienten Kogerer führte: zur Kollaboration mit den nationalsozialistischen Machthabern, zur nationalsozialistisch-ideologisch bedingten Distanzierung von Freud, zur Funktion als Militärpsychiater und Gutachter der deutschen Wehrmacht an der Ostfront und zur – aus Berlin verordneten – Leitung der Wiener Psychoanalytischen Vereinigung.

Dies nur als Beispiel für die Problematik der Verschränkung ideologischer und therapeutischer Zielvorstellungen und ihrer psychagogischen Anwendung. In diesem Kontext ist auch erwähnenswert, daß Prinzhorn, dem vielleicht explizitesten Vertreter des Führerprinzips in der Psychotherapie (vgl. Prinzhorn, 1926), dadurch daß er im Jahre 1933 verstarb, die ernüchternde Erkenntnis erspart blieb, daß der von ihm so verehrte „Künder des Geistes" und hohe Lehrer Klages dem Zug der Zeit folgend, sich zum antisemitischen Denunzianten entwickelte (vgl. Klages „Abrechnung" mit dem George-Kreis im Vorwort zur von ihm veranstalteten Werkausgabe Alfred Schulers; Klages, 1940).

Diese historischen Fakten sprechen dafür, die Therapeuten nicht zu idealisieren und zu den Bildnern und Erziehern der Menschheit zu erklären, sondern der neutralen und abstinenten Einstellung Freuds und der Abgrenzung von psychagogischen Prinzipien den Vorzug einzuräumen.

Literatur

Adler A. (1907): Studie über die Minderwertigkeit von Organen. Urban & Schwarzenberg, Wien.

Ders. (1909): Die Disposition zur Neurose. Jahrb. f. psychoanalyt. und psychopathol. Forschung. 1. Bd., 2. Hälfte, Deuticke, Leipzig / Wien.
Ders. (1909): Myelodysplasie oder Organminderwertigkeit? Wr. Med. Wschr. Nr. 45.
Ders. (1922): Der nervöse Charakter. Bergmann, München, 3. Aufl.
Ders. (1923): Praxis und Theorie der Individualpsychologie. Bergmann, München, 2. Aufl.
Birnbaum K. (Hg.) (1927): Die psychischen Heilmethoden. Thieme, Leipzig.
Crichton-Miller H. (1945): Psycho-Analysis and its derivatives. Oxford University Press, London, 2. Aufl.
Dubois P. (1905): Die Psychoneurosen und ihre psychische Behandlung. Francke, Bern.
Frank L. (1927): Die psychokathartische Behandlung nervöser Störungen. Thieme, Leipzig.
Freud S. (1922a): Zur Technik der Psychoanalyse. In: Freud S.: Sammlung kleiner Schriften zur Neurosenlehre. Vierte Folge. Abhandlungen XXI–XXVI.: IPV, Leipzig / Wien / Zürich, 2. Aufl.
Ders.. (1922b): Wege der psychoanalytischen Therapie. In: Freud S.: Sammlung kleiner Schriften zur Neurosenlehre. Fünfte Folge. IPV, Leipzig / Wien / Zürich.
Ders. (1925): Selbstdarstellung. In: Grote,R. (Hg.): Die Medizin der Gegenwart in Selbstdarstellungen. Felix Meiner, Leipzig.
Hendrick I. (1941): Facts and Theories of Psychoanalysis. Kopf, New York.
Horney K. (1939): New ways in psychoanalysis. Norton, New York.
Jacobi J. (1978): Die Psychologie von C. G. Jung. Fischer, Frankfurt a. M.
Jolowitz E. (1927): Die Suggestivtherapie. In: Birnbaum K. (Hg): Die psychischen Heilmethoden. Thieme, Leipzig.
Jung C. G. (1954): Gesammelte Werke. Bd. 9 / 1. Gesammelte Texte zur Archetypenlehre. Walter, Olten.
Ders. (1930): Das Unbewußte im normalen und kranken Seelenleben. Rascher, Zürich.
Ders. (1972): Über Grundlagen der Analytischen Psychologie. The Tavistock Lectures. Walter, Olten.
Klages L. (Hg.) (1940): Alfred Schuler. Fragmente und Vorträge aus dem Nachlaß. J. A. Barth, Leipzig.
Kogerer H. (1934): Psychotherapie. Ein Lehrbuch für Studierende und Ärzte. Maudrich, Wien.
Kronfeld A.: Psychagogik oder psychotherapeutische Erziehungslehre. In: Birnbaum K. (Hg): Die psychischen Heilmethoden. Thieme, Leipzig.
Mayer L. (1934): Die Technik der Hypnose. Lehmann, München.
Ders. (1939): Psychotherapie des Praktischen Arztes. Lehmann, München / Berlin.
Prinzhorn H. (1926): Gespräch über Psychoanalyse. Kampmann, Heidelberg.
Ders. (1929): Psychotherapie. Voraussetzungen – Wesen – Grenzen. Ein Versuch zur Klärung der Grundlagen. Thieme, Leipzig. (engl. Ausg.: Prinzhorn H. (1932): Psychotherapy. Its nature, its assumptions, its limitations: A search for essentials. Cape, London)
Rank O. (1924): Das Trauma der Geburt. IPV, Leipzig / Wien / Zürich.
Ders. (1926): Technik der Psychoanalyse. I. Die analytische Situation. Deuticke, Leipzig / Wien.
Ders. (1931): Technik der Psychoanalyse. III. Die Analyse des Analytikers. Deuticke, Leipzig / Wien.
Reich W. (1931): Charakteranalyse. Selbstverlag, Wien.
Ders. (1935): Psychischer Kontakt und vegetative Strömung. Sexpol- Verlag, Kopenhagen / Prag / Zürich.
Rosenstein G. (1910): Die Theorien der Organminderwertigkeit und der Bisexualität in ihren Beziehungen zur Neurosenlehre. In: Jb. f. psychoanalyt. und psychopatholog. Forschung. Bd. 2. Deuticke, Leipzig / Wien.
Rühle-Gerstel A. (1928): Freud und Adler. Verlag am Andern Ufer, Dresden, 2. Aufl.
Schilder P. (1925): Medizinische Psychologie für Ärzte und Psychologen. Springer, Berlin.

Schilder P., Kauders O. (1926): Lehrbuch der Hypnose. Springer, Berlin.
Schultz I. H. (1943): Seelische Krankenbehandlung. Gustav Fischer, Jena, 5. Aufl.
Schultz-Hencke H. (1931): Schicksal und Neurose. Gustav Fischer, Jena.
Stekel W. (1931): Was mich von Freud unterscheidet … In: Fortschritte der Sexualwissenschaft und Psychoanalyse. Bd. 4. Deuticke, Leipzig / Wien, S. 1–8.
Ders. (1908): Nervöse Angszustände und ihre Behandlung. Deuticke, Leipzig/Wien.
Ders. (1931): Die Technik der Psychoanalyse I–III. In: Psychoanalytische Praxis. Bd. 1, Heft 1–3. Hirzel, Leipzig.
Ders. (1933): Zum Geleit. In: Stekel W. (Hg.): Der Seelenarzt. Selbstverlag des Instituts für aktive Psychoanalyse, Leipzig / Amsterdam / Wien.
Wexberg E. (1927): Die individualpsychologische Behandlung. In: Birnbaum K. (Hg.): Die psychischen Heilmethoden. Thieme, Leipzig.

Zeitschriften:
Zentralblatt für Psychoanalyse
Zeitschrift für Politische Psychologie und Sexualökonomie

Konzepte zur Psychosentherapie

Peter Schuster, Melitta Fischer, Katharina Leithner

Psychoanalyse und Psychose

Einleitung

Für die Psychoanalyse stellt eine psychoanalytische Theorie der Psychosen und die davon abgeleitete Behandlungstechnik seit den Pionierjahren zu Beginn des 20. Jahrhunderts eine große Herausforderung dar. Bis zur Mitte des vorigen Jahrhunderts wurden den Bemühungen der Psychoanalytiker um eine psychologische Einflußnahme auf den Verlauf psychotischer Erkrankungen noch größerer Respekt gezollt. Mit dem Erfolgszug der Psychopharmaka aber gerieten diese Versuche immer mehr in Mißkredit, sodaß heute vielerorts sogar selbst in den psychoanalytischen Vereinigungen und Ausbildungsinstituten eine entsprechende Tradition und Erfahrung im Umgang mit psychotischen Patienten nur mehr ungenügend vertreten ist und dementsprechend auch kaum mehr angemessen vermittelt werden kann.

Freud hat durch seine – wie viele Psychoanalytiker heute meinen, die mit psychotischen Patienten arbeiten – falsche Einschätzung des Übertragungspotentials von psychotischen Menschen ebenfalls dazu beigetragen, daß eine pessimistische Grundeinstellung gegenüber den Psychosen unter Psychoanalytikern tradiert wurde. Wie wir heute zu wissen glauben, irrte Freud nicht nur in dieser klinischen Einschätzung, die vielleicht auf seine vergleichsweise geringere Erfahrung mit Psychosen zurückgeführt werden könnte. Viel schwerwiegender erwies sich ein theoretischer Fehlschluß, durch den er sein klinisches Urteil auch noch theoretisch zu untermauern versuchte, indem er eine autistische Phase am Beginn der kindlichen Entwicklung postulierte. Auf dieser Entwicklungsstufe und der darauffolgenden, dem Stadium des Narzißmus, gäbe es kein Objekt bzw. kein anderes Objekt als den eigenen Körper, damit auch keine Objektbeziehung, und dementsprechend würden psychotische Patienten, die auf eine so frühe Entwicklungsstufe regredierten, auch keine Übertragungsbeziehung zu ihren Therapeuten entwickeln können. Ohne eine Beziehung ist aber eine wie immer geartete psychologische

Einflußnahme nicht möglich. Damit entzögen sich die Psychosen den Möglichkeiten, von einer psychoanalytischen Behandlung zu profitieren.

Im psychoanalytischen Schrifttum wird im allgemeinen zwischen den schizophrenen Psychosen und den Erkrankungen aus dem manisch-depressiven Formenkreis nicht unterschieden; oft stehen „Psychosen" überhaupt synonym für Schizophrenien. Wir werden uns auch im weiteren um eine solche Differenzierung aus Gründen der Darstellbarkeit und der Kürze dieses Beitrags nicht bemühen. Der Anschaulichkeit wegen beschränken wir uns hier auf die schizophrenen Psychosen und die ihnen verwandten Seelenzustände (psychotische Anteile der Persönlichkeit). Die für eine psychiatrische Klassifikation so notwendigen psychopathologischen Unterscheidungen und unterschiedlichen Verlaufstypologien bleiben im folgenden ebenfalls gänzlich unberücksichtigt, da eine solche Vielfalt mit dem Umfang dieser Arbeit nicht vereinbar wäre.

Sigmund Freud

Der „Fall" Schreber (1911) – die wohl berühmteste psychoanalytische Monographie zum Thema Psychosen

Mit seinen „Psychoanalytischen Bemerkungen über einen autobiographisch beschriebenen Fall von Paranoia (Dementia paranoides)" hatte Freud anhand des 1903 erschienen Buches „Denkwürdigkeiten eines Nervenkranken" des ehemaligen sächsischen Senatspräsidenten Dr. jur. Daniel Paul Schreber, der nach einer Krankheitsepisode mit vorwiegend hypochondrischen Symptomen eine paranoide Psychose entwickelt hatte, versucht, eine psychoanalytische Deutung der Wahnproduktionen zu wagen. Schreber hatte seinem behandelnden Arzt Dr. Flechsig gegenüber einen Verfolgungswahn entwickelt, der dann zu einem Wahnsystem erweitert wurde, in dem Gott Schreber auserkoren hatte, die Welt durch Aufgabe seiner sexuellen Identität und durch Umwandlung in eine Frau zu retten. Wie in seiner „Traumdeutung" wollte Freud die „Methode" dieses Wahns nachweisen und damit den Beweis erbringen, daß auch diese so „verrückt" und sinnlos erscheinenden Mitteilungen bei korrekter Anwendung psychoanalytischer Gesichtspunkte ihren Sinn preisgeben würden.

Selbstverständlich kann das Studium einer publizierten Krankengeschichte die systematische Anwendung psychoanalytischer Behandlungs- und Forschungsrichtlinien innerhalb der psychoanalytischen Situation nicht ersetzen. Dennoch ist es Freud gelungen, einige für das Verständnis von Wahnbildungen wichtige Mechanismen zu beschreiben:

- *Der paranoische Mechanismus:*

> Die Eigenart der Paranoia (oder der paranoiden Demenz) müssen wir in etwas anderes verlegen, in die besondere Erscheinungsform der Symptome, und für diese wird unsere Erwartung nicht die Komplexe, sondern den Mechanismus der Symptombildung oder den der Verdrängung verantwortlich machen. Wir würden sagen, der paranoische Charakter liegt darin, daß zur Abwehr einer homosexuellen Wunschphantasie gerade mit einem Verfolgungswahn von solcher Art reagiert wird (Freud, 1911b, S. 295).

Der Anstoß erregende (unbewußte) homosexuelle Impuls, formelhaft wiedergegeben mit dem Satz „ich liebe ihn [den Mann]", wird durch die Bildung eines Verfolgungswahns für ungültig erklärt:

> Der Mechanismus der Symptombildung bei der Paranoia fordert, daß die innere Wahrnehmung, das Gefühl, durch eine Wahrnehmung von außen ersetzt werde. Somit verwandelt sich der Satz ‚ich hasse ihn ja' durch Projektion in den anderen: Er *haßt* (verfolgt) *mich*, was mich berechtigen wird, ihn zu hassen. Das treibende unbewußte Gefühl erscheint so als Folgerung aus einer äußeren Wahrnehmung: Ich *liebe* ihn ja nicht – ich *hasse* ihn ja – weil *er mich verfolgt.* (Freud, 1911b, S. 299)

- *Weltuntergangsphantasien:*

> Der Kranke hat den Personen seiner Umgebung und der Außenwelt überhaupt die Libidobesetzung entzogen, die ihnen bisher zugewendet war; damit ist alles für ihn gleichgültig und beziehungslos geworden und muß durch eine sekundäre Rationalisierung als „hingewundert, flüchtig hingemacht" erklärt werden. Der Weltuntergang ist die Projektion dieser innerlichen Katastrophe; seine subjektive Welt ist untergegangen, seitdem er ihr seine Liebe entzogen hat (Freud, 1911b, S. 307).

- *Der Mechanismus der Spaltung und der Zerlegung der Persönlichkeit:*

> Wie der Verfolger sich, wenn wir das Ganze des Wahnes überblicken, in Flechsig und Gott zerlegt, so spaltet sich Flechsig selbst später in zwei Persönlichkeiten, in den „oberen" und den „mittleren" Flechsig und Gott in den „niederen" und den „oberen" Gott. Bei Flechsig geht die Zerlegung in späteren Stadien der Krankheit noch weiter. Eine solche Zerlegung ist für die Paranoia recht charakteristisch (Freud, 1911b, S. 285).

„Trauer und Melancholie" (1915)

Mit dieser Arbeit gelang Freud ein weiterer Meilenstein in der psychoanalytischen Theoriebildung. Auch wenn sich Freud darin mit einer Erkrankungsform aus dem manisch-depressiven Spektrum auseinandersetzt, verdient es dieser Aufsatz, hier erwähnt zu werden. Beschreibt doch Freud mit seiner Formulierung vom „Schatten des Objekts, der auf das Ich gefallen ist", zum ersten Mal eine innere Objektbeziehung, die die verlorene äußere ersetzen soll und die eine der Grundprobleme bei der Entstehung von pathologischen Trauerreaktionen ist. Die Melancholie ergibt sich aus der Unfähigkeit, sich von diesem introjizierten Objekt anders als durch Identifizierung zu befreien. Als Folge dieser introjektiven Identifizierung richten sich die Vorwürfe, die vormals dem ambivalent geliebten Objekt gegolten hatten, jetzt gegen das eigene Ich.

Vom Gesichtspunkt der Behandlungstechnik ist erwähnenswert, daß Freud die Symptome der Melancholie einer ähnlichen Technik unterwirft, wie er sie bei den Hysterien anzuwenden gelernt hat:

> Ein solcher überwertiger Gedanke ist neben tiefer Verstimmung oft das einzige Symptom eines Krankheitszustandes, der gewöhnlich „Melancholie" genannt wird, sich aber durch Psychoanalyse lösen läßt wie eine Hysterie (Freud, 1905, S. 215).

Bei der Paranoia scheint Freud mehr das Gegensätzliche gesehen zu haben: „Die Paranoia zerlegt, so wie die Hysterie verdichtet. Oder vielmehr die Paranoia bringt die in der unbewußten Phantasie vorgenommenen Verdichtungen und Identifizierungen wieder zur Auflösung." (Freud, 1905, S. 285)

Melancholische Depressionen hält Freud also für grundsätzlich analysierbar, wohingegen er an seiner Auffassung von den mit psychoanalytischen Mitteln (d.h. durch Analyse der Übertragung) nicht zu beeinflussenden schizophrenen Psychosen festhält.

Melanie Klein

Psychotische Mechanismen

Melanie Klein setzte Freuds und Abrahams Bemühungen um ein Verständnis der Psychosen fort. Der erste wichtige Schritt bestand in einer Neubewertung des Narzißmus. Indem Klein Freuds Annahme eines primären Narzißmus ablehnte, war es ihr möglich, die narzißtischen Zustände, die aus Freuds Sicht ohne eine Beziehung zu einem Objekt bestünden, als eine spezifische Variante von Objektbeziehung zu verstehen; aus einem narzißtischen Zustand wurde eine „autoerotische" Befriedigung durch ein inneres Objekt, das durch einen Teil des Ich repräsentiert ist:

> [Der Säugling, der an seinem Daumen lutscht, fühlt] sich mit der begehrten Brust verbunden, obgleich er in Wirklichkeit am eigenen Finger saugt. Seine Phantasien über die Einverleibung der Brust, die Bestandteil seiner oralen Erfahrungen und Impulse sind, veranlassen ihn, seinen Finger mit der inkorporierten Brust zu identifizie-

ren. Er kann seine Befriedigung selbständig herbeiführen [...] er wendet sich seiner internalisierten guten Brust zu (Heimann, 1952, S. 146; Hinshelwood, 1991, S. 506).

Durch diese Neubewertung von Phänomenen, die bisher als „autoerotisch", „narzißtisch" und damit als „objekt(beziehungs)los" eingestuft worden waren, eröffnete sich eine wesentlich differenziertere Möglichkeit, die innere Welt von diesen als narzißtisch oder psychotisch bezeichneten Patienten und deren innere Objekte, wie auch deren Beziehungen zueinander zu beschreiben.

Diese „innere" Welt mit ihren Objekten steht in enger Beziehung mit der „äußeren" Welt und ihren Objekten. Die Mechanismen, die diese Interaktion bewerkstelligen sollen, wurden von Klein als projektive und introjektive Identifizierungen beschrieben. Klein bezeichnete damit früheste Spaltungsprozesse (die „Zerlegungen" Freuds), durch die von einem zu diesem Zeitpunkt noch wenig gefestigten und integrierten Ich „gute" oder „böse" Anteile abgespalten und in Liebe oder haßerfüllt in äußere Objekte projiziert werden. Die äußeren Objekte werden dann mit diesen Selbstanteilen identifiziert, also zu Trägern dieser Eigenschaften. Eine der bedeutsamsten Konsequenzen dieser Vorgänge ist darin zu sehen, daß bei der Projektion von „bösen" (= aggressiven) Selbstanteilen in das Objekt dieses vom projizierenden Subjekt als verfolgend erlebt wird, da jetzt die Gefahr besteht, daß das Objekt in gewalttätiger Weise versuchen könnte, diese aggressiven Anteile wieder in das Subjekt quasi zurück zu verfrachten, jetzt aber zusätzlich aufgeladen mit der durch den projektiven Angriff beim Objekt hervorgerufenen Wut. Es ist daraus auch leicht verständlich, daß bei Überwiegen solcher projektiver Identifizierungen die notwendigen introjektiven Prozesse, die über Identifizierungen des Selbst mit „guten" internalisierten Objekten zum Aufbau eines starken und integrierten Ich grundlegend beitragen müssen, gravierend gehemmt werden könnten – aus Angst davor, was da auf- und hineingenommen werden könnte – und damit eine entsprechende Ich-Bildung unterbleibt. Die Folge davon ist eine Unfähigkeit, verläßliche, verantwortliche und um das Objekt sich sorgende „sehnsuchtsvolle" (Liebes-)Beziehungen zu „ganzen" Objekten (im Gegensatz zu Teil-Objektbeziehungen) und ebensolche verläßliche innere Objekte (wie z. B. ein stützendes, wohlwollendes Über-Ich) und das Ich stützende innere Objektbeziehungen zu entwickeln: Ein Durcharbeiten der depressiven Position und die damit verbundenen Ängste, die mit einem Verlust des geliebten Objekts und den damit verknüpften Schuldgefühlen verbunden sind, ist nicht möglich.

Es kommt zu einer *Fixierung auf der Stufe der paranoid-schizoiden Position.* Darunter sind Voraussetzungen zu verstehen, die zu einem späteren Zeitpunkt zu psychotischen Erlebnisweisen oder zur Entwicklung einer Psychose führen können. Wir beschränken uns hier auf die Aufzählung einiger weniger Formationen:

- *Vorherrschen von Spaltungsprozessen*: Dem Ich steht zu Abwehrzwecken der basale Mechanismus der Verdrängung nicht zur Verfügung, sondern es muß sich oft multipler Spaltungsvorgänge bedienen, um sich der (psychotischen) Ängste und der sie hervorrufenden (vorwiegend primitiven aggressiven) Triebansprüche zu erwehren.

- *Vorherrschen von projektiver Identifizierung*: Die durch exzessive Spaltung anfallenden Bruchstücke von Erfahrungen, die sich wiederum aus Selbstanteilen, aus Fragmenten von Triebabkömmlingen, d.h. von Affekten, und aus Beziehungsfragmenten, d.h. aus Fragmenten der in dem Beziehungsmoment betroffenen Objektrepräsentanz, zusammensetzen, können nicht innerpsychisch verarbeitet, sondern müssen vorwiegend ausgestoßen werden – externalisiert in Form einer primitiven Phantasie, in deren Verlauf diese ausgestoßenen Anteile einem Objekt zugeschrieben werden, das dann mit diesen Selbstanteilen identifiziert wird:

  > [...] analen und urethralen Triebregungen [...] mit der Phantasie verbunden, gefährliche Substanzen (Exkremente) aus dem Selbst auszustoßen und in der Mutter zu deponieren. Zusammen mit diesen schädlichen, im Haß ausgestoßenen Exkrementen werden auch abgespaltene Teile des Ich auf, oder – diese Formulierung erscheint mir zutreffender – in die Mutter projiziert. Diese Exkremente und bösen Selbstanteile sollen das Objekt nicht nur beschädigen, sondern auch kontrollieren und in Besitz nehmen. Insofern nun die Mutter die bösen Selbstanteile in sich enthält, wird sie nicht als getrenntes Individuum, sondern als das böse Selbst empfunden (Klein, 1946, S. 17).

- *Vorherrschen von Omnipotenz.* Der Glaube an die Allmacht der Gedanken und Gefühle, wie er in diesem frühesten Entwicklungsstadium vorherrscht, verleiht den primitiven Phantasien einen solchen Wirklichkeitsgrad, daß deren Auswirkungen gleichwertig mit realen Vorkommnissen zu sehen sind. Die „Phantasien", die projektiven Identifizierungen zugrundeliegen, führen daher zu sehr realen Konsequenzen:
  Ichverarmung: „Was das Ich betrifft, so wird es durch die übertriebene Spaltung und Ausstoßung von Ich-Teilen in die äußere Welt außerordentlich geschwächt." (Klein, 1946)
  Verwirrung: Infolge projektiver und introjektiver Prozesse vermischt sich das Ich mit dem Objekt, womit auch eine Verleugnung von Getrenntheit und Abhängigkeit ermöglicht wird. Nehmen diese zyklischen Vorgänge überhand, gerät der Schizophrene zunehmend in einen Zustand von Verwirrtheit, ist er doch nicht mehr imstande, sich von dem Objekt zu unterscheiden, das das Ziel dieser omnipotenten Projektionen ist. Die Ich-Grenzen sind praktisch aufgehoben.
  Narzißtische Organisationen: Die Omnipotenz der Phantasien verleiht letzteren einen hohen Grad von Wirklichkeit und damit Einfluß auf das Erle-

ben der äußeren und inneren Welt. Omnipotente böse Anteile des Selbst organisieren sich nach dem Vorbild der Mafia zu einer allmächtigen und dementsprechend bedrohlichen, oft jedoch in der Gestalt von verführerischen Figuren getarnten, inneren Struktur, die die guten Anteile des Selbst verführt, unterjocht, oder sogar gefangen hält.

- *Vorherrschen von Teilobjektbeziehungen*: Darunter sind Beziehungen zu Teilobjekten zu verstehen, die durch eine bestimmte Funktion von Bedeutung sind.
- *Schwierigkeiten bei der Symbolbildung*: das Symbol kann von dem symbolisierten Gegenstand nicht unterschieden werden – „symbolische Gleichsetzung" (Segal, 1957a / 1990) – und somit wird das Objekt für den symbolisierten Gegenstand gehalten:

> [Patient A] wurde einmal von seinem Arzt gefragt, woran es läge, daß er seit seiner Krankheit aufgehört habe, Geige zu spielen. Ziemlich heftig antwortete er: „Warum? Soll ich vielleicht öffentlich masturbieren?" Ein anderer Patient, B, träumte eines Nachts, daß er und ein junges Mädchen ein Violinduo spielten. Er hatte Assoziationen zum Geigenspiel, zum Masturbieren usw., aus denen klar hervorging, daß die Geige sein Genitale und das Spielen auf der Geige die Masturbationsphantasie von einer Beziehung mit dem Mädchen repräsentierte. Wir haben hier also zwei Patienten, die offenbar die gleichen Symbole in der gleichen Situation benutzten – eine Geige, die das männliche Geschlechtsteil, und das Geigenspiel, das die Masturbation repräsentiert. Die Rolle jedoch, die die Symbole erfüllen, ist jeweils unterschiedlich. Für A war die Geige so vollständig mit seinem Genitale gleichgesetzt, daß es unmöglich geworden war, sie in der Öffentlichkeit anzufassen (Segal, 1957a / 1990, S. 202).

Wilfred R. Bion

Der nicht-psychotische Anteil der Persönlichkeit

Es blieb Wilfred R. Bion (Bion, 1957 / 1990) vorbehalten, aus der kleinianischen Tradition heraus zu wesentlichen und zu wesentlich neuen Erkenntnissen über die schizophrenen Psychosen zu gelangen. Bion griff auf eine Arbeit Freuds (Freud, 1911a) zurück:

> Erst das Ausbleiben der erwarteten Befriedigung, die Enttäuschung, hatte zur Folge, daß dieser Versuch der Befriedigung auf halluzinatorischem Wege aufgegeben wurde. Anstatt seiner mußte sich der psychische Apparat entschließen, die realen Verhältnisse der Außenwelt vorzustellen und die reale Veränderung anzustreben. Damit war ein neues Prinzip der seelischen Tätigkeit eingeführt; es wurde nicht mehr vorgestellt, was angenehm, sondern was real war, auch wenn es unangenehm sein sollte. Diese Einsetzung des *Realitätsprinzips* erwies sich als ein folgenschwerer Schritt.

> [...] Die erhöhte Bedeutung der äußeren Realität hob auch die Bedeutung der jener Außenwelt zugewendeten Sinnesorgane und des an sie geknüpften *Bewußtseins*, welches außer den bisher allein interessanten Lust- und Unlustqualitäten die Sinnesqualitäten auffassen lernte. Es wurde eine besondere Funktion eingerichtet [...] die *Aufmerksamkeit*. Diese Tätigkeit geht den Sinneseindrücken entgegen, anstatt ihr Auftreten abzuwarten. Wahrscheinlich wurde gleichzeitig damit ein System von *Merken* eingesetzt, welches die Ergebnisse dieser periodischen Bewußtseinstätigkeit zu deponieren hatte, ein Teil von dem, was wir *Gedächtnis* heißen. An die Stelle der Verdrängung [...] trat die unparteiische *Urteilsfällung*, welche entscheiden sollte, ob eine bestimmte Vorstellung wahr oder falsch, das heißt im Einklang mit der Realität sei oder nicht, und durch Vergleichung mit den Erinnerungsspuren der Realität darüber entschied. Die motorische Abfuhr [...] erhielt jetzt eine neue Funktion, indem sie zur zweckmäßigen Veränderung der Realität verwendet wurde. Sie wandelte sich zum *Handeln*. Die notwendig gewordene Aufhaltung der motorischen Abfuhr (des Handelns) wurde durch den *Denkprozeß* besorgt, welcher sich aus dem Vorstellen herausbildete. [...] Das Denken war wahrscheinlich ursprünglich unbewußt, insoweit es sich über das bloße Vorstellen erhob und sich den Relationen der Objekteindrücke zuwendete, und erhielt weitere für das Bewußtsein wahrnehmbare Qualitäten erst durch die Bindung an die Wortreste (Freud, 1911a, S. 231–233).

Bion sieht in der Fähigkeit zu diesen notwendigen „Adaptierungen" des psychischen Apparats ein wesentliches Merkmal der nicht-psychotischen Persönlichkeit, die die von Geburt an auftretenden emotionalen Erfahrungen mittels des Bewußtseins, *dem* Sinnesorgan zur Wahrnehmung psychischer Qualitäten, zu bewältigen versucht, auch wenn diese Erfahrungen schmerzhaft oder angsterregend sein mögen. D.h. die nicht-psychotische Persönlichkeit verfügt über ein genügend großes (angeborenes) Maß an Frustrationstoleranz und kann dadurch der inneren und äußeren Realität gegenüber eine hinreichend „liebende / positive" (entsprechend einer libidinösen Besetzung) Haltung entwickeln. Diese Einstellung zur (inneren / äußeren) Realität ermöglicht es auch, aus Erfahrung zu lernen und sich damit psychisch zu entwickeln.

Der psychotische Anteil der Persönlichkeit / die psychotische Persönlichkeit

Bion sieht die psychotische Persönlichkeit / den psychotischen Anteil der Persönlichkeit durch zumindest vier Merkmale charakterisiert:

- das Überwiegen destruktiver Triebregungen, die so intensiv sind, daß auch die Liebesimpulse von ihnen durchzogen und in Sadismus verwandelt werden;
- Haß auf die innere und äußere Wirklichkeit sowie auf alles, was die Wahrnehmung und das Bewußtsein derselben vermittelt;
- Angst vor drohender Vernichtung;

- voreilige und überstürzte Ausbildung von Objektbeziehungen, allen voran von Übertragungsbeziehungen, deren Dürftigkeit in deutlichem Widerspruch zur Hartnäckigkeit steht, mit der sie aufrechterhalten werden (Bion, 1957).

Die daraus resultierende Erlebnisweise unterscheidet sich insofern grundsätzlich von der nicht-psychotischen Persönlichkeit als die Erfahrung der (inneren und äußeren) Realität mit einer derart negativen Qualität erlebt wird – infolge von Frustrationsintoleranz und einem (angeborenen?) Überwiegen destruktiver Impulse –, daß die psychotische Persönlichkeit einen äußerst gewaltsamen Haß gegenüber dieser Realität entwickelt. Dieser Haß richtet sich nicht nur gegen die (innere und äußere) Realität, die im Grunde nicht wirklich verändert werden kann, sondern auch gegen alles, was diese Realität vermittelt: gegen die Sinnesorgane als Ort der Wahrnehmung der äußeren Realität und gegen das Bewußtsein als Wahrnehmungsorgan psychischer (innerer) Qualitäten.

> Ein Kind vermittelte seiner Analytikerin etwas von diesem unerträglichen Zustand, indem es zuerst einmal, so fest es nur konnte, in eine Baby-Trinkflasche blies, ganz so als wollte es Gefühle in dieses Objekt bis zum Punkt des Berstens hineinzwingen. Dann, obwohl es an diesem Tag ziemlich heiß war, schloß es die Fenster und drehte den Ofen auf, wobei es beim Drehen der Knöpfe einen aufheulenden Ton von sich gab, als würde es ein Auto hochdrehen. Es erklärte der Analytikerin, daß einer seiner Freunde sein Auto derart hochtourig habe laufen lassen, daß die Temperatur geradewegs bis zum Siedepunkt anstieg. Als die Hitze im Raum ständig zunahm, sagte es, es wäre ihm kalt, und kuschelte sich an den Ofen. Die Analytikerin empfand die Hitze zunehmend als erstickend und fragte sich, was sie tun sollte, da ein Gefühl von Panik hochzukommen begann.
>
> Das vermittelt etwas von der Hilflosigkeit und der Panik, die einhergehen mit der Erfahrung, unkontrollierbare Gefühle zu haben, Gefühle, die als gewaltsam und mit zunehmender Intensität aufgezwungen erlebt werden, und nicht zu wissen, ob oder wann dieser Vorgang ein Ende nehmen wird. Das ist die Erfahrung des Psychotikers, dem für den Umgang mit der psychischen Welt lediglich das Lustprinzip zur Verfügung steht [und nicht das Realitätsprinzip, wie es die nicht-psychotische Persönlichkeit gebrauchen kann; Anmerkung der Verfasser]. Er hat nicht die nötige Frustrationstolereranz, die es ermöglichen würde zu denken zu beginnen und sich so durch Denken etwas von dieser Bürde zu entlasten.
>
> Der Psychotiker fühlt sich einem Bombardement von Stimuli ausgesetzt, die sich in ihm aufbauen und mit denen er nicht umgehen kann. Er spürt, wie die Panik immer größer wird, aber er kann den Input nicht stoppen. Deshalb zerschmettert er seinen psychischen Apparat, um diese Erfahrung zu zerstören. Um diese überwältigende psychische Wirklichkeit auszulöschen, zerstört der psychotische Teil der Persönlichkeit alles, was zu ihrer Wahrnehmung führen könnte, folglich wird auch jeder Vorgang, der zu Denkprozessen führen könnte und damit zu Bedeutungen, zerstört. [...] Dieses destruktive Geschehen findet schon sehr früh am Beginn des

> Lebens statt und bedeutet, daß die Entwicklung des psychotischen Anteils von nun an in Bahnen verlaufen wird, die sehr verschieden sind von denjenigen des nichtpsychotischen Teils (Symington, 1996, S. 149; Übersetzung von P. Schuster).

Psychotisches Erleben

Das psychotische Erleben wird besonders durch drei Mechanismen bestimmt:

Exzessive projektive Identifizierung

Als normale projektive Identifizierung sind jene primitiven psychischen Methoden anzusehen, die als „realistische" psychische Aktivität darauf abzielen,

> in der Mutter diejenigen Gefühle hervorzurufen, die das Kind loszuwerden wünscht. Wenn das Kind fühlt, daß es stirbt, so kann es in der Mutter die Furcht wachrufen, daß es sterbe. Eine ausgeglichene Mutter kann dieses Gefühl akzeptieren und therapeutisch darauf reagieren: d.h. in einer Art und Weise, daß das Kind fühlt, daß es seine angsterfüllte Persönlichkeit zurückerhält, aber in einer nunmehr erträglichen Form – die Ängste werden für die kindliche Persönlichkeit tragbar (Bion, 1962 / 1990, S. 230).

M. Klein sah im „übermäßigen" Gebrauch von projektiver Identifizierung das Pathologische an diesem Mechanismus. Bion faßte diese „Übermäßigkeit" noch genauer und definierte als pathologische Aspekte der projektiven Identifizierung:

- ein Übermaß in der Häufigkeit ihrer Wiederholung;
- ein Übermaß im Glauben an die Omnipotenz;
- ein Übermaß an Distanz, über die die projizierten Fragmente „hinaus"-geschleudert werden.

Die in kleinste Splitter gespaltenen Vorstufen psychischer Erfahrungen zusammen mit Fragmenten des sich entwickelnden psychischen Apparats werden auf diese „exzessive" Weise in den „Behälter" Mutter projiziert, daß es dieser unter normalen Umständen nicht möglich ist, wie sie das ganz selbstverständlich und automatisch bei den normalen projektiven Identifizierungen vermag, mit diesen projizierten Inhalten so übereinzustimmen, daß sie wirklich mit-fühlen kann, was ihr Kind ihr zu vermitteln versucht. Eine Modifikation dieser Erfahrungen wird somit unmöglich: Aus der Angst zu sterben wird für das Kind eine Erfahrung einer noch unerträglicheren namenlosen (bedeutungsberaubten) Bedrohung. Das Kind, das diesen Anteil seiner Persönlichkeit re-introjiziert, sieht sich einer emotionalen Erfahrung ausgesetzt, aus der es nicht lernen kann und die somit seine seelische Entwicklung nicht fördert.

Bizarre Objekte

Der von Haß motivierte Angriff auf die Bereiche und Funktionen des psychischen Apparats, die die Verbindung zur Wirklichkeit herstellen und sie als Sinnesdaten und Bewußtheit dieser Realität vermitteln, wird zu einer wesentlichen Aufgabe, der mehr oder minder große Anteile der gesamten seelischen Aktivität geopfert werden müssen. Sowohl die Ich-Funktionen, die als Wahrnehmungsapparat zusammengefaßt werden können, wie auch jegliche psychische Aktivität, die Verbindungen zwischen den verschiedenen Elementen des Erlebens herstellt (Freuds „Relationen der Objekteindrücke"), werden durch diese andauernden Angriffe in kleinste Elemente zertrümmert. Diese Zersplitterung geschieht aber nicht nach quasi natürlichen Bruchlinien, sondern willkürlich und als Ausdruck der Grausamkeit, mit der diese Fragmentierung unternommen wird. Die daraus resultierenden verstümmelten psychischen „Elementarteilchen" können nur mehr ausgeschieden werden. Auch das ist ein gewaltsamer Vorgang und wird als die pathologische Variante der projektiven Identifizierung aufgefaßt (die normale projektive Identifizierung dient vor allem kommunikativen Zwecken und erlaubt dem verstehenden Objekt den Grundstein für spätere Denkprozesse zu legen). Diese ausgeschiedenen Fragmente führen (in der betreffenden Phantasie, die aber durch Omnipotenz sehr reale Auswirkungen hat) ein unabhängiges und vom ausscheidenden Subjekt auch nicht mehr kontrollierbares Eigenleben: Unter anderem dringen sie in Objekte der äußeren Welt ein, besetzen und verschlingen das Objekt bzw. werden vom Objekt angegriffen und ihrer Lebenskraft beraubt. Es ist ein bedrohliches „bizarres Objekt" entstanden, das sich aus Teilen der Persönlichkeit (Teilen des psychischen Apparats, inneren Objekten, Teilen des Ich, Teilen des Über-Ich) und aus Teilen des Objekts zusammensetzt, ein höchst unharmonisch zusammengesetztes Konglomerat, durch das der betreffende Teil der Persönlichkeit in eine „Sache" transformiert wurde.

> Im Empfinden des Patienten besteht jede Partikel aus einem realen Objekt, das in einem Stück der Persönlichkeit, von der es verschlungen wurde, wie in einer Kapsel eingeschlossen ist. Der Charakter dieser vollständigen Partikel hängt zum Teil vom Charakter des realen Objekts, sagen wir einem Grammophon, ab, und zum Teil vom Charakter der Persönlichkeitspartikel, die es verschlingt. Hat der Persönlichkeitsteil etwas mit dem Sehen zu tun, glaubt der Patient, daß das Grammophon ihn beobachtet, wenn es spielt; hängt der Persönlichkeitsteil mit dem Hören zusammen, dann hat er das Gefühl, das spielende Grammophon höre ihm zu. In sei-

nem Zorn darüber, verschlungen worden zu sein, schwillt das Objekt sozusagen an, überschwemmt den Persönlichkeitsteil, der es festhält, und kontrolliert ihn: in diesem Maße ist die Persönlichkeitspartikel zu einem Gegenstand geworden. Da der Patient auf eben diese Partikel als Prototypen von Vorstellungen – die später die Matrix bilden sollen, aus denen die Wörter hervorgehen – angewiesen ist, muß er, wenn der Persönlichkeitsteil ganz von dem Objekt angefüllt ist, das er zwar in sich enthält, von dem er aber kontrolliert wird, die Wörter für die Dinge halten, die sie bezeichnen, und dies trägt zu den von Segal beschriebenen Verwirrungen bei, die entstehen, weil der Patient zwar Gleichsetzungen vornimmt, aber keine Symbole entwickelt (vgl. Segal, 1957b / 1992). Da der Patient diese bizarren Objekte benutzt, um Gedanken zu bilden, ergibt sich nun ein neues Problem. Halten wir uns vor Augen, daß einer der Zwecke, die der Patient mit dem Einsatz von Spaltung und projektiver Identifizierung verfolgt, darin besteht, ihn vom Realitätsbewußtsein zu befreien, liegt es auf der Hand, daß er sich – mit geringstem Kraftaufwand – von der Realität dann am erfolgreichsten lösen könnte, wenn es ihm gelänge, diese zerstörerischen Angriffe auf das Verbindungselement – was immer es sein mag – anzusetzen, das die Sinneseindrücke mit dem Bewußtsein verbindet (Bion, 1957a / 1990, S. 80f).

Durch diesen Vorgang wird es dem psychotischen Anteil der Persönlichkeit möglich, das in der realen Welt unterzubringen, was der nicht-psychotische Mensch verdrängt: sein Unbewußtes ist durch eine Welt bizarrer Objekte ersetzt. Der Psychotiker fühlt sich in dieser Welt gefangen, da er die bizarren Objekte für etwas benutzen muß, was bei der nicht-psychotischen Persönlichkeit Gedanken wären. Diese wie explosionsartige Ausdehnung der Psyche auf die Umgebung trägt wesentlich zu den Wahnbildungen der Psychotiker bei, in denen die so mit psychischem „Ausfall" belastete Umwelt einen unheimlichen und bedrohlichen Charakter annimmt. Indem der Psychotiker die bizarren Objekte verwendet, um eine Form von Sinn und Bedeutung zu konstruieren (beim nicht-psychotischen Menschen wären das die entsprechenden bewußten und unbewußten Denkvorgänge), bekommt die daraus resultierende Erfahrung (durch die Beimengung von Fragmenten der ursprünglichen Urteilsfunktion zu den bizarren Objekten) den Charakter einer wahnhaften Gewißheit, der „Beziehungssetzung ohne Anlaß" (Gruhle, 1922).

(Schizophrene) Denkstörungen

Um die Denkstörungen des psychotischen Teils der Persönlichkeit / des Psychotikers noch besser zu verstehen, greift Bion auf Freuds oben ausführlicher zitierte Arbeit zurück. Unter der Herrschaft des Lustprinzips ermöglicht die motorische Abfuhr die Entlastung des psychischen Apparats von Reizzuwächsen. Eine solche Abfuhr führt zwar zu einer unmittelbaren Erleichterung, die dabei stattfindenden Bewegungen können aber außer für die Reizabfuhr kaum zu effektiven Veränderungen der Umgebung verwendet werden. Um eine solche effektive Einflußnahme auf die Außenwelt und eine zweckmäßige Veränderung der Realität mittels Handeln zu erreichen, muß der psychische Apparat in der Lage sein, eine Zunahme der Reizspannung infolge aufgeschobener Abfuhr zu tolerieren. „Die notwendig gewordene Aufhaltung der motorischen Abfuhr (des Handelns) wurde durch den Denkprozeß besorgt" (Freud, 1911a, S. 233). Denken stellt sich gewissermaßen als Substitut der motorischen Aktion dar („Denken ist Probehandeln"). Die Fähigkeit zu denken erleichtert deshalb den Aufschub der unmittelbaren Spannungsabfuhr, dadurch wird auch die Zeit leichter überbrückbar, die zwischen der Wahrnehmung eines Bedürfnisses und dem adäquaten Zeitpunkt für dessen Befriedigung verstreicht.

Aber wie entstehen die Gedanken, mit denen gedacht werden kann?

Im allgemeinen wird davon ausgegangen, daß die Gedanken die Folge von Denktätigkeit sind. Bion geht einen anderen Weg. Er geht von sogenannten Prä-Konzeptionen aus – das sind angeborene „Erwartungen", die durch das Zusammentreffen mit diesen Prä-Konzeptionen entsprechenden realen Erfahrungen zu Konzeptionen werden. Am Beispiel der mütterlichen Brust würde das bedeuten, daß der Säugling mit einer angeborenen Vorstellung von einer mütterlichen Brust (einer Prä-Konzeption der Brust) ausgestattet ist. Aus dem Zusammentreffen, der realen Erfahrung, mit der Brust seiner Mutter (Realisierung dieser Prä-Konzeption) wird aus der Prä-Konzeption eine Konzeption der realen Brust, die nun durch die Qualität der diese Realisierung begleitenden rohen, unmodifizierten Sinneseindrücke charakterisiert ist. Soweit es sich dabei um ein Erlebnis von Wärme, Liebe, Aufnahme von Milch usw. handelt, entspricht diese Konzeption der Konzeption einer „guten Brust". Durch die Nahrungsaufnahme wird diese „gute Brust" inkorporiert und als ein inneres Objekt einer „guten Brust" erlebt. Bion geht davon aus, daß es zwar Prä-Konzeptionen von der Brust gibt, sich das Baby aber seines Bedürfnisses nach der guten Brust nicht bewußt ist. Wenn es Hunger oder ein anderes Verlangen verspürt, erlebt es diese Erfahrung eines nicht befriedigten Bedürfnisses als wäre ein „böses inneres Objekt", eine „böse Brust", in ihm, die es loszuwerden gilt. Reagiert die Mutter auf die Signale des Säuglings, die ihr sagen, daß er Hunger verspürt, indem sie ihm die Brust gibt, versorgt sie den Säugling nicht nur mit Nahrung (und damit mit einer „guten-Brust-Erfahrung"), sondern sie dient auch als Behälter für alle unlustvollen Erfahrungen, die als „böse Brust" in sie „ausgeschieden" werden. Erfolgt diese „Ausscheidung" in Form einer normalen projektiven Identifizierung und reagiert die Mutter mit ihrer Fähigkeit zur „träumerischen Einfühlung", so transformiert sie die „böse Brust", die in Form einer sehr primitiven, emotionalen Erfahrung, den sogenannten β-Elementen, in sie projiziert wurde, und verschafft dem Säugling Erleichterung, indem sie diese β-Elemente, diese Vorstufen einer psychischen Erfahrung, in eine „vollständige" psychische Erfahrung mit einer entsprechenden und kommunizierbaren Bedeutung umwandelt: Die Ich-Funktion, die diese Aufgabe bewerkstelligt, wird von Bion α-Funktion genannt. Die Umwandlungsprodukte, die nun auch für eine psychische Verarbeitung mit den üblichen psychischen Prozessen (z. B. Abwehr, Kompromißbildung, Traumbildung, Bildung von Unbewußtem und von Bewußtsein etc.) bereit stehen, heißen α-Elemente. Diese aus den Rohdaten in „psychische" Daten transformierte emotionale Erfahrung kann nun vom Säugling wiederum reintrojiziert werden. Der Säugling introjiziert aber nicht nur eine annehmbare und mit psychischer Bedeutung ausgestattete Variante von etwas, das er vor dieser Transformation psychisch nicht „begreifen", sondern nur loswerden, ausscheiden konnte, er introjiziert auch die Fähigkeit, aus rohen Sinnesdaten mit psychischen Mitteln weiter verarbeitbare psychische Daten herzustellen: Damit wird die Grundlage für die Ausbildung einer eigenständigen α-Funktion des Säuglings gelegt.

Aber was ist ein „Gedanke"?

In unserem Modell vom Säugling, der auf die Brust wartet, sieht sich der Säugling kurz einer Situation ausgesetzt, in der die Prä-Konzeption einer Brust (die Erwartung einer Brust) mit einer negativen Realisierung (der Abwesenheit der Brust) zusammentrifft. Diese frustrierende Situation eröffnet zwei grundsätzliche Möglichkeiten:

- Die nicht-psychotische Lösung: Ist das Kind mit einer angeborenen Toleranz gegenüber Frustrationen ausgestattet, so wird es befähigt sein, einen „Gedanken" zu entwickeln, indem es zwischen der frustrierenden Situation und der Wahrnehmung der Abwesenheit des Objekts eine Verbindung herstellt. „This mating is experienced as a no-breast, or ‚absent' breast inside" (Bion, 1962 / 1990). Dieses Herstellen von Verbindungen, dieses „Erdenken" einer abwesenden Brust, auf die man warten kann, erleichtert die momentan frustrierende Situation und verbessert ihrerseits wiederum den Umgang mit Frustration.
- Die Lösung der psychotischen Persönlichkeit: Hat das Kind aber eine angeborene Frustrationsintoleranz, wird es danach trachten, jegliche Frustration zu vermeiden, und damit kann sich ein solcher Gedanke von einem

abwesenden Objekt gar nicht erst entwickeln. Das, was objektiv und unter Berücksichtigung des Realitätsprinzips ein abwesendes Objekt ist, nach dem man ein Bedürfnis verspürt und auf das man warten kann, wird als „böse" Anwesenheit erlebt, ein „böses" inneres Objekt, das durch projektive Identifizierung ausgeschieden werden muß. Anstelle eines Apparats zum Denken von Gedanken entwickelt sich ein hypertropher Apparat für projektive Identifizierung, der die Psyche von allen diesen „Gedanken", die von „bösen" inneren Objekten nicht unterschieden werden können, zu befreien hat. „Seine Psyche wird wie ein Muskel funktionieren, der ständig β-Elemente ausstößt." (Grinberg et. al., 1993, S. 68)

Der Patient mit überwiegend psychotischer Persönlichkeit fühlt sich als Gefangener seines seelischen Zustandes. Er kann sich nicht befreien, weil er spürt, daß ihm der Apparat für das Bewußtwerden der Realität fehlt, der einen Schlüssel für das Entkommen wie die ersehnte Freiheit repräsentiert. Die Phantasie eingekerkert zu sein, intensiviert sich, wenn er sich von der bedrohlichen Gegenwart ausgeschiedener Fragmente umgeben fühlt. Jeglicher Versuch einer Synthese wird sehr schwierig, der Patient kann die Objekte verdichten, aber nicht in eine sinnvolle und realistische Beziehung zueinander setzen. Damit ist auch die Entwicklung des verbalen Denkens grob beeinträchtigt und die Möglichkeit, aus (zwischenmenschlicher) Erfahrung zu lernen, sehr begrenzt.

Psychoanalytische Therapie der Psychosen

Geht man von der Annahme aus, daß sich bei jedem Menschen ein psychotischer und ein nicht-psychotischer Anteil der Persönlichkeit ausbildet, sind verschiedene Szenarii denkbar (Volkan, 1995):

- Der psychotische Anteil ist so geringfügig, daß er zu vernachlässigen ist. Vielleicht kann er vollständig zum Verschwinden gebracht werden: die fiktive Idealvoraussetzung für eine normale Entwicklung.
- Der psychotische Anteil dominiert von Beginn an die gesamte psychische Entwicklung: sogenannte infantile Psychosen der Kindheit.
- Der nicht-psychotische Anteil entwickelt sich ausreichend stark, so daß er nicht so vollständig wie bei den kindlichen Psychosen unter den Einfluß der psychotischen Strukturen gerät, aber doch in einer ständigen Wechselwirkung mit ihnen steht. Daraus resultiert das Bild einer psychotischen Persönlichkeitsorganisation: Die primitiven (psychotischen) Anteile äußern sich in Form von Perversionen und entsprechenden primitiven Persönlichkeitsmerkmalen (z. B. paranoide und hypochondrische Züge, psychosoma-

tische Symptome). Daneben, meist als offizielle Fassade gelebt, bestehen Charakterzüge vom neurotischen Typus einer Kompromißbildung. Die Hauptaufgabe dieser gesünderen Persönlichkeitsanteile besteht in der Kontrolle des primitiven, psychotischen Selbst, das oft nur durch Ausleben in einem geheim gehaltenen privaten Bereich, quasi als Doppelleben, „gehalten", aufgefangen werden kann.

- Der psychotische Anteil besteht neben einem sich entwickelnden nichtpsychotischen Anteil. Letzterer „umgibt" den psychotischen Anteil, kapselt ihn ab. Der psychotische Anteil bleibt aber in dieser abgekapselten Form virulent, vergleichbar mit dem Tuberkulom, das in dieser abgekapselten Form ebenfalls noch Tuberkelbazillen enthält, die bei entsprechender Veränderung der Abwehrlage zu einer tuberkulösen Erkrankung führen können. Genauso ist der Mensch mit einem abgekapselten psychotischen Selbst immer in Gefahr, eine Psychose zu entwickeln.

  Der psychotische Anteil „bricht aus", ohne daß sich aber ein als Schizophrenie zu diagnostizierender Krankheitsverlauf ergibt. Das Krankheitsbild entspricht eher kurzfristigen psychotischen Episoden, die sich meist spontan zurückbilden, bei einer sonst intakt erscheinenden Persönlichkeitsstruktur.

  Das psychotische Selbst kann nicht mehr eingekapselt und auch durch andere Maßnahmen wie bei der psychotischen Persönlichkeitsorganisation aufgefangen und kontrolliert werden: Es entwickelt sich das Vollbild einer schizophrenen Erkrankung, an deren Beginn für relativ kurze Zeit ein Zustand absoluter Panik („organismische Panik"; Pao, 1979) durch den drohenden Verlust der bisherigen Identität herrscht. Diesem unerträglichen Zustand entkommt der Patient durch Schaffung eines neuen Selbst, einer neuen psychotischen Identität. Die psychotischen Symptome entsprechen den verzweifelten Bemühungen, ein sehr fragiles Gefühl von Kontinuität im (psychotischen Selbst-)Erleben, diese (neue und vorerst äußerst zerbrechliche) psychotische Identität zu beschützen, um nicht wieder mit einem so schrecklichen Panikzustand konfrontiert zu sein. Dies ist einer der Gründe, warum solche Patienten oft so heftige Widerstände gegen eine (z.B. durch Psychotherapie intendierte) Veränderung dieser neuen Identität an den Tag legen.

Entsprechend dieser Einteilung steht der Psychoanalytiker vor der wesentlichen Frage und Therapieentscheidung, ob er sich überhaupt auf die Auseinandersetzung mit den psychotischen Anteilen seines Patienten einlassen will und kann; sei er nun ein sogenannter „normaler" Neurotiker oder sei er ein Patient, der bei entsprechender psychiatrischer Diagnostik kranker einzustufen wäre und dementsprechend unter den gängigen Diagnosen einer Borderlinestörung (der deutsche Begriff „Grenzfall" wäre für diese Problematik wohl zutreffender), einer psychotischen Struktur oder gar einer Psychose firmieren würde.

Das weitaus üblichere Behandlungsverfahren besteht heute sicherlich in der Bemühung, dem nicht-psychotischen Ich entsprechende Stützung angedeihen zu lassen, indem man es von seinen neurotischen Konfliktlösungen und Charakteranomalien befreit, es dadurch stärkt und ihm damit – so hofft man zumindest – mehr Möglichkeiten einräumt, mit den unverändert verbleibenden psychotischen Anteilen fertig zu werden.

Wie zu Beginn dieses Beitrags ausgeführt, verfügt die Psychoanalyse heute nicht nur über eine entsprechend differenzierte Theorie von der Funktionsweise der psychotischen Persönlichkeit bzw. des psychotischen Persönlichkeitsanteils, sondern auch über eine Behandlungstechnik, die es erlaubt, auch und zuerst den psychotischen Anteil mittels psychoanalytischer Therapie zu behandeln. Erst die Umwandlung des psychotischen Anteils und dessen Integration in die Gesamtheit der Psyche verspricht eine „Heilung" von der Psychose. Wir möchten damit nicht den Standpunkt vertreten, die Psychoanalyse hätte die Möglichkeit bereitgestellt, das Problem generell zu lösen, mit dem uns unsere psychotischen Patienten auch heute noch trotz der großen Erfolge der Psychopharmaka konfrontieren. Daß es aber grundsätzlich möglich ist, bei entsprechender Auswahl auch bei psychotischen Patienten mittels Psychoanalyse Erfolge zu erzielen, das haben H. Rosenfeld (Rosenfeld, 1981a; 1981b) und H. Segal (Segal, 1957a / 1990; 1957b / 1992) bereits zeigen können. Beide Autoren waren in der Lage nachzuweisen, daß ihre psychotischen Patienten auch in akuten Zuständen mittels einer ausschließlich psychoanalytischen Technik basierend auf Deutung der Übertragung behandelt werden können – von geringfügigen Abweichungen abgesehen wie z. B., daß der Patient die Couch nicht verwenden muß, sondern dem Analytiker gegenüber sitzen kann.

Rosenfelds (Rosenfeld, 1981a) 29jährige Patientin Mildred litt an einer chronischen schizophrenen Psychose mit Depersonalisationserscheinungen, ein weiterer, 1950 beschriebener Patient (Rosenfeld, 1981b) war im Alter von 25 Jahren an einer paranoiden Psychose erkrankt und kam 15 Jahre später mit „schizophrenen Verwirrtheitszuständen" zu Rosenfeld zur Analyse. Segal (Segal, 1957b / 1992) behandelte einen akut schizophrenen, hospitalisierten Patienten.

Rosenfeld diskutiert weiters die Erhöhung der Stundenfrequenz von den üblichen fünfmal pro Woche auf sechs Sitzungen. Wichtig ist natürlich auch, den tatsächlichen Zustand des Patienten in Hinblick auf seine Möglichkeit, Verantwortung zu tragen, zu evaluieren. Bei der Therapieplanung sollte schon vor Beginn der eigentlichen Therapie die Notwendigkeit von Hospitalisierungen, die kaum zu vermeiden sein werden, berücksichtigt werden. Da eine zusätzliche Verordnung von Neuroleptika / Antidepressiva in vielen Fällen indiziert ist, bietet sich der die psychiatrische Therapie durchführende Facharzt auch für die Funktion eines Therapiemanagers an, der die durch äußere Einflüsse möglichst ungestörte Durchführung der Psychoanalyse sicherstellen hilft und darüber zu entscheiden hat, ob z. B. die Aufnahme in eine stationäre Einrichtung unumgänglich geworden ist.

Wir haben nicht den Eindruck, daß die Einnahme von Psychopharmaka die Möglichkeiten der analytischen Arbeit wesentlich einschränkt (außer natürlich bei so hohen Dosen, daß dadurch bereits Konzentration und Aufmerksamkeit leiden), im Gegenteil, manchmal wird durch die Einnahme von Medikamenten eine psychoanalytische Behandlung erst ermöglicht.

Die moderne psychoanalytische Behandlungstechnik konzentriert sich heute auf die Analyse der Übertragung und deren „Deutung" aus der neutralen Position des Psychoanalytikers heraus. Bei konsequenter Anwendung dieser Methodik kann es gelingen, dem Patienten emotionale Erfahrungen zu vermitteln, in deren Verlauf eine Rücknahme der projizierten Anteile und deren Integration möglich werden. Damit gewinnt der Patient seine Voraussetzungen, um denken zu können, zurück – er kann seine Erfahrungen wieder mit normalen psychischen Prozessen verarbeiten, kann aus seinen emotionalen Erfahrungen wieder oder zum ersten Mal lernen, kann wieder träumen, schlafen oder wirklich wach sein.

Literatur

Bion W. R. (1957 / 1990): Zur Unterscheidung von psychotischen und nicht-psychotischen Persönlichkeiten. In: Bott Spillius Elisabeth (Hg.): Melanie Klein Heute. Bd. I: Beiträge zur Theorie. Verlag Internationale Psychoanalyse, München, S. 75–99.

Ders. (1962 / 1990): Eine Theorie des Denkens. In: Bott Spillius Elisabeth (Hg.): Melanie Klein Heute. Bd. I: Beiträge zur Theorie. Verlag Internationale Psychoanalyse, München, S. 225–235.

Freud S. (1905): Bruchstück einer Hysterie-Analyse. Ges. W. Band V. S. Fischer Verlag, Frankfurt a. M., S. 163–286.

Ders. (1911a): Formulierung über die zwei Prinzipien psychischen Geschehens. Ges. W Band VIII. S. Fischer Verlag, Frankfurt a. M., S. 230–238.

Ders. (1911b): Psychoanalytische Bemerkungen über einen autobiographisch beschriebenen Fall von Paranoia (Dementia paranoides). Ges. W. Band VIII. S. Fischer Verlag, Frankfurt a. M., S. 240–320.

Ders. (1916): Trauer und Melancholie. Ges. W. Band X. S. Fischer Verlag, Frankfurt a. M., S. 428–446.

Grinberg L. et. al. (1993): W. R. Bion: Eine Einführung. Stuttgart, Frommann-Holzboog.

Gruhle H. W. (1922): Psychologie des Abnormen.

Heimann P. (1952): Certain functions of introjection and projection in early infancy. In: Klein Melanie, Heimann Paula, Isaacs Susan, Riviere Joan (Hg.): Developments in Psycho-Analysis. London, S. 122–168.
Hinshelwood R. D. (1991): Wörterbuch der kleinianischen Psychoanalyse. Verlag Internationale Psychoanalyse, Stuttgart.
Klein M. (1946): Bemerkungen über einige schizoide Mechanismen. In: Klein M.: Gesammelte Schriften, Bd 3. S. 1–43.
Pao Ping-Nie (1979): Schiozphrenic Disorders, Int. Univ. Press.
Rosenfeld H. (1981a): Analyse einer schizophrenen Psychose mit Depersonalisationserscheinungen. In: Rosenfeld H.: Zur Psychoanalyse psychotischer Zustände. Suhrkamp, S. 11–35.
Rosenfeld H. (1981b): Zur Psychopathologie von Verwirrtheitszuständen bei chronisch Schizophrenen. In: Rosenfeld H.: Zur Psychoanalyse psychotischer Zustände. Suhrkamp, S. 58–71.
Segal H. (1957a / 1990)): Bemerkungen zur Symbolbildung. In: Bott Spillius Elisabeth (Hg.): Melanie Klein Heute. Bd. I: Beiträge zur Theorie. Verlag Internationale Psychoanalyse, München, S. 202–224.
Ders. (1957b / 1992): Aspekte der Analyse eines schizophrenen Patienten. In: Bott Spillius Elisabeth (Hg.): Melanie Klein Heute. Entwicklungen in Theorie und Praxis. Bd. II: Anwendungen. Verlag Internationale Psychoanalyse, München, S. 128–154.
Symington J., Symington N. (1996): The Clinical Thinking of Wilfred Bion. Routledge.
Volkan V. (1995): The infantile psychotic self and its fates. Jason Aronson.

August Ruhs

Psychose und Verwerfung. Über ein aufgebrochenes Junktim aus der Perspektive der strukturalen Psychoanalyse[1]

Nach wie vor gilt, daß hinsichtlich des Problems der Psychose das psychoanalytische Junktim von Heilen und Forschen nur bedingt aufrechtzuerhalten ist. Allerdings hat sich der Abstand zwischen weitreichendem Verstehen und Erklären der dem psychotischen Prozeß zugrundeliegenden Psychodynamik und einer relativ geringen therapeutischen Beeinflussungsmöglichkeit seit Freuds diesbezüglichem Pessimismus deutlich verringert. Durch Weiterentwicklung narzißmustheoretischer Konzepte und durch neuere Erkenntnisse in der Frage der Subjektgenese sowie durch Modifizierungen des Standardsettings kann in vielen Fällen trotz unveränderbarer Psychosestruktur eine Stabilisierung der Persönlichkeit und eine Verhinderung psychotischer Dekompensationen erreicht werden. Dabei kommt der strukturalen Psychoanalyse Lacans besondere Bedeutung zu, welche, eine Hypothese Freuds wiederaufnehmend, in der Verwerfung einen für die Psychose spezifischen Abwehrprozeß am Werke sieht. Durch diese radikale Nichtanerkennung der symbolischen Kastration kommt es zu einem nur mangelhaften Aufbau der drei das Subjekt und die Welt der Objekte strukturierenden Kategorien des Realen, des Imaginären und des Symbolischen, was den Psychotiker stets außerhalb der Differenz von Sein und Bedeutung verharren läßt. Dadurch ist aber auch das Begehren blockiert, so daß sein eingeschränktes Begehren zu wissen die Motivation für eine psychoanalytische Behandlung wesentlich herabsetzt.

Die Psychose aus der Perspektive der strukturalen Psychoanalyse

Ein neuer Aufschwung in der Betrachtung und Behandlung psychotischer Störungen ergab sich durch die von Lacan begründete strukturale Psychoana-

1 Dieser Beitrag ist eine leicht veränderte Fassung der Arbeit: A. Ruhs (1997): Die Psychose und die Couch. Über Möglichkeiten und Begrenzungen psychoanalytischer Psychosenbehandlung. texte. psychoanalyse. ästhetik. kulturkritik. Heft 2, S. 71–91.

lyse mit ihrer am Signifikanten orientierten Theorie, welche, hauptsächlich auf den frühen Freud zurückgreifend, der Psychoanalyse durch Anhängung an die strukturale Linguistik und damit an Formalisierungsprinzipien den Status einer Wissenschaft zu verleihen bestrebt ist (vgl. Ruhs, 1980). Schon in seiner Dissertation (Lacan, 1932) und in seinem Beitrag über „Die Familie" (Lacan, 1938 / 1980) mit dem Thema beschäftigt, stellt Lacan insbesondere in seinem Psychosenseminar (Lacan, 1954 / 1981) und in seiner Schrift „Über eine Frage, die jeder möglichen Behandlung der Psychose vorausgeht" (Lacan, 1958 / 1975) das psychotische Scheitern am Ödipuskomplex sowohl in dessen sprachlogischen als auch objektbeziehungstheoretischen Dimensionen dar. Dabei wird nicht nur dem von ihm zuvor ausgearbeiteten Konzept des Spiegelstadiums der Subjektentwicklung als Fundierung des Freudschen Narzißmuskonzeptes Rechnung getragen, sondern auch dem von Freud postulierten spezifischen psychotischen Abwehrmechanismus der *Verwerfung.*

Hinsichtlich der Heilungsmöglichkeiten von Psychosen bleibt auch die strukturale Psychoanalyse im allgemeinen skeptisch, sie steht aber der psychoanalytischen Behandlung derselben wohlwollend gegenüber, wobei das Therapieziel auf eine Stabilisierung und auf eine Verhinderung psychotischer Krisen hinauslaufen soll. Denn die Psychose wird nicht als der Effekt eines traumatischen Ereignisses gesehen, das eine Wunde, einen Riß oder eine Spaltung in einem ansonsten intakten psychischen Gewebe nach sich ziehen würde, sondern als ein grundlegender Mangel in der Konstruktion des psychischen Apparates. Während das neurotische Symptom auf einen Kodierungsfehler in der symbolischen Ordnung bei sonst intaktem Aufbau der drei subjekt- und weltstrukturierenden Kategorien des Realen, des Imaginären und des Symbolischen zurückzuführen ist, ist im Falle der Psychose die Konstruktion dieser Kategorien und ihr Zusammenhalt bei gleichzeitig bestehenden, relativ stabilen Abgrenzungen gegeneinander nur mangelhaft entwickelt. Hier ist die Unterscheidung zwischen Ding, Bild und Wort, zwischen Referent, Signifikat und Signifikant bzw. zwischen Objekt, Vorstellung und Wahrnehmung stets schwankend, was in der Symptomatologie der Psychose ständig zum Ausdruck kommt. Aufgrund eines Verwerfungsvorganges hat der Psychotiker den Signifikanten des Mangels, den phallischen Signifikanten (d.h. den symbolischen Phallus, sofern dieser in privilegierter Weise auf Ab- und Anwesenheit verweist) nicht in sein Unbewußtes integriert, wodurch er die symbolische Kastration umgangen hat. Damit ist er auch an der wesentlichen Funktion der Sprache als Akzeptierung des Mangels vorbeigegangen, welche gerade durch ihre subjektentfremdende Wirkung das Fehlen bezeichnet und Sein und Sinn (letzteres im Sinne von Bedeutung) voneinander trennt. Der Psychotiker krankt am (großen) Anderen, wenn man darunter jene Instanz versteht, von der aus das Subjekt gesprochen wird. Diese Instanz kommt zunächst von außen und bildet in der Persönlichkeit des Menschen auch jenen Ort, welchen Freud als den „anderen Schauplatz", als das Unbewußte, beschrieben hat. In seiner Objektbeziehung hauptsächlich auf das Spiegelstadium fixiert, existiert für den Psychotiker der andere „Nebenmensch" vor allem als imaginärer anderer, als eine Art Spiegelbild des eigenen Selbst, wodurch es zu ständigen Verwechslungen zwischen ihm und dem (kleinen) anderen kommt. Die triangulierende Funktion des Ödipuskomplexes, welche Lacan bereits mit dem Ende des Spiegelstadiums etwa im 14. Lebensmonat situiert und die er als Subjektkonstituierung durch das Symbol bzw. durch die Instanz des symbolischen Vaters verstanden haben will, hat den Psychotiker nicht wirklich erreichen können. Was bedeutet dies aus näherer Betrachtung?

Das Mißlingen der ödipalen Identifizierung

In seinem Beitrag über „Die Familie" (Lacan, 1938 / 1980) postuliert Lacan, daß beim Eintritt in den Ödipus-Komplex die Vater-Imago einen neuen, nämlich ödipalen Status erhält, was beim Kind zu einem besonderen Erlebnis unter dem sogenannten „Licht des Erstaunens" („lumière de l'étonnement") führt (vgl. dazu auch Naveau, 1988). So wird einerseits die Vater-Imago zum Idealisierungspol, wobei sich beim Knaben das Ideal der Männlichkeit und beim Mädchen das Ideal der Jungfräulichkeit aufrichtet; diese „Transfiguration" des väterlichen Objekts koinzidiert aber auch mit einer anderen Operation, die eine „Sublimierung der Realität" bedeutet.

Grundlage für diese Prozesse ist eine spezifische Identifizierungsform, welche Naveau (Naveau, 1988) folgendermaßen schematisiert:

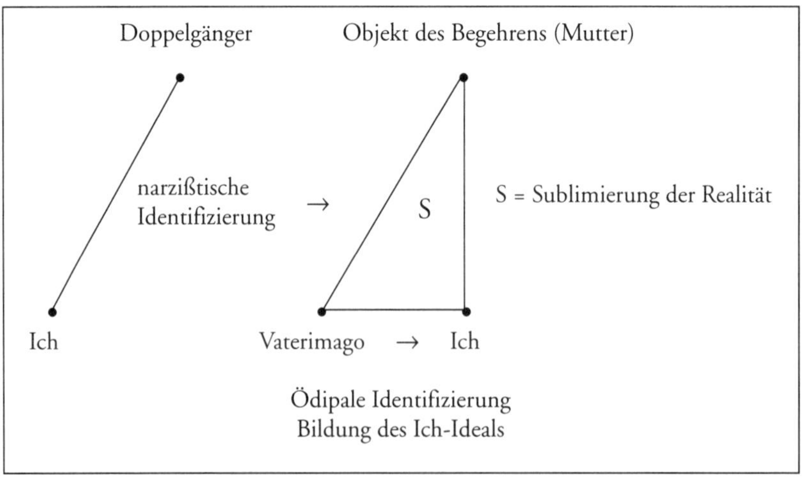

Im Transformationsgeschehen der ödipalen Identifizierung entsteht aus einer Beziehung mit zwei Elementen bzw. Termen ein sogenannter „Komplex", d. h. eine Beziehung mit drei Elementen bzw. Termen. Dabei bildet sich auch eine Beziehungsopposition heraus, in welcher das Objekt der Identifizierung (der Vater) nicht mehr das Objekt des Begehrens (die Mutter) darstellt. Die ursprünglichste aller Objektbeziehungen, welche sowohl das Begehren des anderen als auch die Identifizierung mit dem anderen zusammenfaßt, fällt also auseinander. Das Objekt des Begehrens verschwindet nunmehr, sobald das Objekt der Identifizierung erscheint und das, was als Sublimierung der Realität bezeichnet wird, erfüllt sich dann, wenn dem Objekt der Identifizierung der Vorrang vor dem Objekt des Begehrens eingeräumt wird. Somit stützt die ödipale Identifizierung gleichzeitig die ihr vorangegangene narzißtische Identifizierung, indem sie ihr einen Rahmen verleiht. Das väterliche Objekt erscheint dabei in einer „neuen Realität", in der es auch in eine Oppositionsstellung zum Ich gelangt, seitdem es diesem einen begrenzten Rahmen eines Selbst, seines Selbst, verliehen hat. Gleichzeitig vollzieht sich eine gewisse Umrahmung des Begehrens: Das Vaterobjekt verstellt den Weg zum Begehren der Mutter, es repräsentiert aber gleichzeitig das verbotene Genießen, weil der Vater gerade als einziger das Verbot übertritt. So wird das Vaterobjekt zum Zentrum für die Schöpfungen der Leidenschaft und gibt der Sublimierungsenergie ihre kreative Richtung.

Was nun die Frage der Auslösung der Psychose betrifft, soll den weiteren Überlegungen vorausgreifend schon hier bemerkt werden, daß sich beim Eintritt in die Psychose genau jener Vorgang abspielt, der dem Eintritt in den Ödipuskomplex entspricht. Auch hier entsteht für Lacan durch die Transfiguration des väterlichen Objekts eine unaussprechliche Fremdheit, die aber anstelle des „Lichts des Erstaunens" eine „rätselhafte Bedeutung" („signification énigmatique") mit Schockwirkung mit sich führt. Der daraus resultierende und für die Psychose bestimmende Wendepunkt verhindert die Sublimierung der Realität. Damit kommt es auch nicht zur Bildung einer Beziehung zwischen drei Elementen oder Termen, sondern es wird die Beziehung von zweien beibehalten. Das Objekt der Identifizierung erlangt nicht den Vortritt vor dem Objekt des Begehrens und der Rahmen des Begehrens bricht zusammen. In diesem Prozeß zerfällt nicht zuletzt der oberflächliche Konformismus, mit dessen Hilfe das Subjekt bis dahin den Narzißmus seiner Beziehung zur Realität maskiert hat. Die Opposition, die beim Ödipus-Komplex zwischen dem väterlichen Objekt und der dualen Beziehung „Ich-anderer" besteht, wird nun zur Opposition zwischen „Ich" und „anderer". Dieser andere im Subjekt macht sich nun über das Subjekt lustig, er setzt es herab, er verstößt es. Sein Sprechen, seine Signifikanten kehren zum Realen zurück, und sie werden von dort aus als äußere „Vokalisierung", als verbale Halluzinationen mit Selbstdiffamierungscharakter zum Gegenstand entschiedener Wahrnehmung. Hier zeigt sich nun das Zusammenbrechen des archaischen Ich. Der Doppelgänger, mit dem man sich identifiziert hat, wird nun zum Gegner. Gleichzeitig bezeugt die Diffamierungstendenz die entwicklungsgeschichtliche Affinität des ganzen Prozesses zur moralischen Repression.

Die Verwerfung (forclusion)

Nach diesem Entwurf in „Die Familie" versucht Lacan in der weiteren Folge der Entwicklung einer Psychosekonzeption zu erfassen, worin der genaue Mechanismus der ödipalen Entwicklungsstörung beim Psychotiker besteht und kommt dabei auf den von Freud schon postulierten Abwehrmechanismus der Verwerfung zurück. Dabei tritt die konkrete Erfahrung mit dem Objekt bzw. dessen imaginärer Repräsentanz als Grundlage für das Gelingen oder Mißlingen der ödipalen Herausforderung in den Hintergrund zugunsten einer Erfahrung mit symbolischen Repräsentanzen des Objekts; zunächst des väterlichen Signifikanten, dann, in schärferer Reflexion, mit dessen Wirksamkeit als phallischer Signifikant, der neben dem „Licht des Erstaunens" das Phänomen und den Affekt der Scham auftauchen läßt. So erweist sich mehr und mehr, daß die Kausalität einer mangelnden Verankerung in der ödipalen Struktur bzw. einer heilsamen (symbolischen) Kastration beim Psychotiker als Unfall einer logischen bzw. linguistischen Operation zu betrachten ist.

Als Theorie des Mangels zeigt eben die Psychoanalyse, daß sich Neurotiker, Perverse und Psychotiker untereinander sowie gegenüber dem sublimierenden sogenannten Normalen darin unterscheiden, wie sie mit dem menschlichen Grundproblem der Kastration in ihrer umfassendsten Bedeutung umgehen. Während es dem Nichtneurotiker gelingt, den durch die Aufhebung in Repräsentanzen und durch imaginäre und symbolische Entfremdung hervorgerufenen strukturellen Seinsmangel und seine durch Instinktverlust bedingte Unvollkommenheit grundsätzlich zu akzeptieren, sodaß er seine eigene Geschlechtlichkeit anerkennen und seine Grenzen erfahren kann, ist für den psychisch Kranken die Vorstellung der Kastration unerträglich, weshalb er sie ständig einem Abwehrprozeß unterwerfen muß. Dieser Prozeß ist beim Neurotiker der der Verdrängung in einem relativ weitgefaßten Sinn, wobei als Produkt das neurotische Symptom entsteht. Der Perverse hingegen verleugnet die Kastration und produziert dabei den Fetisch. Die Verwerfung schließlich im Fall der Psychose, welche zum Fall in die Psychose Anlaß gibt und die Halluzination als Produkt erzeugt, ist die am schwersten wiegende Störung der Symbolisierung der Kastrationserfahrung, sodaß ihre massive Nichtanerkennung beim Psychotiker zu einer Ungewißheit gegenüber seinem Geschlecht und zu einem umfassenden Verlust des Realitätssinnes führt.

Nach Freud geht es dabei um die schmerzhafte Erfahrung der Kastration der Mutter, die deshalb so schmerzhaft ist, weil das Kind damit gewahr wird, daß es den Penis verlieren kann oder ihn bereits verloren hat und weil damit die Ernsthaftigkeit des väterlichen Inzestverbots untermauert wird.

Wie Nasio (Nasio, 1988) ausführt, liegt der Kastrationserfahrung somit folgende Logik zugrunde:

Zuerst, in einer mythischen Vorzeit, wird allen Menschen ein Penis zugeordnet. Diese allgemeine Zuteilung beruht somit auf einem *Attributionsurteil.* Danach kommt es zur Wahrnehmung des Fehlens eines Penis, wodurch ein *Existenzurteil* über die Kastration erfolgt: Mindestens eine Person, die Mutter, hat keinen Penis. Dieses Existenzurteil setzt sich aus der Wahrnehmung zusammen, daß die Mutter keinen Penis besitzt und daß der Vater den Inzest verbietet und damit eine Grenzsetzung ausspricht.

Für Lacan ist die psychotische Verwerfung (der Kastrationserfahrung) unter einem dreifachen Aspekt des zu Verwerfenden zu sehen, was, wie bereits erwähnt, sowohl in bezug auf eine Logik (innerhalb der symbolischen Dimension) als auch in bezug auf die klassische Ödipusfassung als Triade von Mutter, Vater und Kind zu gelten hat:

- das universale Ganze;
- das Eine der Existenz;
- der Mangel selbst.

Zunächst sieht Lacan die Unmöglichkeit für das zukünftige psychotische Subjekt darin, daß es das „universale Ganze“, auf dem sich das „Eine der Existenz“ aufbauen könnte, nicht erfahren kann. Ab etwa 1955 sieht er aber die Verwerfung vorwiegend in einer Operation, die sich nicht auf das Universelle (der Attribution) bezieht, sondern auf einen besonderen Signifikanten, den väterlichen Signifikanten, den er als den „nom-du-père“ („Name des Vaters“, aber auch „Nein des Vaters“) bzw. als den symbolischen Vater, die Vatermetapher bezeichnet. Dieser „nom-du-père“ ist somit jede symbolische Äußerung, die die Mutter (oder auch das Kind) hervorbringt, welche sich auf die dritte Instanz bezieht, auf die väterliche Instanz als Gesetz des Inzestverbotes. Es ist die väterliche Metapher, die das Begehren der Mutter und auch das Begehren des Kindes, das wiederum vom Begehren der Mutter bestimmt wird, kennzeichnet.

Bezogen auf die konkrete intersubjektive Ödipalität zeigt sich der dreifache Aspekt des Verwerfungsgegenstandes in folgender Weise:

- das universelle Ganze ist in der allmächtigen Mutter verkörpert;
- das Eine des Signifikanten bezieht sich auf den „nom-du-père“, die Vatermetapher;

- der Mangel bezieht sich auf das, was der Mutter fehlt, somit auf das Begehren der Mutter.

Unter der Vatermetapher ist selbstverständlich keine objektive Bezeichnung für etwas Bestimmtes oder für den realen, konkreten Vater zu verstehen, sondern es handelt sich um eine metaphorische Repräsentanz, die das Begehren der Mutter oder des Kindes kennzeichnet, was sich in einem Symptom, in einer Geste, in einem Wort, in einer Entscheidung oder in einer Handlung ausdrücken kann. Somit ist der Platz des „Vaternamens" zwar immer nur einer, aber die Elemente, die sich an ihm einfinden können, sind immer vielfältig und unendlich.

Da die Vatermetapher das Begehren der Mutter evoziert und damit indiziert, daß der Mutter etwas fehlt – sonst könnte sie kein Begehren haben, wobei hier das Kind den Mangel nicht zu beheben vermag und dessen Behebung ihm auch untersagt ist –, kommt dem „Namen des Vaters" auch eine phallische Bedeutung zu, welche Lacan auf folgende Weise formalisiert:

$$x = (- \varphi)$$

Mit dieser Minusfunktion der Bedeutung der Vatermetapher wird auf den Mangel an Genießen hingewiesen, der mit der Anerkennung der mütterlichen Kastration im Rahmen des Ödipus-Komplexes einhergeht, sodaß dieses reduzierte Genießen mit der phallischen Symbolisierung verbunden wird. Beim Eintritt in die Psychose erweist sich nun aber, daß anstelle des „Namens des Vaters" im Unbewußten, anstelle des Anderen des Signifikanten nur ein reines Loch antwortet:

$$NdV = 0$$

Infolgedessen findet sich auch am Ort der Bedeutung, welche durch die Metapher hätte entstehen sollen, am Ort der phallischen Bedeutung also, ebenfalls ein Loch:

$$x = 0$$

So bleibt die Bedeutung, die durch den Signifikanten des Begehrens der Mutter geschaffen worden wäre, rätselhaft, und auf die Frage, was die Mutter begehrt, gibt es keine Antwort.

Das phallische Schwergewicht der Vatermetapher bringt es auch mit sich, daß die Scham als affektive Grundtönung den Substituierungsprozeß des mütterlichen Begehrens begleitet, was im Falle der Psychose das Subjekt in höchste Bestürzung treibt, sobald es sich einem Objekt gegenüber sieht, das eine Metaphorisierung innerhalb des phallischen Bedeutungsrahmens erfordert oder erzwingt.

Denn im Subjekt selbst ist der „Name des Vaters“ die immer wieder sich erneuernde Antwort auf einen Appell, der von einem anderen herkommt, von einem Mitmenschen außerhalb des Subjekts. Die Verwerfung besteht nun genau genommen „in einer Suspension einer solchen Antwort auf das an das Subjekt gerichtete Verlangen, eine Stellungnahme abzugeben, eine Handlung zu vollziehen oder eine Grenze zu setzen“ (Nasio, 1988, S. 244). Somit bleibt an der Stelle und in dem Moment der Signifikant des „Namens des Vaters“ aus, wo er zu seinem Auftauchen aufgerufen war. In der Auslösesituation der Psychose bezieht sich „die Nichtantwort auf einen Appell, der von einer Person kommt, die in einer dritten Position steht bezüglich der dualen und imaginären Beziehung des zukünftigen psychotischen Subjekts zu einem Mitmenschen, der leidenschaftlich geliebt oder gehaßt wird“ (Nasio, 1988, S. 244). Für die Psychoanalyse bestünde demnach die Aufgabe der Untersuchung der Eintrittsvoraussetzungen einer Psychose in der Enthüllung des Ursprungs eines solchen Appells im Kontext der Situation.

Lacan nennt die Person, die den Vaternamen ans Licht treten lassen soll – was aber in der Psychose ausbleibt – den „un-père“, was sowohl „ein Vater“ als auch „der Ungerade“ (l'impair) bedeutet. Lacan nennt als Beispiele eines solchen Dritten den Mann einer Frau, die gerade ein Kind geboren hat, den Beichtvater in bezug auf die Sünderin, die soeben ihre Vergehen gebeichtet hat oder den zukünftigen Schwiegervater, der dem verliebten Mädchen von seinem Verlobten vorgestellt wurde (Lacan, 1966, S. 111).

Was die Folgen der Verwerfung der Vatermetapher im Unbewußten betrifft, so sind, wie Nasio (Nasio, 1988, S. 245ff) zusammenfaßt, zwei Wirkungsbereiche voneinander zu unterscheiden:

- Im Symbolischen gibt die Verwerfung Anlaß zu einer Reihe von Umordnungen symbolischer Elemente, die zu einer Verwirrung gewöhnlicher Orientierungspunkte bezüglich des Raumes, der Zeit und vor allem der Vorstellungen hinsichtlich der persönlichen Herkunft führen. Denn die Verwerfung führt im Unbewußten zu einem Loch im Feld der Signifikanten, wodurch die Realitätszeichen zum Verschwinden gebracht werden. Am Rande dieses Lochs werden in der Folge neue Realitäten aufgebaut, welche ganz im Sinne Freuds das eigentlich Psychotische diesseits des vorhergehenden Realitätsverlustes ausmachen. Diese neue Realität ist massiv und vereinnahmend, sie ist rätselhaft und unsinnig wegen des Fehlens der phallischen Bedeutung und sie ist unbestreitbar wahr und gewiß, wobei die Gewißheit nicht aus den Beweisen der Fakten stammt, sondern aus der Tatsache, daß sich diese Realität nur an das Ich richtet: weil mich diese Realität betrifft, weil sie mir gehört und weil ich ihr einziger Agent bin (in einer anderen, klassischen Perspektive: Besetzung der Objekte mit narzißtischer Libido).

- Im Imaginären ist durch die Verwerfung eine Regression bis zum Spiegelstadium möglich. Dabei tritt eine duale Beziehung in bezug auf einen besonders ausgewählten anderen auf, der als Objekt tiefen erotisierten Hasses erscheint, was eventuell zu dessen tödlicher Zerstörung außerhalb oder innerhalb des Subjekts, also sowohl zu Mord als auch zu Selbstmord führen kann. Andererseits kann es zu einer Desintegration des Ich durch das Auftauchen des „Phantasmas des zerstückelten Körpers" kommen, wie es Lacan in seiner Beschreibung des Spiegelstadiums als nachträgliche Bildung im Anschluß an die Konstituierung eines einheitlichen Ich mit umrissenen Grenzen ausgeführt hat (vgl. Ruhs, 1980).

Zur Frage der Psychosenwahl

Als Mißglücken der Urverdrängung, wodurch der Phallus als Zeichen des Mangels nicht ins Unbewußte integriert wird, verhindert die Verwerfung auch eine fundamentale Trennung des letztlich doch geteilten Individuums in ein Subjekt der Äußerung und ein Subjekt der Aussage, wodurch auch die Kategorien von Sein einerseits und Sinn (Bedeutung) andererseits stets mehr oder weniger verklebt bleiben. So verlegt der Psychotiker sein Sein nicht in eine Instanz des Realen, die immer nur eine Grenzerfahrung darstellt und die grundsätzliche Seinsverfehlung des Menschen bedingt, sondern in die Repräsentanten, die ein Sein, eine eigene Existenz oder die Existenz eines anderen nur vorstellen können. Durch das Unvermögen, den Mangel zu symbolisieren, ist der Psychotiker ein Bewohner des Alls, er lebt die Totalität und er erlebt das Universum als etwas Reales. In welche Repräsentanten nun das psychotische Subjekt sein Sein oder das des anderen verlegt, in welchem *Perzeptum* (Lacan, 1958/1975, S. 63) das *Perzipiens* des illusionär-imaginären Ich untergeht, um in einer Vollkommenheit mit dem Wahrgenommenen der nunmehr halluzinatorischen Verkennung aufzugehen, bestimmt die Wahl der Form der Psychose.

Wenn durch die Verwerfung der Vatermetapher eine Regression zum Spiegelstadium der Subjektentwicklung erfolgt, was noch ein gemeinsames Merkmal aller psychotischen Entwicklungen ist, verlieren sich die Grenzen zwischen dem eigenen Selbst und dem anderen, weil das Subjekt seiner symbolischen Identifizierung verlustig geht, in welcher es durch seinen Eigennamen und seine sprachlich verfaßten Eigenheiten repräsentiert wird. In diesem Auflösungsprozeß wird das symbolisch verfaßte Ich-Ideal ersetzt durch das imaginäre Ideal-Ich als Bild der Vollkommenheit (von der Grandiosität bis hin zum totalen Nichts), in dem nunmehr auch das Ich aufgegangen ist. Damit gelangt das Subjekt auch unter die Herrschaft zweier Triebe, von welchen eine besondere Bedrohung ausgeht: der Oraltrieb, der ein ständiges Fressen und Gefressenwerden bedeutet; und der Schautrieb, der hier einer unaufhörlichen Verfolgung durch den Blick des anderen, ebenfalls mit den Phantasmen gegenseitiger Einverleibung und Vernichtung verbunden, entspricht.

- In diesem Dilemma verlegt der Schizophrene sein Sein außerhalb seines Körpers. Er verlegt es in die Welt der Zeichen und Symbole, welchen er ihre bildhafte Bedeutung, ihre Signifikate entzieht. Die so charakteristische Vermeidung des Blicks ist ihm notwendige Maßnahme, um der Identifizierung mit seinem Körper als einem Gesehenen zu entgehen.
- Der Paranoiker hingegen ist ganz der Körper selbst. Er sucht förmlich den Blick, der ihm diese Körperidentität bestätigt, macht aber gleichzeitig diese Beziehung zunichte, indem er durch die von Freud beschriebenen Projektionsmechanismen die eigene Position in die Position des anderen und die Liebe in Haß verkehrt. Wie der Fall Schreber eindrücklich zeigt, identifiziert er sich ganz mit dem Phallus, mit dem also, was in der Gleichsetzung mit dem Penis der Frau fehlt, wodurch er den Mangel verkörpert und die Kastration vermeidet. Dadurch kann er aber auch nicht Mann sein, was etwa Schreber mit dem Wunsch ausdrückt, eine Frau für Gott zu sein.
- An der Vollständigkeit, die sich mit der Kategorie des Habens verbindet, orientiert sich andererseits der Maniker und der psychotisch Depressive. Dabei wird der Mangel am Objekt geleugnet, sodaß dieses als ein vollkommenes Objekt erscheint, mit welchem in der Manie eine totale Identifikation angestrebt wird. In einer Variation zu Freud könnte man diesbezüglich sagen: Das Licht des Objekts hat das Ich verzehrt. Unter der Herrschaft des oralen Triebes wird das Objekt zur vollkommenen Brust, die jeden Mangel aufzuheben imstande ist. Wird dieser Zustand gestört, so zeigt sich das Gegenteilige des vollkommenen Objekts, welches sich nun als ein totales Nichts auftut: „Der Schatten des Objekts fiel so auf das Ich" (Freud, 1917/1982, S. 203). In dieses totale Nichts droht der Melancholiker zu stürzen, sobald er der Identifikation mit diesem Loch nicht entrinnen kann.

Therapeutische Konsequenzen

Bleibt noch zum Schluß die Frage, welche Implikationen sich aus dem bisher Dargestellten für die psychoanalytische Psychosenbehandlung ergeben.

Auch für die strukturale Psychoanalyse ist das Problem des Behandlungsdispositivs im Falle des Psychotikers von überragender Bedeutung. Lacans Antwort auf die Frage, wen man auf die Couch lege, ist dezidiert: den Psychotiker nicht. Denn bei Vorliegen einer psychotischen Struktur könne man sicher sein, daß bei Anwendung der Standardsituation die manifeste Psychose zum Ausbruch komme. Sicherlich: Die klassische Methode ist für den Neurotiker entwickelt worden. Die Verwehrung des face-to-face-Kontakts, der immer ein Körperkontakt durch den Blick ist, führt bei diesem dazu, daß das Register des Imaginären weitgehend ausgeschaltet wird, wodurch das Subjekt zum Vorschein kommt, das nicht die ganze Person bedeutet und auch nicht das Ich im Ich-psychologischen Sinn, sondern nur das, was in der Person dadurch bestimmt ist, daß sie spricht. Dadurch kommt es aber auch zur Übertragung, weil diese als Übertragungsliebe eine Funktion des Begehrens und das Begehren eine Funktion der Sprache ist. Denn die Unabschließbarkeit der symbolischen Ordnung der Sprache, ihre metonymische Funktion bedingt, daß ein Signifikant ständig auf einen anderen verweist, wodurch ein Wissen und damit auch ein Begehren nie zur Ruhe kommt. Das neurotische Symptom, sofern es sich an einen Analytiker wendet, funktioniert daher immer wie ein Fragezeichen, wie etwas, das nach Bedeutungsgebung verlangt, wobei das Wissen darüber zunächst im Analytiker vermutet wird. Deshalb nennt Lacan auch die Übertragung eine Beziehung zu einem Subjekt, dem Wissen unterstellt wird (*sujet supposé savoir*). Im klassischen psychoanalytischen Dispositiv ist also der Partner des Analysanden nicht der Analytiker in Person, sondern der Andere, also ebenfalls der, der der Sprache unterworfen ist und der den Code repräsentiert. Beim Psychotiker hingegen, der in diese Struktur nicht eingeführt werden kann, ist das Verlangen, das er in die Analyse einbringt, ein ganz anderes. Seine Klagen sind nur in bedingtem Ausmaß Fragen, das psychotische Subjekt unterstellt dem anderen kein Wissen, da es selbst weiß. Es weiß, daß der Andere mit ihm etwas vorhat, und wenn der Analytiker aus dieser Position des anderen spricht, wenn er deutet, so wird auch er zu einem, der mit dem Patienten etwas im Sinn hat, er wird zum Verfolger. Sofern aber der Analytiker eine andere Position einnimmt, wenn er sich dem psychotischen Patienten von Angesicht zu Angesicht stellt und wenn sich seine analytische Funktion auch auf eine Kunst des Zuhörens einschränkt, so kann eine Therapie diesseits einer Heilung durchaus langdauernde stabilisierende Wirkung haben. Da es hier eher um eine Haltung als um eine Methode geht, scheint es eine Behandlungstechnik im eigenen Sinn dafür nicht zu geben. Eine diesbezügliche Orientierungshilfe gibt uns vielleicht der Züricher Psychoanalytiker Peter Widmer:

> Nun fragen Sie sich gewiß, was denn zu tun sei im Umgang mit Psychotikern; kann man sie heilen, und wie? Ich muß gestehen, daß diese Fragen nach der Therapie noch schwerer zu beantworten sind als die nach den Strukturen der Psychose [...]. Ich könnte auch nicht mit Rezepten aufwarten. Zudem wäre es nötig, die Legitimität des Heilen-Wollens zu prüfen; die besten Absichten laufen hier, wie anderswo auch, Gefahr, die anderen zu Objekten zu machen. Und wäre nicht gera-

> de das ein Entgegenkommen für das, was das Psychotische bedingt? Der Psychotiker macht sich ja immer wieder zum Objekt, vermag auch die Andersheit der anderen nicht zu erkennen. Ein *Furor sanandi* kann zwar zu einer forcierten Anpassung an die sogenannte Normalität führen, aber ob damit mehr gewonnen ist als ein äußerlicher Erfolg? Ich kann mir den Umgang mit psychotischen Menschen nicht anders vorstellen, als daß sie als Subjekte wahrgenommen und behandelt werden. Das bedeutete den Verzicht des Therapeuten auf eine allwissende und stets deutende Position, aber die Bereitschaft zuzuhören, ihre Andersheit zu akzeptieren, sie nicht nach eigenen Normen formen zu wollen, sondern ihnen, mit dem Risiko, daß sie in ihrer Struktur verbleiben, was akzeptiert werden sollte, die Möglichkeit zu bieten, den Mangel zu entdecken oder sich wieder mit ihm anzufreunden, die verschüttete Geschichte wieder lebendig werden zu lassen, das Leiden mitzuteilen (Widmer, ohne Jahresangabe).

Abgesehen von dieser gebotenen grundsätzlichen Haltung des Analytikers fordern die Unwägbarkeiten und Überraschungen, mit welchen man in Psychosenbehandlungen stets zu rechnen hat, immer wieder zu unkonventionellen Interventionen und Maßnahmen heraus, die ebenfalls das Festhalten am „Ritual" einer lege artis geführten Kur verunmöglichen. Darüber hinaus geschieht es nicht selten, daß ins Arrangement der Therapie auch der Umgang mit gleichzeitig angewandten anderen, zumeist psychiatrischen Behandlungsmethoden einbezogen werden muß, was immer auch mit einer durchaus nicht ungünstigen Symbolisierungsarbeit etwa am scheinbar nur Realen des medikamentösen Objekts einhergehen kann.

Derartige Notwendigkeiten zeigten sich mir zuletzt eindrücklich am Fall jenes 33jährigen Mannes, der nach dreijähriger Arbeitsunfähigkeit in seinem Maurerberuf und nach verschiedenartigen ambulanten und stationären psychiatrischen Behandlungen teilweise auf eigenen Wunsch in meine Sprechstunde kam. Seine Erschöpfungs- und Verstimmungszustände, welche ihn an jeder Tätigkeit so behindern würden, daß er sich nach einer halben Stunde ins Bett legen müsse, führt der Patient auf ein traumatisches Ereignis vor mehreren Jahren zurück. Eines Abends habe er mit einem Taxi nach Hause fahren wollen, aber kaum habe er im Fahrzeug Platz genommen, sei von ein paar jungen Burschen die Wagentür aufgerissen worden und mit dem Ausruf „Das Taxi gehört uns" habe man ihn gewaltsam herausgezerrt. Trotz fehlender Gegenwehr habe man ihn zu würgen begonnen und ihm schließlich auch sein Hemd in Fetzen gerissen. In panischer Flucht habe er den Ort gerade noch verlassen können, und sei schließlich am ganzen Leibe zitternd endlich zu Hause angekommen. Nach einigen Wochen habe sich dann allmählich der sein Leben nachhaltig beeinflussende Zustand entwickelt. Wohl habe ihm danach ein bestimmtes Antidepressivum wegen seiner immer heftiger werdenden Selbstmordgedanken das Leben gerettet, ansonsten hätten aber alle anderen Behandlungsmaßnahmen, einschließlich einer Hypnosetherapie, die ihn eine schöne Stange Geld gekostet habe, keine wesentliche Wirkung gezeigt.

Seine Anamnese erweist sich zunächst als nicht sonderlich auffällig. Er beschreibt die Eltern als unauffällige, anständige Leute, die den Kindern gegenüber immer lieb gewesen wären und sie auch nie geschlagen hätten. Die Kinder, das bedeute, daß er mit einem eineiigen Zwillingsbruder, der allerdings vor mehr als zehn Jahren mit dem Auto tödlich verunglückt sei, und einem um vier Jahre älteren Bruder aufgewachsen sei. Als etwa neunjähriges Kind habe er längere Zeit Angstzustände gehabt, die mit der Aufbahrung des verstorbenen Großvaters zu Hause begonnen hätten. Die Angst vor dem Sarg hätte sich über das Ereignis hinaus fortgesetzt, sie sei erst verschwunden, als die Eltern ein neues Haus gebaut hätten. Dies alles schildert der Patient in kohärenter und verständlicher Weise, und abgesehen davon, daß er dazu neigt, eigene Satzabschnitte und Satzenden echoartig (wie ein Zwilling?) zu wiederholen, stellt sich kein gröberes psychopathologisches Bild dar.

Kurz vor Ende dieses ersten Gespräches allerdings, als ich nicht allzu sehr zögere, die Beschwerden und Zustände des Patienten eher dem Neurotischen bzw. dem sogenannten Erlebnisbedingten und Reaktiven zuzuschreiben, erklärt der Mann, daß es außer seinen Erschöpfungs- und Depressionszuständen noch etwas Weiteres gäbe, was alle Ärzte bisher allerdings immer als Wahnidee abqualifiziert hätten. Nach dem Überfall habe er in langsam zunehmendem Ausmaß die Gewißheit verspürt, daß ihm gegenübersitzende Personen, vor allem in öffentlichen Verkehrsmitteln, nach kurzer Zeit begännen, sich mit den Händen die Augen zu reiben oder mit einer Hand über die Nase oder über die Mundwinkel zu streichen. Zumeist würden alle drei Bewegungen hintereinander vor sich gehen, wobei die anderen aber nicht wüßten, daß sie es wegen ihm, wegen des Patienten also, täten. Auf eine entsprechende Frage hin erklärt der Patient, daß auch ich als sein aktuelles Gegenüber schon mehrmals wegen ihm diese Bewegung durchgeführt habe. Diese seltsamen Zeichen seiner Mitmenschen würden ihm bedeuten, daß er sich beruhigen möge, gleichzeitig aber gemahnten ihn diese Gesten an eine Art Schutzhaltung, nicht unähnlich seiner eigenen, die er anläßlich des seinerzeitigen Überfalles im Taxi einzunehmen gezwungen gewesen wäre. Das Ganze hänge aber auch noch mit einem bestimmten Medikament, dem Tolvon (!), zusammen, weil es durch diese Tabletten immer wieder zu stärkeren Kopfverkrampfungen (toll von?) komme, was die Leute dazu bringen würde, ihm diesbezüglich Entspannung zu suggerieren. Diese Beobachtungen seien jedoch alles andere als ein Wahn, da er für ihre Richtigkeit einen Beweis liefern könne. Der Patient holt dabei das Protokoll einer Privatdetektei aus seiner Tasche, aus dem hervorgeht, daß tatsächlich ein Angestellter dieser Agentur den Patienten auf zwei Straßenbahn- bzw. U-Bahnfahrten begleitet und die Richtigkeit seiner Beobachtungen bestätigt habe. In diesem Protokoll wird allerdings auch angemerkt, daß auch andere Fahrgäste, die dem Auftraggeber nicht gegenüber gesessen seien, im gleichen Zeitraum ebenso häufig die besagten Gesten vollführt hätten.

In den ersten Stunden der nachfolgenden Gespräche, zu welchen der Patient ohne besondere Vereinbarungen etwa im Sinne eines Behandlungsvertrages eingeladen wird, wird behutsam an der Bedeutung der von ihm gemachten Wahrnehmungen bezüglich des seltsamen Gebarens seines jeweiligen Gegenübers gearbeitet. Dabei findet er vor allem an der Namhaftmachung seiner grundsätzliche Affektlage als Wut Gefallen, was ihm den Weg zum Verständnis der Notwendigkeit des Verhaltens seiner Mitmenschen eröffnet, eines Verhaltens, das aus seiner Vorstellung qua Projektion zur Gewißheit einer objektiven Erfahrung erhoben wurde. Das Übermaß an eigenen aggressiven Tendenzen, das einer depressiven Verarbeitung nicht mehr zugeführt werden kann, wird so in die Außenwelt projiziert, daß nur noch deren Abwehr, und zwar in dreifacher Form erkennbar wird: einerseits die Abwehr als Projektion, andererseits als Schutz und Abwehrhaltung des anderen in Reaktion auf die Aggressionsbereitschaft des Patienten und schließlich als kalmierende Abwehr seiner Aggressivität durch die Interpretation der Gesten als Aufforderung sich zu beruhigen. Grundsätzlich wird also von vornherein dem Patienten bezüglich des Wahrheitskerns seiner Wahnidee Recht gegeben, denn in seiner Logik ist ja der andere, der sich vor ihm schutzt, das Perzeptum also, Teil des eigenen Selbst, des Perzipiens also, und jener andere übernimmt für dieses Selbst die Aufgabe der Beruhigung vor dem drohenden Freiwerden der Aggressivität. Jener andere, der aber auch noch als Objekt fungiert und in einer Umkehr der traumatischen Erfahrung des Überfalls die Rolle des Opfers einnimmt, muß damit auch die Rolle des Feindes einnehmen, der sich gleichzeitig über den Patienten lustig macht und ihn verhöhnt – was in diversen Nebenbemerkungen im Laufe der therapeutische Gespräche seinen Ausdruck findet – und jeder Versuch von Psychiatern und Therapeuten, ihm diese Beobachtung und Wahrnehmung als Einbildung und Wahnidee auszureden, kann vom Patienten zu seinem und zu deren Schaden nur ebenfalls in dieser Richtung aufgenommen werden.

Indem aber gerade dieser Weg nicht gegangen wird und indem die wahnhafte Erfahrung Gegenstand einer ernsten Reflexion wird, sodaß ihr im wahrsten Sinn des Wortes Bedeutung verliehen wird, kann der Patient das Mißtrauen (das für Lacan das wahre Substrat der sogenannten negativen Übertragung darstellt) überwinden und ein gewisses Maß an analytischer Arbeit auf sich nehmen, was zu weiteren wichtigen therapeutischen Schritten führt.

So kann er dazu gebracht werden, ein möglicherweise wirksameres neuroleptisches Medikament, das er bisher aufgrund von Nebenwirkungen, die er an Mitpatienten beobachten konnte, entschieden verweigert hatte, einzunehmen. Dazu kam es auf folgende Weise: Eines Tages fragte mich der Patient eindringlich, ob ich mit so einem Fall wie seinem schon einmal zu tun gehabt hätte, sodaß ich entsprechende Erfahrungen in die weitere Therapie und zur Behebung der noch immer anhaltenden Erschöpfungszustände einbringen könnte. Nach einigem Zögern entschloß ich mich zu einer Antwort, die eine nicht allzu rigide Moral als weiße Lüge bezeichnen würde. Ich erklärte ihm nämlich, daß vor vielen Jahren ein Mann in meine Behandlung gekommen wäre, der sich einen unverschuldeten und höchst ungerecht geahndeten Verkehrsunfall so zu Herzen genommen habe, daß er Jahre lang aus einer tiefen Depression nicht hätte herausfinden können. Auf die Frage nach dem Ausgang dieser Geschichte wies ich auf die günstige Beeinflussung dieses Verlaufes durch jenes Medikament hin, dessen Einnahme im vorliegenden Fall stets zurückgewiesen worden war. So fragte mich die den Patienten psychiatrisch behandelnde Ärztin am nächsten Tag telefonisch erstaunt, wie es zu erklären sei, daß der Patient zu ihr gekommen sei, um die Verschreibung gerade dieses Medikamentes nach so hartnäckiger Abwehr förmlich zu fordern. Tatsächlich blieb eine günstige Wirkung dieser Medikation nicht aus, weil dadurch auch ein ungeeignetes antidepressives Medikament mit stark sedierenden Nebenwirkungen abgesetzt werden konnte.

Weiters führte der Vertrauensgewinn zur Erzählung einer homosexuellen Erfahrung im Kindesalter, als der Patient von einem Erwachsenen in der Toilette des heimatlichen Sportplatzes mehrmals mißbraucht worden war. Diese erstmalige Erwähnung einem anderen gegenüber konnte aber nun frei von jedem Geständniszwang erfolgen, weil sowohl ein gewisser Betrag an Aggressivität als auch ein Übermaß an Schuldgefühl ins Innere des Patienten integriert werden konnte. Selbstverständlich ergab das Durcharbeiten dieses Ereignisses Anlaß zur weiteren Reflexion über die traumatische Wirkung des Überfalles im Taxi, welcher seinerseits nachträglich die homosexuelle Erfahrung der Kindheit traumatisch aufgeladen hatte, sodaß es im Zusammenwirken beider Ereignisrepräsentanzen zum verheerenden Zusammenbruch der nicht gerade soliden psychischen Struktur gekommen ist. Die Verwerfung der Vatermetapher hat aller Wahrscheinlichkeit darin bestanden, auf den Appell, eine dem Über-Ich entsprechende Handlung zu vollziehen, nicht zu antworten.

Literatur

Bryce Boyer L. (1967 / 1976): Die psychoanalytische Behandlung Schizophrener. Kindler, München.

Freud S. (1927 / 1982): Nachwort zur „Frage der Laienanalyse". Stud. Erg. Bd., Fischer, Frankfurt, S. 347.

Ders. (1894): Die Abwehr-Neuropsychosen. Versuch einer psychologischen Theorie der acquirierten Hysterie, vieler Phobien und Zwangsvorstellungen und gewisser halluzinatorischer Psychosen. GW I, S. 57–74.
Ders. (1904 / 1982): Die Freudsche psychoanalytische Methode. Stud. Erg. Bd., Fischer, Frankfurt, S. 105f.
Ders. (1914 / 1982): Zur Einführung des Narzißmus. Stud. Bd.3, Fischer, Frankfurt, S. 41–68.
Ders. (1917 / 1982): Trauer und Melancholie. Stud. Bd.3, Fischer, Frankfurt, S. 197–212.
Fromm-Reichmann F. (1948): Notes on the Development of Schizophrenia. Psychiatry, 11, S. 263–273.
Lacan J. (1932): De la psychose paranoiaque dans ses rapports avec la personnalité. Thèse pour le doctorat en medecine. Le Francois, Paris.
Ders. (1938 / 1980): Die Familie. In: Schriften III. Walter, Olten, S. 39–100.
Ders. (1954 / 1981): Le Seminaire, livre III, Les Psychoses. Seuil, Paris.
Ders. (1958 / 1975): Über eine Frage, die jeder möglichen Behandlung der Psychose vorausgeht. Schriften II, Walter, Olten, S. 61–117.
Nasio J.-D. (1988): Enseignement de 7 concepts cruciaux de la psychanalyse. Rivages, Paris.
Naveau P. (1988): Sur le déclenchement de la psychose. Ornicar, revue du Champ freudien 44, S. 77–87.
Ruhs A. (1980): Die Schrift der Seele. Einführung in die Psychoanalyse nach Jacques Lacan. Psyche 34, S. 885–909.
Ders. (1997): Die Psychose und die Couch. Über Möglichkeiten und Begrenzungen psychoanalytischer Psychosenbehandlung. texte. psychoanalyse. ästhetik. kulturkritik. Heft 2, S. 71–91.
Widmer P.: Strukturen der Psychosen. Unveröffentlichtes Manuskript, ohne Jahresangabe [beim Verfasser].

Edith Kerstan

Analytische Psychologie und schizophrene Störungen

Als C. G. Jung im Dezember 1900 in die Psychiatrische Universitätsklinik Burghölzli in Zürich eintrat, wurde es ihm durch die dortige Arbeitsatmosphäre ermöglicht, sich intensiv mit den Hintergründen der vorwiegend an Dementia praecox Erkrankten zu beschäftigen. Der Direktor der Klinik, Eugen Bleuler, war in damals durchaus ungewöhnlicher Weise bemüht, die Patienten durch sinnvolle Beschäftigungen mit der Realität zu konfrontieren und einen Rapport zu ihnen herzustellen. Ermutigt durch oft überraschende Behandlungserfolge teilte er die Ansicht, daß die Krankheitsprozesse zwangsläufig in eine Demenz führen mußten, nicht. Vielmehr vertrat er die Hypothese, daß das Ichgefühl der Patienten durch Störung assoziativer Verbindungen in den Gedankenabläufen verändert und es in der Folge zu Symptomen wie Halluzinationen und Wahnideen kommen würde. Das Charakteristische der Erkrankung sah er im Strukturzerfall der Persönlichkeit und prägte später dafür den Begriff Schizophrenie. Um diese These zu prüfen, errichtete er am Burghölzli ein psychologisches Labor und führte den Wortassoziationstest ein.

Bei diesem Test wird dem Probanden eine Liste von Reizwörtern vorgelesen. Auf jedes Wort muß er mit dem nächsten Wort, das ihm gerade einfällt, antworten. Dabei wird die Reaktionszeit mit der Stoppuhr gemessen.

Der Test stammte von Francis Galton, wurde von Wilhelm Wundt ausgearbeitet und fand bereits Anwendung, indem die Ergebnisse bei organisch oder toxisch veränderten Bewußtseinszuständen mit den Ergebnissen bei Geisteskrankheiten verglichen wurden. Im Hintergrund stand die Idee einer toxischen Ursache für die Dementia praecox.

Jungs theoretische Anschauungen über das Wesen der Neurosen und Psychosen gründeten sich zunächst auf die Studien mit dem Assoziationsexperiment. Die Ergebnisse dieser Studien veröffentlichte er in den „Diagnostischen Assoziationsstudien" (Jung, GW 2, 1971) und in der Schrift „Über die Psychologie der Dementia praecox" (Jung, GW 3, 1971).

Was Jung bei den Assoziationstests vor allem interessierte, waren die Fehler und Störungen bei den Reaktionen, die zu einer herabgesetzten Aufmerksamkeit (abaissement du niveau mental nach Pierre Janet) und damit zu einer Ichschwächung führten und so entwickelte er die Theorie von den gefühlsbetonten Komplexen.

Der gefühlsbetonte Komplex

Als Komplex bezeichnet Jung eine Gruppe von Vorstellungen, die durch einen gemeinsamen Gefühlston, den spezifischen Affekt, miteinander verbunden sind. Unter Affekt versteht er einen psychischen Gefühlszustand, der mit einem physiologischen Innervationszustand verbunden ist (Jung, GW 6, 1971, §750). Jung sieht in der Affektivität die Grundlage für das Denken und Handeln der Persönlichkeit. Er stellt fest, daß jedes affektvolle Ereignis eine Einheit mit drei Komponenten bildet: der Sinnesempfindung, der intellektuellen Komponente (Vorstellung, Erinnerung) und dem Gefühlston. Dieses Ereignis kann zu einem Komplex werden und sich über den entsprechenden Gefühlston mit schon bestehenden Komplexen verbinden, diese aktivieren und verstärken. Die Emotionalität wird über die Komplexverknüpfungen strukturiert, wobei die Komplexe mit dem stärksten Affekt auch den stärksten Aufmerksamkeitston auf sich ziehen und bestimmend werden.

> Komplexe sind daher in diesem Sinne geradezu Brenn- oder Knotenpunkte des seelischen Lebens, die man gar nicht missen möchte, ja, die gar nicht fehlen dürfen, weil sonst die seelische Aktivität zu einem fatalen Stillstand käme. Aber sie bezeichnen das Unerledigte im Individuum [...] (Jung, GW 6, 1971, § 990).

Den unbewußten Komplexen stellt er den Ichkomplex gegenüber, den er wie folgt definiert:

> Wir verstehen darunter die Vorstellungsmasse des Ich, welche wir uns von dem mächtigen und immer lebendigen Gefühlston des eigenen Körpers begleitet denken. Der Gefühlston ist ein affektiver Zustand, der begleitet ist von körperlichen Innervationen. Das Ich ist der psychologische Ausdruck des festassoziierten Verbandes aller körperlichen Gemeinempfindungen (Jung, GW 3, 1971, § 82).

Das Ich beruht somit auf einer somatischen und einer psychischen Basis. Es bildet das Zentrum des Bewußtseinsfeldes und ist von hoher Kontinuität und Identität mit sich selbst (Jung, GW 6, 1971, §810). Im Zustand der Integrität verfügt der Ichkomplex über den stärksten Aufmerksamkeitston.

Komplexwirkung

Ein akuter Affekt, wie z. B. Erschrecken, löst eine Ichschwächung mit entsprechender körperlicher Begleitsymptomatik aus, wobei der ursprüngliche Zustand wiederhergestellt ist, wenn das Ereignis an Bedeutung verliert. Es kann für eine gewisse Zeit für ähnliche Ereignisse eine Komplexempfindlichkeit weiterbestehen. Stärker belastende Situationen können eine chronische Komplexwirkung entwickeln, was der Traumatisierung entspricht. Bei einer weiteren Gruppe der chronischen Komplexwirkungen wird der Gefühlston durch aktuelle Reize aufrechterhalten, wobei es dafür schon eine selektive Wahrnehmung gibt. Die unbewußte Psyche wird über die Symbolwirkung der Komplexe in Träumen oder Phantasien erfahrbar. Nur wenn die Inhalte dem Ich inkompatibel erscheinen, kommt es über Verdrängung und Abspaltung zu Symptomhandlungen. Jung betrachtet Komplexe auch als abgesprengte Teilpsychen, die einen hohen Grad an Autonomie besitzen (Jung, GW 8, 1971, § 204).

Komplexwirkung bei der Psychose

In der Psychose führt der Komplex durch seine Affektstärke zur Dissoziation des Bewußtseins, d. h. zum Zerfall von bewußten Vorstellungsgruppen. Die Kohärenz und die Stärke des Ichgefühls und damit auch das vertraute Körpergefühl gehen verloren. Ordnendes und unterscheidendes Denken ist nicht mehr möglich, sodaß die Inhalte des Komplexes nicht mehr symbolhaft sondern konkretistisch erfahren werden. Ein zunehmend fragmentiertes Ich steht unter der Herrschaft des pathogenen Komplexes, dessen Triebenergie es nicht mehr kontrollieren und dessen Bedeutung es nicht mehr verstehen kann. Die Verbindungen zum eigenen Selbst und zu den anderen werden zerstört.

Der pathogene Komplex setzt sich anstelle des Ich und benützt die Ichfunktionen um sich in Form von Halluzinationen und Wahnbildungen auszudrücken. Der Strukturzerfall betrifft aber nicht nur das Ich, sondern auch den schizophrenen Komplex selbst. Und das ist der wesentliche Unterschied zu den neurotisch wirksamen Komplexen. Jung spricht von einer zunehmenden Selbstzerstörung des schizophrenen Komplexes und einer inadäquaten Gemütsbeteiligung: „Innerhalb des Komplexes scheinen die emotionalen Werte widersinnig verteilt oder nicht vorhanden zu sein, wobei ihr Zerfall weitgehend der Störung der geistigen Elemente entspricht.“ (Jung, GW 3, 1971, § 547)

Das Wesen des Zerstörerischen zeigt sich im Verlust der Symbolisierungsfähigkeit. Bedeutungszusammenhänge können nicht mehr erfaßt werden.

Das Denken im Komplex erfolgt nach den Gesetzen der Analogie, undeutlich und traumhaft, ohne Hierarchie der Obervorstellung. Verwandte Ausdrücke vertreten einander. Es kommt über Verdichtung und Vermischung der einzelnene Vorstellungsfragmente zur Neubildung von Begriffen. Das Erleben wird immer unpersönlicher, indem sich Ichanteile über symbolische Gleichsetzung (Segal, 1996) mit den neugeschaffenen schizophrenen Symbolen (Benedetti, 1998) identifizieren.

Kurz, das Unbewußte setzt sich durch und wirkt zerstörerisch auf Kosten des Bewußtseins. Zurück bleibt ein Chaos von Fragmenten, die keine sinnvollen Verbindungen eingehen können, da das sinnstiftende und sinnerlebende Subjekt verschwindet.

Bei fortschreitenden Prozessen werden anfangs hochaufgeladene, aber unbezogene und oft rätselhafte Symbolbildungen zunehmend ihrer Bedeutung entleert. Der ursprünglich auslösende Affekt verschwindet und der Ausdruck der Persönlichkeit wird von Sprach- und Handlungsstereotypien bestimmt, deren Sinn sich nur sehr schwer, wenn überhaupt erschließen läßt.

Jung erzählt von einer Patientin, die 35 Jahre im Burghölzli stationär in Behandlung war und jahrzehntelang im Bett lag, nicht sprach und auf nichts reagierte. Sie machte nur ständig mit den Händen eine Bewegung, als ob sie nähen würde. Früher als sie diese Bewegung im Sitzen gemacht hatte, sagte man: „Sie näht Schuhe.“ Niemand wußte etwas von der Geschichte der Patientin. Als Jung ihren Bruder bei ihrem Begräbnis traf und ihn nach der Krankheitsursache fragte, teilte ihm der Bruder mit, daß die Patientin über eine verlorene Liebe trübsinnig geworden sei. Der Geliebte war Schuhmacher gewesen.

In seiner Arbeit „Über die Psychologie der Dementia praecox“ beschreibt Jung den Fall einer schizophrenen Patientin, die sich seit 20 Jahren in der Anstalt befand und deren Sprache bis zur Unverständlichkeit zersetzt war. Aufgrund der Analyse ihrer Assoziationen gelang es ihm, die Komplexe, welche die Krankheit ausgelöst hatten zu rekonstruieren und die Bedeutung ihrer Sprachstereotypien zu verstehen. Zum Beispiel: „Ich bin eine Schweiz“. Analyse: Die Schweiz ist frei, sie sollte frei sein wie die Schweiz und nicht in einer Irrenanstalt leben. Oder: „Ich bin der Hauptschlüssel“. Analyse: Der Hauptschlüssel öffnet alle Türen der Anstalt, sie sollte ihn schon längst haben, denn sie ist schon seit Jahren Eigentümerin der Anstalt Burghölzli (Jung, GW 3, 1971, § 374).

Jung weist daraufhin, daß selbst in den absurdesten Äußerungen der Kranken, welche die Kommunikation zur Umwelt nahezu abgebrochen haben, die ursprünglich tätige Phantasie erkennbar ist. Eine Phantasie, die bemüht war, die Wirklichkeit durch etwas wie einen Traum zu ersetzen.

> Es ist keine Metapher, zu sagen, Wahnsinn sei ein „Wirklichkeit" gewordener Traum. Die Phänomenologie des Traumes und die der Schizophrenie sind nahezu identisch, natürlich mit einem gewissen Unterschied, denn die eine kommt gewöhnlich während des Schlafes vor, die andere dagegen bringt den wachen oder bewußten Zustand in Verwirrung (Jung, GW 3, 1971, § 523).

So wie in den Träumen fand Jung auch in den Symbolbildungen der Schizophrenen den Aspekt der Wunscherfüllung, aber auch den der Kompensation. Ein Begriff, der später für ihn als ein Charakteristikum des Unbewußten wesentlich werden sollte.

Seine Experimente waren auch eine Bestätigung der Freudschen Verdrängungstheorie. Jung war zunächst über die Lektüre der Traumdeutung, die er bereits 1902 in seiner Dissertation „Zur Psychologie und Pathologie sogenannter okkulter Phänomene" zitiert hatte, auf die Forschungen Freuds gestoßen. Im Vorwort zur „Psychologie der Dementia praecox" würdigte er Freuds Theorien, fügte aber hinzu, daß er der Sexualität und dem sexuellen Trauma nicht die Bedeutung zuerkennen könne, wie Freud es getan hatte. Zwischen 1906 und 1913 fand ein reger Gedankenaustausch zwischen Freud und Jung statt, der im Briefwechsel dokumentiert ist. (McGuire, Sauerländer, 1974) Die theoretischen Differenzen und auch die persönlichen Konflikte führten schließlich zum Abbruch der anfänglich mit Begeisterung und großen gegenseitigen Erwartungen aufgenommenen Beziehung.

Was Jung bei den schizophrenen Symbolbildungen besonders beeindruckte, war deren archaischer Charakter und die Nähe zu Motiven, die unabhängig von Tradition und Kultur universell in Träumen, Mythen, Märchen, Riten und Visionen auftreten.

> Der häufige Rückgriff auf archaische Assoziationsformen und -gebilde, den wir in der Schizophrenie beobachten, hat mir sogar erstmals die Idee gegeben, an ein Unbewußtes zu denken, das nicht nur aus verlorengegangenen, ursprünglichen Bewußtseinsinhalten besteht, sondern aus einer gewissermaßen tieferen Schicht von ähnlich universalem Charakter wie die mythischen Motive, welche die menschliche Phantasie überhaupt charakterisieren (Jung, GW 3, 1971, § 565).

Jung bezeichnet diesen a priori vorhandenen, allen Menschen gemeinsamen Bereich des Unbewußten als das kollektive Unbewußte. Er unterscheidet nun zwischen dem persönlichen Unbewußten, das auf Verdrängen oder Vergessen einst bewußten Materials beruht, und dem kollektiven Unbewußten mit den Archetypen als Strukturdominanten.

Für das Verständnis wesentlich ist die Unterscheidung zwischen Archetyp und archetypischem Bild: „Die archetypischen Vorstellungen, die uns das Unbewußte vermittelt, darf man nicht mit den Archetypen an sich verwechseln. Sie sind vielfach variierte Gebilde, welche auf eine unanschauliche Grundform zurückweisen". (Jung, GW 8, 1971, § 417)

Archetypen sind leere Formen, die erst über Interaktion mit der Umwelt mit Vorstellungen und Bildern gefüllt werden. Es handelt sich somit um Grundmuster oder Bereitschaften, das Leben in einer für den Menschen typischen Weise zu erfahren. Für den Säugling gibt es z.B. bestimmte Möglichkeiten „Mutter" zu erleben.

Es werden entsprechend der jeweiligen Erfahrung Vorstellungen, von der guten, nährenden Mutter oder aber der bösen, verschlingenden gebildet. So formt sich über die angeborene archetypische Struktur in der Beziehung zur persönlichen Mutter das Bild des Mutterarchetyps.

Ich möchte an dieser Stelle einen Vergleich mit W. Bions (Bion, 1992) Thesen über das Denken ziehen. Nach Bion gibt es im Säugling einen Zustand der Erwartung, den er Prä-Konzeption nennt. In Verbindung mit geeigneten Sinneseindrücken, der Realisierung, entsteht die Konzeption. Ein hungriges Baby wird gestillt. Das Stillen ist die Realisierung der Erwartung und so kann sich die Konzeption von der Brust bilden. Demnach entspricht der Begriff der Konzeptionen, die über Realisierungen aus den Prä-Konzeptionen entstehen, Jungs Vorstellungen von archetypischen Bildern, die aus der Wechselwirkung zwischen angeborener Struktur und Umwelt entstehen.

Archetyp und Trieb

Jung setzt den Begriff Archetyp folgendermaßen in Korrelation zum Instinkt: Sowie der Instinkt ein angeborenes Verhaltensmuster darstellt, handelt es sich bei den Archetypen um angeborene Größen der Anschauung. Er bezeichnet den Archetyp als Anschauung des Instinktes von sich selbst oder Selbstabbildung des Instinktes (Jung, GW 8, 1971, § 277.) Der Instinkt wurzelt im biologisch stofflichen, der Archetyp im geistigen Bereich. In ihrer unanschaulichen Natur sind sie nicht bewußtseinsfähig, psychisch nicht erfahrbar, sondern nur über ihr Wirken zu erkennen. Jung nennt diesen unanschaulichen Bereich den psychoiden Anteil des Unbewußten. Psychisches Erleben ereignet sich in der archetypischen Vorstellung als dem Verbindungsbereich von Bild und Trieb: „In der archetypischen Vorstellung und in der Triebempfindung stehen sich Geist und Stoff auf der psychischen Ebene gegenüber." (Jung, GW 8, 1971, § 420)

Aus dieser Verbindung entsteht sinnhaftes Erleben. Jung bezeichnet das Bild auch als den Sinn des Triebes (Jung, GW 8, 1971, § 398). Über die Erfahrung von Lust oder Unlust erhalten diese Vorstellungen ihre besondere Tönung und Bewertung. Sie sind von einem bestimmten Gefühlston begleitet. Für Jung entspricht das Werten der Fühlfunktion. Begleitet von dieser affektiven Bewertung verknüpfen sich die Phantasien mit den frühen Objekterfahrungen.

> Die Lust- und Unlustreaktion des Gefühls entspricht dem höchsten Grade der Subjektivierung des Objekts. Es wird durch das Gefühl in so nahe Beziehung zum Subjekt gebracht, daß letzteres über Annehmen oder Verwerfen entscheiden muß (Jung, GW 8, 1971, § 256).

Archetyp und Komplex

Durch Einbeziehung des Konzepts von den Archetypen erweitert sich die Theorie von den gefühlsbetonten Komplexen. Die archetypische Vorstellung bildet den Komplexkern, um den sich im Laufe der Entwicklung weitere Vorstellungen anknüpfen. Im Komplex verbinden sich also persönliche und kollektive Inhalte. So enthält der Mutterkomplex die Beziehungserfahrung mit der persönlichen Mutter, aber auch eine Erlebnisqualität, die darüber hinausgeht und in Symbolen ans Bewußtsein herangetragen wird, wie sie sich auch in Mythen oder Märchen finden. Diese archetypische Qualität des Erlebens ist von starken Emotionen begleitet und übt einen faszinierenden Eindruck auf das Subjekt aus. Es verstört zunächst den vertrauten Erlebenskontexkt und erzwingt eine Antwort des Ich. Ob nun der Kontakt mit der kollektiven Schicht eine bereichernde, entwicklungsfördernde oder aber eine zerstörerische Wirkung entfaltet, hängt von der Ichstärke und der jeweiligen Lebenssituation ab. Eine Aktivierung der kollektiven Symbolbildungen ist häufig dann zu beobachten, wenn es um bedeutsame Veränderungen im Leben geht, die mit der bisherigen Einstellung des Bewußtseins allein nicht zu bewältigen sind.

> Es ist ohne weiteres verständlich, daß in vital wichtigen Situationen die Instinktgrundlage der Psyche mobilisiert wird, auch wenn das Bewußtsein keinerlei Einsicht in die Lage besitzt. Ja, man kann sagen, daß eben gerade dann der Instinkt die beste Gelegenheit hat sich durchzusetzen. Die vitale bzw. bedrohliche Wichtigkeit der Psychose liegt auf der Hand, weshalb das Auftreten instinktdeterminierter Inhalte in der schizophrenen Situation keineswegs an sich befremdlich ist (Jung, GW 3, 1971, § 567).

Wie ich anfangs bei den Komplexwirkungen ausführte, stellte Jung fest, daß bei der Psychose nicht nur das Ich fragmentiert wird, sondern auch innerhalb des pathogenen Komplexes Zerstörungsprozesse stattfinden. Jung spricht von den Archetypen als dem Formprinzip der Triebkraft (Jung, GW 8, 1971, § 416). In der Psychose gelingt es offenbar nicht mehr, das Bild und damit den Sinn für die Triebe zu halten. Es entsteht eine destruktive Dynamik, welche die Formen sprengt und dem Erleben die Bedeutung raubt. Schwartz-Salant (Schwartz-Salant, 1991) beschreibt diesen Zustand so:

> Wahnsinn kann sicherlich als eine seelenlose Sache empfunden werden, die Subjekt und Objekt durch ihre absolute Formlosigkeit und durch die Erfahrung der Leere, die zu ihr gehört, in Schrecken versetzt. Denn Wahnsinn ist eher mit Abwesenheit oder Leere erfüllt als mit der bestätigenden Gegenwart von etwas.

Zusammenfassend kann über die Beziehung von Archetyp und Instinkt gesagt werden: Archetyp und Instinkt stehen einander als Gegensätze von Geist und Natur gegenüber. Sie sind als An-Sich-Größen unanschaulich. Aber in ihrer Verbindung zum archetypischen Bild als ein elementarer psychischer Baustein werden sie wirksam, indem sie das Erleben gestalten und ihm eine bestimmte Färbung verleihen.

Es ist nun die Frage, wie es zu Verbindungen, zu der Fähigkeit zum Symbolisieren kommen kann. Jung prägte dafür den Begriff der transzendenten Funktion, der mit seinem Konzept vom Selbst verbunden ist.

Das Selbst

Nach Jung enthält das Selbst als Archetyp das Potential zur Verwirklichung der Gesamtpersönlichkeit. Es ist das primär Vorhandene, aus dem sich das Ich entwickelt.

> Ich unterscheide daher zwischen Ich und Selbst, insofern das Ich nur das Subjekt meines Bewußtseins, das Selbst aber das Subjekt meiner gesamten, also auch der unbewußten Psyche ist. In diesem Sinne wäre das Selbst eine (ideelle) Größe, die das Ich in sich begreift (Jung, GW 6, 1971, § 810).

Als Begriff von Einheit und Ganzheit ist das Selbst eine hypothetische, transzendente Größe. In der Erfahrung vom Selbst gründen Gefühle von Ganzheit, Sinn, Geborgenheit und Vitalität. Das Selbst strebt nach Einheit. Darin liegt die symbolbildende Fähigkeit, aber gleichzeitig auch die Gefahr, die durch den auflösenden Aspekt dieser Tendenz gegeben ist. A. Samuels (Samuels, 1989) spricht von der Jungianisch gefärbten Betrachtung des Todestriebes. In Anlehnung an R. Gordon (Gordon, 1978) zieht er den Schluß, daß es zwei Arten von Selbst gibt. Das eine fördert die symbolische Einstellung, das andere zerstört sie, wobei die Ursache der zerstörerischen Wirkung in den Abwehrfunktionen des Selbst liegt.

M. Fordham (Fordham, 1976) führte Jungs Selbstkonzept vor allem in entwicklungspsychologischer Sicht weiter. Er postuliert ein primäres Selbst, das die psychosomatische Einheit des Säuglings darstellt. Das primäre Selbst enthält das archetypische Potential der gesamten Entwicklung. Der Reifungs- und Bewußtwerdungsprozeß vollzieht sich im rhythmischen Wechsel von Deintegration und Reintegration. Deintegration bedeutet, daß sich Teile vom Selbst ablösen und den Kontakt mit der Umgebung suchen. In der Deintegration öffnet sich das Selbst der Umwelt. Es ist ein Zustand der Erregung, in dem das andere erwartet und gesucht wird. Diese Erfahrung wird in der Ruhephase reintegriert und führt wieder zum Zustand der Ganzheit und Integration, wenn die Erfahrung gut genug war. So löst zum Beispiel beim Säugling Hunger Deintegration aus. Nach dem Stillen kann im Schlaf Reintegration erfolgen. Dieser Vorgang der Reintegration des Selbst ist mit der Erfahrung an der Mutter verbunden und bildet so die Grundlage für die Internalisierung des Objekts. Jeder Reiz führt zu Deintegration mit der Erwartung einer Antwort.

Abwehrfunktionen des Selbst

Ist es in dem Prozeß der Deintegration aber nicht möglich, eine Vereinigung herzustellen, d.h. die Erregung in Sinn einzubinden, so entsteht eine Situation der Bedrängnis. Nach Fordham verfügt das Selbst über Abwehrmechanismen, die weitere Deintegrationen, also Hinwendung zur Umwelt, verhindern. Dies entspricht dem autistischen Rückzug. Eine andere Abwehrmöglichkeit liegt in der Bildung von pathologischen Spaltungsprozessen. In der Folge werden Deintegrate nicht mehr reintegriert, sondern können nur mehr über den Mechanismus der projektiven Identifikation ausgestoßen werden. A. Samuels (Samuels, 1989) verdeutlicht dies, indem er sich auf M. Fordham bezieht:

> Wir sind gezwungen, eine Kapazität des Selbst zur Errichtung einer absoluten Barriere zwischen Selbst und Nicht-Selbst anzunehmen, sobald Angst oder das Gefühl der Bedrohung dies erfordern oder erzwingen. Das ist ein wichtiger Punkt: Es nicht einfach ein Trauma oder eine enttäuschte Erwartung, was die Kapazität zum Symbolisieren zerstört. Es gibt auch Abwehrsysteme, die auf ein einfühlungslos präsentiertes Nicht-Selbst so reagieren können, als handle es sich um einen tückischen Feind, der unbedingt neutralisiert werden müßte.

Die Abwehrmechanismen des Selbst führen also einerseits zu einem Rückzug vom Objekt, andererseits zu abgespaltenen Deintegraten. Das Gefühl der Bedrohung schafft verfolgende Bilder, die archetypische Leerstellen füllen. Differenzierungsvorgänge werden behindert, d.h. archetypische Bilder können nur unzureichend im Bewußtseinsprozeß verarbeitet werden. Die archaisch-kollektive Schicht dominiert, während sich personales Erleben wenig entwickeln kann.

Bion spricht in diesem Zusammenhang von den Beta-Elementen, ursprünglichen Sinneseindrücken, die psychisch nicht erfahrbar sind. Über die Alpha-Funktion der Mutter können sie in Alpha-Elemente, d.h. Bilder und Vorstellungen, die zum Symbolisieren geeignet sind, umgewandelt werden. Die Alpha-Funktion bezeichnet die Fähigkeit der Mutter, als Behälter („container") mittels ihrer „Rêverie" das konkret körperliche Erleben in Sinn zu transformieren. Es entsteht der Raum, der nötig ist, um Symbole zu schaffen. Dies erinnert an W. Winnicotts „holding" und „Übergangsraum" (Winnicott, 1992) und an M. Khans „Möglichkeitsraum" (Khan, 1993).

Der Unterschied zwischen dem Selbst, das eine symbolische Haltung ermöglicht und dem Selbst, das destruktiv wirkt, liegt in der Erfahrung der Differenz. Ein Selbst, in dem der Symbolisierungsraum gebildet wurde, kann Einheit *und* Differenz erleben. Wenn dieses Selbst sich verbindet, so ist auch das Wissen um den Unterschied vorhanden.

In der Psychose kann weder Bindung noch Grenze gedacht werden. Das Selbst und das Objekt als getrennte Einheiten existieren nicht. Es gibt nur die Einheit, in der Subjekt und Objekt gleichermaßen in der Verschmelzung verschwinden und zu einer Leere werden, während Trennung durch schreckliche Bilder repräsentiert wird. Indem das Selbst in sich keine geschlossene Struktur bildet, sondern Löcher und Risse eine quälende Bedrängnis verursachen, wird das Objekt gesucht, durch welches in Form der psychotischen Symptomatik die Leerstellen gefüllt werden. Im Unterschied zu der „Plombenfunktion" (Morgenthaler, 1994) und dem „montierten Objekt" (Kahn, 1989) bei der Perversion wird das Ich bei der akuten Psychose in die psychotische Symptomatik eingeschmolzen und verliert den Bezug zur Realität.

Es ist nun die Aufgabe des Therapeuten, den Raum zu schaffen, in dem Symbolisierungen möglich werden und ein Wandlungsprozeß erfolgen kann. Aber was soll sich wandeln? Welcher Sinn gründet in der Psychose? Es ist die Panik des Nichtseins. Das Grauen angesichts der Leere. Ein Schmerz, der nicht gedacht werden kann. Ein Zustand, in dem es Hoffnung nicht mehr gibt. Das Sein ohne Umhüllung, welche Bedeutung und Sinn geben würde, erzeugt ein absolutes Begehren, das die Realität verschwinden läßt und an deren Stelle eine neue Welt erschafft.

Diese Situation ist auch in den Träumen erkennbar. So träumte ein Patient von mir über längere Zeit hindurch wiederholt eine Situation, in der er vollkommen gelähmt einer von außen kommenden, nicht näher wahrnehmbaren Kraft ausgesetzt war, die ihn entweder herumschleuderte, erdrückte oder penetrierte. In anderen Träumen sah er undefinierbare vernichtende Gebilde auf sich zukommen. Diese Art von Träumen ist arm an Bildern, aber mit einem starken Körpererleben verbunden. Der Körper befindet sich dabei oft im Zustand der Lähmung oder Versteinerung und wird von Kräften attackiert, die noch nicht die Form erkennbarer Bilder angenommen haben. Es ist das Erleben einer absoluten Überwältigung und Bedrohung durch das Namenlose, das Unbekannte. Die späteren Träume dieses Patienten, in denen die Bedrohung sich in sichtbare Verfolger wandelte und der Träumer aktiv reagieren konnte, sei es nun mit Kampf oder Flucht, stellten dagegen schon eine Erleichterung dar.

Am Beginn der Therapie ist es wichtig, daß der Therapeut hinter der oft lärmenden psychotischen Symptomatik diesen Zustand der Leere und des Schmerzes sehen kann und zugleich weiß, daß er ihn aber auch nicht verstehen kann. Indem er das Leid sieht, kann er sich dem Patienten öffnen. Da er es aber nicht selbst erlebt, steht er draußen und weiß daher nicht. Schwartz-Salant (Schwartz-Salant, 1991) verdeutlicht diese Haltung so: „Wir müssen den Schwebezustand des Nicht-Wissens ertragen können und zugleich zugeben, daß wir wissen wollen."

Um seine Sicht der Übertragungsphänomene darzustellen, benützte Jung die Metaphorik der Alchemie. In den alchemistischen Symbolen fand er den unbewußten Beziehungsprozeß eines Paares in den Stadien der Vermischung, der Auflösung und der Vereinigung abgebildet.

> Das Zusammentreffen von zwei Persönlichkeiten ist wie die Mischung zweier verschiedener chemischer Körper: Tritt eine Verbindung überhaupt ein, so sind beide gewandelt. Wie wir in jeder wirklich seelischen Behandlung erwarten dürfen, hat der Arzt einen Einfluß auf den Patienten. Dieser Einfluß kann aber nur stattfinden, wenn auch er vom Patienten affiziert ist. Einfluß ist synonym mit affiziert sein (Jung, GW 16, 1971, § 163).

Die Coniunctio als Symbol für die Vereinigung der Gegensätze und der Hermaphrodit als Symbol für inzestuöse Verstrickungen und Undifferenziertheit sind zentrale Begriffe des alchemistischen Textes. Das „Vas Hermeticum", in dem sich die Elemente mischen und wandeln, entspricht dem analytischen Prozeß. Analog Bions Konzept von Container-Contained übernimmt der Therapeut die Funktion des Gefäßes, wenn die projektive Identifikation als Beziehungsform vorherrscht. Jung sah in den Vorgängen der projektiven Identifikation nicht nur eine Abwehrmöglichkeit, sondern auch die Grundlage für Einfühlung, Unterscheidung und Bewertung. Unter „Participation mystique", ein Begriff, den er von Lévy-Bruhl übernommen hatte, verstand er eine partielle Identität zwischen Subjekt und Objekt, ein Übertragungsverhältnis „mit gewissermaßen magischer, d.h. unbedingter Wirkung" (Jung, GW 6, 1971, § 856). Dies entspricht einem sehr regredierten Zustand, in dem Spaltungsprozesse noch nicht möglich sind.

Die transzendente Funktion und das Symbol

Nach Jungs Auffassung ist das Symbol der bestmögliche Ausdruck für einen noch nicht klar erkannten, aber dennoch vorhandenen Sinn. Es enthält daher nicht nur das schon Bekannte, sondern verweist auf die Dimension künftiger Möglichkeiten. Darin liegt das anregende und kreative Potential des Symbols. Dies entspricht Jungs Sichtweise von der teleologischen Ausrichtung des Unbewußten. Das Symbol ist die Vereinigung ursprünglich getrennter, aber durch eine bestimmte Bedeutung verbundener Inhalte. Deshalb kann das Symbol nur im Zusammenhang mit Differenz verstanden werden. Jung unterscheidet das Zeichen vom Symbol:

> Jede Auffassung, welche den symbolischen Ausdruck als Analogie oder abgekürzte Bezeichnung einer bekannten Sache erklärt, ist semiotisch. Eine Auffassung, welche den symbolischen Ausdruck als bestmögliche und daher zunächst gar nicht klarer oder charakteristischer darzustellende Formulierung einer relativ unbekannten Sache erklärt, ist symbolisch (Jung, GW 6, 1971, § 895).

Die transzendente Funktion bezeichnet einen dialektischen Prozeß, bei dem sich der Übergang in eine neue Bewußtseinseinstellung vollzieht, indem aus der Annäherung von Gegensätzlichem etwas Neues, das Dritte entstehen kann. Jung weist darauf hin, daß er mit „transzendent" keine metaphysische Qualität meint, sondern die Tatsache, daß durch diese Funktion der Übergang von der einen Einstellung in eine andere geschaffen wird. (Jung, GW 6, 1971, § 908) Solange die Gegensätze voneinander ferngehalten werden oder völlige Gleichheit besteht, herrscht „toter Stillstand" (Jung, GW 8, 1971, § 189), welcher zu einer Stauung und in der Folge zur Regression der Libido mit entsprechender Aktivierung kollektiv archaischer Phantasien führt. Jung definiert Libido als psychische Energie, die über Symbolbildungen transformiert und differenziert wird. So kommt es in der Pubertät durch den stärker werdenden Triebdruck im Rahmen von Trennungskonflikten zur Wiederbelebung von archaischen, prä-ödipalen Elternbildern und Inzestphantasien. Für Jung bedeutete die Inzestvorstellung eine Metapher, in der sich die regressive Libidotendenz ausdrückt. Er stand der Regression grundsätzlich nicht negativ gegenüber, sondern sah darin die Möglichkeit, daß die Libido sich nach einer intensiven Auseinandersetzung mit Abhängigkeitswünschen auf neue Ziele richten kann. Jung betont allerdings auch die Gefahr, die in dem regressiven Sog liegt, der das Bewußtsein zu überwältigen droht, wenn das Ich nicht stabil genug ist. Er behandelt diese Problematik in seinem Werk „Symbole der Wandlung" (Jung, GW 5, 1971), das erstmals 1912 erschien.

Es hängt von der Einstellung des betrachtenden Bewußtseins ab, ob ein Symbol als solches erkannt und verarbeitet werden kann oder ob es sich in einer destruktiven Symptomatik ausdrückt. Bei einer brüchigen Ich-Selbststruktur, die aufgrund eines in Abwehr erstarrten Selbst erstanden ist, liegt es am Therapeuten, die symbolische Funktion zur Verfügung zu stellen. Jung hebt zwei Aspekte der transzendenten Funktion hervor: den Aspekt der Gestaltung und den Aspekt des Verstehens.

Bei der Gestaltung geht es darum, den Phantasien, die spontan oder in Träumen auftreten, durch Zeichnen, Malen oder Modellieren Ausdruck zu verleihen. Es kann dadurch eine Distanz zum überwältigenden Affekt erreicht und der Schrecken gebannt werden: „Damit wird die scheinbar unbegreifliche und nicht formulierbare chaotische Gesamtlage veranschaulicht und objektiviert und kann so gewissermaßen aus der Distanz von Bewußtsein betrachtet, analysiert und gedeutet werden." (Jung, GW 3, 1971, § 562)

Indem der Patient sein inneres Erleben gestaltet, geht er in die Aktivität über. Es werden Reflexionen über „innen" und „außen" und über unterschiedliche Formen der Gestaltung und Sichtweisen zwischen Patient und Therapeut möglich. So kann sich ein Raum der gemeinsamen „Rêverie" konstituieren.

Jung bezeichnet diese therapeutische Vorgangsweise auch als konstruktive oder synthetische Methode. Er hält es für erforderlich, daß der Therapeut „die gedanklichen Richtungen des Kranken ernsthaft aufnimmt und konsequent weiterführt und sich so auf den Standpunkt der Psychose begibt". (Jung, GW 3, 1971, §421) Weiters ist die subjektive Würdigung des Produktes von Bedeutung. Bei dieser Methode werden durch die gemeinsame Hinwendung zu den Bildern und die spielerische Beschäftigung damit Symbole geschaffen, die für den Patienten auch als solche verwendbar sind. „Die schöpferische Betätigung der Einbildungskraft entreißt den Menschen seiner Gebundenheit im ‚Nichts-als' und erhebt ihn in den Zustand des Spielenden." (Jung, GW 16, 1971, § 98)

G. Benedetti (Benedetti, 1994) beschreibt eine ähnliche Technik, die er weiterentwickelte und „das progressive therapeutische Spiegelbild" nennt. Dabei ergänzt der Therapeut die Zeichnung des Patienten mit einem eigenen Einfall und gibt sie ihm zurück. Der Patient antwortet darauf mit der nächsten Zeichnung usw. Durch diese Form der Kommunikation kann über das Medium des Bildes „Positivierung und Symbolisierung des Erlebens" (Benedetti, 1994) stattfinden.

Jung beschreibt diese Form der Auseinandersetzung so:

> Das Hin und Her der Argumente und Affekte stellt die transzendente Funktion der Gegensätze dar. Die Gegenüberstellung der Positionen bedeutet eine energiegeladene Spannung, die Lebendiges erzeugt, ein Drittes, das keine logische Totgeburt ist, [...] sondern eine Fortbewegung aus der Suspension zwischen Gegensätzen, eine lebendige Geburt, die eine neue Stufe des Seins, eine neue Situation herbeiführt. (Jung, GW 8, 1971, § 189)

Im Bild können auch unverständliche Körperempfindungen gestaltet und damit verdeutlicht werden. Eine schizophrene Patientin litt unter einem permanenten Erschöpfungsgefühl, das sie am Denken hinderte und wodurch sie oft tagelang ihre Wohnung nicht verlassen konnte. Sie bezeichnete diese Empfindung als Sog. Als sie versuchte, diesen Sog zu malen, wurde ihr der zugrunde liegende aggressive Affekt klarer und für eine Bearbeitung zugänglich.

R. Lesmeister (Lesmeister, 1997) entwickelt in einer kritischen Auseinandersetzung mit Jungs Archetypenkonzept die These, daß die archetypische Bilderwelt selbst zum Behälter unerträglicher Inhalte werden kann und so eine „Nottriangulierung" geschaffen wird: „Insofern man zeigen kann, daß die objektiven (archetypischen) Bilder als Behälter für nicht integrierbare psychische Inhalte und Konflikte fungieren, läßt sich das Verhältnis zwischen Ich und Archetypischem als Erscheinungsform projektiver Identifizierung verstehen."

So kann sich der Patient zwar mittels einer solchen Nottriangulierung eine einigermaßen erträgliche Situation schaffen, verstärkt aber dadurch auch seine Isolation. Es ist daher wesentlich, daß die archetypische Welt in der Übertragung auf den therapeutischen Prozeß ihre destruktive Bedeutung verändert und in der Folge aus dem allgemeinen ein persönliches Erleben wird.

Wenn man nun davon ausgeht, daß in der Psychose Strukturen bis hin zu den elementaren Bausteinen zerbrechen und ein Trieberleben ohne haltende Formen entsteht, welches ein unerträgliches Begehren nach Einbindung erzeugt, so stellt die Regression auf eine archaisch-kollektive Bilderwelt, selbst mit ihren destruktiven Aspekten, eine Erleichterung dar, indem subjektives Erleben möglich ist. Auch wenn sie einen unerträglichen Zustand ersetzt, so stellt die psychotische Symptomatik gleichzeitig eine Bedrohung für das Subjekt dar, wie ich dies an einem Fallbeispiel zeigen möchte.

Fallbeispiel

Herr A. kam wegen wiederholter Schübe einer schizoaffektiven Psychose in Behandlung. Ich möchte in Hinblick auf die vorherrschende Beziehungsform drei Phasen der Therapie unterscheiden.

In der ersten Phase nahm er mich, wie er mir später erzählte, überhaupt nicht als Person wahr. Für ihn war es so, als würde er während der Sitzungen in eine Atmosphäre eintauchen, die von einer unbekannten Autorität bestimmt war. In dieser Zeit erzählte er seine Geschichte und seine Träume und ich antwortete darauf. In mir erweckte diese friedliche Situation den Eindruck eines gegenseitigen Einverständnisses. Für ihn war es eher ein Gehaltenwerden von sehr unpersönlicher Natur.

In der zweiten Phase wurde es turbulenter. Diese Phase wurde von Verschmelzungsängsten und Trennungswünschen bestimmt und erzeugte eine Spannung, in der es schwer war, eine persönliche Beziehung herzustellen. Die Angst vor der Identifizierung mit dem Weiblichen war zu stark. Er sagte, daß wir einander zu ähnlich wären und daß dies eine unmögliche Situation für ihn darstellte. Jede Übereinkunft mit mir erlebte er als Bedrohung seiner männlichen Identität. Gleichzeitig revoltierte er gegen mich als Repräsentantin einer grenzensetzenden Realität. In der Beziehung zu mir sah er beide Gefahren: einerseits die einer Verschmelzung, in der er als Mann verschwinden würde, andererseits die Realität, die seinen psychotischen Wünschen nach Entgrenzung entgegenstand. Es gab aber noch eine andere Ebene, auf der er die Therapie als sinnvoll und hilfreich erleben und mich als reale Person sehen konnte. Diese Ebene bezog vermutlich ihre Energie aus der ersten Phase, in der er sich angenommen gefühlt hatte, die aber zugleich auch seine Bindungsängste nährte. Um sich auf der realen Ebene zu behaupten, hätte er die Identifikation mit dem Vater gebraucht.

Man könnte diesen Zustand so verstehen, daß zwischen dem Gefühl der Einheit und dem Gewahrwerden einer Selbstbewußtheit ein katastrophaler Schrecken über das eigene Erscheinen steht. Der Bereich dazwischen, der von der Einheitsmutter zur Mutter als Frau des Vaters und zum Vater führen sollte und der durch den Vater zugleich repräsentiert wird, war ein Schattenbereich, der sich in seinen psychotischen Phasen mit schrecklichen Bildern füllte. Ein Bild, das für ihn die Bedeutung einer Erinnerung hatte, war folgendes: Er wird als Kleinkind von seiner Mutter getragen und empfindet dabei starke Glücksgefühle. Dann sieht er den Vater, der ihn mit einem kalten, vernichtenden Blick anstarrt. Ein anderes bedeutsames Bild war die Erinnerung an eine Situation mit dem Vater, die sich während eines psychotischen Zusammenbruchs ereignet hatte: Er geht mit dem Vater spazieren und stellt sich vor, daß dieser sich als Ganzer in seinen Körper setzen und ihn daraus verdrängen will. Seine Seele würde dann körperlos und ohne Raum verbleiben. Nicht einmal der Tod wäre ihr vergönnt. Dieses schreckliche Vaterbild machte eine positive Identifikation mit dem Vater auf der körperlich-triebhaften Ebene unmöglich. Die Vorstellungen von quälender Unsterblichkeit, die er in der Psychose häufig hatte, waren äußerst gefährlich, da in der Folge Stimmen auftraten, die ihn aufforderten sich zu töten.

In einer manisch gefärbten Stimmung beendete er die Therapie. Einige Monate später erlebte er einen dramatischen psychotischen Rückfall, in dem er sich eine schwere Verletzung zufügte. Im Zustand der tiefen Depression nahm er die Therapie wieder auf.

In dieser dritten Phase konnte er die Therapie als einen Raum der Selbstwerdung besser besetzen. Es schien so, als ob er seine Sterblichkeit realisiert hätte und nun beginnen würde, um sein Ich und seinen Körper zu kämpfen. In dieser Phase entwickelte er Phantasien über meinen Mann und stellte sich vor, daß dieser sich bestimmt gut abgrenzen könnte. Diese Fähigkeit bewunderte er und wollte sie auch haben. Er schwankte zwischen dem Wunsch nach Identifikation und neidvoller Rivalität. Schließlich hatte er einen Traum, in dem mein Mann und ich ein für ihn hilfreiches Paar darstellten. Weiters beschäftigten ihn religiöse Themen. Sein Gottesbild war anfangs lustfeindlich und strafend. Er fand ein Buch, in dem im Zusammenhang mit religiösen Fragen die Lebensfreude betont wurde und diskutierte die Inhalte dieses Buches oft mit mir. Zunehmend konnte er sich mit vitalen Männern identifizieren. Dies war ein wesentlicher Punkt. Früher war Identifizierung in differenzierter Form nicht möglich gewesen. Der Eindruck, den dynamische Männer auf ihn hatten, war überwältigend. Er mußte sich entweder völlig abwenden oder er verlor das Gefühl für seine Selbstgrenzen, was mit Ängsten über die dabei auftretenden homosexuellen Empfindungen verbunden war und eine psychotische Regression zur Folge hatte.

Kurz bevor wir die Therapie beendeten, sprach er über seine veränderte Einstellung zu seinen Triebwünschen, die er nun auch als solche wahrnehmen konnte. In diesem Zusammenhang erzählte er, daß er sich überlegt hätte, wie denn ein weibliches Gottesbild beschaffen sein könnte und dabei wäre ich ihm eingefallen. Es war dies nun kein weihevoller Augenblick, wie es die Wortwahl vielleicht befürchten läßt, sondern entsprach eher einer von Humor getragenen Situation. Er unterschied sehr wohl zwischen meiner Person und diesem weiblichen Gottesbild, welches sich innerhalb des Beziehungsprozesses in der Therapie geformt hatte: Das neue Gottesbild in der Gestalt eines Paares entsprach seinem positiv veränderten Selbstgefühl mit einem integrierten Trieberleben.

Den wesentlichen Aspekt im therapeutischen Prozeß sehe ich darin, daß der Patient eine Fähigkeit zur Identifizierung entwickeln konnte. Am Anfang stand ein idealisiertes, aber durch eine das Selbst auflösende Qualität zerstörerisch wirksames Mutterbild einem schwach abgegrenzten und an positiver Substanz armen Selbst gegenüber. Das Vaterbild war ein dunkler Schatten, der in seiner Aktivierung die Gestalt des vernichtenden väterlichen Verfolgers annahm. Die Destruktivität seines Selbst war in der verschlingenden Mutter und dem kastrierenden Vater abgebildet, wobei die Kastration einer Vernichtung gleichkam. Über das Erleben von Gemeinsamkeit bei gleichzeitiger Getrenntheit in der Therapie erfolgte die Verinnerlichung von Grenzerfahrung, wodurch sich die Spaltung zwischen Trieb und Geist lockerte und zu einem positiven männlichen Körpererleben führte. Parallel dazu veränderte sich vor dem Hintergrund des Bildes eines göttlichen Paares, das dem Leben und seinem Selbst positiv gegenübersteht, seine Über-Ichstruktur. Es verlor die bedrohliche, verfolgende Qualität.

Es stimmt allerdings sehr nachdenklich, daß ein wesentlicher Anstoß in der Entwicklungsdynamik meines Erachtens durch seine lebensbedrohliche Selbstverletzung gesetzt worden war. Durch die körperliche Erfahrung seiner Destruktivität und seiner Verletzbarkeit bekamen diese Aspekte erst eine psychische Qualität und dadurch Anschluß ans Bewußtsein. In der Psychose, wo strukturierende Grenzen keine psychische Dimension besitzen, ist die Gefahr des Ausagierens der Destruktivität besonders groß. Ohne das Wissen um Begrenzung kann der Drang die zerstörerische Komponente nicht erkennen.

Ich habe während des Therapieverlaufs oft eine vage, zunächst nicht erklärbare Angst gespürt und bin zu der Ansicht gekommen, daß diese Empfindung der Ausdruck für das mangelnde Grenzerleben des Patienten war. So als ob Trennung, wenn sie als Seinserfahrung nicht möglich ist, ständig in der Atmosphäre liegen würde. In bezug auf die Bedeutung der Dimension von Zeit finde ich es für wichtig, daß die Augenblicke des entspannten Einverständnisses gewürdigt werden und sich zu einer integrierbaren Form des Erlebens verbinden können. So wäre es möglich, daß ein Komplex mit dem vereinigten Paar als Komplexkern entsteht. Dadurch verlieren die Zeiten dazwischen als nicht veränderbare, an die Realität gebundene Gegebenheiten ihren resignativen Charakter und gewinnen die Bedeutung von notwendigen Zuständen des Getrenntseins. Besonders in Hinblick auf die Therapie mit psychotisch Kranken möchte ich, A. Samuels (Samuels, 1994) zitierend, mit der Bemerkung schließen, daß der Fähigkeit, bei der Angst zu bleiben und gleichzeitig eine Haltung wohlwollender Beziehung aufrechtzuerhalten eine zentrale Bedeutung zukommt.

Zusammenfassung

C. G. Jungs theoretische Konzepte haben ihre Grundlage in seiner von experimentellen Forschungen begleiteten Arbeit mit schizophrenen Patienten. Er war einer der ersten, der sich für die psychischen Inhalte der schizophrenen Symptomatik interessierte und eine psychotherapeutische Behandlung für sinnvoll erachtete. Seine Sichtweise über die psychische Struktur ermöglicht ein Verstehen der Vorgänge bei der Schizophrenie. Jung interessierte sich besonders für den schöpferischen, teleologischen Aspekt des Unbewußten und für die Erforschung der Symbole und der symbolbildenden Kapazität der Psyche, was in seiner Behandlungsmethode zum Ausdruck kam. Seine Nachfolger erweiterten seine Konzepte mit jeweils unterschiedlicher Betonung und in Auseinandersetzung mit den theoretischen Ansätzen anderer analytischer Richtungen, wie z.B. mit den Positionen von D. Winnicott, M. Klein und W. Bion. In diesem Artikel wird u.a. auf M. Fordham eingegangen, der Jungs Theorien in entwicklungspsychologischer Sicht weiterentwickelt hat.

Literatur

Benedetti G. (1994): Psychotherapie der Psychosen. Anal. Psychol, 25, S. 26–44.

Ders. (1998): Todeslandschaften der Seele: Psychopathologie, Psychodynamik und Psychotherapie der Schizophrenie. Vandenhoeck & Ruprecht, Göttingen.

Bion W. (1992): Lernen durch Erfahrung. Suhrkamp, Frankfurt a. M.

Fordham M. (1976): The Self and Autism. Heinemann, London.

Gordon R. (1978): Dying and Creating: A Search of Meaning. Soc. of Anal. Psychol., London.

Jung C. G. (1971): Gesammelte Werke. Walter-Verlag, Olten / Freiburg i. Breisgau.

Khan M. (1989): Entfremdung bei Perversionen. Suhrkamp, Frankfurt a. M.

Ders. (1993): Erfahrungen im Möglichkeitsraum. Psychoanalytische Wege zum verborgenen Selbst. Suhrkamp, Frankfurt a. M.

Lesmeister R. (1997): Vaterbild und archetypische Strukturierung des Psychischen bei Jung. Anal. Psychol, 28, S. 243–272.

McGuire W., Sauerländer W. (1974): Sigmund Freud / C. G. Jung – Briefwechsel. Fischer, Frankfurt a. M.

Morgenthaler F (1994): Homosexualität, Heterosexualität, Perversion. Campus, Frankfurt a. M.

Samuels A. (1989): Jung und seine Nachfolger. Neuere Entwicklungen der Analytischen Psychologie. Klett-Cotta, Stuttgart.

Ders. (1994): Die Vielgestaltigkeit der Seele. Von der Notwendigkeit innerer Demokratisierung. Schweizer-Spiegel-Verlag.

Schwartz-Salant N. (1991): Die Borderline-Persönlichkeit. Vom Leben im Zwischenreich. Walter-Verlag, Olten / Freiburg i. Breisgau.

Segal H. (1996): Traum, Phantasie und Kunst. Klett-Cotta, Stuttgart.

Winnicott D. W. (1992): Vom Spiel zur Kreativität. Klett-Cotta, Stuttgart.

Barbara Schreiber

Gemeinschaftsgefühl und Psychose

> Wahnsinn bedeutet den höchsten Grad von Isolierung; er stellt eine größere Distanz von den Mitmenschen dar als irgendeine andere Ausdrucksweise – aber selbst der Wahnsinn ist nicht unheilbar. (A. Adler)

Um Alfred Adlers Erklärungsmodell des menschlichen Gewordenseins begreifen zu können, ist es auch, wie Adler selbst uns lehrte, unausweichlich, seine eigene Geschichte, das soziale Umfeld und die politische Situation Wiens zum Entstehungszeitpunkt seiner Lehre der Individualpsychologie zu betrachten. Adlers eigenes therapeutisches Tun und das individualpsychologische Selbstverständnis sollen schließlich überleiten zu einem Versuch, psychotisches Erleben erklärend zu beschreiben. Erfahrungen psychotherapeutischer Arbeit mit diesen Patienten bilden den Abschluß der vorliegenden Betrachtung.

Werdegang Adlers und die Entstehungsgeschichte seiner Lehre

Adler wurde am 7. 2. 1870 in einem Wiener Vorort geboren und erlebte in seiner Kindheit und Jugend die große wirtschaftliche Depression im Anschluß an das erste Gründungsfieber und den Börsenkrach 1873 – eine Zeit, in der es in Wien bis zu 190.000 Arbeitslose gab; eine Zeit, die geprägt war von einem Besitz- und Bildungsbürgertum, das Wissenschaft und Kunst zur Blüte verhalf, jedoch keinerlei politischen Einfluß hatte; eine Zeit, in der bei knapp zwei Millionen Einwohnern chronische Wohnungsnot herrschte und Arbeiterfamilien in Einzimmerwohnungen leben mußten, während das Bürgertum der Gründerzeit in den repräsentativen Wohnhäusern am Ring den Grundstein für jenes glanzvolle, kulturell so lebendige Wien der Jahrhundertwende legte.

Alfred Adler war zweitältester Sohn eines burgenländischen Getreidehändlers, der immer wieder aus ökonomischen Gründen mit seiner achtköpfigen

Familie übersiedeln mußte. So lernte Adler das Leben in der Vorstadt als „Gassenbub“ kennen und bezog daraus auch seinen Sinn für soziale Mängel und sein Gespür für Bedürfnisse und Umgang mit Menschen aus dem Arbeiter-, Angestellten- und Handwerkermilieu.

In der Familie Adler gab es keine orthodoxe jüdische Tradition und Adler wurde nach seiner protestantischen Taufe 1904 oftmals der Vorwurf von Assimilation und Suche nach gesellschaftlichen Vorteilen gemacht. Manes Sperber meint dazu, daß Adlers Bindung an die jüdische Tradition einfach zu gering gewesen sei, um von Selbstverleugnung zu sprechen, eigentlich wäre Adler ein überzeugter Agnostiker gewesen.

In den 80er und 90er Jahren des 19. Jahrhunderts wuchs der Wiener Antisemitismus in christlich-sozialen und deutsch-nationalen Kreisen erheblich an und provozierte Assimilationstendenzen ebenso wie die Entstehung der zionistischen Bewegung Theodor Herzls. Wien war Sammelpunkt aller Nationalitäten und um 1900 zum Beispiel die größte tschechische Stadt. 1882 war die deutsch-nationale Partei Schönerers gegründet worden, 1888/89 kam es zum Einigungsparteitag der sozialdemokratischen Partei und 1891 konstituierte sich die christlich-soziale Partei.

In diesem Klima heftiger nationalistischer Kämpfe stieg Karl Lueger 1897 zum Bürgermeister von Wien auf und regierte die Stadt 13 Jahre lang. Der „Demagoge und Menschenfänger“ Lueger verkündete als erklärter Feind von Juden, Sozialdemokraten, Liberalen, Intellektuellen und Ärzten den Schutz des kleinen Mannes und die Preisgabe dessen, was die Menge einschüchterte und beengte. Er unterstützte einen starren Katholizismus und meinte, er würde auf „Aufklärung und Wissenschaft spucken“. Lueger gelang die Herstellung eines Wir-Gefühls unter Betonung der von ihm formulierten Feindbilder, er konnte so für seine beachtlichen Projekte der Stadterneuerung auch Anhänger aus den oberen Schichten gewinnen.

Die Mehrzahl der akademischen Jugend folgte den deutsch-nationalen Parolen Schönerers, Adler schloß sich aber der sozialistischen Studentenvereinigung an, wo er auch seine Frau, eine russische Studentin, Raissa Epstein kennenlernte. Selbige wird immer als wesentlich kompromißloser und radikaler als Adler selbst geschildert, Frauenemanzipation dürfte im Hause Adler also ein häufig diskutiertes Thema dargestellt haben.

Adler promovierte 1895 und machte seine praktische Ausbildung an der Wiener Poliklinik, wo damals Patienten unentgeltlich behandelt wurden.

1897 heiratete Adler und 1898 wurde seine erste Tochter Valentine geboren, es folgten Alexandra, Kurt und Cornelia. Etwa um diese Zeit eröffnete er seine Praxis als Augenarzt und später als Allgemeinmediziner in der Leopoldstadt, erst um etwa 1904 begann er seine Tätigkeit als Nervenarzt. Seine Klientel war arm, kleinbürgerlich und proletarisch.

1898 veröffentlichte er ein „Gesundheitsbuch für das Schneidergewerbe", in dem er versuchte, den „Zusammenhang von ökonomischer Lage und Krankheiten eines Gewerbes zu schildern" (Adler, 1898). Darin bewies er wohl auch schon weniger seine marxistische Gesinnung als einen offenen Blick für systemische Zusammenhänge.

1902 erfolgte die erste Teilnahme Adlers an Freuds Mittwochgesellschaft – über die erste Kontaktaufnahme der beiden gibt es vielerlei Mutmaßungen und Spekulationen, in denen es immer darum geht, wer denn wen zuerst angesprochen hätte. Dies wohl deshalb, weil es im Anschluß an und bereits während der Trennung Adlers von Freud auf beiden Seiten nicht nur zu sachlichen, sondern auch zu polemischen Äußerungen gekommen war.

In der Zeit von 1902 bis 1911 entstanden folgende Schriften:

1904 „Der Arzt als Erzieher" – später in „Heilen und Bilden" veröffentlicht, in dem Adler besonders die Ermutigung des Kindes, der eigenen Kraft und Selbständigkeit zu vertrauen, in den Vordergrund stellt. Gehorsam darf beim Kind nicht erzwungen werden, Folgsamkeit stütze sich auf Verständnis; niemals darf Furcht vor dem Erzieher zum Erziehungsmittel werden, sowenig wie Schläge in der Kindererziehung etwas zu suchen hätten.

1907 erschien die „Studie über die Minderwertigkeit der Organe". Adler beschreibt hier den Drang, Unvollkommenheit, Funktionsstörungen und Schwächen im organischen Bereich kompensatorisch auszugleichen. Dieser Drang zu kompensieren kann weit über den Ort des Mangels hinausgehen und so „die ganze Psyche befruchten und auch charakterisieren" – die Kompensation erfordert erhebliche Mehrarbeit und kann in zusätzlich belasteten Situationen nicht regelrecht erfolgen und nervöse Störungen bewirken. Freud fand für die „Studie" durchaus lobende Worte, entsprach sie doch der allgemeinen Trieblehre Freuds, in der die Grenzen des reagierenden Systems mit den Grenzen des Organismus zusammenfallen – ein Ansatz, der den Menschen „als Subjekt beschreibt, das mit seinen Organen allein ist", bei dem also die zwischenmenschliche Beziehung völlig unerwähnt bleibt oder bestenfalls zum Erregungsabbau instrumentalisiert wird.

1908 erschienen zwei Aufsätze „Der Aggressionstrieb im Leben und in der Neurose" und „Das Zärtlichkeitsbedürfnis des Kindes". Adler hat die Aggressivität des Menschen nicht als Primärtrieb aufgefaßt, sondern als ein Verhalten das immer dann zustande kommt, wenn ein Primärtrieb nicht befriedigt wird. In der Beschreibung eines primären Zärtlichkeitsbedürfnisses des Kindes (das hier als ein Vorbote des späteren Gemeinschaftsgefühls gesehen werden kann) findet Adlers Abkehr von der Annahme der Ursozialität des Menschen statt, der Mensch kommt seiner Ansicht nach bereits als sozial gerichtetes Wesen auf die Welt.

Hier bezog Adler also bereits eindeutig Opposition gegen das Primat des Sexualtriebes zugunsten eines übergeordneten Bedürfnisses nach Überlegenheit und Macht, entstanden aus der subjektiven Wahrnehmung von Unsicherheit und Unterlegenheit, also eines Minderwertigkeitsgefühls. Diese Abkehr von der „unerschöpflichen und polymorphen Kausalmacht" Sexualität wird und wurde Adler als Verrat am psychologischen Fortschritt, als Hinwendung zu dem, was die Menschen hören wollten, als revisionistisch und reaktionär vorgeworfen – während Freud der Welt eine tiefe narzißtische Kränkung zufügte, würde Adler „Lustprämien" verteilen. (Den Vorwurf des Revisionismus sollte sich Adler später mit Horney, Fromm, Hartmann, Balint und Kohut teilen.)

Die Literatur zu eben diesem Konflikt ist vielschichtig und kontrovers, als besonders einleuchtend erschien mir die Erklärung, die das Umfeld der beiden „Kontrahenten" miteinbezieht.

So behandelte Adler deutlich mehr Patienten aus proletarischem Milieu, für die offenbar unerfüllte, oder beschämende Sexualität ein wesentlich geringeres Problem darstellte als das Gefühl der Unterlegenheit. Entsprechend erschienen Adler die Mechanismen der Konkurrenzgesellschaft als bedeutsamer, er diskutierte die Sexualität aus dem Blickwinkel der Macht. Dazu Foucault: „Die Sexualität ist nicht als Triebkraft zu beschreiben, die der Macht von Natur aus widerspenstig, fremd und unfügsam gegenübersteht [...]. Vielmehr erscheint sie als besonderer Durchgangspunkt für Machtbeziehungen." Auf diesen Zusammenhang zwischen sexueller Befriedigung und Bemächtigung weist Adler ganz dezidiert hin.

Das kann natürlich nicht die Bedeutung Freuds schmälern, Moral und Doppelmoral, sowie ihre krankmachenden Auswüchse aufgedeckt und hinterfragt zu haben. Die Bewertung dessen, was als Triebkraft des Lebens schlechthin erscheint, ist allerdings unterschiedlich und ich wage zu spekulieren, daß beide Männer auch ein ganz unterschiedliches Verhältnis zu Sexualität und zu Frauen hatten. Freud umgab sich außerhalb seiner ehelichen Beziehung mit intellektuellen Frauen, als Sexualwesen jedoch könne eine Frau für ihn nur von „intellektueller Inferiorität" sein. Für Adler als Ehemann einer sehr selbständigen und politisch kämpferischen Frau konnten die sogenannten weiblichen Charakterzüge also nur ein Vorurteil darstellen und es überrascht nicht, wenn er meint:

> Die Gleichstellung der Frau ist eine sehr dringende pädagogische Forderung. Herabsetzende Bemerkungen oder Handlungsweisen, die den Wert der Frau im allgemeinen bezweifeln, vergiften das Gemüt des Kindes und nötigen Knaben wie Mädchen, sich frühzeitig den falschen Schein einer übertriebenen Männlichkeit beizulegen (Adler, 1910).

„Der männliche Protest“ bei Frauen wie Männern im Sinne eines hypertrophen Überlegenheitsstrebens sowie unzählige Sicherungsmaßnahmen durchziehen das Denken und Handeln des neurotischen Menschen. Die Tatsache des zugrundeliegenden Minderwertigkeitsgefühls und / oder der Zusammenhang mit dem eigenen Verhalten bleibt unbewußt.

Es kommt also laut Adler dann zur Verdrängung libidinöser Wünsche, wenn sie dem übertriebenen Sicherungsstreben gegen das Gefühl der Minderwertigkeit zuwiderlaufen.

Laut Adler muß sich der Neurotiker ständig beweisen, daß er kein „Weib“ ist. „Er hat Angst vor Herabsetzung und muß sich dagegen absichern – fast regelmäßig findet man beim Neurotiker die Tendenz die Frau zu entwerten und mit ihr zu verkehren eng nebeneinander.“ (Adler, 1911) Adler beschreibt diese Sichtweise als symbolhaft und als bereits bearbeitetes Material und Mittel persönlichen Strebens. Verdrängung ist für Adler eine „Begleiterscheinung“, die Gier nach Geltung stellt den Motor der neurotischen Entwicklung dar, immer basierend auf der Quelle der Neurose, dem Minderwertigkeitsgefühl.

Dazu Freud:

> Adler sieht die Dinge vom Standpunkt des Ich und beschreibt und erklärt sie so, wie das Ich es tut. Es ist die Verleugnung des Unbewußten, deren sich das Ich schuldig macht und die hier theoretisch festgelegt wurde. (Freud, 1914)

Ein Jahr nach dem Bruch mit Freud, 1912, erschien Adlers Hauptwerk „Über den nervösen Charakter“, die Gründung der Gesellschaft für Individualpsychologie erfolgte noch 1911.

Gesunde wie Neurotiker leben nach Fiktionen, die meist unbewußt bleiben – der Gesunde ist in der Lage, diese aufzugeben, während der neurotische Charakter Diener eines maßlos überhöhten, unbewußten Persönlichkeitsideals bleibt und versucht, diesem Realitätswert zu verleihen. Der Psychotiker hält die Fiktion für real, erlebt sie mehr oder weniger bewußt und versucht die Realität ihr anzupassen. Adler bezog hier die Philosophie des „als ob“ von Hans Vaihinger in sein therapeutisches Konzept mit ein, die die erkenntnistheoretischen Strömungen jener Zeit synthetisierte. Adler führte das im Gegensatz zur Kausalität stehende Finalitätsprinzip ein, das die Linie des Lebens, als einen durch das unbewußte Ziel bestimmten Vektor beschreibt.

Der Begriff des „Unbewußten“ wird bei Adler nicht konsistent und durchgehend, und auch nicht immer zwischen einem deskriptiven und einem dynamischen „Unbewußtem“ differenzierend verwendet. Diese Uneindeutigkeit Adlers führte zu sehr unterschiedlichen Auslegungen seiner Lehre, entsprechend auch zu unterschiedlichen therapeutischen Ansätzen und Diskussionen im Verein für Individualpsychologie. Es läßt sich also kaum vermeiden, daß eine Stellungnahme wie diese, auch Ausdruck der persönlichen Interpretation dieser Uneindeutigkeit wird, in die die Erfahrungen der eigenen Lehranalyse mit einfließen, vor allem, wenn es dann darum geht, therapeutisches Handeln, das als sinnvoll erkannt und erfahren wurde, zu beschreiben.

Es fehlt nun noch ein wesentlicher Begriff der Individualpsychologie. Um seine Genese zu verstehen, müssen wir uns der Zeit nach dem Ersten Weltkrieg zuwenden.

Von 1916–1918 war Adler als Militärarzt tätig, und kehrte entsetzt mit dem dringenden Bedürfnis gegen die „Dressur des Volkes", gegen „Massenneurose" und „Kriegspsychose" anzukämpfen, nach Wien zurück. Adler stellte nun dem Streben nach Überlegenheit ein angeborenes „Sozial-gerichtet-Sein", das sich in Abhängigkeit von frühkindlichen Erfahrungen zu entfalten in der Lage ist, gegenüber – er nennt es Gemeinschaftsgefühl.

Adlers erste Definition lautet wie folgt:

> Es liegt jeder Beziehung des Kindes zu Menschen, Tieren, Pflanzen und Gegenständen zugrunde und bedeutet Verwachsenheit mit unserem Leben, die Bejahung, die Versöhntheit mit demselben. Durch das Zusammenwirken des Gemeinschaftsgefühls in seinen reichlichen Differenzierungen (Elternliebe, Kindesliebe, Geschlechtsliebe, Vaterlandsliebe, Liebe zur Natur, Kunst, Wissenschaft, Menschenliebe) mit dem Aggressionstrieb kommt die Stellungnahme, also eigentlich das Seelenleben des Menschen, zustande (Adler, 1922).

Später fügte Adler dem noch das Gefühl der Verbundenheit mit dem Kosmos, sowie die innere Ahnung einer vollkommenen menschlichen Gemeinschaft hinzu, was ihm den Vorwurf des metaphysischen Harmonisierers und der Konfliktscheu einbrachte. Dem entgegnete Adler in einer seiner letzten Schriften:

> Diese schöpferisch tätige, soziale Bezogenheit zielt eben nicht auf Konfliktlosigkeit, Einklang, Anpassung, Verschmelzung mit den anderen in einer Gemeinschaft, sondern auf einen lebensstiltypischen, höchst individuellen, im Zweifelsfall auch mit Engagement verfochtenen eigenen Beitrag des Einzelnen zur Weiterentwicklung der Gemeinschaft.

„Gemeinschaftsgefühl" ist vielmehr ein Element der „Logik des Zusammenlebens" (Adler, 1927 / 1966).

Der von Adler 1929 eingeführte Begriff des „sozialen Interesses" stellt also die Aktionslinie des Gemeinschaftsgefühls dar und prägt die Ausgestaltung der Aufgaben des Lebens.

Die Zwischenkriegszeit war für Adler und die Individualpsychologie eine Zeit unglaublicher Produktivität und schneller Ausbreitung. Adler wandte sich gegen den Bolschewismus und erklärte: „[…] der Sozialismus wurzelt zutiefst im Gemeinschaftsgefühl". Wien hatte im Mai 1919 das allgemeine Wahlrecht erhalten und die SPÖ erreichte bei den ersten Wahlen eine Zweidrittelmehrheit.

Um das angeborene Gemeinschaftsgefühl zu fördern und um Entmutigung und Minderwertigkeitsgefühlen entgegenzuwirken, unternahmen die Individualpsychologen der 20er Jahre in Zusammenarbeit mit vielen namhaften Sozialdemokraten den Versuch, Neuroseprophylaxe durch die Errichtung von Erziehungsberatungsstellen, Lehrerausbildung, Errichtung einer individualpsychologischen Versuchsschule und rege Vortragstätigkeit zu betreiben.

Es wurden individualpsychologische Ambulatorien ins Leben gerufen und Ehe-, Familien- und Sexualberatung angeboten. Auch auf dem Sektor der Publikationen erfolgte eine Offensive und 1922 fand der Erste Kongreß für Individualpsychologie statt. Etwa Mitte der 20er Jahre begann Adler seine Vortragstätigkeit in den USA, 1932 erhielt er einen Lehrstuhl für medizinische Psychologie am Long Island College of Medicine in New York.

1935 verlegte Adler seinen Wohnsitz nach New York, nachdem er, wie Zeitzeugen berichten, immer wieder prophezeit hatte, daß eine faschistische Welle Österreich überschwemmen würde – wie es sich ja bereits mit der Machtübernahme des Austrofaschismus im Februar 1934 ankündigte.

Die Individualpsychologie wurde unter dem Dollfuß-Regime, gerade wegen ihrer Verbindung zur sozialdemokratischen Stadtverwaltung besonders bekämpft.

Am 28. Mai 1937 verstarb Adler auf einer Vortragsreise durch Schottland in Aberdeen.

Am 18. 2. 1939 wurde der Verein für Individualpsychologie aufgelöst.

Die noch in Österreich verbliebenen Psychoanalytiker und Individualpsychologen wurden einem Deutschen Institut für psychologische Forschung und Psychotherapie unterstellt, die beiden tiefenpsychologischen Schulen rückten zusammen und es kam zu regelmäßigen gemeinsamen, inoffiziellen Treffen bei den Individualpsychologen Novotny und O. Spiel, sowie dem Psychoanalytiker Aichhorn. Leupold-Löwenthal:

> Der zähe und geduldige Widerstand gegen eine deutsche Einheitspsychotherapie des Göring-Instituts war – unter Leitung Aichhorns von den Psychoanalytikern und Individualpsychologen gemeinsam geführt – bis in die letzten Monate so erfolgreich gewesen, daß es gelungen war, Kandidaten auszubilden und arbeitstüchtige Gruppen zu erhalten.

Am 10. April 1946 nahm die Psychoanalytische Vereinigung ihre Tätigkeit wieder auf, am 20. Mai 1946 der Verein für Individualpsychologie. Ab 1947 gab es auch wieder eine Zeitschrift für Individualpsychologie.

Alfred Adler – sein Verständnis von Psychotherapie

Bevor ich nun zu spezifischer Sichtweise von Psychose und den Möglichkeiten therapeutischen Verstehens komme, möchte ich Alfred Adler noch einmal selbst sprechen lassen: „Das Einmalige des Individuums läßt sich nicht in eine kurze Formel fassen, und allgemeine Regeln, wie sie auch die von mir geschaffenen Individualpsychologie aufstellt, sollen nicht mehr sein als Hilfsmittel."(Adler, 1933)

Welches therapeutische Inventar gibt uns Adler nun mit, um einen Patienten mit Hilfe der individualpsychologischen Technik zu behandeln. Wie therapierte er selbst?

Dazu Adler:

> Es geht mir heute wie Augustinus, der einmal gesagt hat: Wenn du mich nicht frägst, so weiß ich es, wenn du mich frägst, so weiß ich es nicht. So geht es jedem von uns, wenn er von der Technik sprechen soll. Seit Jahren bin ich beschäftigt, darüber zu schreiben – ich zögere, nicht weil ich es nicht weiß, es ist automatisch bei mir geworden (Adler, 1932, S. 253).

Adler meinte 1910, es wäre unsere Aufgabe als individualpsychologische Psychotherapeuten, „psychische Erscheinungen der Gesunden und Kranken [...] aufzuklären und deren unbewußten Mechanismus bewußt zu machen" und 1932: „Unsere Aufgabe ist, was unbegrifflich in ihm gesteckt hat, begrifflich zu machen." (Adler, 1932, S. 260)

„Die Aufdeckung des neurotischen Systems oder Lebensplans ist der wichtigste Bestandteil der Therapie. Denn es kann in seiner Gänze nur erhalten bleiben, wenn es dem Patienten gelingt, es seiner eigenen Kritik und seinem Verständnis zu entziehen." (Adler, 1913a, S. 58)

Die heutige Individualpsychologie muß sich mit sehr unterschiedlichen Aussagen Adlers zum Thema „Unbewußtes" und auch zum Begriff „Übertragung" bzw. „Widerstand" auseinandersetzen.

So spricht Adler wiederholt vom Unbegreiflichen oder vom Unverstandenen, was aber nicht unbedingt bedeuten muß, daß diese Inhalte aus bestimmten Gründen, die dem Patienten nicht bewußt sind, „unbewußt gehalten werden müssen" – es könnte auch bedeuten, daß er hier mit dem reinen Verständnisbegriff, das Vorhandensein unbewußter Wünsche, bestimmte Inhalte nicht bewußt werden zu lassen, negiert. Auch verwirft er in seinem Spätwerk die Differenzierung zwischen „unbewußt" und „bewußt" als eine der Einheit des Individuums widersprechende Tatsache.

Dazu Datler 1996:

> Adlers Uneindeutigkeit in der Frage, ob ein dynamisches Unbewußtes anzunehmen ist oder nicht, entspricht Adlers Unentschlossenheit, individualpsycholo-

gische Psychotherapie als kognitiv-therapeutisches oder als analytisch aufdeckendes Verfahren vorzustellen, das auf die „Erforschung" von unbewußten Erlebnisinhalten und Aktivitäten abzielt. Dementsprechend gegensätzlich fallen auch innerhalb der gegenwärtigen Internationalen Vereinigung für Individualpsychologie die Antworten auf die Fragen aus, was individualpsychologische Psychotherapie charakterisiert (Datler, 1996).

Es sind aus dieser Uneinigkeit bereits Wünsche nach Spaltung des Vereins entstanden, aber ich möchte mich Datlers Meinung anschließen. Auch ich halte die kontinuierliche Auseinandersetzung und Positionsbestimmung in einem nicht polemisierenden Gesprächsklima für überaus sinnvoll und belebend.

Aber zurück zu Adler und seinem Bild des Therapeuten: Der Therapeut möge sich „in einem freundschaftlichen, ungezwungenen Gespräch [...] der Führung des Patienten überlassen" (Adler, 1913, S. 60); „er dürfe nie etwas von ihm verlangen, ihn nie zwingen, nie etwas fordern und keine Vorschriften machen" (Adler, 1929).

Weiters solle er Ratschläge unterlassen, ebenso wie private Kontakte mit dem Patienten – der Therapeut möge sich niemals „eine übergeordnete Rolle etwa als Autorität, Lehrer, Vater, Erlöser usw." zuweisen lassen, er müsse in einer „Beziehung der Gleichberechtigung" stehen (Adler, 1913).

Heilung könne nicht vom Therapeuten hergestellt, sondern nur vom Patienten herbeigeführt werden, wenn dieser seinen unbewußten Lebensplan einmal verstanden hat (Adler, 1913a, S. 62). „Auch wenn wir glauben, wir hätten ihn verstanden, dürfen wir nicht sicher sein, daß wir recht haben, wenn er selbst nicht einverstanden ist. Eine taktlose Wahrheit kann nie die ganze Wahrheit sein; sie zeigt, daß unser Verständnis nicht ausreicht." (Adler, 1931, S. 64f) Vor allem aber solle sich der Therapeut „niemals über seinen Erfolg Gedanken machen, denn wenn er es tut wird er ihn verfehlen" (Adler, 1929, S. 89). Mit Übertragung und Widerstand sei von Therapiebeginn zu rechnen und beide Phänomene sollten daher von Beginn an therapeutisch reflektiert werden (Adler, 1913a, S. 59).

Dazu weiter der „frühe" Adler:

Die Übertragung auf den Arzt aber, deren Aufdeckung eines der Meisterwerke Freuds darstellt, ermöglicht dem Arzt wie dem Patienten die volle Einsicht in das neurotische Getriebe, in die Unechtheit seiner Gefühlsregungen [...]. Am Psychoanalytiker lernt der Patient die Selbstfindung und die Beherrschung seiner überspannten Triebe ... Und dazu dient uns die Auflösung der Übertragung und des Widerstands gegen den Arzt (Adler, 1911b, Original, S. 219).

Der Patient werde

> die gleiche Haltung – und immer wieder die gleiche Haltung [...], die er, seinem Lebensplan gemäß, zu den Personen seiner früheren Umgebung, noch früher sei-

ner Familie gegenüber, eingenommen hat, aufweisen. Im Augenblick der Vorstellung beim Arzt, oft noch früher, besteht beim Patienten die gleiche Gefühlskonstellation, wie anderen belangreichen Personen gegenüber (Adler, 1913, S. 59).

Beim „späteren" Adler scheint es so, als ob die Nutzung der positiven Übertragung zum therapeutischen Arbeiten nicht mehr denkbar wäre und jene nur ein lästiger Widerstand sei:

> Ein solches Zur-Schau-tragen von Zuneigung ist bei Neurotikern üblich. Hier müssen wir uns vor dem hüten, was gewöhnlich „Übertragung" genannt wird. Es handelt sich nicht um wirkliche Übertragung, sondern um einen Versuch, den Therapeuten dazu zu verleiten, ihn zu verwöhnen. Das bedeutet also nicht, daß der Patient in den Arzt verliebt ist. In solch einem Fall ist es die erste Aufgabe des Arztes, diesen Versuch, ihn zu kontrollieren, abzulenken (Adler, 1936, S. 124).

Wie schon in der Einleitung erwähnt, behandelte Adler eine andere Klientel als Freud und auch dies, nicht nur seine eigene Persönlichkeit, hat die Ausformung seiner Theorie wesentlich beeinflußt. Nach heutiger diagnostischer Nomenklatur bezeichnen wir die von Adler hauptsächlich behandelten Störungen als frühe Störungen, wie z. B. Borderline-Persönlichkeitsstörungen, narzißtische Störungen, funktionelle Psychosen u. v. a. m.

Aufgrund dieser großen Bandbreite an Psychopathologie scheint sich kein einheitliches Konzept der Behandlungstechnik konstituiert zu haben, sondern es wurde einmal Beziehungs- und einmal Deutungsarbeit hervorgehoben. Dies passierte, so unterstelle ich, in Anpassung an die Bedürfnisse des jeweiligen Patienten. Dazu Adler 1914: „Die individualpsychologische Schule ist grundsätzlich daran gebunden, das System einer seelischen Erkrankung auf jenen Wegen zu erforschen, die der Patient selbst gegangen ist." (Adler, 1914)

Gerade das Individualisieren sowie das Akzeptieren auch mütterlicher Funktionen des Therapeuten, die natürlich eine Übernahmebereitschaft väterlicher Funktionen nicht ausschließen darf, wiesen bereits damals einen Weg zu einer sinnvollen, positivierenden Therapie von psychotischen Zuständen.

Was ist Psychose?

Psychose stellt einen Verlust der Zusammenhänge zwischen Affekt, Denken und Erleben dar, ein Gespaltensein der Seele, wie der Begriff Schizophrenie sagt.

Berze beschrieb die Schizophrenie als „Hypotonie des Bewußtseins" (Berze, 1914), Stransky als „ intrapsychische Ataxie", Scharfetter als Störung der Ich-

Aktivität, -Vitalität, -Konsistenz, und -Identität (Scharfetter, 1976). Bei Kisker ist vom „Verlust der Ordnung" die Rede, Zutt spricht von „Entgrenzung", „Entbehrung" und dem „Verlust der präindividuellen Verbundenheit", Binswanger von Psychose als eigener (mißglückter) Daseinsform. Es ist wohl dieses Erfassen der Gesamtheit der Person in all ihren Daseinsbereichen, dieses nicht mehr Ich sagen und leben können, das uns erschüttert.

Eugen Bleuler rechnete bereits 1911 die Symptomatologie Schizophrener zu den sekundären, psychologisch verstehbaren Störungen und sah im Gegensatz zu vielen seiner Zeitgenossen z. B. die Demenz als sekundär und keineswegs als das Hauptsächliche. Auch im Autismus erwähnte er bereits „das reichhaltige introvertierte Leben" des Schizophrenen.

Er definierte die Gruppe der Schizophrenien unter anderem durch die Primärsymptome Autismus und Spaltung, die aus individualpsychologischer Sicht einen extremen Mangel an Gemeinschaftsgefühl und eine ebenso extreme Störung der „Individualität", der Kraft zur psychosozialen Integration des inneren und äußeren Selbsterlebens bedeuten.

„Von seiten der Gesellschaft wird dem Psychiater der Moderne eine Art Doppelrolle zugespielt. Sie verlangt von ihm die Empathie mit der Nacht ebenso ab, wie die Identität mit dem Gängigem." (Kisker, 1970)

Aus der Sicht des erkenntnistheoretischen Konstruktivismus läßt sich in unserer zunehmend enttraditionalisierten Welt ein positiver Relativismus und Pluralismus erfassen, der auf Toleranz, Humanität und Verantwortung begründet ist. Diese Sichtweise führt *absolute* Wahrheits-, Erkenntnis- und Wertansprüche ad absurdum – diese sind immer nur in Relation zum beteiligten Subjekt und im sie umgebenden Kontext zu betrachten.

Dazu Watzlawick: „Wer weiß, daß er nicht recht hat, sondern daß seine Sicht der Dinge nur recht und schlecht paßt, wird es schwer finden, seinen Mitmenschen Böswilligkeit und Verrücktheit zuzuschreiben."

Dieser Relativismus scheint mir, auf Basis ausreichender Selbstreflexion, das Tor zum Verständnis psychischen Andersseins zu eröffnen.

Nicht aber soll hier einer unkritischen antipsychiatrischen Position das Tor geöffnet werden. Oftmals wird psychisches Kranksein aufgrund der extremen Außenseiterposition in der Gesellschaft als vermeintlich völlige Unabhängigkeit von dieser oder vollkommene innere Freiheit fehlgedeutet. Krankheit ist aber kein strategisches Erfolgsrezept, wie uns das der „Krankheitsgewinn" vormachen will, sie macht die Bedrängten erst recht ohnmächtig, sie geraten nur einmal mehr als Täter, Toleranz- und Therapiebedürftige in Abhängigkeit von der Gesellschaft, gegen die sie protestieren. Psychotische Erfahrung kann den, der durch sie hindurchgegangen und aus ihr wieder herausgekommen ist, und dem es durch geeignete Therapie gelungen ist, diese Erfahrung in sein Leben zu integrieren, bereichern – aber Psychose ist nicht das alternative

Leben oder die rückhaltloseste Form des gesellschaftlichen Protestes, wie es aus dem Munde der Antipsychiatriebewegung zu vernehmen ist.

In seinem Buch „Was ist Schizophrenie?" beschreibt Joseph Rattner Adler als einen der ersten Therapeuten, der die gleichberechtigte Beziehung selbst als heilenden Faktor ansah. Viele Therapeuten, obschon unterschiedlicher therapeutischer Herkunft, haben schließlich im Ringen um Beziehung in der Psychotherapie der Psychosen sehr ähnliche Wege beschritten – wie z. B. Frieda-Fromm Reichmann, Sullivan, Ciompi, Matoussek, Kisker u. v. a. m. Besonders hervorheben möchte ich Gaetano Benedetti, der für mich wie kein anderer in seinem Verständnis von kommunikativer Psychopathologie Martin Bubers Wort „Der Mensch wird am Du zum Ich" lebendig werden läßt. Benedetti beschreibt die Psychopathologie als einen Weg *zum* Kranken: Ohne unsere beobachtende Position aufzugeben, versetzt sie uns gleichzeitig in die innere Lebensgeschichte und in die Welt des Kranken, wobei sie in ihm die Erfahrung der Dualisierung stiftet.

Diese kommunikative Auffassung von Psychopathologie bringt eine implizit ärztliche Intention zum Ausdruck: „Sie strebt – inmitten von Autismus und Depersonalisation – Erfahrungen von Ganzheit und der Identifikation mit dem Kranken an, indem sich dieser mit einem kohärenten ärztlichen Ich in Verbindung gesetzt fühlt." (Benedetti, 1983) Balint fordert vom Therapeuten eines Patienten mit einer sogenannten frühen Störung, daß er sich wie Erde und Luft „brauchen" läßt. Wichtig ist hier die Erfahrung der Objektbeziehung, eine Art „Neubeginn", in der der Patient neu erkannt wird.

Diese kommunikative, einfühlende Psychopathologie steht als Entwicklung der Schizophrenieforschung der letzten 40 Jahre einer ausschließlich deskriptiven Psychiatrie gegenüber. Auch heute beschäftigt sich Psychiatrie in erster Linie mit einer Betrachtung der Phänomene selbst und weniger mit dem dynamischen Hintergrund. Der Betrachter fragt sich, ob diese Phänomene einfühlbar sind oder nicht, ob sie von sozialen Folgen begleitet sind, in einem krankheitsspezifischen Rahmen auftreten bzw. bestimmten Syndromkomplexen zuordbar sind.

Durch eine kommunikative Psychopathologie kann die Verknüpfung zwischen Morbus zentrierter, an anthropologisch-phänomenologischer Psychopathologie orientierter Nosographie und psychoanalytisch orientierter Psychotherapie schließlich möglich werden.

Kommunikative Psychopathologie geschieht laut Benedetti durch:

- den ständigen Versuch, die schizophrene Psychopathologie „von innen" also vom Erleben her und nicht bloß nach dem äußeren Verhalten des Kranken zu erfassen;
- durch teilweises Mitvollziehen der eigentlichen Kommunikationssymbole des Kranken;

- durch unsere Auseinandersetzung mit der psychotischen Infragestellung in dem Maße, wie sich der Patient existentiell durch den Gesunden in Frage gestellt sieht. Nur in dieser Situation der Gegenseitigkeit kann auch existentielle Symmetrieerfahrung gemacht werden.

Bevor nun die therapeutischen Möglichkeiten angesprochen werden, sollen in einem kurzen Überblick die Symptome der (schizophrenen) Psychose beschrieben werden, um die existentielle Bedrohung des Kranken zu begreifen und die therapeutischen Intentionen verstehbarer zu machen.

Hugo von Hofmannsthal beschreibt in einer außerordentlich eindrücklichen Sprache Sprachlosigkeit und Entsetzen über den psychotischen Prozeß:

> Mein Fall ist, in Kürze, dieser: Es ist mir völlig die Fähigkeit abhanden gekommen, über irgend etwas zusammenhängend zu denken oder zu sprechen. [...] die abstrakten Worte [...] zerfielen mir im Munde wie modrige Pilze [...]. Es gelang mir nicht mehr, sie [Menschen und ihre Handlungen] mit dem vereinfachenden Blick der Gewohnheit zu erfassen. Es zerfiel mir alles in Teile, die Teile wieder in Teile, und nichts mehr ließ sich mit einem Begriff umspannen. Die einzelnen Worte schwammen um mich; sie gerannen zu Augen, die mich anstarrten und in die ich wieder hineinstarren muß: Wirbel sind sie, in die hinabzusehen mich schwindelt, die sich unaufhaltsam drehen und durch die hindurch man ins Leere kommt (Hofmannsthal: „Ein Brief", 1902).

Auch in Rainer Maria Rilkes Werk (z.B. in den „Aufzeichnungen des Malte Laurids Brigge") und in seinem Briefwechsel ist die Angst und Zerrissenheit des psychotischen Menschen in unglaublich berührender und präziser Sprache beschrieben. So schreibt er an Lou Andreas Salome, er fühle sich zeitweise „bis in den Grund gespalten", scheue sich „ich" zu sagen, denn „es gab kein Wort, das mehr Ungenauigkeit mit sich brachte". In den „Aufzeichnungen" wehrt sich Malte zu den „Vorgeworfenen" zu gehören, die er als (Ich-entleerte) Schalen erlebt.

Die in der Literatur so eindrücklich beschriebene „Daseinsform" (Binswanger) des psychotischen Menschen, läßt sich auch in einer kommunikativen Erfassung von Psychopathologie leider nur unzureichend beschreiben.

Primärsymptome der Schizophrenie

Diese gehen aus einer Verschmelzung von Intrapsychischem mit Psychoreaktivem hervor und erfassen in gleichem Maße Trieb, Ich , Über-Ich, Ideation, Affektivität und Verhalten des Kranken.

Spaltung

Die Spaltung erfaßt Personalisation, Denken und Affekte.

Gespaltene Identitätsbildung

Der Patient erlebt sich als fragmentiert und inneren Teilpersonen ausgeliefert, die er wegen gleichzeitiger Ich-Entgrenzung auch als objektive Weltaspekte wahrnimmt. Der fehlende „Ich- Vollzug" (Jaspers) führt phasenweise zum Erleben, daß Gedanken entzogen werden, daß er Spielball der Umwelt wäre, von ihr gemacht, beobachtet und auch Teil ihrer Objekte.

Kohärenzverlust

Auf körperlicher Ebene: Die innere Ordnung geht verloren, es entsteht das Gefühl von Fremdkörperlichkeit oder Körperzerfall – der Patient erlebt zum Beispiel Körperteile als verkehrt oder als verfaulend.

Auf Selbstebene: Keine Vergangenheit, er dürfe nicht sprechen, sich nicht bewegen, da alles, was von ihm kommt, ein unmöglicher Anspruch auf Existenz sei. Abgespaltene Ich-Anteile werden auf Dinge und Menschen projiziert, mit denen der Patient sich identifizieren muß – dies führt dann zum Phänomen der Depersonalisation. Das Denken ist entsprechend dem allgemeinen Kohärenzverlust zerfahren, sprunghaft, es kommt zu Sperrungen und Gedankenabreißen.

Schizophrene Ich-Entgrenzung

Der Patient hat das Gefühl, für andere offen dazuliegen, eine Schale ohne Inhalt zu sein, deren Innenraum mit fremden Inhalten gefüllt wird und deren Wand zersplittert ist – diese äußerst bedrohliche Auflösung verbindet sich schließlich eng mit autistischer Abkapselung und Verdichtung.

Ambivalenz

Der Kranke erlebt sich im Spannungsfeld zwischen Allmacht und Ohnmacht, was auch Alfred Adler bereits klar herausgestrichen hat. Das Gefühl extremer Nichtigkeit steht dem Gefühl extremer Allmacht gegenüber. In diesem Spannungsfeld stehend werden uns banal erscheinende Alltagsentscheidungen unmöglich, es entsteht der Zustand völliger Ratlosigkeit, innerer Erstarrung oder es läßt sich ein „rettendes Wahnsystem" zimmern, das dann einen Heilungsprozeß noch erschwert.

Autismus

Aus der Gespaltenheit erwächst unter weitgehender Opferung des Bezugs auf die Wirklichkeit ein künstliches, verpupptes wiederum Spaltung schaffendes Ich. Es entsteht eine eigentümliche, mit bizarren Symbolen ausgestaltete Eigenwelt; dies stellt die schizophrene Urabwehr, die sich in Eigenweltlichkeit, Ausdrucksunfähigkeit und Selbstverborgenheit manifestiert, dar (vgl. Bleuler, 1972).

Es kommt zu Konkretisierungen – zwischen Welt und Ich kann nicht unterschieden werden. Der Patient setzt symbolische Erlebnisse so um, als ob sie einer objektiven Weltveränderung entsprechen würden.

Weiters treten Verschiebungen auf, im Rahmen derer die Umwelt zur Bedeutung des Ich wird:

Athymie

Der Patient zieht sich zurück, tut scheinbar nichts, in Wirklichkeit strengt er sich wahnsinnig an, er „selbst" zu bleiben – eigentlich befindet er sich in einem Zustand höchster Aktivität und Anspannung, auch wenn es nach außen wie Passivität wirkt. Er fühlt sich als Schauplatz des Kampfes zwischen Gut und Böse oder völlig devitalisiert, das Selbstverständnis des Seins ist verschwunden, jegliche Energie fehlt. Der Negativismus, die Ablehnung der Umwelt, die Projektion der Selbstablehnung stellt die Handlungsgestalt des negativen Seinsgefühls dar. Die affektive Grundlage des Miteinanderseins fehlt ebenso wie die affektive Grundlage für Entscheidungen – keine Entscheidung erreicht die nötige Intensität, um sich von der Gegenentscheidung abheben zu können. Diese Symptome fehlen bei keinem schizophrenen Patienten; die folgenden – Wahn, Halluzination und Entdifferenzierung – können vorhanden sein und beinhalten oft Symbole oder Elemente der persönlichen Lebensgeschichte.

Der Wahn

Der Wahn geht aus dem veränderten Erleben des Selbst und der Mitmenschen hervor – die Brüchigkeit der Identität in der akuten Psychose stellt das Fundament für das Gebäude der Wahnidentität in der chronischen Phase dar. Wobei es offenbar eine individuell unterschiedliche Bereitschaft gibt, mit der Konstruktion eines Wahngebäudes zu beginnen. Wir kennen auch Patienten die in völlige Ratlosigkeit zerfallen bzw. die sich durch ständig perseverierende Kontaktaufnahme, motorisch äußerst unruhig am Leben zu erhalten suchen. Die Umkehrung des Erlebens des Nichtseins zeigt sich bei manchen Kranken auch so, daß ausnahmslos alles mit ihnen zu tun hat – das Autoschild, der Baum, der Gesichtsausdruck, die Kleidung des Gegenübers usw. Im Wahn findet also einen Rekonstruktionsversuch von Realität statt, um der „Besetzung durch die Welt“ (Benedetti, 1994) zu entkommen. Der Wahn stellt natürlich eine autistische Seinsform, wie aber auch eine existentielle Notwendigkeit für einen Menschen, der seiner Existenz verlustig gegangen ist, dar. Er muß also, obschon er die Psychopathologie fortsetzt und verfestigt, als Abwehrleistung des Kranken verstanden werden und darf nicht brutal niedergerissen werden. Adler beschrieb bereits 1908 den Wahn in seiner Funktion als Abwehrmechanismus.

Halluzination

Zur Halluzination meinte Adler 1912:

> Die Halluzination, somit auch der Traum, sind gleich anderen Vorversuchen der Psyche dazu bestimmt, den Weg ausfindig zu machen, der zur Erhöhung oder Erhaltung des Persönlichkeitsgefühls nötig ist. In ihr spiegeln sich das Zutrauen, die Hoffnungen, das Urteil oder Befürchtungen des Patienten (Adler, 1912).

Ständige Introspektion führt zu einer Entfremdung der Gedanken, die Qualität des Intimen geht verloren – die Gedanken werden gemacht, verändert, wiederholt, gesungen usw. und schließlich als Stimmen wahrgenommen. Die Patienten nehmen die Katastrophe, die sich in ihrem Inneren abspielt, sinnlich wahr. Es werden also Stimmen gehört, wobei nicht klar ist, ob es die eigenen Gedanken sind, da ihnen die Ich-Qualität abhanden gekommen ist. Eine erzwungene Objektivierung durch Introspektion ist unmöglich – gerade aufgrund der Spaltung kann das halluzinatorische Erleben nicht als intrapsychisch erfaßt werden.

Entdifferenzierung

Dies bedeutet den Verlust hierachisierender, ordnender und unterscheidender Funktionen. Alles ist gleich bedeutsam oder nicht bedeutsam – Symbole werden mit Wahrnehmungen und diese wiederum mit Erinnerungen verwechselt. Eindrücke bestürmen und überfluten den Patienten, ohne in eine Struktur eingeordnet werden zu können. Dazu Adler 1912:

> Wesentlich für die Psychose ist, daß der Patient auch, „was uns alle bindet", die Logik, aufgibt, sich der „Allgemeingültigkeit des Verstandes" entschlägt, damit auch anzeigt, daß sein Gemeinschaftsgefühl verlorengegangen ist [...], unter Aufgabe der Logik wird die Fiktion hypostasiert und vergöttlicht (Adler, 1912).

Therapeutisches Handeln

Innerhalb der Psychiatrie und Psychotherapie ist keine neutrale psychopathologische Betrachtung möglich, die sich auf wissenschaftliche Objektivität berufen könnte – die Beziehung zum Kranken spielt eine diagnostische und gleichzeitig therapeutische Rolle. Wir verwenden uns selbst als Instrumentarium, was Objektivität natürlich ausschließt. R. Ekstein zur Technik der Psychotherapie:

> Die schließlich erworbenen Fertigkeiten und Kenntnisse sind nicht nur intellektueller Natur, sondern basieren auf der Fähigkeit, die eigene Person in einem umfassenden Sinne als Instrument zu nutzen, mit einem persönlichen Einsatz, der ein völlig anderes Engagement fordert, als es in den meisten anderen Wissenschaften der Fall ist.

Aber gerade dieses Wagnis des Mit-dem-Patienten-Seins ermöglicht ihm, die Wahrnehmung des Gegenübers als Verwandlung der eigenen Seinsweise zu erleben. Die Antworten des Patienten können natürlich negativ gefärbt sein, voller Angst und Mißtrauen, voller Destruktivität – es ist jedoch bemerkenswert, daß die Autodestruktivität sich in dem Maße vom Patienten abwendet, als er sie in Form von Mißtrauen, Skepsis und negativer Übertragung auf ein Gegenüber richten kann. Dieses Gegenüber darf sich nicht zerstören lassen von diesen Impulsen; es muß sie übersetzen, einordnen und praktisch „verstoffwechselt" wieder zurückgeben.

In der therapeutischen Beziehung muß der Therapeut am Leiden des Patienten partizipieren – nur aus der therapeutischen Haltung dem Patienten gegenüber wird die schizophrene Leere faßbar. Die Objektvorstellungen des Schizophrenen sind so amorph, daß sie sich erst in der Intentionalität des Therapeuten strukturieren können.

Es lassen sich drei Phasen therapeutischen Handelns beschreiben:

- In der Phase der Annäherung soll eine haltgebende, stabile emotionale Beziehung entstehen. Dies ist nur möglich, wenn der Kranke nicht in der Rolle eines therapeutischen Objektes verbleibt, sondern Annäherung dadurch erfolgt, daß er über identifikatorische Prozesse zu einem Teil der Subjektivität des Therapeuten wird. Searles beschreibt dies als „therapeutische Symbiose", Sullivan als „Partizipation", Benedetti spricht von der Bildung von „Übergangssubjekten", Arieti von „re-ligio". In dieser Phase sollten positive Gefühle des Patienten dem Therapeuten gegenüber nicht in Frage gestellt werden (Matussek, 1985).
- Die zweite Phase ist die der „dialogischen Positivierung" (Benedetti, 1987). Es soll versucht werden, die desorganisierten, unverständlichen und zersplitterten Gedankenelemente in ein rationales Vorstellungsgefüge zu übersetzen. Dieses kommt dem Erleben des Patienten umso näher, je näher der Therapeut dem Patienten in seiner identifikatorischen Haltung gekommen ist. Eine andere Sichtweise der Welt kann nicht durch Überzeugung auf logischem Wege entstehen, sie wächst in der Identifikation. Psychopathologische Erlebensweisen sollten im Dialog getragen werden, ohne sie zu negieren oder krankhaft abzutun – sie stellen eben die einzig mögliche Seinsform derzeit dar. Beraubt man den Patienten dieser Abwehr in Form einer wertenden und nicht empathisch darstellenden Deutung, kann es zum völligen Zerfall, zur Implosionsgefahr kommen. Indem wir dem Patienten die Wirkung, die seine Symbole und Symptome auf uns ausüben mitteilen, nehmen wir an seiner Erfahrung teil – es kommt zu einer Dualisierung, die letztlich wieder ein Stück Identität im Patienten ermöglicht.
- Die dritte Phase ist die der Entfaltung. Nun muß der Patient lernen, seine in der Therapie gemachten Erfahrungen auch in andere Beziehungen hinein zu tragen, hier beginnt auch eine realistische Zukunftsplanung und nicht zuletzt, zur Wiederherstellung eines Kontinuitätsgefühls, die Erarbeitung einer Verbindung zwischen dem Leben vor und nach der Psychose.

Verstehen und Deuten sind also in der Schizophrenietherapie von wesentlicher Bedeutung, wobei auch die Art und Weise, wie ein Patient versucht, seine Konflikte zu bewältigen und damit Teile seines Selbst in die Realität transportiert, interpretiert wird.

Aber unlösbar damit verbunden ist der psychosynthetische Teil der Therapie in dem eine Ich-Integration stattfinden soll, bei der der Therapeut selbst Integrationsteil wird und zwar durch seine Art Mit-dem-Patienten-zu-Sein und sich zu identifizieren.

Und genau hier verbindet sich für mich die (metaphysische) Begriffsbildung des Gemeinschaftsgefühls von Adler mit den therapeutischen Ansätzen Benedettis.

Sahen wir zuvor den Mangel an Gemeinschaftsgefühl beim Psychotiker, so sind wir nun aufgerufen dieses durch unser Mit-dem-Patienten-Sein wieder lebendig zu machen. Nur im Dialog kann Diagnostik, Therapie und vielleicht auch Heilung stattfinden. Adler beschreibt bereits 1917 ein symmetrisches Beziehungsgefüge, in dem eine Mitte zwischen Nähe und Distanz, zwischen Verstehen, Empathie, fürsorglicher Anteilnahme und Gewährenlassen einerseits, sowie wirklichkeitsbezogener Deutung, Sachlichkeit und Nacherziehung andererseits gefunden werden muß.

Ich bin mir vollkommen bewußt, welch pejorativen Beigeschmack das Wort Erziehung in der Psychiatrie hat – aber ich bin genauso überzeugt davon, daß wir uns davon lösen müssen, da wir de facto sehr oft zu erzieherischen Elementen greifen. Wir würden uns selbst belügen und einer unreflektierten Nacherziehungsarbeit Vorschub leisten, könnten wir nicht auch zu diesem Punkt in unserer Arbeit stehen.

> Die Psychosynthese in der Psychosentherapie bedeutet ständige Verwandlung von Todessymbolen in Symbole des Lebens, der Hoffnung, der Zuversicht, der Zukunft, der Integration, der Differenzierung und Verwandlung, der Dualität und der Vertiefung des Personwerdens (Benedetti, 1987).

Die soziale Gerichtetheit des Menschen ist laut Adler in jedem von uns grundgelegt, die verzweifelte Suche nach ihr, bzw. der entsetzliche Verlust des Gemeinschaftsgefühls wird in der Zusammenarbeit mit psychotischen Menschen erfahrbar.

Durch unterschiedliche Bedingungen ist es dem psychotischen Menschen nicht gelungen, dieses Gemeinschaftsgefühl zu entwickeln. Es ist nun an uns, durch unser Mit-ihm-Sein einen Teil davon für ihn wahrnehmbar zu machen und Identifikation zu ermöglichen.

Literatur

Adler A. (1898): Gesundheitsbuch für das Schneidergewerbe. Heymanns, Berlin.
Ders. (1904 / 1973): Der Arzt als Erzieher. In: Adler A.: Heilen und Bilden. Fischer.
Ders. (1908 / 1973): Das Zärtlichkeitsbedürfnis des Kindes. In: Adler A.: Heilen und Bilden. Fischer.
Ders. (1908 / 1973): Der Aggressionstrieb im Leben und in der Neurose. In: Adler A.: Heilen und Bilden. Fischer.
Ders. (1973): Studie über die Minderwertigkeit von Organen. Fischer TB.
Ders. (1912 / 1973): Über den nervösen Charakter. Fischer TB.
Ders. (1920 / 1973): Praxis und Theorie der Individualpsychologie. Fischer TB.
Ders. (1928 / 1973): Technik der Individualpsychologie I. Fischer TB.
Ders. (1933 / 1973): Der Sinn des Lebens. Fischer TB.
Ansbacher, H. (1972): Alfred Adlers Individualpsychologie. Ernst Reinhardt Verlag.

Ders. (1995): Alfred Adlers Leitvorstellungen „Gemeinschaftsgefühl“ und „Soziales Interesse“. Zeitschrift für Individualpsychologie, Heft 1.

Ders. (1989): Alfred Adlers Sexualtheorien. Fischer TB.

Antoch R. (1994): Beziehung und seelische Gesundheit. Fischer TB.

Argelander H. (1992): Das Erstinterview in der Psychotherapie. Erträge der Forschung. Wissenschaftliche Buchgesellschaft Darmstadt, 5. Aufl.

Arieti S.(1974): Interpretation of Schizophrenia. Basic Books, New York, 2. Aufl.

Benedetti G. (1983 / 1994): Todeslandschaften der Seele. Vandenhoeck und Ruprecht, 4. Aufl.

Ders. (1992): Psychotherapie als existentielle Herausforderung. Vandenhoeck und Ruprecht.

Ders. (1975): Psychiatrische Aspekte des Schöpferischen und schöpferische Aspekte der Psychiatrie, Vandenhoeck und Ruprecht.

Ders. (1976): Der Geisteskranke als Mitmensch, Vandenhoeck und Ruprecht.

Bleuler E. (1983): Lehrbuch der Psychiatrie Springer Verlag, 15. Aufl., von Manfred Bleuler überarbeitet.

Bruder-Bezzel A. (1983): Alfred Adler – Die Entstehungsgeschichte einer Theorie im historischen Milieu. Vandenhoeck und Ruprecht.

Ders. (1995): Gibt es *eine* individualpsychologische Technik? Zur Therapie in der Fühzeit der Individualpsychologie. Zeitschrift für Individualpsychologie, Heft 4.

Bruder-Bezzel A, Bruder K. J. (1996): Adlers Ablehnung des Triebkonzepts – der Weg zum „Revisionismus“ in der modernen Psychoanalyse. Zeitschrift für Individualpsychologie, Heft 1.

Ciompi L. (1994): Affektlogik: Über die Struktur der Psyche ein Beitrag zur Schizophrenieforschung. Klett-Cotta.

Datler W. (1992): Allgemeine Rahmentheorie und individualpsychologische Identität. Zeitschrift für Individualpsychologie, Heft 3.

Ders. (1996): Adlers schiefes Verhältnis zum Konzept des dynamischen Unbewußten und die Identität der Individualpsychologie. Zeitschrift für Individualpsychologie, Heft 2.

Foucault M. (1969): Wahnsinn und Gesellschaft. Eine Geschichte des Wahns im Zeitalter der Vernunft. Suhrkamp.

Ders. (1973): Die Geburt der Klinik. Hanser.

Ders. (1977): Der Wille zum Wissen. Suhrkamp.

Freud S.: Drei Abhandlungen zur Sexualtheorie. GW V. Fischer.

Ders. (1900 / 1991): Die Traumdeutung. Fischer TB.

Ders. (1898 / 1991): Schriften zur Krankheitslehre der Psychoanalyse: Die Rolle der Sexualität in der Ätiologie der Neurosen. Fischer TB.

Ders. (1924 / 1991): Der Realitätsverlust bei Neurose und Psychose. Fischer TB.

Freud S. (1912 / 1992): Zur Dynamik der Übertragung; Ratschläge für den Arzt bei der psychoanalytischen Behandlung. Fischer TB.

Ders. (1986): Der Wahn und die Träume in Jensens „Gradiva“. Fischer TB.

Greenson R. (1992): Technik und Praxis der Psychoanalyse. Klett-Cotta.

Ders. (1993): Psychoanalytische Erkundungen. Klett-Cotta.

Handlbauer B. (1990): Die Adler-Freud-Kontroverse. Fischer TB.

Janssen P. (1987): Psychoanalytische Therapie in der Klinik Klett-Cotta.

Jaspers K (1913 / 1953): Allgemeine Psychopathologie. Springer Verlag.

Kernberg O. (1976 / 1993): Objektbeziehungen und Praxis der Psychoanalyse. Klett-Cotta.

Ders. (1984 / 1996): Schwere Persönlichkeitsstörungen. Klett-Cotta.

Ders. (1993): Psychodynamische Therapie bei Borderlinestörungen.

Kisker K.-P. (1976): Mit den Augen eines Psychiaters. Enke.

Ders. (1970): Dialogik der Verrücktheit. Ein Versuch an den Grenzen der Anthropologie. M. Nijhoff.

Matussek P. (1992): Analytische Psychosentherapie Grundlagen. Springer.

Ders. (1990): Beiträge zur Psychodynamik endogener Psychosen. Springer.
Rattner J. (1972): Alfred Adler. Rowohlt TB.
Ders. (1976): Wirklichkeit und Wahn. Fischer TB.
Rüedi J. (1992): Die Bedeutung Alfred Adlers für die Pädagogik. Haupt.
Resch F. (1994): Beiträge zur Phänomenologie und Therapie der Schizophrenien. Zeitschrift für Individualpsychologie, Heft 4.
Schmidt R. (1980): Die Individualpsychologie Alfred Adlers. Fischer TB.
Sperber M. (1983): Alfred Adler oder Das Elend der Psychologie. Klett-Cotta / Ullstein.
Spiel W. (1976): Einführung in die Individualpsychologie. Vortrag, Graz.
Ders. (1989): Individualpsychologie und Marxismus. Wien.
Ders.: Dokumentation über die Geschichte der Individualpsychologie.
Spazier D. (1994): Der Tod des Psychiaters. Eva TB.
Stierlin H. (1978): Delegation und Familie. Suhrkamp.
Watzlawick P. (1969): Menschliche Kommunikation. Bern.
Ders. (1988): Münchhausens Zopf oder Psychotherapie und „Wirklichkeit". Hans Huber.

Liselotte Tutsch, Karin Matuszak-Luss, Karin Steinert

Existenzanalyse bei schizophrenen Störungen

Einleitung

Existenzanalyse und Logotherapie wurden von Viktor E. Frankl (1905–1997) in den 30er Jahren (1926 Logotherapie; 1933 Existenzanalyse) als Ergänzung wie auch in Abhebung zu Sigmund Freuds Psychoanalyse und Alfred Adlers Individualpsychologie begründet. Diese Richtung wird daher häufig als die „Dritte Wiener Schule der Psychotherapie" bezeichnet. Existenzanalyse behandelte damals die anthropologischen Grundlagen, Logotherapie war die spezifische Therapie auf dem Hintergrund der Suche nach Sinn („Wende ins Existentielle").

In der etwa 1983 einsetzenden Weiterentwicklung (Längle, 1983; 1984; 1988a; 1988b; 1990a; 1990b; 1995; 1999) wurde der Ergänzungsstatus, den die Logotherapie und Existenzanalyse im Kontext der anderen psychotherapeutischen Schulen eingenommen hatte, zunehmend verlassen und die existenzanalytische Theorie und Praxis zu einem anerkannten psychotherapeutischen Verfahren, das fortan mit dem Namen Existenzanalyse bezeichnet wurde, ausgearbeitet. In diesem Prozeß schieden sich die Geister. Der von der Gesellschaft für Logotherapie und Existenzanalyse (GLE Wien) beschrittene Weg führte zu einer Ausdifferenzierung der psychotherapeutisch-klinischen Arbeit und Methodik. Sie integrierte die psychischen Vorgänge und Mechanismen in die „existentielle Dynamik", womit sie den exklusiven Status der „Höhenpsychologie" (Frankl, 1987) aufgab und auch an der „Tiefe" der menschlichen Existenz ansetzte. Dies unterscheidet die Existenzanalytiker von den Logotherapeuten, die in der strengen Tradition des „späten Frankl" ausschließlich mit dem Sinntheorem arbeiten. Die psychotherapeutischen Prozesse kommen daher auf unterschiedlichstem Niveau zu liegen (vgl. Längle, 1995).

Die in der GLE vor allem von A. Längle vorangetriebenen und getragenen neuen Entwicklungen bestehen in der Erweiterung und Ausdifferenzierung der existenzanalytischen Anthropologie und damit ihrer klinisch-therapeutisch relevanten Grundlagen. Sie bilden die Basis der existenzanalytischen Strukturtheorie (Längle, 1992; 1999) und darauf aufbauend des Verständnisses der klinischen Zustandsbilder sowie der Psychodynamik in der Existenzanalyse (Längle, 1998). Eng verbunden damit wurde die existenzanalytische Methodik weiterentwickelt, durch die die Existenzanalyse von einem eher charismatisch-intuitiven Vorgehen in eine lehr- und lernbare Form gebracht wurde (Längle, 1991). Zahlreiche spezifisch existenzanalytische Techniken sowie der Einsatz adjuvanter Verfahren geben der Person des Therapeuten ein breites Instrumentarium in die Hand.

Die ursprüngliche Logotherapie stellt aus dieser Sicht ein Beratungsverfahren dar, das in erster Linie bei krisenhaften aber auch weniger tiefgreifenden Störungen der Sinnfindung geeignet ist und eine Ich-intakte Person voraussetzt.

Die theoretischen Grundlagen, die für das Verständnis der Therapie der schizophrenen Störungen relevant sind, werden im folgenden kurz dargestellt.

Anthropologische Prämissen zum Verständnis der existenzanalytischen Theorie und Therapie bei schizophrenen Störungen

Im Zentrum existenzanalytischer Psychotherapie steht das „Existieren". Es meint eine Seins- und Lebensweise, in welcher die Person zu sich und zu ihrer Welt Stellung nehmen und sich dazu verhalten kann (Autonomie). Damit ist die Person der Situation nicht ausgeliefert und in der Lage, ihr Einverständnis zum Dasein an sich, zu ihrem Leben, zu sich selbst und zu ihrem Lebensweg zu geben. Existenzanalytische Psychotherapie beschäftigt sich daher mit der Frage nach den Voraussetzungen von Existenz und damit auch mit dem Auffinden von existenzverhindernden und existenzbeeinträchtigenden Erfahrungen und Faktoren. Sie beschreibt als Träger des Existierens vier fundamentale Bereiche, die *personal-existentiellen Grundmotivationen* (Längle, 1992; 1999).

Dasein-Können

Die basale *Grundfrage der Existenz* ergibt sich aus dem „nackten Sein": *Ich bin – kann ich sein?*

Der Mensch braucht Halt, Raum und Schutz, um das Sein (eigenes wie anderes) annehmen und aushalten zu können. Er erlebt dies in der Erfahrung von Halt in inneren und äußeren Strukturen, in seinen Fähigkeiten und Beziehungen, durch die Festigkeit und Beständigkeit des Gegebenen, durch die Angemessenheit der Verunsicherung etc.

Das Erleben von Halt, Raum und Schutz sedimentiert in der Lebensgeschichte zum *Grundvertrauen*, das Fehlen führt zur Grundverunsicherung und Grundangst als generalisierte Erfahrung des Haltverlustes.

Entwicklungspsychologisch wird es dem Kind optimalerweise als Urvertrauen in den ersten Lebensmonaten „in die Wiege gelegt". Fehlt diese Urerfahrung, muß sie durch spätere Erfahrungen von Halt neu grundgelegt werden, sie kann nicht nachgeholt, sondern nur aufgeholt werden.

Mangelnder Halt, Grund, Raum und Schutz zeigen sich zum Beispiel in der *Pathologie* des Selbst- und Weltzerfalls (Schizophrenie), als Verunsicherung des alltäglichen Könnens und als Unkontrollierbarkeit (Angststörungen) bzw. als übermäßige Sicherung (Zwangsstörung).

Wertsein-Mögen

Die qualitative *Grundfrage nach dem Leben* resultiert aus der Tatsache, daß das Dasein nicht nur in seiner Faktizität besteht, sondern immer auch berührt und bewegt. Daher geht es um die innere Zustimmung zum Leben: *Ich lebe – mag ich leben?* Ist es gut, daß ich da bin?

Die Qualität des Lebens erfährt der Mensch durch das, was ihm nahe geht, wovon er berührt wird. Damit er das Leben als lebenswert empfinden kann, muß er sein eigenes Sein als ein Gutes empfinden. Er erfährt sich als Wert im Gemocht- und Geliebt-Werden, in wohlwollenden Begegnungen und im Austausch, durch Wärme und Geborgenheit, in bevorzugten Tätigkeiten etc.

Lebensgeschichtlich sedimentieren die Erfahrungen, wertvoll und liebenswert zu sein, im *Grundwert* („Im Grunde ist es gut, daß es mich gibt."). Der Grundwert eines Menschen ist die Basis dafür, daß er als Liebender und nicht nur als Bedürftiger in die Welt hinaus gehen kann, daß er etwas / jemanden mögen kann. Er ist die Basis des Wertfühlens.

Entwicklungspsychologisch wird der Grundwert durch eine liebevolle, herzliche Beelterung in der frühen Kindheit gebildet.

Die *Pathologie* bei einem Mangel oder bei Störungen in der Erfahrung des Grundwertes weist in den affektiven Störungsbereich.

Selbstsein-Dürfen

Die zentrale *Grundfrage der Person* resultiert aus der Tatsache, daß der Mensch mit seiner ihm eigenen Individualität in der Welt steht: *Ich bin ich – darf ich so sein?*

Dem Menschen geht es nicht nur um Beachtung, sondern auch um Achtung und Wertschätzung seiner individuellen Art und Eigenart. Aus der Anerkennung durch andere heraus lernt er, zu sich selbst in respektvoller Weise Stellung zu beziehen und sich als eigenständiges Individuum von anderen abgrenzen zu können.

Lebensgeschichtlich sedimentieren diese Erfahrungen im *Selbstwert.* Sind sie ausreichend gegeben, so kann dieser Mensch zu sich stehen, er darf er selbst sein.

Entwicklungspsychologisch wird der Selbstwert durch eine Beelterung begünstigt, die Individualität und Eigenständigkeit achtet und bejaht.

Die *Pathologie* auf dieser Ebene weist in den Bereich der histrionischen und narzißtischen Störungen.

Sinnvolles Wollen

Hier geht es nun um die zentrale *Sinnfrage der Existenz: Ich bin da – wofür ist es gut?* Was soll ich tun?

Der Mensch erfährt, daß er erkennen und erspüren kann, was in der jeweiligen Situation angefragt und gefordert ist. In Freiheit und Verantwortung ist es ihm möglich zu prüfen und zu entscheiden, was zu tun gut und richtig für ihn und auch für andere, für die Welt ist. Durch sein Tun und Handeln erlangt der Mensch Erfüllung und erlebt sein Leben als sinnvoll und lebenswert.

Entwicklungspsychologisch wird die Förderung von eigenen Interessen, die Öffnung auf die Möglichkeiten des Lebens und die Stärkung des Wertfühlens die Sinnfähigkeit begünstigen.

Folgen des Sinnverlustes zeigen sich im existentiellen Vakuum, das durch Leere und Initiativelosigkeit gekennzeichnet ist (Frankl, 1982).

Die Existenzanalyse geht davon aus, daß jeder Mensch nach Erfüllung dieser fundamentalen Grundbedürfnisse strebt, die Voraussetzung dafür sind, daß der Mensch in seiner Autonomie gefestigt ist und er dadurch frei wird zu tun, was er für richtig und gut hält.

Nicht ausreichende Gewährleistung (Verletzung oder Mangel) der existentiellen Grundbedürfnisse (aus biologischen, psychischen, sozialen oder noetischen Gründen) führt entweder zu dem (einseitigen, oft ineffizienten) Bestreben, diesen Mangel auszugleichen und aufzufüllen und / oder weitere Verletzungen zu vermeiden. Dabei kann es sich um eine vorübergehende Forcierung einer existentiellen Grundstrebung aufgrund aktueller Belastungen[1]

1 Z.B. wenn es zu einer verstärkten Suche von Schützendem nach akuter Belastung kommt.

handeln oder um eine anhaltende Fixierung aufgrund früherer störender Erfahrungen (Wiederholungsmuster)[2]. Solche Fixierungen führen über die Zeit zu einer in alle Lebensbereiche generalisierenden Haltung und Dynamik, sie werden lebensverformend und damit pathologisch.

Die schizophrene Grundstörung aus existenzanalytischer Sicht

Schizophrenes Selbst- und Welterleben nimmt seinen Ausgang in basalen Störungen grundlegender Abläufe des Denkens, der Wahrnehmung, der Handlungen, des Körpererlebens, der Vitalität und des Vegetativums (vgl. Süllwold, Huber, 1986). Das führt zum Erleben von Verlust des Zusammenhaltes der Welt, mit der Welt, in sich, mit sich.

Das Chaos führt erlebensmäßig in die abgrundtiefe Angst und existentiell in die Bodenlosigkeit und Ortlosigkeit. Der schizophrene Mensch verliert den Bezug zum Alltäglichen und ist mit den grundlegenden Fragen des Seins befaßt. Der Halt im Konkreten geht verloren.

> Der nichtschizophrene, gesunde Mensch steht in einem gewohnten Alltag. Sein Blick ist auf die Qualität und Brauchbarkeit des Vorhandenen gerichtet. Die Tiefenschärfe dieses Blickes konturiert die Dinge deutlich in ihrem Zusammenhang und ihrer Bedeutung für das eigene Leben und Weiterkommen. [...] Er [der gesunde Mensch] erlebt sich in einer natürlichen Selbstverständlichkeit [...]: „Du bist da, und das ist deine Welt."
>
> In der Schizophrenie ist die Tiefenschärfe der Wahrnehmung hinter die Bühne des Alltags eingestellt. Der Schizophrene schaut nicht auf Qualität und Nützlichkeit der Dinge [...]. Er ist existentiell – mehr oder weniger bewußt – mit der philosophischen Frage beschäftigt, *worin das Sein gründet.* Bei dieser Einstellung der Tiefenschärfe, die sich auf das Grundsätzliche richtet, wird das tägliche Geschehen unscharf und verschwommen, während andererseits der in das Dunkel hinter der Bühne gerichtete Blick die Gegenstände in ihrer Alltäglichkeit nicht mehr zu fassen bekommt. Er greift ins Leere, etabliert dieses Nichts inmitten des Seins (Längle, 1996, S. 16).

Dieses „Nichts" kann sich nun einerseits mehr im Erleben des In-der-Welt-Seins oder andererseits mehr im Selbsterleben zur Kenntnis bringen. Vom Erleben des Betroffenen her betrachtet können wir daher zwei Manifestationsschwerpunkte beschreiben:

- Im einen liegt der erlebensmäßige Fokus in einer *basalen Seinsstörung.* Der Mensch erlebt sich in seinem Dasein-Können an sich bedroht. Die Vitalität, das Gefühl „lebendigen Leibes dazusein", geht verloren. Der Betroffe-

---

2 Z. B. läßt das Leben neue Erfahrungen nur begrenzt zu, wenn es aufgrund früherer grenzüberschreitender Erfahrungen unter dem Motto steht: „Komme mir nicht zu nahe!"

ne verliert nicht nur die Realität, sondern seine subjektive Wirklichkeit. Das Sein entzieht sich dem Erleben. Die Welt geht unter, alles ist zu Ende. *Bin ich? Lebe ich überhaupt?* Solche Erfahrungen des Seinsverlustes finden wir vorwiegend in jenen Manifestationsformen der Schizophrenie, in welchen der Verlust der Vitalität, der Aktivität und die Affektverarmung dominieren. Die Gewißheit, überhaupt in dieser Welt zu sein, verlischt. Das Leben drängt nicht mehr heran – es entzieht sich. Die Möglichkeit des Dasein-Könnens als die elementarste der vier Grundmotivationen ist bedroht. Und mit der Bedrohung des Daseins geht auch die Bedrohung der zweiten basalen existentiellen Strebung – des Spüren-Könnens der Qualität des Lebens – einher. Neben der Frage „Bin ich?" stellt sich auch die Frage „Lebe ich?".

- Im anderen Manifestationsschwerpunkt liegt der erlebensmäßige Fokus in einer *basalen Selbststörung*. Die Kohärenz und Konsistenz in sich selbst ist bedroht, der Blick ist auf den Grund des Selbstseins gerichtet. „Ich selbst zerfalle, breche auseinander", beschreibt es ein Betroffener. Identitätszerfall und Grenzverlust führen aus einem Sich-selbst-bewußt-Sein und Sich-identifizieren-Können in die Fragwürdigkeit, in die Metamorphosen seiner selbst: *Wer bin ich? Wie viele bin ich? Wo fange ich an, wo höre ich auf? Wie mächtig bin ich meiner selbst?* Nicht ein sich entziehendes Leben und eine verlöschende Welt, sondern eine hereinbrechende, aufdringliche Welt, die den Betroffenen immer mehr in die Enge bringt, ist hier das dominierende Erleben. Existentiell gesehen wird hier vor allem der dritten Grundmotivation, dem Selbstsein-Können und dem Selbstsein-Dürfen, der Boden entzogen.

In der basalen Seinsstörung wird also vordergründig der Verlust der Welt und der eigenen Lebendigkeit erlebt, „die Welt geht unter und man selbst zugrunde".

In der basalen Selbststörung steht der Zerfall des Selbst und die Zerstückelung der Welt im Zentrum des Erlebens, die Welt greift über, greift an und man selbst wird sich fremd.

In welcher Weise sich die schizophrene Psychose schwerpunktmäßig manifestiert, scheint in einem Zusammenhang mit der prämorbiden Persönlichkeitsstruktur[3] zu stehen.

Je *reifer* die prämorbide Struktur, desto eher finden wir „Psychosen des Selbst" vor, das heißt die Psychose bricht in das „Loch im Selbst" ein und wuchert dort hinein. In anderen Worten: Die erste und die zweite Grundmotivation sind einigermaßen gut etabliert, es dominiert die Brüchigkeit. Je *man-*

3 Persönlichkeitsstruktur als die „Substanz", in die sich die Störung „eindrückt".

gelhafter die prämorbide Struktur, das heißt, daß die erste und zweite Grundmotivation schwach fundiert sind, desto häufiger finden wir den generalisierten Seinsverlust.

Ist die Störung umfassend, so ist auch der Schutzmechanismus allumfassender Rückzug und Weltverarmung – der Betroffene ist weit weg von dieser Welt. Daher ist der Verlauf chronischer, mit der Tendenz, immer mehr aus der Welt zu fallen.

Zeigt sich die Störung mehr im Selbstzerfall, entschwindet dem Menschen nicht aller Grund, sondern „nur" die Orientierung, die Kenntnis, was wo ist. Der Mensch ist zwar ver-rückt, aber nicht seinsfern, lediglich realitätsfern. So wird möglicherweise auch nachvollziehbar, daß Menschen mit Plussymptomatik und dramatischen Zusammenbrüchen weniger häufig Residuale entwickeln.

Die Rolle der Emotionalität: Die zwei Seiten der Gefühle

Emotionen haben Einfluß darauf, wie eine Realität empfunden wird, sie gestalten die Realität als „subjektive Wirklichkeit". Starke Emotionen („mächtige" Gefühle) können eine an sich vulnerable Struktur belasten und die Brüchigkeit verstärken. Solche Emotionen können basale Abläufe wie Denkprozesse, vegetative Steuerfunktionen, Antrieb und Wahrnehmung stören und einfärben.

Andererseits machen die Emotionen aber die Dinge des Lebens erst erfahrbar und wirklich. Etwas begreifen und verstehen heißt, es fühlen. Dadurch werden auch Zusammenhänge verstehbar und die Welt und man selbst ein Ganzes. Emotionen sind daher auch der „Kitt", das Bindemittel der Erfahrungen und damit der strukturbildenden Prozesse.

Aufgrund der Vulnerabilität des schizophrenen Menschen gilt es daher eine „wohltemperierte" Emotionalität, welche angemessen Wachstumsprozesse stimuliert und „Spitzenaffekte" (Kernberg, 1997) vermeidet, anzustreben (siehe auch Katschnig; 1984: „expressed emotion").

Ausgehend von einem so basal verunsicherten Selbst- und Welterleben kann der Vorgang der Dekompensation und daraus resultierende Kompensationsbemühungen wie folgt hypothetisch nachvollzogen werden.

Tab. 1: Vorgang der Dekompensation und Kompensationsbemühungen

„VER-RÜCKTWERDEN“

„ERDBEBEN“ / „AUFLÖSUNG“

Störungen in den basalen Lebensfunktionen
(Denken, Wahrnehmung, Handlungsfähigkeit, Vitalität, ...)

↓

Das Erleben von sich selbst, von der Welt und von sich selbst in der Welt mutet fremd an, wird unvertraut.

↓

Zerfall der vertrauten Zusammenhänge;
Verlust der Festigkeit;
Verlust des Zusammenhaltes in sich, mit sich, in der Welt, mit der Welt.

↓

Vernichtungsangst, Lebensangst

↓

GEGENSTEUERUNGSMASSNAHMEN (Schubumkehr):
Versuch der Wiederherstellung von Zusammenhalt, Halt, Sicherheit.

RÜCKZUG
- Schutz gegen Auflösung
- Berührungsvermeidung
- Überschaubarkeit herstellen

WAHN
- Verständlichmachen des veränderten Zustandes
- eine neue Welt schaffen

→ LANGZEITLAUF ←

Mediatoren (Ciompi, 1989) = „Boten“, welche zwischen biologischen und psychosozialen Faktoren vermitteln:
- *Dopaminstoffwechsel*
- *Streß*
- *Neuronale Plastizität* („Verkörperung“ häufig benutzter neuronaler Bahnungen)
- *Dynamik komplexer Systeme* (Entwicklungssprünge, die nicht mehr rückgängig gemacht werden können – „Überschnappen“)

Einflußfaktoren,
welche die „Boten“ modulieren.
- *Hypothesen* über und *Einstellung* zur Erkrankung
- *Zukunftsperspektiven* des Patienten und seiner Familie
- Fähigkeit zur *Selbstdistanzierung*
- *gute Gründe*, gesund zu werden
- zugewendete und zugeneigte *Beziehung zu sich*
- *prämorbid* zureichend gute Konzentrations-fähigkeit und Reife der Persönlichkeit
- *Erinnerung* psychotischer Erlebnisse
- *Emotionale Adäquatheit* der Umwelt (expressed emotions; Katschnig, 1984)

→ ←

- Remission
- Fixierung im Wahn
- persisitierende Basisstörung

↓

REDUKTION DES GRUNDVERTRAUENS
Verlust des Gefühls – „ich KANN leben“;
ich kann in diesem Leben bestehen.

↓

Damit wiederum Verstärkung des kompensatorischen Prozesses.

↓

CIRCULUS VITIOSUS DES VER-RÜCKTSEINS

Die therapeutischen Implikationen

Grundhaltungen des Therapeuten

Bevor wir auf die einzelnen Therapiephasen eingehen, soll an dieser Stelle kurz auf die erforderlichen Grundhaltungen des Therapeuten, der mit schizophrenen Menschen arbeitet, eingegangen werden, weil diese die Basis der Therapie sind und einen entscheidenden Faktor für deren Gelingen darstellen:

Präsenz im Sinne einer wachen und gelassenen Anwesenheit. *Verläßlichkeit* und *Kontinuität. Offenheit,* die in einer starken Selbstpräsenz fußt und sich nicht im anderen verliert. *Innere Gelassenheit,* die ein *Sein-Lassen* ermöglicht. Erwartungen sind im Sinne einer phänomenologischen Epoché zurückzustellen, um annehmen zu können, was ist und zu sehen, was möglich ist. Dem Chaos des Patienten mit der eigenen *Klarheit* standhalten. Nicht Mitleid, sondern *Beistand. Natürlichkeit* und *Authentizität.* Kaum jemand spürt so schnell wie psychotische Menschen, wenn etwas nicht stimmt. Es muß für den Betroffenen erfahrbar werden, daß sein Gegenüber „wahr ist". *Keinen Druck* auf den Patienten ausüben. Es geht nicht um Konfrontation, sondern darum, Schulter an Schulter mit dem Patienten seinen Weg zu finden und zu gehen.

Durch diese Grundhaltungen wird der Therapeut für seinen Patienten zu einem „Fels in der Brandung", der Halt und Sicherheit bieten kann in einer Welt, die für den Betroffenen immer wieder auseinanderzubrechen droht.

Phasen der Therapie (vgl. Tutsch, 1996)

Wie aus dem oben Gesagten deutlich geworden ist, lassen sich aus der Sicht der existenzanalytischen Strukturtheorie zwei Manifestationsformen schizophrenen Erlebens beschreiben, die basale Seinsstörung und die basale Selbststörung. Bei der folgenden Darstellung der Therapie werden in der ersten Phase diese beiden Formen getrennt betrachtet und damit ihr therapeutischer Fokus verdeutlicht.

1. Phase der Therapie: Basis-Therapie – „Bin ich? – Kann ich sein?“

Der schizophrene Mensch erlebt sich zutiefst erschüttert in seinem

In-der-Welt-sein-Können
(basale Seinsstörung)

↓

Therapeutisch steht daher die *(Re-)Konstruierung* und Wiederbelebung *des In-der-Welt-sein-Könnens* im Vordergrund durch
- haltgebende;
- schützende;
- ortgebende Maßnahmen.

↓

Dafür *braucht* es:
- An-wesenheit des Therapeuten, Verläßlichkeit und Kontinuität;
- Eindeutigkeit, Sichtbarkeit, Klarheit;
- wohltemperierte annehmende Emotionalität.

„Damit sich eine aushaltende, haltende, überschaubare Welt zeigt, das Sein in seinem tragfähigen Grund erfahrbar werden kann.“

↓

Beispiele für methodisches Vorgehen:
- haltgebende Orte, Strukturen, Abläufe auffinden und bemerken;
- körperliche Übungen (anderes auf seine Tragfähigkeit ansehen; ruhig und gleichmäßig atmen; gut ausatmen; zentrieren; Grounding …).

↓

Der *Fokus* liegt auf dem Halt in der Welt und dem Getragensein von der *Welt*, den / das ein Ich erfährt.

Selbstsein-Können
(basale Selbststörung)

↓

Therapeutisch steht daher die *(Re-)Strukturierung des Selbstsein-Könnens* als Ich in seiner Eigenmächtigkeit im Vordergrund durch
- Stärkung der Ich-Funktionen;
- Selbst-Feststellung;
- Abgrenzung.

↓

Dafür *braucht* es:
- Gegenüber-Sein des Therapeuten als anderer, als klar Erkennbarer;
- Stärken der eigenen Ressourcen;
- wertschätzendes, ernstnehmendes und achtendes Klima.

„Damit sich das Eigene konstituieren und konturieren kann und sich die widersprüchlichen Teile seiner selbst zu einem Ganzen verbinden können.“

↓

- sich erfahren und bewahren (sich beim Namen nennen, sein Lieblingskleid anziehen, Grenzen spüren und aufrecht halten, …);
- körperliche Übungen (Gewicht und Schwerkraft des Körpers spüren …).

↓

Der *Fokus* liegt auf dem *Ich*, das die Welt erfährt.

Allgemeine Vorgangsweisen:
- „Wachbleiben“ (Konzentration und Selbstdistanzierung) (Podvoll, 1994);
- Wahrnehmen und feststellen, was ist, sich aber als Diagnostiker und nicht als Erforscher tieferer Zusammenhänge betätigen. Abstand halten und Überblick bewahren;
- Gefährdungen von außen und innen wahrnehmen lernen (Belastungsfaktoren identifizieren);
- Frühwarnzeichen erkennen;
- Krisenplan für ver-rückte Zeiten aufstellen.

Zur Illustration zwei Fallbeispiele:

Beispiel zur basalen Seinsstörung:

Herr K., 28 Jahre, litt seit seinem 17. Lebensjahr an einer chronischen Schizophrenie vom paranoiden Typus.

Im Laufe seiner Erkrankung hatte er drei stationäre Krankenhausaufenthalte erlebt, wovon eine Aufnahme als Zwangseinweisung erfolgte, nachdem der Patient einen Mitbewohner eines Rehabilitationswohnheimes verbal und tätlich angegriffen hatte. Herr K. ließ damals nur andeutungsweise erkennen, daß er zum Zeitpunkt des Aggressionsdurchbruches von einem Vernichtungsgefühl erfaßt war, nähere Angaben verweigerte er auch Jahre nach dem Vorfall.

Herr K. besuchte wochentags eine Therapiewerkstätte und bewohnte ein Zimmer des im selben Ort gelegenen Studentenwohnheimes. Aufgrund der großen Kontaktarmut und der sozialen Isolation auch Kollegen der Therapiewerkstätte gegenüber sowie der massiven Erstarrung in sämtlichen Lebensbereichen, schlug das Behandlungsteam der Therapiewerkstätte Herrn K. eine Psychotherapie vor. Zum Zeitpunkt des Therapiebeginns war Herr K. im Gedankenductus verlangsamt, affektiv verflacht und zeigte einige Zwangsrituale im Alltag, die ihn zwar des öfteren unter enormen Zeitdruck brachten, ihm andererseits aber Sicherheit vermittelten. Anfänglich ging es darum, eine Vertrauensbasis zwischen Herrn K. und der Therapeutin aufzubauen – es ging darum, den Patienten in seiner Pathologie auszuhalten und anzunehmen. Es ging nicht darum, sich sofort Veränderungen im Leben von Herrn K. zuzuwenden, sondern um das Bemühen, Dinge, die den Patienten beschäftigten, beschreibend zu erfassen und damit haltgebende Strukturen zu stärken. Das war aufgrund des zähen Gedankenductus manchmal schwer, aber für beide Seiten erleichternd, wenn es gelang. Herr K. berichtete zu einem späteren Zeitpunkt, daß dadurch sein Leben wieder überschaubarer geworden war und er sich nicht mehr so alleine gelassen fühlte.

Beispiel zur basalen Selbststörung:

Greifen wir nochmals auf Herrn K. zurück. Zu einem späteren Zeitpunkt im Therapieverlauf ging es darum, die in den Anmutungs- und Beziehungserlebnissen überzeichneten Befürchtungen, übersehen und nicht ernst genommen zu werden, aufzugreifen und dem sich darin zeigenden Selbstverlust und den Spuren für situative Ungereimtheiten nachzugehen.

Herr K. mußte völlig überraschend von einem Tag auf den anderen sein Zimmer im Studentenwohnheim aufgrund von Renovierungsarbeiten wechseln. Der Patient reagierte darauf mit autoaggressivem Verhalten (stieß zum Beispiel mit dem Kopf gegen die Kastentür). Später beschrieb der Patient dieses Verhalten als den Versuch, wieder zu sich zu kommen, sich zu spüren und sich wieder auszukennen. In diesem Zusammenhang war es wichtig, die Wut und den Ärger, die mit dem Zimmerwechsel verbunden waren, zu fassen und zu betonen, daß wirklich niemand über einen so plötzlichen Zimmerwechsel erfreut wäre. Weiters galt es die damit verbundene Verunsicherung so wie deren Auswirkungen im Befinden des Patienten zu orten.

2. Phase der Therapie: „Brückenpfeiler bauen"

Ist der Betroffene stabiler, so geht es darum, Erfahrungen des Miteinander-sein-Könnens trotz Unterschiedlichkeit in Wahrnehmung und Erleben zu fördern.

Gibt es eine Vertrauensbasis, die auch in Turbulenzen hält, so wird es langsam möglich, dem Erleben und den Sichtweisen des psychotischen Menschen andere Sichtweisen anzubieten und seinem Erleben anderes dazuzustellen.

Dazu ein *Beispiel*:

Eine Patientin erzählt, daß Frau N. wieder ihre Experimente an ihr durchführe, sie berührt sie mit ihren bösen Gedanken, was quälende Schmerzen verursacht, gibt ihr nachts Elektroschocks etc. Frau N. ist eine ehemalige Freundin der Patientin, die jedoch den Kontakt zu ihr abgebrochen hat. Dies hat sie sehr verletzt, sie vermißt diese Freundin.

Die Therapeutin fragt die Patientin, ob es sie interessiert, welche Gedanken ihr zu ihrer Erzählung gekommen sind. Sofern dies der Fall ist, stellt sie ihr Erleben und Empfinden zu diesen Vorgängen zur Verfügung:

Th: Frau N. ist für Sie aufgrund der Tatsache, daß sie jahrelang eine gute Freundin war und sich dann von Ihnen distanziert hat, eine ganz wichtige Person. Es ist sehr berührend, an sie zu denken. Es tut weh, und Sie erleben diese Freundin als Sie verletzend. Da ich Sie als einen besonders sensiblen und feinfühligen Menschen kenne, kann ich mir durchaus vorstellen, daß Sie den quälenden Schmerz über den Verlust dieser Beziehung nicht nur psychisch spüren, sondern auch körperlich empfinden. Da Sie zudem nicht wirklich wissen und verstehen können, warum diese Freundin sich von Ihnen abgewendet hat, erleben Sie es als ein undurchschaubares Experiment.

Pat.: Ich bin aber sicher, daß sie mich wirklich quält!

Th.: Natürlich sind Sie sicher, weil Sie es so sehen und auch so empfinden. – Ich sehe und empfinde es anders. Da ist jetzt vielleicht ein wichtiger Punkt: Kaum jemals empfinden zwei Menschen völlig gleich, bisweilen sind die Unterschiede klein, bisweilen sehr groß. Dann wird es meist schwierig, weil jeder darum kämpft, daß er recht hat und weil er Angst hat, sonst nicht verstanden zu werden oder nicht zu seinem Recht zu kommen. Dabei ist es genauso gut, wenn wir jetzt zum Beispiel unsere beiden Sichtweisen einfach nebeneinander bestehen lassen und uns jeweils für die Sichtweise des anderen interessieren. Wir müssen uns dazu auch gar nicht entscheiden, wer recht hat, sondern können uns einfach sagen, wie es jeweils ist. Wichtig ist dabei noch, daß Sie spüren, wie es Ihnen dabei geht, ob die unterschiedlichen Sichtweisen Angst machen und wovor, oder ob es sogar entlastend ist, sich einmal nicht verteidigen zu müssen.

Ziel dieser Phase in der Therapie ist es, eingefahrene Sichtweisen, Handlungsabläufe, Gewohnheiten und psychische Erlebnisweisen ein wenig zu lockern, sodaß einerseits der Halt nicht verloren geht, auf der anderen Seite aber mehr „Bewegungsfreiheit" entsteht. In der Anbindung an das emotionale Erleben gilt es, mehr und mehr zu verstehen, was es ist, das bedroht.

3. Phase der Therapie: Brücken zwischen den Welten bauen, Wechsel und Austausch zwischen den unterschiedlichen Welten fördern

Bleiben im vorigen Schritt die Welten noch unverbunden nebeneinander bestehen, so geht die *substitutive strukturbildende Vorgangsweise* einen Schritt tiefer in die gemeinsame Verstehenswurzel von Vorgängen, Phänomenen und auch Symptomen.

Die vom Patienten eingebrachten Themen, Erlebnisweisen, Symptome etc. werden vom Therapeuten nachvollzogen, nachempfunden und in der eigenen Erlebniswelt aufgefunden. Der Therapeut bietet ein Verstehensäquivalent an, stellt die Verbindung zur Normalität her und lädt damit in ein allgemeines Verständnis ein.

Beispiele:

Nehmen wir nochmals Bezug auf Herrn K. Der Patient hatte feinste Antennen für Spannungen im Behandlungsteam der Therapiewerkstätte. Darauf reagierte er nicht nur mit der Zunahme seiner Zwangsrituale und mit autoagressivem Verhalten, sondern auch mit Denkstörungen, die ihm die Konzentration auf seine Arbeit in der Therapiewerkstätte erschwerten.

Th.: Es gibt Situationen im Leben, die sehr stark verunsichern, man spürt es oft als starke Spannung im Körper, vor allem in der Rückenmuskulatur, in den Händen. Ich zum Beispiel kenne es vor allem, wenn mich etwas beunruhigt oder stört und ich nichts daran ändern kann. Dann hat man das Bedürfnis irgend etwas zu tun, um diese Spannung abzubauen. Sie tun es durch das Schlagen des Kopfes gegen die Kastentüre. Wir könnten schauen, ob es noch andere Möglichkeiten gibt. Viele Menschen versuchen in solchen Situationen, sich körperlich zu betätigen oder sich eine schöne Musik anzuhören; andere wiederum nehmen ein Kissen und schmeißen es auf den Boden ...

Th.: In Situationen, in denen man unter Spannung steht, geschieht es leicht, daß die Konzentration abnimmt. Man kann sich dann weder auf einen Text noch ein Gespräch einlassen, die Gedanken entziehen sich oder bestimmte Gedanken drängen sich immer wieder auf. Dadurch wird es unmöglich, Gesprächen zu folgen oder einen Text zusammenhängend zu lesen.
Den meisten Menschen passiert das, wenn sie emotional sehr belastet, verunsichert sind oder wenn sie sehr unter Druck stehen. Ich kenne es zum Beispiel, wenn mich etwas sehr streßt.
So wie ich Sie erlebe, sind Sie sehr sensibel, wenn es Ungereimtheiten in ihrer Umgebung gibt. Oft stellen sich in der weiteren Folge bei Ihnen Denkstörungen ein, Sie bleiben dann zum Beispiel an einem bestimmten Detail Ihrer Arbeit hängen und können dadurch nicht mehr flüssig weiterarbeiten.
Schauen wir, was in solchen Situationen hilfreich sein kann, um Sie zu entlasten und unabhängiger von äußeren Spannungen zu machen.

In diesem Vorgang geschieht ein Brückenschlag zwischen dem schizophrenen und dem gesunden Erleben. Patient und Therapeut treffen sich auf halbem Weg und konstituieren damit einen neuen gemeinsamen Verstehensort zusätzlich zum jeweils Eigenweltlichen. Dadurch wird nicht nur strukturbildend gearbeitet, sondern auch Begegnung ermöglicht.

In einer späteren Therapiephase tritt der Therapeut dann sukzessive von der Substitution zurück, indem er zum Beispiel fragt, wie andere diese Phänomene erleben könnten – der Patient kann so immer mehr und immer aktiver in die „gemeinsamen Welten“ zurückkehren.

4. Phase der Therapie: Selbstsein trotz Unterschiedlichkeit

Gefährdungen des Dasein-Könnens und des Selbstsein-Könnens werden jetzt nicht nur in den Warnzeichen und Hinweisen erfaßt, sondern in ihren Abläufen und Dynamiken sichtbar gemacht und mit den Auswirkungen verknüpft.

Es geht nun zunehmend um die Erforschung der Erkrankungs- und Gesundungsprozesse und um eine Auseinandersetzung damit, um der Dynamik der Eskalation auf die Spur zu kommen und eine breitere Palette von Möglichkeiten der Gesundung und Gesunderhaltung zu entwickeln. Ziel dieser Phase ist das *Anhalten-Können* einer Dekompensationsdynamik durch die Kenntnis der Auslöser und über die *Achtsamkeit* hinsichtlich der ersten Anzeichen hinaus das Erarbeiten der *Ausstiegsmöglichkeiten* aus einer dekompensationsfördernden Dynamik. Dazu braucht es nicht unbedingt eine Krankheitseinsicht, wie im folgenden *Beispiel* gezeigt wird:

Eine 41jährige Frau mit mehreren Krankheitsschüben in der Vorgeschichte und einem leichten Residual erlebt aufgrund beruflicher Überforderung ihre Umwelt wiederum als beeinflussend. Sie hat zunehmend Schwierigkeiten, die Geschehnisse im Gesamtzusammenhang wahrzunehmen und reagiert, sich solcherart schützend, auf ihre Umgebung aggressiv und ablehnend. Bei den geringsten kritischen Bemerkungen, zum Beispiel der Frage ihres Mannes, weshalb sie noch nicht einkaufen war, gerät sie außer sich, wirft ihm vor, sich mit ihren Berufskollegen verbündet zu haben, um sie fertig zu machen. Die Empfehlung ihres Mannes, doch vielleicht mehr Medikamente zu nehmen, trägt zur weiteren Eskalation ihres Befindens bei – „Letztendlich werde ich dann wieder in die Klinik abgeschoben".

Th.: Mir fällt bei Ihrer Schilderung auf, daß Sie, abgesehen davon, daß Sie sich ungerecht behandelt fühlen und Sie das verständlicherweise aufregt, doch einen guten Teil zur Eskalation selbst beitragen und das Geschehen selbst aufheizen. Daher ist es meines Erachtens wichtig, zuerst einmal zu sehen, wie Sie sich vor solchen Abläufen schützen können, die erfahrungsgemäß wieder zu einer Verschlechterung Ihres Befindens führen, womöglich auch zu einem stationären Aufenthalt. Dann können wir uns ansehen, was Sie brauchen, um aus einem solchen Ablauf auszusteigen, um zur Ruhe zu kommen.

Es geht hier also sehr zentral um die Analyse der Vorgänge und um die Stärkung der eigenmächtigen Lenkung des Ablaufes.

In kritischen Phasen kann es auch gelingen, daß die Beziehung so sehr hält, daß der Therapeut den Patienten darauf hinweist, daß sich Anzeichen einer neuerlichen Erkrankung einstellen. Dazu ist es hilfreich, den Patienten in gesunden Phasen zu fragen, ob er darauf hingewiesen werden möchte. („Darf ich Ihnen sagen, wenn Sie auf mich verändert, zum Beispiel konfuser oder überlastet wirken?")

Das Ansprechen von Veränderungen in Richtung Dekompensation wirkt sehr oft entlastend und befreiend. Dies allerdings nur, wenn wirklich eine vertrauensvolle Beziehung besteht, in der der Patient spürt, daß man ihm etwas zu seinem Schutz in seine Hand geben will und es nicht primär aus einem Handlungsdruck heraus sagt.

Die Haltung in der Bearbeitung dieser Vorgänge ist liebevoll nüchtern, die Vorgangsweise forschend, beschreibend, feststellend und erklärend und nicht so sehr auf das Verständnis ursächlicher und psychodynamischer Zusammenhänge gerichtet.

In dieser Phase kommt es meist ganz automatisch zu einer Benennung der Erkrankung durch den Patienten selbst. Er ist jetzt in der Lage „seine Schwäche" einzugestehen, ohne dadurch von einem erneuten Selbstzerfall bedroht zu sein.

5. Phase der Therapie: Das Ja zu den Gegebenheiten

Mit zunehmender Wahrnehmung und Wahrhabung der Realität, mit wachsender Kompetenz in der Bewältigung des Alltags und im Umgang mit der Erkrankung, kommt aber auch mehr und mehr die Verzweiflung und die Trauer über das verbleibende Schicksalhafte zu Bewußtsein. Hier geht es nun darum, die Verzweiflung, Trauer und Wut auszuhalten, ohne sich wieder in die psychotische Welt zu retten. Oft gilt es, die Hoffnung, ganz gesund zu werden, aufzugeben. In dieser Phase bzw. in den schon von Anbeginn auftretenden Momenten und Zeiten der Klarheit ist das Suizidrisiko sehr groß. Wichtig ist, daß der Therapeut dazu beiträgt, immer wieder in die angemessene Distanz zu kommen, daß er hilft, die bisweilen mit Wucht hereinbrechende Erkenntnis in bewältigbare Einheiten aufzuteilen, daß er nicht emotionalisiert, sondern schlicht teilnimmt und mitträgt.

Fragen wie „Kann ich mich mit dieser Sensitivität und den daraus folgenden Einschränkungen annehmen? Bin ich etwas wert, für mich und für andere? Wo kann ich nützlich sein? Wo werde ich gebraucht und nicht nur geduldet?", sind während der ganzen Zeit der Therapie Thema, steigen jedoch oft erst langsam aus dem diffusen Gefühl der Depression und „Nichtung" hervor und stellen sich in ihrer Deutlichkeit dort, wo der Mensch schon besser standhalten kann, wo er zu antworten fähig wird, ohne psychotisch reagieren zu müssen. „Wozu ist mein Leben gut? Will ich es leben? Wie kann ich es zum Gelingen bringen? Welche Aufgaben gibt es für mich?" Hier hat der Therapeut zum richtigen Maß der Auseinandersetzung beizutragen, den Patienten zu ermutigen, Angebote gemäß den eigenen Möglichkeiten auszuprobieren. Der Therapeut hat seine eigene Zuversicht immer wieder auf den Prüfstand zu bringen.

Zumeist bleibt die Therapie im Bereich der ersten drei Phasen. Zu schmerzlich und zu bedrohlich ist die Auseinandersetzung mit den weiteren Fragen, aber auch zu sehr in Anspruch nehmend ist es, sich in der Realität zu halten.

Gibt es eine abschließende Phase in der Behandlung schizophrener Menschen?

Therapie mit psychotischen Menschen bedeutet Begleitung über einen langen Zeitraum hinweg, über Jahre also. Pausen, Ausbleiben und Wiederkommen nach langen Abständen sind eher die Regel, denn die Ausnahme. Sehr stark hängt es vom sozialen Netz ab, in dem der Patient sich gehalten fühlt und auch wie weit der Patient seiner Erkrankung selbst standhalten kann. Endgültige Trennungen sind für psychotische Menschen sehr schwer, oft braucht es die Zusage, wiederkommen zu dürfen, wenn es brennt, um gehen zu können.

Weitergehende therapeutische Prozesse unterscheiden sich von der Therapie anderer Störungen durch einen wesentlichen Punkt. Emotional tiefergehende Vorgänge sind mit Vorsicht und Bedachtnahme auf die Fragilität der psychischen Struktur zu handhaben. So ist auch die Arbeit an biographischen Verletzungen und Belastungen mehr kognitiv-erklärend als emotional-verstehend, da die aufkommenden starken Emotionen wiederum die basalen Vorgänge stören können und aufgebaute Struktur wieder schwächen würde.

Da der therapeutische Prozeß aus der Perspektive des niedergelassenen Psychotherapeuten beschrieben ist, sei der Vollständigkeit halber noch auf einige Selbstverständlichkeiten in der Behandlung schizophrener Menschen hingewiesen.

Medikamente haben haltgebende, ordnende Funktion. Sie stellen daher die Basis für strukturbildende psychisch-existentielle Prozesse dar. *Milieu- und soziotherapeutische Maßnahmen* stellen ebenfalls wichtige grundlegende Rahmenvorgänge für die Rekonstruktion der Bedingungen von Existenz dar (Angehörigenarbeit, systemische Interventionen, geschützte Arbeitsformen, Tagesstrukturen, soziotherapeutische Gruppenarbeit etc. *Training von kognitiven Vorgängen* (z.B. IPT [Roder, 1988]) und Auseinandersetzung mit dem Umgang mit Schizophrenie (z.B. „Schizophrenie zum Thema machen" [Wienberg, 1995]).

Eine weitreichende, das gesamte Sein und die Existenz des Menschen beeinträchtigende Störung bedarf eines umfassenden therapeutischen Ansatzes und Zuganges. Die Kehrseite dieser Medaille: Viele Köche verderben bisweilen auch den Brei. Die *Koordination* des Behandlungsteams, zumindest die gleiche Zieldefinition und vor allem nicht konkurrierende, nicht spaltende Systeme sind wesentlich, um nicht das Chaos, das die Innerlichkeit des schizophrenen Menschen kennzeichnet, im Außen zu reproduzieren und damit die Fragmentierungstendenz zu verstärken.

Schlußbemerkung

Existenzanalytische Therapie bei schizophrenen Störungen will Stützung und Nachreifung in den Grundvoraussetzungen des Existierens ermöglichen. Dazu braucht es vor allem ein Arbeiten an der Basis der Existenz, damit die Welt und man selbst in seiner tragenden und haltgebenden Natur erfahren werden und der Betroffene wiederum aus seiner Eigenmächtigkeit schöpfen kann. Gelingt auf dieser Ebene eine Stabilisierung, kann zunehmend ein Sich-Austauschen und Hineinwagen in die Welt der anderen stattfinden. Der

Artikel versucht, diesen Prozeß in seinen theoretischen und therapeutischen Grundzügen vorzustellen.

Literatur

Ciompi L. (1989): Intermediare Prozesse in der Schizophrenie. Zu einer neuen dynamisch orientierten Psychiatrie. In: Böker W., Brenner H. D. (Hg.): Schizophrenie als systemische Störung. Huber, Bern.

Frankl V. E. (1982): Der Wille zum Sinn. Huber, Bern, 3. Aufl.

Ders. (1987): Ärztliche Seelsorge. Fischer, Frankfurt a. M., 4. Aufl.

Katschnig K. (Hg.) (1984): Die andere Seite der Schizophrenie. Urban & Schwarzenberg, München, 2. Aufl.

Kernberg O. E. (1997): Wut und Haß. Klett-Cotta, Stuttgart.

Längle A. (1983): Das Seins-Erlebnis als Schlüssel zur Sinnerfahrung. Vortrag in Regensburg beim 3. Weltkongreß für Logotherapie am 17. Juni.

Ders. (1984): Das Seinserlebnis als Schlüssel zur Sinnerfahrung. In: Sinn-voll heilen. Viktor E. Frankls Logotherapie – Seelenheilkunde auf neuen Wegen. Herder, Freiburg, S. 47–63.

Ders. (Hg.) (1988a): Entscheidung zum Sein. V. E. Frankls Logotherapie in der Praxis. Piper, München.

Ders. (1990a): Existential Analysis Psychotherapy. The International Forum Logotherapy, Berkeley, 13, 1, S. 17–19.

Ders. (1990b): Methode der existenzanalytischen Psychotherapie. Zeitschrift für klinische Psychopathologie, Psychotherapie 38, S. 253–262.

Ders. (1991): Personale Existenzanalyse. In: Längle A. (Hg.): Wertbegegnung. Phänomene und methodische Zugänge. GLE-Verlag, Wien, S. 133–160.

Ders. (1992): Was bewegt den Menschen? Die existentielle Motivation der Person. Vortrag in Zug (CH) im Rahmen einer Tagung der GLE am 3. April.

Ders. (1995): Logotherapie und Existenzanalyse – eine begriffliche Standortbestimmung. Existenzanalyse 12, 1, S. 5–15.

Ders. (1996): Der Verlust des Zusammenhalts. Psychopathologie und existentielle Themen in der Schizophrenie. Existenzanalyse 13, 3, S. 13–22.

Ders. (1998): Verständnis und Therapie der Psychodynamik in der Existenzanalyse. Existenzanalyse 15, 1, S. 16–27.

Ders. (1999): Was bewegt den Menschen? Die existentielle Motivation der Person. Existenzanalyse 16, 3, S. 18–29.

Längle A., Simhandl C. (1988b): Existenzanalyse bei einer schizoaffektiven Psychose. In: Längle A. (Hg.): Entscheidung zum Sein. V. E. Frankls Logotherapie in der Praxis. Piper, München, S. 87–96.

Podvoll E. (1994): Verlockung des Wahnsinns. Hugendubel, München.

Roder V., Brenner H. D., Kienzle N. (1988): Integriertes psychologisches Therapieprogramm für schizophrene Patienten (IPT). Psychologie Verlags-Union, München / Weinheim.

Süllwold L., Huber G. (1986): Schizophrene Basisstörungen. Springer, Berlin.

Tutsch L. (1996): Schizophrenie – ein Überblick. Existenzanalyse 13, 3, S. 4–12.

Wienberg G. (Hg.) (1995): Schizophrenie zum Thema machen. Psychiatrie Verlag, Bonn.

Helmut Jelem

Systemische Sichtweisen und Therapie von Menschen mit psychotischen Störungen

Allgemeine Grundlagen des systemischen Denkens und Handelns

Einleitung

Systemisches Denken bedeutet eine grundlegende Veränderung der traditionellen wissenschaftlichen Denkweise des 19. Jahrhunderts, welche auf linearer und kausal orientierter Logik beruht.

Wir verdanken dieser traditionellen und bewährten Tradition des Denkens große wissenschaftliche Erkenntnisse in Mathematik, Chemie und Physik aber auch in den Geisteswissenschaften insbesondere der Philosophie. Technische Errungenschaften und die Alltagserfahrung bestätigten den Wert des linearer Kausalität folgenden logischen Denkens und Handelns. Ein in sich schlüssiges Weltbild nach den Gesetzen der Mechanik wurde geschaffen. Eine komplexe, jedoch *lineare* Beziehung zwischen Ursache und Wirkung ist als gegeben anzunehmen. Zusammenhänge werden vornehmlich nach Bedingungen des „entweder-oder" bzw. „wenn-dann" hergestellt. Descartes verdanken wir die konzeptuell so richtungweisende *Trennung* von Geist *und* Körper und die daraus folgenden Bemühungen späterer Generationen, diesen „Gegensatz" wieder zu überbrücken.

Die *Prinzipien der Mechanik* wurden *mathematisch* aber auch *sprachlich* dargestellt und wiedergegeben. Die Grundsätze des kausal-logischen Denkens und Wissens wirkten weit über die Naturwissenschaften hinaus in das gesellschaftliche Leben hinein und prägten die Sprache von Alltag, Wissenschaft und Kunst. Das *Vokabular der mechanischen Physik und der Optik* wurde auch zur wissenschaftlichen Beschreibung seelischer und gesellschaftlicher Zusammenhänge verwendet. Beispiele dafür finden sich auch in der differenzierten Terminologie Freuds für die Beschreibung psychischer Zusammenhänge wieder (z. B. Übertragung, Projektion, Verdrängung, Widerstand etc.

oder kategoriale Unterscheidung zwischen „bewußt" und „unbewußt"; Ich, Über-Ich und Es).

An der Wende zum 20. Jahrhundert begann in Physik und Mathematik allmählich eine „neue Art des Denkens" als Alternative zur linearen Logik Platz zu greifen, um sich mit ungelösten Fragen zu beschäftigen. Hier ist Albert Einsteins *allgemeine Relativitätstheorie* als Meilenstein zu nennen, die unterschiedliche Phänomene wie Energie und Masse in einer Formel zusammenbringt. Das „Entweder" von Korpuskel und das „Oder" einer elektromagnetischer Welle verwandelt sich in ein „Sowohl-als-Auch" abhängig von der Art der Darstellung des Phänomens.

Werner Heisenbergs *Unschärfe-Relation* besagt unter anderem, daß man von sehr kleinen Körpern in der Größenordnung von Atomen und Elektronen nicht *gleichzeitig* die Geschwindigkeit und die Position bestimmen kann, da die Beobachtung selbst mit Energieaufwand verbunden wird. Dadurch wurde verdeutlicht, daß es eine unabhängige Beobachtung nicht gibt, sondern durch das Beobachten das beobachtete Objekt beeinflußt wird. Nicht die *Eigenschaften* bestimmter Objekte, sondern die *Beziehung zueinander* unter *Einbeziehung des Beobachters* stehen nun im Mittelpunkt der Betrachtung. Regulationsmechanismen werden als zirkulär oder als „nicht-linear" angesehen. Beiträge für die *mathematischen Grundlagen nicht-linearer Systeme* sind mit den Namen Poincare, Mandelbrod, Feigenbaum verbunden.

Der Biologe Ludwig von Bertalanffy, welcher 1932 den Begriff des „offenen Systems" prägte, gilt als Begründer der *allgemeinen Systemtheorie*, mit Hilfe derer in der Folge versucht wird, im Sinne einer Meta-Theoriebildung verschiedene Wissensgebiete wie Chemie, Physik, Ökologie, Soziologie, Philosophie, Pädagogik und Psychologie einer gemeinsamen Betrachtungsweise zu unterziehen.

Die Überwindung der *ausschließlichen* Gültigkeit der linearen Logik als das Maß aller Dinge führte auch in den Sozialwissenschaften und der Psychotherapie zu neuen Modellen des Denkens und Handelns. Die Rolle des Beobachters, Relativität, Zirkularität, multiperspektivische Beschreibungen von Phänomenen gewannen an Bedeutung. Realität wurde nicht als „absolute Wahrheit", auch nicht als der letzte Stand des Irrtums, sondern als *eine mögliche* „Konstruktion" des Betrachters begriffen. Die Welt bestand aus „Systemen", die miteinander in Wechselwirkung standen und in sich nach eigenen Regeln gesteuert wurden. Man sprach von „harter" und „weicher" Realität, oder vielmehr von „Realitäten" und von „fuzzy logic" oder „fuzzy functions" (fuzzy = ausgefranst, unscharf). Man fand heraus, daß auch Maschinen manchmal bei unscharfer Steuerung besser arbeiteten.

Systemisches Denken – eine Realitätskonstruktion

Trotz oder vielleicht auch wegen jahrzehntelanger Diskurse über Systemtheorie und systemische Therapie existiert weder ein einheitliches Verständnis noch eine völlig konsistente Theorie. Diese Ausführungen sind eine subjektive Auswahl mit persönlicher Gewichtung ohne Anspruch auf Vollständigkeit.

System

Der Begriff „System“ wird im alltäglichen Sprachgebrauch häufig verwendet. Wir sprechen von politischem System, Gesellschaftssystem, Sozialsystem, Krankenversicherungssystem, ebenso wie Herz-Kreislaufsystem, Nervensystem, Skelettsystem etc. Systeme sind Einheiten, die durch Funktion oder Definition als zusammengehörig angesehen werden und durch geordnete Strukturen und Prozesse charakterisiert sind. Als solche sind sie Elemente größerer Systeme und gliedern sich selbst in Untereinheiten, welche als Subsysteme betrachtet werden können. Im systemischen Denken wird die mannigfache Vernetztheit und wechselseitige Bedingtheit der einzelnen Elemente eines Systems sowie der Zusammenhang mehrerer Systeme zueinander in den Mittelpunkt der Betrachtung gestellt. Die Zusammenhänge werden nicht als *linear-kausal* oder *analytisch zergliedert*, sondern komplexer als *rekursiv* und *selbstreferenziell* organisiert angesehen.

Systemische Therapie

Hier wird auch die Einzelperson als System aufgefaßt, welches selbst als ein Teil in das größere Familiensystem eingebunden ist, das wiederum als ein Element eines noch größeren gesellschaftlichen Systems fungiert.

Im therapeutischen Kontext werden oft Begriffe wie z. B. „Problemsystem“, „Therapeutensystem“, „Patientensystem“ etc. benutzt, um Untereinheiten einzuführen, die sinnvolle Unterscheidungen für einen bestimmten Kontext ermöglichen. Die Beispiele zeigen, wie der Begriff „System“ Elemente der Zusammengehörigkeit oder der Unterscheidung definiert, wobei die *Kriterien* der Unterscheidung und Definition durchaus unterschiedlich sein können und sich nach dem Prinzip der Nützlichkeit richten.

Kybernetik als Steuerungsprinzip

Der Begriff Kybernetik (Kybernetes = Steuermann) geht auf den Mathematiker Norbert Wiener (1948) zurück. Er versteht darunter „das gesamte

Gebiet der Steuerungs-, Regelungs- und Nachrichtentheorie, sowohl bei Maschinen als auch bei Lebewesen“ (Wiener, 1968, S. 32).

Heute meint man damit die wissenschaftliche Untersuchung der Regelung und Steuerung von Verhalten in Systemen unterschiedlichster materieller Beschaffenheit (Simon, Stierlin, 1984), wenn Effektoren (z. B. Motor oder Muskeln) mit einem sensorischen Organ verbunden sind, das seine Signale an die Effektoren wieder zurückgibt. Die Kopplungen erfolgen zirkulär nach dem Prinzip des Feed-Back und Feed-Forward. Systeme erlangen eine gewisse „Stabilität“, dadurch daß sich *in sich geschlossene Zusammenhänge und Abläufe im Sinne von Mustern* herausbilden können. Man spricht auch von *selbstreferenziellen* Systemen mit einer „intrinsischen“, von außen nicht vorhersehbaren Logik. Das hier angesprochene Steuerungs- und Funktionsprinzip wird auch als *Kybernetik erster Ordnung* bezeichnet.

Heinz von Förster (Förster, 1981) unterscheidet zwischen Kybernetik erster Ordnung und einer *Kybernetik zweiter Ordnung* und machte dadurch auf die Rolle des Beobachters in der Kybernetik aufmerksam. Er wies darauf hin, daß dieser bei der Betrachtung seine Eigenschaften mit einfließen läßt. Dadurch ist eine „objektive Beobachtung“ im Sinne einer Trennung von Objekt und Subjekt nicht möglich und die Möglichkeit einer „objektiven Erkenntnis“ an sich in Frage gestellt. Der Beobachter wird in dieser „Kybernetik der Kybernetik“ Teil des Systems. Diese Zusammenhänge werden auch als Kybernetik zweiter Ordnung bezeichnet.

Ich erinnere mich daran, als Kind eine bildliche Darstellung dieser Zusammenhänge auf alten Verpackungen für Waschmittel oder Frühstücksgetränke gesehen zu haben. Eine solche Packung trug die Abbildung eines Menschen, der eben diese Packung betrachtet, auf der wiederum das Bild der Packung mit dem Betrachter darauf ist, die wieder diese Abbildung trägt – in einer nicht enden wollenden Folge. Bei dieser Abbildung handelte es sich um die Darstellung des Prinzips anhand einer selbstähnlichen Spiegelung; in der Kybernetik geht es um die Steuerung von Prozessen.

Autopoiesis als Organisationsprinzip

Humberto Maturana und Francesco Varela definierten *lebende*, also biologische *Systeme* als „autopoietisch“. Das heißt, sie besitzen die Qualität der aus sich selbst geschöpften Regelhaftigkeit und autonomer selbstgeschaffener Strukturen. Dadurch ergibt sich eine eigenständige Determiniertheit und Logik. Beeinflussung von außen kann daher nicht in einer geradlinigen Ursache-Wirkungs-Determination erfolgen, sondern nur im Sinne einer „Störung“ aus der sich ein neues Muster herausbilden kann.

Koevolution als Entwicklungsprinzip

Selbstreferenzielle Systeme „gehorchen“, sofern dieser Begriff überhaupt angebracht ist, sich selbst, werden jedoch durch ihre Umwelten, das heißt andere Systeme, *beeinflußt,* aber *nicht bestimmt.* Gleichzeitig sind sie selbst Umwelten für diese anderen Systeme und stehen somit zueinander in einer koevolutionären Wechselbeziehung.

Biologische Organismen sind aufgrund ihrer Struktur bekanntlich in der Lage, sich selbst herzustellen und ihre Organisation zu erhalten. Sogenannte „lebende Systeme“ und „soziale Systeme“ sind daher *selbstreferenziell.*

Konstruktivismus

„Realität“, wie sie von uns wahrgenommen, innerlich repräsentiert und dann in welcher Form auch immer, nach außen entweder dargestellt oder kommuniziert wird, ist das Produkt des *Prozessierens von Information* aus und von der Umwelt durch uns als lebendes, biologisches, das heißt selbstreferenzielles System. Der Mensch und alle lebenden Systeme *erschaffen daher Realität als individuelle Wirklichkeit* (Watzlawick, 1974). Von Glasersfeld, mit seinem Konzept des *radikalen Konstruktivismus* stellt die Möglichkeit einer gemeinsamen Realität in Frage. Gesellschaftliche und auch wissenschaftliche „Realitäten“ entstehen durch Aushandlungsprozesse im Sinne einer sozialen Konsensbildung auf der Basis einer „mittleren Klärung“.

„Lebende Systeme“

Lebende Systeme sind solche, die aus Lebewesen bestehen oder selbst welche sind (biologische Systeme). Um die Verhältnisse im System konstant zu halten, bedarf es konstanter Steuerungsprozesse (Systeme bedürfen zur Aufrechterhaltung der Ordnung der Zufuhr von Energie). Familiensysteme bedürfen zum Beispiel ständiger Aktivitäten der einzelnen Mitglieder, um ein Gleichgewicht aufrecht zu halten. Eine Unterbrechung oder Störung dieser Prozesse der Aufrechterhaltung kann zu erheblichen Veränderungen Anlaß geben. Man spricht auch von „Verstörung“ eines Systems als Anstoß von Veränderungsprozessen oder Entwicklungen.

Der Mensch, als prototypisches „lebendes System“, wird von Heinz von Förster mit einer „nicht trivialen Maschine“ verglichen, was so viel heißt, daß trotz Kenntnis des Inputs nicht vorhersagbar ist, was der Output sein wird, weil im Inneren Modulationsprozesse stattfinden, die von außen nicht steuerbar oder vorhersagbar sind (Autopoiese).

Die Landkarte ist nicht die Landschaft

Das Nervensystem erzeugt durch Modulation, Verrechnung und Speicherung *innere Repräsentationen*, das heißt „innere Landkarten" der an sich schon „konstruierten" Realität. Der semantische, bildliche, musikalische, körperliche oder jede andere Art von *Ausdruck,* geht von dieser inneren „Master-Landkarte" aus, ist somit selbst eine Abbildung und damit immer ein „Modell" dieser inneren Welt. Landkarten selbst sind reduktionalistische, formalisierte Modelle der dargestellten wahrgenommenen Welt. Sie sind Informationsträger mit spezifisch kodierter Information. Folgt man diesem Gedankengang, so ergibt sich daraus: Komplexere Handlungen, insbesondere soziale Verhaltensweisen von Menschen erfolgen nicht *primär* und *unmittelbar* aufgrund eines *äußeren Ereignisses* (Stimulus), sondern beruhen auf der inneren Repräsentation dieses Ereignisses, der inneren Landkarte. Unser tiefstes Fühlen, Wollen und Handeln wird also nicht durch *die Welt an sich* sondern vielmehr durch unsere *innere Landkarte von dieser Welt* determiniert. Die Art der Anfertigung der inneren Landkarte unterliegt gewissen Regeln und Umformungsprozessen im Prozessieren des Erlebten, also des „Informationsinputs". Im Falle der Sprache sind das semantische Regeln, die unter anderem von Korszybski, Chomsky und Grinder beschrieben wurden. Die Landkarte mit der Landschaft zu verwechseln, hieße, die Speisekarte anstatt der Speise zu verzehren. In den Bereichen von Kunst und Kreativität kommen diese Verwechslungen meines Erachtens seltener vor als in der Alltagskommunikation, der Politik oder Wissenschaft, wo oft Worte mit „dem Ding an sich" verwechselt werden. Dadurch kann nicht unwesentliche Konfusion und Komplikation entstehen (siehe auch Alfred Korszybski „Science and Sanity").

System und Psychose

Das Auftreten einer Psychose wird, wie jede andere Krankheit, niemals nur monokausal gesehen, noch wird ihr „Besitz" nur einer Person zugeschrieben. Krankheit ist vielmehr ein Ausdruck des gesamten Systems, welcher sich an dieser Person manifestiert oder dort sichtbar wird. Zusammenhänge werden stets als zirkuläre Interdependenzen wahrgenommen. Man benutzt daher, um das besonders zum Ausdruck zu bringen, auch die Bezeichnung „Indexpatient". In der Familientherapie wird das ganze System, in welchem der Patient sowohl Subsystem als auch Systemkomponente ist, als „Klientensystem" in Interventionen berücksichtigt. Wichtig ist dabei, auf die individuelle Betroffenheit einzelner Systemmitglieder Bedacht zu nehmen. Die Bereitschaft von Systemmitgliedern, Symptomverhalten zu zeigen, also „Symptomträger" oder

„krank“ zu sein, hängt natürlich auch von personalen Faktoren (Vulnerabilität) ab und stellt daher keinen *prinzipiellen* Widerspruch zu anderen, auch biologischen oder genetischen Erklärungen dar. Es ist von einer multifaktoriellen, zirkulären Interdependenz auszugehen.

Was ist eine Psychose? – Eine pragmatische Beschreibung

Der traditionelle medizinische Begriff „Psychose“ ist etymologisch nicht besonders aussagekräftig aber nützlich, um eine Abgrenzung zum ebenso unergiebigen Begriff „Neurose“ herzustellen. Unter Psychose werden Zustände oder „Krankheitsbilder“ zusammengefaßt , bei denen erhebliche Abweichungen der Realitätskonstruktion (Wahn), der Wahrnehmung (Halluzinationen), des Denkens (Denkstörung) und Fühlens (Parathymie) vorliegen, die sich von dem „normalen“ oder „erlaubten“ Maß in *Qualität* oder *Quantität* genug unterscheiden, um als *Unterschied* wahrgenommen zu werden, der markant genug ist, um von Experten und Laien (vor dem Hintergrund des jeweiligen spezifischen kulturellen und wissenschaftlichen Kontextes) als solcher erkannt zu werden („The difference that makes the difference“).

Die alltagssprachlichen Bezeichnungen *Verrücktheit* oder *Irrsinn* sind da schon etwas aussagekräftiger. Verrücktheit beschreibt die Verrückung aus dem bisherigen Erfahrungs- und Erlebensbereich in ein sozusagen *anderes* Koordinatensystem. Das irre Sein bezeichnet die Ver(w)irrtheit, die Bezugslosigkeit und Orientierungslosigkeit, die Konfusion der Gedanken. Für das veränderte Fühlen gibt es im Deutschen keine gängige Bezeichnung, vielleicht weil zur Wahrnehmung desselben eine *assoziierte Position mit den Betroffenen* notwendig wäre: Die hier genannten Ausdrücke geben eher die Außenperspektive des Beobachters wieder, also eine dissoziierte Position.

In der systemischen Betrachtungsweise ist das Individuum als ein „psychisches System“ zu verstehen. Als solches entspricht es einer „Informations-Verarbeitungs-Maschine“ der „nicht trivialen“ Art nach Heinz von Förster. Als „lebendes System“ operiert es selbstreferentiell d.h. kybernetisch, und autopoietisch und daher nach eigenen, nicht exakt vorhersehbaren Regeln.

Im psychotischen Zustand liegt eine *mentale Verarbeitungsstörung für Information* vor, die sich in ihrer Organisationsstruktur von der bisher für das jeweilige psychische System gültigen Organisationsform erheblich unterscheidet.

Diese „Verrechnungsstörung“ bezieht sich auf die Informationsaufnahme (impressive Wahrnehmung) ebenso wie auf das Zuordnen von und das Zugreifen auf Information in Zeit, Raum und Kontext. Daraus resultieren die bekannten Veränderungen im *Denken, Fühlen, Handeln* und *Wollen* Die *Zeit-*

repräsentation ist verzerrt und damit die *Konstanz* von *Objekten* aber auch Kognitionen und *Emotionen.*

Die innere „Master-Landkarte", das bisherige *internalisierte Modell der Welt, ist in Bewegung.* Die Prozesse des „Anfertigens" und „Lesens" der inneren Landkarte sind nicht mehr funktional. Neue Muster entstehen; Erfahrungswerte sind in Frage gestellt. Das „neue" innere Erleben verwirrt, beglückt oder macht Angst. Die emotionale und kognitive Qualität kann völlig neu sein. Alte und neue Landkartenteile sind gleichzeitig operativ. Das *Selbst-Konzept* ist empfindlich aus den Fugen geraten. Neue Erfahrungsparameter werden gebildet, haben oft nur temporäre subjektive Gültigkeit. Die *Identität* ist bedroht oder wird als verändert empfunden.

Die Ver-Störungen oder die geänderten Funktionsbedingungen im Zustand des psychotischen Seins

Perzeption

Perzeption ist das Aufnehmen von Information in Form von Sinneseindrücken aus der *Welt um uns* aber auch der *Welt in uns* durch das Nervensystem. Mehr oder weniger komplexe Informationsquanten werden nach bestimmten „Regeln" weiter verarbeitet oder „prozessiert".

Im psychotischen Funktionszustand kann z. B. Information zwar aufgenommen, aber nicht mehr zugeordnet werden. Es kann sich dabei um Wahrnehmungen sowohl von innen als auch von außen handeln. Jemand *hört* zum Beispiel als „innere Stimme" einen Satz, das heißt, eine *Menge komplexer semantisch geformter Information* in akustischer Wahrnehmungmodalität wird perzipiert. Inhaltlich ist, wenn die Worte verständlich genug repräsentiert sind, fast immer ein Bezug zur eigenen Person gegeben (kritisch, appellativ, beschreibend, lobend, meist tadelnd, mit bekannter oder unbekannter Stimme). Die betroffene Person kann jedoch keine korrekte Zuordnung herstellen. Vom Eindruck her, d. h. nach den bisherigen Kriterien der impressiven Wahrnehmung, kommt diese Stimme von außen, wie *zu* einem gesprochen oder kommt aus einem Teil des Kopfes, als wäre dort ein Lautsprecher. Diese Hervorbringung des eigenen Gehirns, also dieser eigene Gedanke, kann nicht als solcher erkannt werden, sondern hat die „Form" einer sinnesspezifischen Perzeption von außen oder scheint aus anderen Teilen des Körpers zu kommen. Dasselbe kann auch in den anderen Sinnesmodalitäten geschehen. Der entscheidende Punkt ist hier, daß *innere* mentale Prozesse nicht von *äußeren* Informationen unterschieden werden können und daher Fehlzuordnungen stattfinden. Der Unterschied, der den Unterschied macht, ist nicht mehr verläßlich erkennbar. Das Realitätskonzept wird dadurch in Frage gestellt bzw. neu definiert. Die Perzeptionsverzerrungen beziehen sich auf Kognitionen (Gedanken), Emotionen (emot. Gefühle) und koenästhetische und viszerale Gefühle (Körpergefühl).

Nicht nur der eigene Körper und Geist sondern auch die Umwelt wird verändert, das heißt nicht den bisherigen Erfahrungen gemäß, wahrgenommen. Etwas kann näher, ferner, größer, kleiner, lauter, heller, aber auch „realer" und „irrealer" aussehen oder erlebt werden. (Veränderung der Sub-Modalitäten) Auch die *soziale Wahrnehmung* ist betroffen, welche eine komplexe Modalität aus Sinneswahrnehmung, Erfahrung und einschätzender Beurteilung darstellt. Die veränderte Wahrnehmung des eigenen Körpers kann zu „unangepaßten" oder „unvernünftigen" Handlungen bezüglich Kleidung und Körperpflege führen. Die Wahrnehmung der Umwelt (die von der Innenwelt nicht mehr klar differenziert werden kann) oder gewisser Personen als Bedrohung, führt zu Angst, Flucht, Aggression oder unverständlichen (irrsinnigen) Handlungen.

Verarbeitung (Verrechnung)

Nicht nur werden Informationsquanten, also Wahrnehmungen von außen oder aus dem Inneren des Körpers nicht korrekt erkannt und nach ihrem Entstehungsort zugeordnet, sondern auch die Weiterverarbeitung, das heißt die *Verrechnung* derselben, ist grundlegend alteriert. Das trifft sowohl auf kognitive als auch auf emotionale mentale Prozesse zu.

Es kommt zu Veränderungen der Denk- und Fühlprozesse wie irreguläre und verstärkte Verzerrungen, Verschiebungen, Weglassungen, Generalisierungen. Neue logische Verknüpfungen treten auf, wie sie ähnlich auch in anderen veränderten Bewußtseinszuständen wie Schlaf, Trance, Hypnose, spirituellen Ausnahmezuständen oder unter Drogeneinfluß in unterschiedlicher Form vorkommen können. Diese oben beschriebenen formalen Mechanismen der Umformung im Zuge der mentalen Verarbeitung sind auch Teil des „normalen" besonnenen Bewußtseins (Chomsky, 1973). Sie sind aber in ihrer Qualität und Regularität in der klinischen Praxis sowie auch in psychologisch-klinischen Tests von psychotischen Verarbeitungsprozessen unterscheidbar, welche einen höheren Grad der Desorganisation und Inkohärenz aufweisen.

Die Einordnung in Raum und Zeit erfolgt verändert (Zeitgitterstörung). Die Kontinuität und Identität in der persönlichen Geschichte können alteriert sein.

Es werden kognitive und emotionale Neubewertungen vorgenommen und aufgrund derer Handlungen gesetzt.

Konstanz und Permanenz

Eine wichtige Veränderung des mentalen Prozesses ist die von *Konstanz* und *Permanenz.* Zuordnungen und Bewertungen sind in unterschiedlicher Intensität einer ständigen Veränderung unterworfen. Die innere Repräsentanz von Personen (Objektkonstanz) aber auch von Konzepten, Werten, Einschätzungen oder Erinnerungen ist einer über das normale Maß hinausgehenden Fluktuation und Verformung unterworfen. Daraus ergibt sich auch die mangelnde Konstanz des Wollens oder der Motivation, aber auch das Festhalten an Zielen und deren Bewertung. Das innere Referenz-System ist „fließend". Das Gefüge der inneren Repräsentanz der Welt und des eigenen Lebenskontinuums entspricht nicht mehr den bisherigen Erfahrungen. Die innere *Repräsentation der Zeit* bezüglich Kontinuität, Bemessung, Chronologie und Sequenzierung kann erheblich alteriert sein und oft an die eines kleinen Kindes erinnern.

Die Arbeit mit psychotischen Menschen

Strukturelles Arbeiten ist gerade bei Menschen, die unter einer Auflösung oder Umstrukturierung von inneren Strukturen leiden, von besonderer Wichtigkeit. Es ist primäre Aufgabe des Therapeuten, eine geeignete *therapeutische Realitätskonstruktion* zu schaffen, und eine „therapeutische Landkarte" herzustellen, die für *alle* Teilnehmer des Systems geeignet ist, aber in besonderer Weise auf die *Bedürfnisse* und *Fähigkeiten* des Patienten Rücksicht nimmt. Es ist nützlich, *idiolektische* und *idiosynkratische* Komponenten des Patienten, parallel zu professioneller Sprache mit Fachausdrücken zu verwenden, um den Patienten in die Lage zu versetzen, trotz seiner „verrückten" inneren Welt mit der „unverrückten" äußeren Realität der gesellschaftlichen und medizinischen Welt anschlußfähig zu werden oder zu bleiben.

Die Rolle des Patienten in der Therapie

Patienten treten mit dem Therapeutensystem entweder aus eigenem Bedürfnis oder gezwungenermaßen in Kontakt. Der Patient ist in jedem Fall *der Experte* für *seine* Situation und *sein* Leben. Nur der Patient ist der Träger des exklusiven Wissens aus der Erlebnisperspektive des Betroffenen. Er ist der Experte für sein Anderssein, sein Kranksein und letztlich für seine Chancen im Leben. Er ist es, der sein Leben „in letzter Instanz" gestalten und steuern wird, auch wenn noch so viele Menschen mitreden wollen. Seine Fähigkeiten und Fertigkeiten und seine Erfahrungen werden es sein, die den Ausschlag geben.

Ohne die Kooperation des Patienten auf bewußter oder unbewußter Ebene werden die ehrgeizigsten Pläne der Angehörigen und der Therapeuten scheitern.

Steve de Shazer beschreibt drei typologische Grundmuster der Beziehung zwischen Therapeuten und Klienten (Patienten):

- Klienten können sich gegenüber dem Therapeutensystem bezüglich der Therapie wie „Besucher" verhalten: Das Grundinteresse bezieht sich nicht auf den „offiziellen Geschäftsbereich", nämlich die Therapie zum Zwecke der Veränderung des gegenwärtigen Zustandes (des Leidens, der Krankheit, der Störung), sondern es liegt eine andere Interessenslage vor. Die Therapie kann zum Beispiel einer anderen Person zuliebe, aufgrund eines Zwanges von außen (z. B. Gerichtsbeschluß oder Ultimatum des Partners) oder nur aus „Neugier" aufgesucht werden.(Ein Mann betritt eine Gemüsegeschäft, weil draußen ein Gewitter niedergeht und unterhält sich mit der Verkäuferin.)
- Klienten können „Klagende" sein: Klienten sind bereit, mit dem Therapeuten über das Problem zu reden, sich auszuweinen, sind aber (zur Zeit) nicht veränderungsbereit. Das Hauptinteresse besteht darin, Klage zu führen. (Der Mann im Geschäft klagt über die hohen Preise oder die Qualität der Ware oder das schlechte Wetter.)
- Klienten in der Rolle des „Kunden": Klienten gehen in die Therapie, weil sie etwas verändern möchten und auch bereit ist, dafür etwas zu tun. (Jemand betritt das besagte Gemüsegeschäft, weil er am Abend etwas für seine Familie kochen will, möchte etwas kaufen und hat auch das Geld dafür.)

So manche „Verwicklung" in der Therapie ergibt sich daraus, daß unzutreffende Vorannahmen über die Motivationslage des Patienten / Klienten vorliegen. Die beschriebenen Beziehungskonstellationen sind keinesfalls im Sinne einer Wertung zu verstehen, sie charakterisieren lediglich Typen von Interaktionsmustern. Sie sind auch nicht als statisch anzusehen. Es ist nur wichtig zu erkennen, welche Situation vorliegt, um vom Standpunkt des „Verkäufers" oder „Dienstleisters" zu wissen, was zu tun ist. Es ist durchaus legitim, wenn Besucher und Klagende sich später zu Kunden wandeln. Die Wandlung kann aber auch in die Gegenrichtung erfolgen, wenn die Bedürfnisse des Patienten ignoriert werden oder unrealistische Vorstellungen bestanden haben.

Die Therapie will aus Patienten Kunden machen, die daran interessiert sind, ihr Leben zu gestalten und dafür *Verantwortung* zu übernehmen. Ein weiterer Punkt ist, vom Patienten einen konkreten *Auftrag* zur Arbeit zu erhalten. Dies setzt wiederum voraus zu klären, was der Gegenstand des Auftrages sein soll; das wiederum bedeutet zu wissen, *wohin* die Therapie führen soll. Das impliziert, daß ein *Therapieziel* existiert, auf das sich Patienten und Therapeuten *geeinigt* haben, und bei *beiden* entsprechend repräsentiert ist („kompatible therapeutische Landkarte"). Im Therapieziel müssen die *Bedürfnisse* des Patienten „enthalten" sein.

Die Rolle des Therapeuten

Der Therapeut befindet sich wegen seiner Erfahrung, seines Fachwissens und seiner besonderen therapeutischen Fähigkeiten, aber nicht zuletzt auch durch eine *Entscheidung des Patienten*, ihm diese Rolle zuteilen zu wollen, in einer privilegierten Position. Der Therapeut ist Experte für Gesundheit und Krankheit sowie die Gestaltung von Veränderungsprozessen. Er trägt daher Verantwortung für den therapeutischen Prozeß und für die Kontextgestaltung. Er ist zugleich aber *Beteiligter* an einem co-kreativen, und dadurch partnerschaftlichen, Prozeß zur Erreichung des Therapiezieles.

In der systemischen Therapie wird es als nützlich angesehen, eine Lösung oder eine Zielsetzung aus dem System heraus zu generieren, also nicht vorzugeben. Der Therapeut ist als ein Ermöglicher und Prozeßverantwortlicher aber nicht für Inhalte und Bewertungen von Lösungen zuständig. Diese Haltung wird als „Neutralität" bezeichnet. Therapeuten sollen als Mentoren und Ermöglicher auf der Seite der Klienten stehen und trotzdem mit allen relevanten Teilen des Klientensystems gesprächsfähig und rapportfähig sein. Die Aufgabe des Therapeuten ist es letztlich, beim (Er-)Finden einer *passenden Lösung* für das ganze System behilflich zu sein.

Der Kontext

Unter Kontext versteht man hier die systemischen Zusammenhänge zwischen dem System „Patient", seinem familialen System und dem System der Therapeuten und Helfer in ihrer Einbettung in ein größeres soziales und gesellschaftliches System. Die Klärung des Überweisungskontextes ist dabei von besonderem Interesse: Ist der Patient derjenige, der am meisten an der Therapie interessiert ist, oder wurde er von jemandem geschickt? Welche „Aufträge" werden von anderen Systemmitgliedern implizit und explizit erteilt? Wer wünscht sich Veränderung und wer fürchtet sich davor? Welche Erwartungshaltungen bestehen? Welche Vorannahmen über Therapie und Krankheit bestehen innerhalb der Familie und welche Konsequenzen sind daraus ableitbar?

Eine „Landschaft" der Therapie

Therapie kann als ein Prozeß angesehen werden, der zwischen einem unerwünschten *Ist-Zustand* und einem gewünschten *Ziel-Zustand* eine Verbindung herstellt, die eine Hinbewegung auf das Ziel zur Folge hat. Diese Bewegung kann mit einer Entwicklung, einem Aufarbeiten, einem Abschließen oder einem Erkenntnisprozeß bzw. allem zusammen verbunden sein. Die Sprache ist als Oberflächenstruktur ein Kommunikationsinstrument, welches die innere Landschaft, die Tiefenstruktur, wiedergibt. Dadurch stellt sie zugleich ein (semantisches) Modell der Tiefenstruktur dar. Es ist eine der vordringlichsten Aufgaben des Therapeuten, nicht nur in der Sprache sondern auch in seiner Haltung und im Tun eine gemeinsame Landkarte von dieser Landschaft zu entwerfen, in der die Realitätskonstruktionen des Therapeutensystems und des Patientensystems einen entsprechenden Platz haben und so dargestellt sind, daß sie für den praktischen therapeutischen Prozeß nützlich sind. Realitätskonstruktionen und Landkarten müssen dem Kriterium der Kompatibilität entsprechen und veränderungsrelevante Bausteine enthalten, um nützlich sein zu können.

Lösungsorientierung

Lösungsorientierung ist ein Grundmuster, eine prinzipielle therapeutische Realitätskonstruktion, in der systemischen Therapie. Sie bedeutet das Zuwenden der Energie und Aufmerksamkeit auf die Lösung hin. Problemfokussierende Interventionen und zu langes Verharren in Problemzuständen („Problemtrancen") werden vermieden ebenso wie die *Ausgestaltung* des Problems. Trotzdem muß die Bedeutung und Funktion des „Problems", der „Krankheit" oder des „Symptoms" in der Realitätskonstruktion des „Klientensystems" die notwendige Beachtung und Würdigung finden. Keinesfalls darf das Therapeutensystem stärker an einer Lösung interessiert sein als das Klientensystem. Es kann ein Fehler sein, zu schnell in die Lösung zu gehen oder diese als zu einfach erreichbar darzustellen.

Der Problemzustand

Die Darstellung des Problemzustandes wird von manchen systemischen Therapeuten als überflüssig, ja sogar als kontraproduktiv angesehen. In der Arbeit mit Psychosen ist das aber in meiner Erfahrung nicht der Fall, sondern es ist im Gegenteil eine Darstellung und Würdigung der schwierigen Situation unverzichtbar. Dieser ist in einer den relevanten Systemmitgliedern verständlichen und mit den individuellen Landkarten der Teilnehmer kompatiblen Form darzustellen. Dabei kann es schon zu den ersten Umstrukturierungen in der Sicht des Problems kommen (Reframing).

Das Problem ist in sinnesspezifischer, das heißt operationalisierter und konkreter Form darzustellen. Es ist günstig, eine mehrperspektivische Beschreibung zu erhalten, um die verschiedenen Positionen des Systems repräsentiert zu haben. Nützliche Fragen sind zum Beispiel: Wie zeigt es sich das Problem für den Patienten? Wie für die anderen Teilnehmer am System? Wie zeigt sich die Psychose? Wer sind die relevanten Mitglieder des Systems? Wer muß dabei sein, wen kann man weglassen? Das Ergebnis soll eine semantisch positiv formulierte, für Patienten und Therapeuten verständliche Beschreibung sein, die ausreichend komplex ist. Der Therapeut hat dabei oft Gelegenheit, den Zustand an der *begleitenden Physiologie*, das heißt, an der Summe der non-verbalen Signale zu erkennen, weil das Aktualisieren des Problemzustandes auch die Symptomatik aktualisieren kann. Es ist daher mit entsprechender Behutsamkeit vorzugehen und auf ausreichende Ressourcen beim Patienten und Therapeuten zu achten.

Zielarbeit

Zielarbeit ist eine Form des lösungsorientierten Arbeitens, bei der auf die Formulierung eines klar definierten, semantisch wohlgeformten Zieles Wert gelegt wird. Wohlgeformt heißt in diesem Zusammenhang, daß eine sprachlich positiv formulierte, sinnesspezifisch beschriebene und durch Handlungsbeispiele konkretisierte und kontextualisierte Zielformulierung vorliegt. Durch diese Form der Darstellung wird die Lösung anhand von auch äußerlich erkennbaren Kriterien dargestellt und dadurch *externalisiert* und *operationalisiert*. Die systemischen Zusammenhänge mit Vor- und Nachteilen sowie Ambivalenzen und Widersprüchen werden sichtbar gemacht. Ziele sind dadurch eine Möglichkeit der Konkretisierung tiefer innerer Bedürfnisse. Bei einer entsprechend bedürfniskongruenten Zielformulierung, tritt bei der verbalen Wiedergabe eine erkennbare Veränderung der Physiologie (als Ausdruck der positiven emotionalen Besetzung) auf, die sogenannte *Lösungsphysiologie*. Diese explizite Form der Darstellung der äußeren und inneren Kriterien von Zielen ist bei stationären Aufenthalten und der therapeutischen Arbeit im Team unverzichtbar. Die Zielformulierung erlaubt es, die einzelnen therapeutischen Prozesse und Maßnahmen in eine Konvergenz zu bringen, die einerseits sinnvolle Einzelentscheidungen der Mitglieder des Therapeutensystems ermöglicht, andererseits auch den Patienten Orientierung und

Struktur verschafft, wodurch letztlich eine synergetische Arbeitsweise ermöglicht wird. Ziele müssen für das Therapeutensystem und das Patientensystem gleichermaßen erkennbar sein und in einer geeigneten Sprache formuliert sein („Lösungssprache" nicht „Problemsprache").

Ziele sind von *Wünschen* zu unterscheiden. Wünsche können zwar ebenso wie Ziele den Bedürfnissen des Patienten entsprechen, stehen aber nicht unter dem Einfluß des „Patienten-Therapeuten-Systems". Es ist wichtig, die Bedürfnisse hinter den Wünschen so weit als möglich in die Ziele hineinzuholen.

Probleme können in einer therapeutischen Realitätskonstruktion von *Limitationen* unterschieden werden. Probleme verlangen nach einer Lösung, Limitationen erfordern, daß man mit ihnen umgehen lernt („Coping").

Die Arbeit mit Ressourcen und Ausnahmen

Unter *Ressourcen* versteht man innere und äußere, materielle und immaterielle Möglichkeiten, aber auch Personen, Sachen oder Erfahrungen, die für eine Person nützlich und wertvoll sind, und damit die Chancen auf die Zielerreichung erhöhen. Das Arbeiten mit Ressourcen und persönlichen Stärken induziert Ressource-Zustände und vice versa sind diese Zustände Momente, in denen oft brach liegende oder „vergessene" Ressourcen aktiviert werden können. Ressource-Zustände gehen mit vegetativen biologischen Veränderungen einher. Es sind Momente optimierter emotionaler und kognitiver Erlebnisfähigkeit und Leistungsfähigkeit. Oft besteht eine Verknüpfung zu einer Reihe ähnlicher Erlebnisse in der Vergangenheit. Das „Prozessieren" von Ressourcen ist äußerlich an der veränderten Physiologie zu erkennen. Das systematische Aufschließen, Verstärken und Nutzen solcher Ressource-Zustände (RZ) ist ein wichtiges therapeutisches Instrument. RZ sind biologische „Windows of Opportunity" und sollen utilisiert werden.

Steve De Shazer spricht von *Ausnahmen.* Solche Ausnahmen sind Situationen, in denen das genannte Problem oder die Symptomatik nicht, oder nur in einer untypisch abgeschwächten Form vorhanden ist. Das „Aufspüren" solcher Ausnahmen und die Arbeit damit ist ein wichtiges Werkzeug des Therapeuten. In jeder Therapie sollen auch problemfreie Räume geschaffen werden, in denen beziehungsfestigend und ressourcenaufbauend gearbeitet wird. Das ausschließliche oder überwiegende Arbeiten mit Problemen kann zu einer mangelnden Würdigung des Patienten als Gesamtperson führen. Hier ist auch die Meta-Botschaft wichtig, daß Therapeuten sich nicht *nur* für Probleme interessieren und der Patient auch nicht a*usschließlich* aus solchen besteht. Die Verwendung der sogenannten *Wunderfrage,* ebenfalls nach De Shazer bedeutet, hypothetisch zu explorieren, was der Fall wäre, hätte sich das Problem plötzlich, quasi über Nacht wie durch ein Wunder, in Luft aufgelöst. Dieser „Als-Ob-Rahmen" (Vaihinger) ermöglicht es, zu lösungsorientierten Mustern Zugang zu finden, ohne die vorliegende Symptomatik oder den Problemzustand „wegzureden" oder implizit zu entwerten.

Wenn man in diesem Zusammenhang auch von *Problemtrance* oder *Lösungstrance* spricht, sind damit Konstellationen gemeint, in denen die Mitglieder des Systems die gesamten Aufmerksamkeit entweder vorwiegend auf das Problem oder auf die Lösung richten. Problemtrancen sind oft habituell bei Patienten, die sich über lange Zeiträume hinweg depressiv fühlen. Problemtrancen sind „erprobte Muster" zur Aufrechterhaltung des gegebenen Leidenszustandes. Meist sind diese Problemtrancen an gewisse situative und psychodynamische oder gedankliche *Auslöser* gebunden. Therapeutische Arbeit, die auf *Veränderung* abzielt, ist hier nur sehr eingeschränkt möglich. Es ist daher im Sinne einer *Musterunterbrechung* darauf zu achten, einen Zustand, der einer Lösungstrance entspricht, zu induzieren und erst dann inhaltlich zu arbeiten, weil dadurch das Finden einer Lösung wahrscheinlicher wird.

Eine andere Möglichkeit, die „Krankheit" zu achten und damit auch Ressourcen anzuregen, ist den Patienten zu ersuchen, seine Befindlichkeit anhand einer Skala von 0 bis10 nach der Intensität einzuschätzen, um dann kleine Veränderungen wahrnehmen oder sogar selbständig herbeiführen zu können, ohne daß dabei sein *Gesamtzustand* einer Veränderung ausgesetzt sein muß. Dies gelingt oft, obwohl die Krankheit „prinzipiell" als nicht beeinflußbar erlebt wird. Die implizite Botschaft ist das Relativieren der Ausgeliefertheit und das Übernehmen einer bewußten Gestaltung durch die betroffene Person, ohne daß „Ansprüche" auf eine Verbesserung von seiten der Therapeuten oder der Umwelt gestellt werden.

Die Rolle der Sprache

Eine wichtige Rolle spielt dabei die Sprache. Sogenannte *Problemsprache*, die durch besondere Wortwahl, Syntax und spezielle Tonalität und Körpersprache charakterisiert ist, führt oft ungewollt zur Induktion von Problemtrancen. Eine problematisierende Sprache wirkt durch Inhalt und Form. Sie kann sowohl vom Klientensystem als auch vom Therapeutensystem ausgehen. Für den Therapeuten ist es wichtig, Problemtrancen zu erkennen und bei Bedarf gegenzusteuern.

In einer *lösungsorientierten Interaktion* wird *Lösungssprache* eingesetzt und dabei bewußt vermieden, den Patienten zu stark mit Problemzuständen zu assoziieren. Der „Kontakt" zum Problem wird nur so weit gepflogen, als zur

Informationsgewinnung und zur Würdigung notwendig ist. Es kann dabei ein entscheidender Fehler des Therapeutensystems sein, *zu schnell* auf die Lösung zugehen zu wollen. Das wird vom Patientensystem möglicherweise als ein Nicht-ernst-genommen-Werden aufgefaßt.

Ressourcenorientierte Arbeit hat grundsätzlich Ich-stärkenden Charakter. Es ist wichtig, eine Balance zwischen Problemorientierung und Lösungsorientierung zu halten. Das Therapeutensystem sollte an der Lösung nicht stärker interessiert sein als das Patientensystem.

Lösungssysteme konstruieren

Treten „unlösbare Konflikte oder „Stuck-States" auf, so können sogenannte Lösungssysteme „konstruiert" werden. Das geschieht, indem man gewisse Systemparameter verändert. Zumeist wird das System vergrößert oder verkleinert. Durch das Einbeziehen neuer Personen gelingt es, andere Betrachtungsweisen und Erlebensmöglichkeiten aufzuzeigen (Fokusverschiebung) oder neue Ideen zu generieren, wodurch neue Wahlmöglichkeiten für Patienten und Therapeuten entstehen sowie Ressourcen aktiviert werden können. Es kann hier auch nützlich sein, hierarchische Strukturen zu nutzen oder auf die vorgegebenen Grenzen der Möglichkeiten (Limitationen) hinzuweisen, um aus einer Sackgasse herauszukommen.

Die Arbeit mit Familien oder: Wer soll welchen Beitrag leisten?

Das System soll so weit geöffnet oder erweitert werden, daß alle *relevanten Systemmitglieder* eingebunden sind. Wir glauben, daß es leichter ist, mit Systemteilnehmern zu arbeiten, die man kennt und die „an Deck sichtbar sind", als mit unbekannten, aber einflußreichen „blinden Passagieren". Außerdem erfordert es der grundsätzliche therapeutische Respekt, das System in seiner Gesamtheit zu würdigen. Es wäre eine verpaßte Gelegenheit, relevante Personen nicht in den Veränderungsprozeß zu integrieren. In der Regel soll es der Patient sein, der die Organisation der Familiengespräche mit fakultativer Unterstützung durch den Therapeuten übernimmt.

Die Arbeit mit dem Gesamtsystem in vivo dient dazu, die Wahrscheinlichkeit auf Generalisierung, das heißt transkontextuale Anwendung von im stationären System oder in der Einzeltherapie entstandenen neuen Mustern (d. h. „Entwicklungen") im Kontext des Herkunftssystems zu erhöhen.

Systemisch geführte Familiengespräche gehören zum Routineangebot eines systemischen stationären Settings und können aber auch parallel zu einer ambulanten Einzeltherapie stattfinden. Sie helfen, Veränderungen des „therapeutischen Subsystems" im Familiensystem zu generalisieren. „Mißverständnisse" oder verdeckte oder offene Erwartungen und Vorannahmen können überprüft werden. Es geht oft um die Arbeit („Offenlegung") mit familiären Mustern und „Beliefs" (Vorannahmen oder Überzeugungen) bezüglich „Gesundheit" und „Krankheit". Trennungs- und Autonomiekonflikte sind ebenso Standardthemen wie die Frage des „Managements" der Krankheit und die Auswirkungen derselben auf die Familie. Im wesentlichen gilt es, *normale* Entwicklungsschritte des Patienten als Individuum und der Familie als Gesamtsystem, oft insbesondere der Eltern als Individuen oder als Paar, *trotz der Gegenwart der* „Krankheit" zu ermöglichen. Eine Veränderung in der kognitiven Konzeption des Faktors „Krankheit", sofern dieser über einen längeren Zeitraum bestanden hat, führt praktisch immer zu einer Destabilisierung des familialen Gefüges und ist daher Anstoß zu einer Entwicklung. Die Einbindung der relevanten Systemteilnehmer kann in vielfältiger Weise erfolgen.

Angehörigengruppen, wie sie vielerorts angeboten werden, erlauben den Angehörigen *in eigener Sache* aufzutreten und Gehör finden. Die Patienten sind dabei nicht anwesend. Dies hilft bei der notwendigen Differenzierung, was Sache der Patienten und was Sache der Angehörigen ist. Die Patienten müssen die Angehörigen fragen, um zu erfahren, was besprochen worden ist. Es ist dabei essentiell, den Intimitätsraum der Patienten nicht zu verletzen und Konfidentialität zu wahren. Manche Fragen werden von den Therapeuten nicht beantwortet mit dem Hinweis, daß diese eigentlich besser an die Adresse der Patienten, als Söhne, Töchter , Partnerinnen, zu richten wären. Es werden so analog und digital Kriterien für Kompetenz, Abgrenzung und Zuständigkeit vorgegeben.

Das Intrapersonale System

Das Individuum wird als Element eines größeren Systems aber zugleich selbst als psychisches System aufgefaßt. Es gilt dabei, eine Realitätskonstruktion zu schaffen, die es dem Patienten erlaubt, gemeinsam mit dem Therapeuten kreativ und gestalterisch arbeiten zu können und auch der idiosynkratischen Welt des Patienten entsprechend Platz bietet.

Eine dieser Möglichkeiten ist die Arbeit mit „inneren Teilen" (Parts nach V. Satir, M. Erickson). Innere Persönlichkeits(an)teile, die intrapsychischen kognitiven oder emotionalen, auch historischen, aus der Entwicklung stammenden Positionen entsprechen, werden „personalisiert", indem man ihnen eigenen Willen, Handlungsfähigkeit und Motivation zuschreibt. Diese Persönlichkeitsanteile können benannt werden und z. B. eine Ambivalenz oder Spaltung wiedergeben, ohne sich gegenseitig aufheben zu müssen. Sie können auch einem „jüngeren Selbst" entsprechen oder als „Verantwortliche" für die Hervorbringung eines außen erkennbaren Musters (z. B. eines Symptoms) angesehen werden. Diese therapeutische Realitätskonstruktion wird dem Patienten nicht „verordnet", sondern ist eine von vielen Möglichkeiten, eine brauchbare therapeutische Landkarte zu kreieren. Die Verdinglichung oder Personalisierung innerpsychischer Anteile erlaubt es, damit in systemischer, zirkulärer Form umzugehen. Es wird Eigenverantwortung und das Akzeptieren auch von ungeliebten bzw. unbewußten Ich-Anteilen als quasi selbstverständlich angenommen. Dies gelingt interessanterweise auch bei psychotischen Patienten mit starker struktureller Desorganisation und erlaubt insbesondere bei diesen ein „Sortieren" und damit Integrieren fraktionierter Anteile. Ein solches Personalisieren dient der therapeutischen praktischen Bearbeitung von Ambivalenz und Ambitendenz.

Wann stationäre Therapie?

Stationäre Therapie ist dann am Platz, wenn eine ambulante oder teilstationäre Therapie die Bedürfnisse des Patienten nicht erfüllen kann oder keine vergleichbare Chance zur Genesung bietet bzw. wenn es schlicht und einfach notwendig ist, z. B. bei suizidaler Gefährdung. Ich möchte vier Hauptkriterien für die Indikationsstellung anführen:

- *Gefährdung:* Es liegt eine Gefährdung von Leib, Leben oder Gesundheit vor, die ambulant, aus welchen Gründen auch immer, nicht entsprechend zu behandeln ist;
- *Stagnation:* Im gegenwärtigen Behandlungssetting oder Lebensabschnitt geht „nichts mehr weiter"; ein Veränderungspotential wird aber vermutet;
- *Prävention:* Eine negative Entwicklung droht oder beginnt gerade und soll verhindert werden (beginnende Krise);
- *Entwicklung:* Veränderungen stehen an, für den nächsten Entwicklungsschritt bedarf es einer besonderen Stimulation.

Die Chancen des stationären Settings

Der Patient tritt in ein anderes System ein, dies vergrößert das Gesamtsystem und verändert das bisherige unterstützende familiale System (Musterunterbrechung). Um „alte" Muster aufrecht erhalten zu können, müssen Strategien modifiziert werden, wodurch sich diese Muster bereits verändern. Dies betrifft alle Systemteilnehmer. Die stationäre Aufnahme stellt per se eine massive strategische, strukturverändernde Intervention dar. Der Patient muß sich in einer völlig ungewohnten Situation mit einem fixen Tagesablauf und einer Fülle neuer Beziehungsangeboten zurechtfinden. Dies kann nun einerseits Ressourcen aktivieren, es zeigen sich bisher unbekannte kompetente Seiten des Patienten, andererseits können, zum Beispiel im Falle einer Überforderung, regressive Muster geringer Kompetenz mit erhöhter Abhängigkeit aktiviert werden. Es können Verwirrung bzw. psychotische Symptome und Verhaltensmuster auftreten. Die dritte Möglichkeit ist, „alles wie bisher zu machen", jedoch der Kontext ist neu, die Interaktionspartner sind andere. Selbst wenn die gewohnten, im Patientensystem üblichen Strategien „angewandt" werden, geschehen sie unter geänderten Kontextbedingungen. Sowohl der Patient als auch seine Angehörigen haben ein verändertes Umfeld, müssen sich also neue „Spielpartner" suchen, um das übliche „Stück" wie gewohnt zur Aufführung zu bringen. Die neuen Partner, seien es Teammitglieder oder Mitpatienten, interpretieren aber ihre „Rolle" anders als die familialen relevanten Bezugspersonen. Das Patientensystem und das Therapeutensystem sowie das Stationssystem überlappen einander und erzeugen zwangsläufig neue Interaktionsformen.

Das Therapeutensystem

Das Therapeutensystem als Team hat aufgrund einer differenten, weil professionellen Betroffenheit und einer klar definierten Beziehungssituation sowie Aufgabenstellung vor dem Hintergrund einer professionellen Ausbildung, in aller Regel eine *andere* (hoffentlich konstruktive und ressourcenreiche) *Realitätskonstruktion* als das Patientensystem, welches oft am Ende seiner Möglichkeiten angelangt ist. Das Therapeutensystem ist grundsätzlich in *Meta-Position* zum Patientensystem und sollte diese auch beibehalten. Einzelne Teammitglieder sind je nach Funktion, Betroffenheit oder Wissensstand stärker in das Patientensystem einbezogen. Ein Wechseln zwischen Assoziieren und wieder Dissoziieren mit Personen oder *Positionen* des Patientensystems gehört zu den Grundtechniken einer erfolgreichen Arbeit. Geeignete Kommunikationsstrukturen im Team müssen genügend Raum für Reflexion auch im Routineablauf zulassen und sollen mit der Möglichkeit für einzelne Teammitglieder, sich bei Bedarf auch besondere Unterstützung zu holen (Supervision, Intervision, Coaching), verbunden sein. Für das Therapeutensystem als solches ist fortlaufende externe Supervision obligatorisch.

Differenzierte Beziehungsangebote

Eine Stärke des stationären Settings ist es, eine Fülle unterschiedlicher Beziehungsangebote machen zu können. Die Problematik des Patienten, aber auch seine Stärken und alltäglichen Schwächen spiegeln sich im Team in seinen Teilen wider. Es entsteht dadurch eine mehrperspektivische Sichtweise. Das intrapsychische System mit seinen oft widersprüchlichen Teilen (als Ausdruck der Ambivalenz oder Spaltung) findet eine äußere strukturanaloge Entsprechung. Das Team ist aber besser in der Lage, in eine Meta-Position zu gehen, um nach Lösungen zu suchen oder Verhaltensalternativen zu finden, als der Patient. In funktionsfähigen Teams entstehen daher Vorschläge für „verändernde Veränderungen". Diese werden dann von den entsprechenden therapeutischen Bezugspersonen (Einzeltherapeutin, Pflegeperson, Musiktherapeutin, Physiotherapeutin, Ergotherapeutin, bildnerische Therapeutin etc.) genutzt, um dem Patienten bewußte oder unbewußte Wahlmöglichkeiten zu offerieren.

Aus der Menge der Beziehungsangebote, die organisatorisch vorgegeben oder spezifisch selektioniert sein kann, kann und wird der Patient eine Wahl treffen, wem er sich in welcher Weise öffnet. Oft können auch informelle Beziehungspersonen wie Mitpatienten oder andere „nicht primär involvierte" Team-Mitglieder „gewählt" werden. Das ist wichtig, weil dadurch im System Raum für vorerst vielleicht unvereinbare Unterschiede (der inneren Landkarte der Beziehung und Gefühle) vorhanden ist. Sogenannte „Spaltungen", das heißt die (beziehungsdynamische) Manifestation der „inneren Teile" der Person, die miteinander im Widerpruch stehen, können innerhalb des Therapiesystems Platz finden. Auch das familiale System bildet sich im Team noch einmal ab und bietet so eine ideale Chance, damit kreativ und ressourcenorientiert zu arbeiten. Es soll hier nicht geleugnet werden, daß dies zugleich eine der großen Herausforderungen aber auch eine der Belastungen für ein Team sein kann. Das Team als Ganzes ist hier als Therapieinstrument zu sehen. Wir erlauben es den Patienten bewußt, für eine Problemsituation auch zuweilen mehrere Ansprechpartner zu haben, um die Unterschiede in der Intensität und Intimität konkret erleben und damit besser in der Therapie bearbeiten zu können.

Die Arbeit mit Mustern

Für die klinische Arbeit sind wiederkehrende individuelle Verhaltens-, Denk- und Gefühlsmuster der Patienten und im weiteren auch der relevanten Angehörigen ebenso von Bedeutung wie familiale und soziale Muster innerhalb der relevanten größeren Systeme bis hin zur sogenannten „Öffentlichkeit" oder Gesellschaft. Die in den Systemen „wirkenden" Muster können problemförderlich (erhaltend oder verstärkend) oder lösungsförderlich sein. Ein wichtige Frage ist, wer diese Muster „unter Kontrolle“ hat oder auslösend wirkt, und wem die Verantwortung dafür zugemessen wird.

Auf der Makro-Ebene geht es bei Erkrankungen des schizophrenen Formenkreises um Autonomieentwicklung, Emanzipation und Abgrenzung innerhalb des Systems, sowie um die veränderte Erlebnisqualität auf allen Ebenen und die Modulation der Emotionen auf personaler Ebene.

Der Zufall, die Krise oder die therapeutische Chance

Oft hilft ein Zufall, ein Vorfall, Rückfall oder eine Krise dazu, einen Entwicklungsschritt machen zu können. Es gehört zu den Prinzipien guter systemischer Therapie, sich über auftretende Fehler und Probleme zu freuen und sie auch als Chancen zu begreifen. Dies kommt daher, weil die Ausnahme von der Regel des Üblichen ein wichtiger Informationsknotenpunkt ist, der die Strukturen und Regeln des Systems offenbaren kann. Fehlerfreundlichkeit, Neugier, und Wertschätzung sowie die Bereitschaft, der „guten Absicht“ – der positiven Intention – von Verhalten nachzuspüren, gehören zum Routineumgang mit solchen Situationen.

Regeln und Grenzen

Das therapeutische System braucht, wie jede soziologische oder organisatorische Einheit, zur Aufrechterhaltung seiner Funktionalität Regeln und Grenzen. Manche Regeln bestehen für das Subsystem Therapiestation als äußere Rahmenbedingungen des größeren Systems und sind daher *nicht* im Einflußbereich der Betroffenen (äußere Limitationen), andere wieder stehen unter Kontrolle der Personen innerhalb des Systems. Diese Unterscheidung ist wichtig, da der therapeutische und teamdynamische Umgang damit unterschiedlich ist. Manche Regeln gelten allgemein für alle Teilnehmer des Systems (inkl. Personal), manche gelten nur für gewisse Gruppen, andere wieder speziell nur für ein Individuum. Regeln, weil sie eine „äußere Begrenzung“ darstellen, sind ausgezeichnete Kontextvariablen, um mit der inneren Struktur der Patienten zu arbeiten, bei der es sehr oft um „Kontrolle“ versus Ausgeliefertheit und Kontrollverlust oder „unangemessene“ Einflußnahme geht. Diesbezügliche Konflikte sind niemals „umsonst“. Die Wahl des Ortes der gesetzten Grenze hat immer therapiestrategische Bedeutung und stellt eine äußere Struktur dar, um mit Tiefenstrukturen des „Systems Familie“ oder des „Systems Patient“ zu arbeiten. Ausnahmen und Grenzfälle sind *die* Gelegenheit auf die man geradezu wartet, um Sinn und Zweck einer Regel und die Bedeutung für alle beteiligten Personen erfahrbar zu machen.

Alltagsfähigkeiten

Der Verlust von Alltagsfähigkeiten und die Wiedererlangung derselben ist ein wichtiger Gradmesser der psychischen Leistungsfähigkeit. Oft ist es aber auch so, daß gewisse Fähigkeiten mangels Erfahrung oder Wissen (Sozialisationsdefizit) niemals vorhanden waren. Hier ist ein „Nachlernen" sinnvoll. Psychotherapie im engeren Sinn ist da gar nicht erforderlich. Um so wichtiger ist es aber, daß es Personen gibt, die diese Erfahrungen und dieses Wissen vermitteln können. Zu den Alltagsfertigkeiten gehören auch: Wäsche waschen, Körperpflege, Einkauf, schickes Anziehen, soziale Fertigkeiten wie Small-Talk.

Skills für Patienten

Wir gehen immer mehr dazu über, den Patienten sogenannte Skills, also konkrete Fertigkeiten sowohl im Setting des Einzelkontaktes als auch in der Gruppe zu vermitteln, die sie in spezifischen Situationen anwenden können. Es geht dabei um das Herausgreifen der richtigen, das heißt zutreffenden Beispiele mit konkreter Hilfestellung bei der entsprechenden Integration in das eigene Leben (Kontextualisierung). Dies kann durch übende Verfahren oder durch gezieltes ressourcenstärkendes Arbeiten erfolgen. Skills sind „Fertigkeiten", das heißt gemachte Erfahrungen, die einen starken Generalisierungscharakter haben. Das führt dazu, das Leben mehr „im Griff" zu haben. Es handelt sich damit Ich-stärkende, und „emanzipative" Aktivitäten, die Abhängigkeiten (auch zu Therapeuten) mindern und mehr Verhaltensvariabilität und damit mehr Autonomie ermöglichen können.

Selbst-Management von Symptomen und Medikamenten

Symptombilder wie z.B. chronische akustische Halluzinationen können leider „therapieresistent" sein. Das heißt, diese sind als Limitationen und nicht als Problem, das es zu lösen gilt, zu betrachten. Der Patient muß damit mangels einer besseren Alternative umgehen lernen. Hier können auch Skills zum Einsatz kommen. Der Umgang mit Medikamenten erfordert eine hohe Expertise. Nicht „Selbstmedikation" wird propagiert, sondern das nötige Erfahrungswissen und Sachwissen das man als *Konsument* braucht. Ein gewisses

Maß an Kompetenz zur Selbststeuerung der Dosis ist jedoch in vielen Fällen notwendig. Dafür ist Wissen über die „Krankheit“ und die „Medikation“ notwendig. Medikamente können aus systemischer Sicht *für* oder *gegen* etwas eingenommen werden. Sie sind Systemkomponenten, die ebenfalls nach dem Prinzip der Nützlichkeit und Zieldienlichkeit beurteilt werden müssen. Wichtig ist, inwieweit sie Bedürfnisse der Patienten unterstützen können und so als „Verbündete“ und nicht als „Gegner“ angesehen werden können, mit denen oder trotz derer man lebt.

Spezielle Angebote und kreative Therapien

Eine spezialisierte klinische Behandlungseinheit sollte gewisse Angebote an therapeutischer Struktur haben. Bei uns hat sich die „Tandem-Betreuung“ von Einzelpsychotherapie und flankierender Soziotherapie durch eine Pflegeperson („Intensivbetreuung“) seit mehr als zwei Jahrzehnten ausgezeichnet bewährt. Physiotherapie, Musiktherapie, Ergotherapie, bildnerische Therapie, Arbeitstherapie und sozialarbeiterische Betreuung gehören zu den Angeboten, die speziell ressourcenorientiert sind. Gruppentherapeutische Settings verschiedener Art sind traditioneller Bestandteil therapeutischer Einrichtungen und haben neben der therapeutischen auch eine systemsteuernde Funktion, können allerdings hier nicht näher erläutert werden.

Skills für Therapeuten

Therapeuten müssen sich in klinischen Situationen konkret zu helfen wissen und sollten ein Repertoire abrufbarer Fertigkeiten und praxisorientiertes Fachwissen besitzen. Skills für Therapeuten beziehen sich speziell auf Techniken der Therapie und auf die Fähigkeiten des „Self-Managements“ (Gegenübertragungen), Rapportfähigkeit und Verhaltensflexibilität. Entscheidend ist darüber hinaus die Fähigkeit einer differenzierten handlungsrelevanten und wahrnehmungsorientierte Sprache, um einen hochqualitativen Informationstransfer innerhalb des Teams zu ermöglichen.

Patienten und Therapeuten

Therapie kann grundsätzlich als co-kreativer Prozeß zwischen ungleichen Partnern aufgefaßt werden, bei dem das Patientensystem und das Therapeutensystem durch Schaffung einer speziellen, veränderungsförderlichen Realitätskonstruktion unter Zuhilfenahme brauchbarer „Landkarten" zusammenwirken können. Die Patienten als Auftraggeber arbeiten mit Experten an einem gemeinsamen Projekt, nämlich der Verbesserung ihrer Lebensqualität. Die Verantwortung liegt dabei auf beiden Seiten. In der Psychiatrie mit der komplexen und widersprüchlichen Auftragslage, gleichzeitig sowohl für das Wohl der Patienten als auch für das der Gesellschaft Sorge tragen zu müssen, kann diese Situation leider zu gewissen Zeitpunkten nicht hergestellt werden, da unterschiedliche Realitätskonstruktionen eine gemeinsame Sichtweise nicht zulassen.

Literatur

Brandl-Nebehay A., Rauscher-Gföhler B., Kleibel-Arbeithuber J. (Hg.) (1998): Systemische Familientherapie. Facultas, Wien.
Chomsky N.(1973): Strukturen der Syntax. Suhrkamp, Frankfurt a. M.
De Shazer S. (1992): Der Dreh. Auer, Heidelberg.
Jelem H.(1997): Systeme der stationären Rehabilitation. In: Institut für Systemische Therapie (Hg.): Galilei und die Wühlmaus. Systemische Ansätze in der Psychiatrie. Krammer, Wien.
Kritz J. (1987): Systemtheorie. Eine Einführung für Psychotherapeuten, Psychologen und Mediziner. Facultas, Wien.
Watzlawick P., Weakland J., Fish R. (1974): Lösungen. Hans Huber, Bern.
Willke H.(1987): Systemtheorie. Gustav Fischer, Stuttgart.

Pathogenetische Modelle

Wielant Machleidt

Affektstrukturen schizophrener Psychosen

Einleitung

Die moderne Schizophrenieforschung hat die Affektivität als eine der grundlegenden Störungen bei der Schizophrenie erkannt. Damit verfolgt sie eine Arbeitshypothese, die bereits Eugen Bleuler, der Begründer des Schizophreniebegriffes, 1911 zum zentralen Paradigma seines Schizophrenieverständnisses gemacht hatte. Jedoch wird in der damaligen wie in der gegenwärtigen Diskussion der Begriff der Affektivität global und wenig differenziert gebraucht. Eine Unterteilung in Positiv- und Negativsymptomatik ist unzureichend. Die Normalpsychologie der Emotionalität bietet in ihren differentiellen Konzepten eine hinreichend klare Unterscheidung von Gefühlsqualitäten an. Man könnte also die Frage stellen, inwiefern die bekannten Grundgefühle bei schizophrenen Psychosen in psychopathologischer Form auftreten. Dazu ist es erforderlich zu fragen, welche basalen Emotionen für die Symptomatik schizophrener Psychosen bedeutsam sind. Diese grundlegende Frage, die die gegenwärtige Schizophrenieforschung unbeantwortet läßt, soll in dem folgenden Verständnismodell schizophrener Psychosen Beantwortung finden. Der Überlegung folgend, daß sich normalpsychologische emotionelle Ausdrucksmuster bei schizophrenen Psychosen in übersteigerter und kognitiv entstellter Form wiederfinden lassen, wird von der Normalpsychologie basaler Emotionen der Bogen zur Psychopathologie schizophrener Symptomatik geschlagen. Die normalpsychologische Ausgangshypothese lautet, daß eine Sequenz von fünf Grundgefühlen die emotionelle Struktur vollständiger normal psychologischer Erlebnisabläufe bildet. Diese „Grundgefühlskaskaden" bilden die affektive Grundlage der Erlebniseinheiten eines Menschen, die sich sequenziell zu einem Erlebniskontinuum aneinanderreihen. Die zweite Hypothese lautet, daß die schizophrene Psychopathologie sich dadurch von der Normalpsychologie unterscheidet, daß die basalen Emotionen in den Grundgefühlskaskaden in übersteigerter Form und regressiver Veränderung auftreten, so daß psychotische Wahrnehmungs-, Verhaltens- und Kongnitionsmuster daraus resultieren. Darüber hinaus kommt es zu einer Fragmentierung der Erlebnisabläufe und damit zu einem gestörten Erlebniskontinuum.

Grundgefühle

Das Ziel der differentiellen Emotionsforschung (Darwin, 1986; Kapfhammer, 1995) war es, Gefühlselemente zu finden, aus denen sich die Gefühlslandschaften des Menschen zusammensetzen. Lungwitz hat schon 1925 (Lungwitz, 1993) fünf Grundgefühle beschrieben von denen heute angenommen wird, daß sie zum festen Bestand der basalen Emotionen zählen (Izard, 1977). Ekman et al. (Ekman, 1992; Ekman et.al., 1972) fanden basale Emotionen in der Gesichtsmimik repräsentiert. Eigene Forschungen haben gezeigt (Debus et. al., 1994; Machleidt, 1995; Machleidt, 1996; Machleidt et. al., 1989; Machleidt et. al., 1994), daß sich die Grundgefühle im Hirnstrombild des Menschen voneinander unterscheiden lassen. Diese sind Hunger / Interesse, Angst, Aggression, Trauer und Freude.

Die mit diesen Begriffen bezeichneten Grundgefühle sind umfassender als „Grundgefühlsfamilien" zu verstehen. Grundgefühle treten – je nach Intensität, situativem Zusammenhang und Tönung – in den unterschiedlichsten Spielarten auf. Darüber hinaus ist in den bezeichneten Begriffen eine sprachliche Systematik zu erkennen, wonach die Grundgefühle entweder mit reinen Gefühlsbegriffen bezeichnet werden, z. B. Angst als „Angst", mit Begriffen aus dem Handlungsbereich, z. B. Angst als „Flucht" oder mit rationalen Begriffen wie Angst als „Furcht". Zur Familie der Angstbegriffe zählen weitere Begriffe wie Beengung, Bedrohung, Aufgeregtheit, Besorgnis, Ungewißheit, Unsicherheit oder auch Scheu, Scham und Verlegenheit, Zurückhaltung, Vorsicht usw. Bei heftiger Intensität – und hierbei wird auch der situative Kontext deutlich – als Schreck, Entsetzen, Phobie oder Panik.

Interesse oder Hungergefühle werden – folgt man dieser Systematik – auf der Ebene des Gefühlserlebens als Neugier, Wunsch, Begehren, Sehnsucht bezeichnet. Im Bereich der Handlung entspricht dem Hunger Suchen im Sinne von Verlangen nach, während rationaler Hunger Interesse, Intention, Wille, Bedürfnis, Absicht, Streben usw. ist.

Aggression im konstruktiven Sinne ist im Handlungsbereich das Tat-, Durchsetzungs-, Konfrontations- oder Kampfgefühl. Aggression ist in diesem Sinne auch das Gefühl der Grenzüberschreitung, der Aktion, der Tat; ein Gefühl also, bei dem die Handlungsschwelle überschritten wird, im Gefühlsbereich Wut und rational Kränkung.

Trauer ist handlungsbezogen das Verlustgefühl, das Gefühl des Abschieds, der Ablösung, des Verlassenseins und gefühlsbezogen das der Niedergeschlagenheit, Enttäuschung, Bedrücktheit, der Mut- und Trostlosigkeit usw. Schuld ist „rationale" Trauer.

Freude ist das Gefühl des Glücks, der Erfüllung, der Befriedigung, der Lust usw. Genuß ist handlungsbezogene Freude. Rationale Freudebegriffe sind Hochgefühl, Erfolgsgefühl usw.

Auf die zahlreichen Mischgefühle, die die Grundgefühle bilden können, wird hier nicht eingegangen.

Grundgefühlskaskaden

Der Kerngedanke der Gefühlskaskaden ist, daß die Grundgefühle nicht wahllos aufeinander folgen, sondern in einer bestimmten festgefügten Reihenfolge: Hunger, Angst, Aggression, Trauer und Freude. Als Lungwitz 1925 dieses Modell erstmals beschrieb (Lungwitz, 1947; Lungwitz, 1993), war er seiner Zeit weit voraus. Es geriet dann in Vergessenheit und fand wissenschaftlich wenig Beachtung. Heute stellt dieses Modell eine plausible zukunftsweisende Alternative zu den bekannten Emotionsmodellen dar (Scharfetter, 1986). Ähnliche Modellvorstellungen hat der Kleinkindforscher D. Stern (Stern, 1995) 1995 – 70 Jahre später – konzipiert.

In dem Modell wird davon ausgegangen, daß die Grundgefühlskaskade die Grundstruktur ist, die Erleben, Verhalten und Kognition, d.h. alle bewußt / unbewußten Erlebensvorgänge „bewegt" (s.a. Emotion von lat. emovere: bewegen). Grundgefühlskaskaden sind Erlebniseinheiten mit einer typischen Crescendo-Decrescendo-Spannungslinie. Diese einzelnen Erlebniseinheiten wiederum reihen sich zu einem Erlebniskontinuum aneinander. Ein vollständiger Erlebnisablauf in den Erlebniseinheiten läßt sich in drei Abschnitte untergliedern: Er beginnt mit dem Initialgefühl, erreicht die Handlungsschwelle und findet den Abschluß bzw. vollendet sich. In dieser Dynamik steht die Gruppe der Initialgefühle wie Interesse, Neugier, Wünschen, Wollen, Erlebnis-„Hunger" am Anfang eines Erlebnisablaufes. Die Handlungsschwelle wird durch die „aggressiven" Tatgefühle, die Handlungsgefühle oder die Gefühle des Durch- und Umsetzens erreicht. Der Erlebnisablauf findet seinen Abschluß mit den Erfüllungsgefühlen wie Befriedigung, Erfolg, Freude, Lust usw. Vor der Handlungsschwelle tauchen bei Annäherung an die beabsichtigten „Taten" normalpsychologische Angstgefühle auf. Jenseits der Handlungsschwelle liegen nach der Erledigung der Aufgaben die Ablösungsgefühle, die zu den Trauergefühlen gehören. Die Angstgefühle vor der Handlungsschwelle und die Trauergefühle jenseits der Handlungsschwelle lassen sich auch als die Vorbereitungs- oder Nachbereitungsgefühle verstehen. Als störend werden diese und andere Grundgefühle in den Erlebniseinheiten nur dann empfunden, wenn sie in einer größeren Intensität und einer (hypertrophen) „neurotischen" oder „psychotischen" Ausgestaltung erlebt werden.

Der Wahrnehmungsprozeß ist ein kognitiv-emotiver Vorgang, der sich, wie oben erläutert, als ein nach dem Kaskadenmodell der Grundgefühle strukturierter Prozeß verstehen läßt. Zur Verdeutlichung ein Beispiel: Beim Besuch einer Gemäldegalerie richtet sich das visuelle kognitiv-emotive Interesse konkret auf die ausgestellten Bilder. Nacheinander wiederholt sich bis zur Ermüdung der analoge Ablauf: Initial sind die Annäherungsgefühle in Hochfunktion, d.h. der Wunsch (das Interesse) nach dem ersten Bild und die Ungewißheit, ob es gefallen wird (physiologische unbewußte Angst vor dem visuellen Objekt). Bei der eingehenden Betrachtung des Bildes (physiologische Tat- bzw. Aggressionsgefühle) wird die Handlungsschwelle der „visuellen Vereinnahmung" erreicht und überschritten. Je nach Intensität und Dauer der Tatgefühle schließen sich daran die Ablösungsgefühle (physiologische Trauer- bzw. Verlustgefühle) und die Befriedigungsgefühle an (abschließende hedonische Position). Systemgenetisch periodisch kommen dann wieder zunehmend Interessegefühle in Funktion, so daß das nächste Bild angesteuert wird und sich ein analoger Ablauf solange anschließt bis Ermüdung bzw. visuelle Sättigung erreicht ist. Die Hunger- / Interessegefühle richten sich dann auf neue Ziele, z.B. Regeneration (der erschöpften visuellen Wahrnehmungssysteme) bei einer Tasse Kaffee im Museumsrestaurant, Nachsinnen über die Bilder usw.

Mit dem jeweiligen Grundgefühl sind die dazugehörigen spezifischen Kognitionen / Erinnerungen über deren Netzwerke assoziiert und deren beständige Wandlungen im ganzen Erlebnisablauf (Machleidt, 1998). Den Interessegefühlen (Annäherung an ein Bild, d.h. „innere" und zeiträumliche Annäherung) sind andere Kognitionen assoziiert als den Tatgefühlen (Betrachtung vis-à-vis vor Ort) oder den Ablösungsgefühlen (Entfernung vom Bild als „innere" und zeiträumliche Entfernung). In diesem Sinne gestalten die Grundgefühle und deren systemgenetische Ablaufdynamik die kognitiven Prozesse und deren bewußt wahrgenommene Inhalte. Die neuronalen Zuflüsse aus den Gefühlsneuronen öffnen (bahnen) und schließen (hemmen) die kognitiven Neurone in den Erlebnisabläufen. In wellenförmigen Verläufen rekrutieren die Gefühle mit ansteigender, maximaler und abfallender Funktionsperiodik die kognitiven und Handlungsressourcen. Dieser Vorgang läßt sich bei der Erinnerung stark gefühlsbesetzter Erlebnisse EEG-spektralanalytisch auf der Hirnrindenoberfläche in großen Wellenformationen abbilden (Machleidt et al. 1989).

Erlebniseinheiten

Das Modell der Grundgefühlskaskaden hat einen hohen Erklärungswert für menschliches Verhalten. Bewußt / unbewußtes Erleben ist kein ununterbrochener Fluß, der über das Individuum hinwegströmt. Es ist vielmehr die subjektive Gefühlsschwingung, die den Erlebnisfluß sequenziert, markiert und interpunktiert. Erleben gliedert sich also in Emotionsepisoden, in Erlebniseinheiten (s. a. Stern, 1995). Sie sind die Grundelemente, aus denen sich die Erlebnisströme wie die Bilder eines Films nahtlos, aber doch als Einzelepisoden kenntlich, aneinander reihen. Jedes Bild für sich ist als Erlebniseinheit ein affektiver Mikrokosmos – ein psycho- und soziobiologisches „Affektformat". Diese kleinsten vollständigen Einheiten des Erlebens können als Elementarbausteine (sozialer Mikrokosmos) des Sozialverhaltens auf verschieden komplexen Ebenen betrachtet werden, z. B. für Interaktion, vielfältige Sozialbezüge und gesellschaftliche Zusammenhänge.

Aber wenden wir den Blick von den Makrostrukturen zurück auf die Mikrostrukturen. Die sequenzierten Grundgefühle sind nach Zahl und Reihenfolge die systemgenetisch festgelegten Invarianzen in den Erlebniseinheiten. Die Grundgefühle sind in ihrer jeweiligen aktuellen Gestalt, die sie im Erlebnisablauf haben, hochgradig variabel. In der assoziativen Vernetzung der Gefühle mit den sensomotorischen und den kognitiven Funktionen gewinnt die Erlebniseinheit ihre szenische Ausdrucksgestalt. Nach diesem Drehbuch laufen alle Erlebnisepisoden im Sinne eines Endlosfilms nacheinander ab und bilden ein Erlebniskontinuum.

Regieanweisungen der Erlebniseinheiten

- Die *Autogenerativität* der Grundgefühlskaskaden: Sie sind eine primäre Aktivität, ein „Selbstläufer", die Impulsgeber psychischer Aktivität.
- Der *affektiv-kognitive Zusammenhang*: Dieser ist in jedem Augenblick gegeben durch die assoziative Verknüpfung der Gefühle mit den kognitiven Schemata (Wahrnehmung / Handlung bzw. Sensomotorik; Konzeptualisierung, Symbolisierung bzw. Denken). Mit jedem Begriff und jedem gegenständlichen Objekt ist sein Gefühlston mitgegeben, auch wenn er nicht in der bewußten Wahrnehmung erscheint. Kognition ohne Emotion gibt es genausowenig wie Emotion ohne Kognition. Eine simultane Verarbeitung, Koordination und Integration aller Einzelelemente der Erlebniseinheit findet in unterschiedlichen spezialisierten Hirnregionen statt. Bedeutung erlangt die Einheit durch den zugehörigen erlebnisfähigen Affekt, der die Einzelelemente des Erlebnisses wie „Leim" zu einem Erlebnisganzen verbindet.

- Die *Zielgerichtetheit*: Die Grundgefühle einer Erlebnisepisode sind auf die begehrten Objekte ausgerichtet. Die Initialgefühle sind genauso auf diese gerichtet wie die anderen am Erlebnisvollzug beteiligten Grundgefühle mit dem Ziel, das Objekt zu besitzen, einzuverleiben usw.
- Der *Spannungsverlauf*: Der Spannungsbogen bzw. die Spannungslinie im Zeitverlauf beginnt mit dem Initialgefühl und steuert beschleunigt über die Vorbereitungsgefühle dem kritischen Aktionshöhepunkt zu. Mit dessen Überschreitung fällt die Spannung ab, die „Entlastungsdepression" wird spürbar und der Lösungspunkt schließlich erreicht. Diese Dramaturgie mit einem Crescendo und Decrescendo der Spannungslösungsdynamik wohnt allen Erlebnissen und Geschichten im Alltagsleben bzw., pointiert und gestaltet, in Kunst und Literatur inne. Die Narrations- und Scripttheorien nehmen darauf Bezug und sprechen von narrativen Strukturen.
- Die *Zeitstruktur*: Die Grundgefühlsformate oder anders gesagt, das sich entfaltende subjektive emotionelle Erleben hat eine Zeitstruktur. Intensität und Dauer der sequenziell in Funktion kommenden Grundgefühle mit ihren jeweiligen Funktionskurven – Aufschwung, Höhepunkt, Abschwung und Übergang in das nächstfolgende Grundgefühl – formatieren diese Zeitstruktur. Jede subjektive emotionelle Einzelerfahrung hat ihre Qualität, Dauer und Intensität von kaum wahrnehmbar bis unerträglich heftig und von Sekunden bis vielleicht Stunden. Die Gestalt jedes Einzelgefühls trägt damit zur Zeitstruktur der ganzen Erlebnisepisode und ihres Gefühlstones bei.

  Der Gefühlston der Grundgefühle prägt das *subjektive Zeiterleben* auf ganz unterschiedliche Weise: In neugieriger Erwartung vergeht die Zeit zu langsam, für den Geängstigten ist sie kaum erträglich schnell oder langsam, für den Tatendurstigen ist die Zeit zum Handeln endlich gekommen, für den Traurigen ist die Zeit zu lang, für den Glücklichen zu kurz und in der Psychose euphorischer oder apokalyptischer Prägung wird die Zeit zeitlos, sie bekommt eine Unendlichkeits- oder Ewigkeitsdimension.

Die affektive Zeit also ist die erlebte „innere" Zeit und in diesem Sinne die wahre wirkliche Zeit. Die „reale" Zeit, die wir chronometrisch erfassen, ist die virtuelle Zeit, eine kognitive Metapher, eine Meta-Zeit. Beide Zeiten laufen nicht synchron, was besonders offenkundig bei psychischer Krankheit und den dort erlebten Eigenzeiten erfahren wird. *Die Zeitstruktur der Affekte ist der Pendelschlag, der dem subjektiven Erleben den Zeittakt vorgibt.*

Affekttypologie schizophrener Psychosen

Die affekttypologische Unterscheidung zwischen den funktionellen Psychosen beruht darauf, daß Schizophrenie und affektive Psychosen durch die qualitativ beteiligten Affekte verschieden sind, aber nicht prinzipiell als Psychosen. Dieser Gedanke taucht bei Lungwitz (Lungwitz, 1954) schon im Jahr 1954 auf.

Geht man von der Annahme aus, die Grundstörung der Schizophrenie liege im Affektiven, so sind die Störungen der schizothymen Affekte und deren Affektkaskaden in den Erlebniseinheiten pathognomonisch. Die Grundgefühle erfahren in der Psychose eine Totalisierung und Radikalisierung (Benedetti, 1983; Lungwitz, 1954) im Sinne des Alles-oder-Nichts-Schemas. Die zu große oder die zu geringe Intensität psychotischer Affekte modifiziert gleichermaßen mit der ihnen eigenen Logik die gedanklichen, Wahrnehmungs- und Handlungsabläufe mit der Folge von Positiv- bzw. Negativsymptomatik und Apathie. Letztere gehen auf Erregbarkeitsschwankungen in den Affektsystemen zurück. Je nach beteiligtem Affektsystem variiert die Symptomatologie.

Manischer Affekt

Hunger / Interessegefühle werden in ihrer psychotischen Totalisierung und Radikalisierung zu grandiosen Wünschen nach Einzigartigkeit und Größe, Megalomanie (Scharfetter, 1986), manifestem Größenwahn und Alleskönnertum mit massiven Antriebssteigerungen. Manie entsteht durch übersteigerte Interessegefühle (Izard, 1977; Lungwitz, 1954). Zu unterscheiden ist klinisch zwischen einer antriebsgesteigerten hungrigen, einer hungrig-aggressiven und einer euphorischen Manie. Während bei der letzteren der Freudeaffekt überwiegt, dominiert der Hungeraffekt bzw. der hungrig-aggressive die erstere.

Schizoider Angstaffekt

Der schizoide Angstaffekt existentieller Prägung, den Benedetti in „Todeslandschaften der Seele“ (Benedetti, 1983) eindrucksvoll dargestellt hat, kann in seinen mannigfachen Erscheinungsformen einschließlich denen der Positiv- oder auch Negativsymptomatik als Ausdruck von Erregbarkeitsschwankungen im Angstaffektsystem, als der *dominante Affekt* bei der schizophrenen Affektstörung angesehen werden.

Aggressionsaffekt

Als dritter Affekt ist latente bzw. manifeste Aggression oder überwertige Kränkbarkeit mit den jeweils affektspezifisch ausgestalteten selbst- oder fremddestruktiven Kognitionsmustern und auch Handlungen zu nennen.

In diesem Verständniszugang ist die Schizophrenie keine „monoaffektive" Psychose. Es liegt ihrer Symptomatologie ein *triadisches Affektsystem* zugrunde (Abb. 1). Dadurch erklärt sich auch ihre symptomatologische Vielgestaltigkeit.

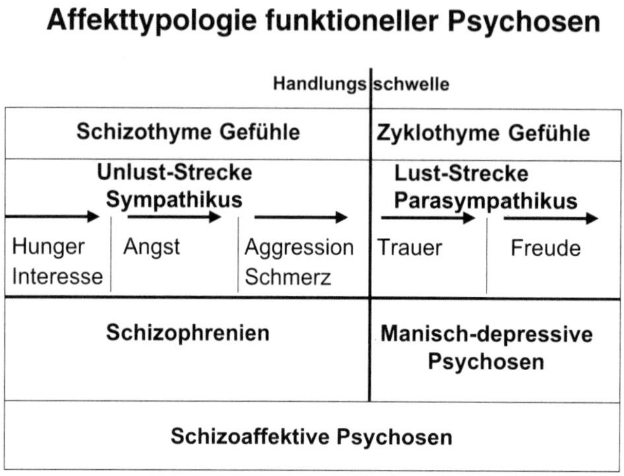

Abb. 1: Affekttypologie funktioneller Psychosen
Die fünf Grundgefühle können nach ihrer systemgenetischen Position im Erlebnisablauf in zwei Gruppen eingeteilt werden, nämlich die schizothymen und die zyklothymen. Die sympathogenen ergotropen Gefühle, Hunger (Intention), Angst und Aggression / Schmerz, bilden die Unluststrecke im Erlebnisablauf. Intention steht als das Initialgefühl an dessen Anfang. Bei Annäherung an das intendierte Objekt kommt es zur normalen „physiologischen" Angst vor dem Objekt und schließlich zur Auseinandersetzung mit diesem, zur Tat, als Ausdruck normaler konstruktiver Aggression. Damit ist die Handlungsschwelle erreicht. Ist sie überschritten, kommt es mit der Ablösung von dem Objekt zur mehr oder minder ausgeprägten Verlusttrauer („Trauerarbeit"). Die hedonischen Erfolgs- oder Erfüllungsgefühle vollenden den Erlebnisablauf, sofern er vollständig ist. Die beiden letztgenannten Gefühle Trauer und Freude, die zyklothymen Gefühle, liegen jenseits der Handlungsschwelle und repräsentieren die Luststrecke des Erlebnisablaufes. Bei der Schizophrenie werden die überwertigen psychotischen Varianten der schizothymen Affekte gefunden, bei den manisch-depressiven Psychosen die Varianten der zyklothymen Affekte. Bei den schizoaffektiven Mischbildern finden sich affektive Elemente der schizo- und zyklothymen Grundaffekte.

Regression der Erlebnismuster

Zur Erklärung der psychotischen Phänomene ist ein Begriff von Regression unverzichtbar. Psychose als regressiver Prozeß würde besagen, daß archaische bzw. ontogenetisch frühen Entwicklungsperioden ähnliche Erlebens-, Kognitions- und Verhaltensmuster dominieren. Regression wäre in diesem analytischen Verständnis „ein Zurück von einem bereits erreichten Punkt aus bis zu einem vor diesem Punkt gelegenen Punkt", also „die Rückkehr des Subjekts zu Etappen, die in seiner Entwicklung überschritten sind" (Laplanche et. al., 1991). Jedoch ist der zurückliegende Entwicklungspunkt nicht mehr identisch mit dem, der er damals war. Er ist gealtert, so alt wie das Individuum auch und nimmt mehr Raum ein, als ihm entwicklungsgeschichtlich zusteht, er ist „hypertrophiert" (Lungwitz, 1947). Das Zustandekommen von Halluzinationen als Wahrnehmungen ohne gegenständliches Objekt, läßt sich aus der Auflösung des integrativen Zusammenhangs der psychischen Gesamtfunktion erklären. Eine Einzelfunktion „verselbständigt" sich auf einem frühen regressiven Niveau, auf dem ihre Integration noch nicht erfolgt war.

Die psychotischen Phänomene sind nicht die ontogenetisch ursprünglichen, und sie treten häufig erst 20 Jahre nach der antizipierten „frühen Störung" auf. Ist also der Syllogismus zwischen Ontogenese und Psychose wissenschaftlich haltbar? Aus anthropologischer Sicht überzeugend ist die phänomenologische Evidenz der ontogenetisch frühen Herkunft der psychotischen Erlebnismuster. Aus biologischer Sicht ist die Korrelation psychotischer Phänomene und „kindlicher" EEG-Muster bedeutsam. Beide entsprechen einander.

Das assoziative System

Die Psycho- / Neurobiologie unterscheidet sich von der bildhaften Freudschen Metaphorik, die dem Strukturmodell (Es-Ich-Über-Ich) zugrunde liegt, indem sie zwar von einer „Dreifaltigkeit" der psychischen Struktur ausgeht, diese aber als unterschiedliche neuronale Systeme, als je eigene Bewußtseinsmodalitäten, identifiziert. Nach diesem modellhaften Verständnis sind die Gefühls-, Gegenstands- (Sensomotorik / Wahrnehmung) und Begriffssphäre (Denken, Erinnern bzw. Nachdenken, Konzeptualisierung, Symbolisierung) als assoziatives System (Lungwitz, 1947; Lungwitz, 1993), affektiv-kognitives Bezugssystem (Ciompi, 1982; Ciompi, 1988; Ekmann, 1992) oder Schemata (Piaget, 1975) vielfältig miteinander verknüpft. Die das assoziative System bildenden Schemata (Bewußtseinsmodalitäten) funktionieren niemals unabhängig voneinander. Mit dem Gefühl ist stets die zugehörige Wahrnehmung und die entsprechende Begrifflichkeit assoziiert. Umgekehrt sind mit der Wahrnehmung und der assoziierten Begrifflichkeit die jeweils zugehörigen Gefühle verknüpft, auch wenn diese selbst in der bewußten Wahrnehmung nicht auftauchen. Dem liegen Erregungsausbreitungsprozesse in den neuronalen Netzen in den kortikalen Modulen und in subkortikalen Strukturen zugrunde.

Der affektiv-kognitive Zusammenhang beim psychotischen Symptom

Für die Affektanalyse psychotischer Phänomene muß von den dynamischen Modellen und Gesetzmäßigkeiten der normalpsychologischen Gefühlsabläufe ausgegangen werden. *Die neuronale Grundstruktur der affektiv-kognitiven Verknüpfung bzw. „Verdrahtung" ist bei normalpsychologischen und psychopathologischen Phänomenen dieselbe – so ist anzunehmen.* Die psychopathologischen Veränderungen sind überwiegend rein funktioneller Natur. Es findet das in der Emotionspsychologie und Psychopathologie gültige Prinzip der Gleichgewichtigkeit Anwendung. Das bedeutet in diesem Zusammenhang konkret: Den psychotischen Kognitionsmustern entspricht auf derselben psychotischen Ebene die Affektstörung. Dabei besteht eine gleichgewichtige Beziehung zwischen der archaischen Physiognomie des Affektes und der regressiven Ausgestaltung der Kognitionsmuster. Im Sinne des von Koukkou und Lehmann (Koukkou et. al., 1998) im „Zustandswechselmodell" beschriebenen „gating" für Gedächtnisfunktionen bahnt – nach dem hier und im folgenden dargelegten Verständnis – der Affekt die seiner ontogenetischen Differenzierung entsprechenden Wahrnehmungs-, Handlungs- und Denkmuster. Dem assoziativen System sind nur jeweils diejenigen Inhalte zugänglich, deren biographische Erlebnisbereiche („Schubladen") der assoziativ zugehörige Affekt „aufschließt" (bahnt) und alle anderen nicht.

Therapeutisch bedeutet dies, daß sich die Differenzierung und Normalisierung der Denkleistungen, der Konzentration und der interaktiven Fähigkeiten niemals ohne die Differenzierung und Normalisierung des assoziativ damit verknüpften Affektes vollzieht, wie umgekehrt die Normalisierung des psychotisch entdifferenzierten Affektes, die Konzentrationsfähigkeit verbessert, die pathologischen Kognitionsmuster desaktualisiert und dem Kontaktverhalten neue Impulse gibt. *Die kognitive Differenzierung kann als Funktion der affektiven Differenzierung aufgefaßt werden.*

Affekt und Kognition

Aber wo ist der Affekt in der kognitiven Positivsymptomatik? Diese Frage, die für uns heute hochaktuell ist, hat auch E. Bleuler 1911 schon beschäftigt. Er sagte: „Bei der Schizophrenie werden affektive Ereignisse in Halluzinationen, Wahnideen, Stereotypien, alles meist mit einer ganz versteckten Symbolik umgewandelt, während der ursprüngliche Affekt als solcher nicht mehr nachzuweisen oder doch rudimentär wird" (Bleuler, 1911). Der Affekt ist rudimentär oder nicht erlebnisfähig, aber im EEG nachweisbar. Der affektzentrierte Ideenkomplex wie Wahn, Halluzination usw. ist seine kognitive Entsprechung. Bildhaft ausgedrückt: Die pathologischen Kognitionsmuster haben den Affekt inkorperiert, „verschluckt". Der Affekt ist deshalb nicht „weg", wie die vordergründig eintretende Beruhigung bei der Wahnentstehung suggerieren mag, er ist „da" und prägt die psychotischen Kognitionen, ihre Bizarrheit (Abb. 2). Wie zu erklären ist, daß nicht der Angstaffekt selbst in bewußter Funktion ist, wie beispielsweise bei der Klinik der Angstpsychose augenfällig, sondern die mit diesem assoziierten Kognitionsmuster, ist eine interessante offene Frage. Dies ist ja einer der wesentlichsten symptomatologischen Unterschiede, mit dem die nosologische Differenzierung zwischen Schizophrenie und Angstpsychose (Leonhard, 1986) begründet wird (American Psychiatric Association, 1994; Dilling et. al., 1991). Die Hypothese dazu ist, daß es bei der kognitiven Repräsentation psychotischer Angst zu einer Hypertrophie und Hyperfunktion

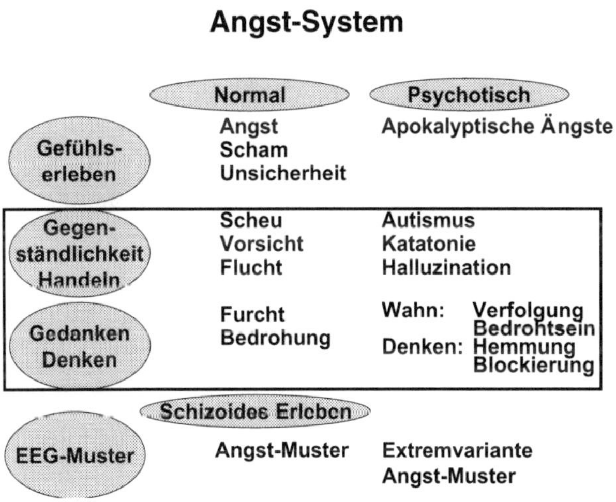

Abb. 2: Angst-System
Das Schema zeigt normale und pathologische Ausgestaltungen des Angstsystems in den drei Bewußtseinsmodalitäten. Zwischen „normal" und „psychotisch" liegt ein qualitativer Sprung zu archaischeren Erlebens- und Verhaltensrudimenten, die in der Psychose wiederbelebt werden. Die Grundstörung der Angstpsychose liegt in der Affektmodalität. Überwertige psychotische Ängste prägen das Bild dieser „Emotionspsychose". Bei schizophrenen Psychosen prägt der komplexere kognitive Pol das bewußte Erleben, während der Affekt mehr oder minder unbewußt bleibt bzw. nur interkurrent der bewußten Wahrnehmung zugänglich ist. Es werden nur einzelne psychopathologische Phänomene der Schizophrenie aufgeführt.

der kognitiven Anteile im Angstsystem im Verhältnis zu den affektiven kommt und damit auch die höhere Chronizitätsneigung erklärt werden kann.

Es gibt ein interessantes Phänomen beim transkulturellen Vergleich schizophrener Psychosen: Der affektive Charakter schizophrener Episoden ist in Entwicklungsländern wie Afrika sehr viel stärker als im euro-amerikanischen Raum ausgeprägt und mit einer sehr viel besseren Prognose verknüpft. Auch bei uns gilt ein hochgradig „affektiver" Beginn einer schizophrenen Episode als prognostisch günstig. Begründet wird der schlechtere Verlauf mit dem Grad der kognitiven Differenzierung: Je mehr Ausbildung jemand durchlaufen hat, um so größer ist der kognitive Anteil am schizophrenen Erleben, und um so ausgeprägter die Gefahr einer Chronizitätsneigung. Dazu gehört auch die wesentlich größere Häufigkeit von systematisiertem Wahn bei Euro-Amerikanern beim Vergleich mit Afrikanern. Die kulturelle und individuelle Akkulturation prägt offenbar den affektiv-kognitiven Ausdruck und den Verlauf schizophrener Psychosen.

Bei Wahnphänomenen erscheint es weniger irreführend von anästhesiertem Affekt oder Distanziertheit zum Affekt zu sprechen als von einem abgespaltenen Affekt. Ist der Affekt „anästhesiert", dann fühlt sich der Kranke nicht mehr. Dann stellt sich die existentielle Kernfrage, die Scharfetter (Scharfetter, 1986) so formuliert hat, „ob ich denn überhaupt bin". Diese Frage findet in sich selbst eine Antwort, wenn der Gefühlston, der alles Erleben und nicht zuletzt die Kognitionen begleitet, der bewußt / unbewußten Wahrnehmung wieder zugänglich wird. *Der Gefühlsanteil an den Erlebnisabläufen und den Kognitionen macht dem Subjekt sein Selbst als kohärent erlebnisfähig.*

Psychotische Affektivität und Erlebniseinheit

Der erkenntnisleitende Gedanke hierfür ist: Wenn ein Affekt in den Gefühlskaskaden gestört ist, dann ist die Erlebniseinheit und der Erlebnisfluß als Ganzer gestört. Das Modell bietet zwei prinzipielle Varianten an, wie die Erlebniseinheiten bei psychotischer Angst modifiziert werden. Zum einen: Viele Erlebnisabläufe enden nach dem Initialgefühl vorzeitig in der psychotischen Angst, bleiben also unvollständig, rudimentär und fragmentiert. Oder zum anderen: Sämtliche die Erlebniseinheiten konstituierenden Grundgefühle, also die Grundgefühlskaskaden als Ganze sind von schizoider Angst überlagert, so daß die qualitativ unterschiedlichen Gefühlstönungen kaum wahrnehmbar sind, wie dies z. B. bei Negativsymptomatik der Fall ist. Wie von einer Woge werden die Grundgefühle in den Erlebniseinheiten von psychotischer Angst überflutet. Das Modell eröffnet einen dynamischen Verständniszugang zu den Bleulerschen Grundsymptomen. Das läßt sich im folgenden an einigen ausgewählten Beispielen zeigen, die z. T. Eingang in die modernen Klassifikationsschemata ICD-10 und DSM IV gefunden haben.

Affektstörung

Die Affektstörung im Sinne einer Affektverflachung oder verminderten „Schwingungsfähigkeit“ läßt sich in dem schon angedeuteten Sinne verstehen als eine Überlagerung der Erlebniseinheiten und des gesamten Erlebnisflusses durch schizoide Angst. Die einzelnen Grundgefühle sind nicht mehr erkennbar, da alle überwiegend „angsthaltig“ sind. Es resultiert eine Art „Angststarre“ (Ciompi, 1991) oder eine Art „Emotionslähmung“ (Baetz, 1901) (wie nach Erdbeben). Die Gefühlskaskaden, insbesondere die Initialgefühle werden als schwunglos, flach, und schwingungslos – im buchstäblichen Sinne des Kaskadenmodells – wahrgenommen. Eine Initiativelosigkeit resultiert daraus und die Grundgefühlskaskaden erreichen gar nicht oder nur schwach die hedonische Position. Dies sind wesentliche Charakteristika von Negativsymptomatik. Angst als Gefühl der Verneinung und der Negation findet im *Negativismus* einen besonderen psychotischen Ausdruck. Aus einer Prädominanz der Angst resultiert die *Anhedonie* (Freudlosigkeit). Die hedonische Position im Erlebnisablauf wird nicht erreicht.

Ambivalenz

Bei der Ambivalenz spricht Bleuler (Bleuler, 1987) von einer doppelgerichteten, gespaltenen Affektivität. Dem Initialgefühl (Wunsch, Interesse) nach dem intendiertem Objekt steht ein unüberwindlich starker Angstimpuls entgegen, an dem der Erlebnisablauf vorzeitig endet. Der unbefriedigte Wunsch reaktualisiert sich in dem Bestreben, doch noch Erfüllung zu finden, und endet erneut in Unsicherheitsgefühlen usw. Bei Ambivalenz reicht die Erlebniseinheit über die Vorbereitungsgefühle nicht hinaus. Die Handlungsschwelle wird nicht erreicht, genausowenig wie die hedonische Position. Es geschieht nichts. Das initiale Bedürfnis bleibt ungestillt. Aus den entstehenden Handlungsrudimenten erklärt sich inkohärentes Verhalten.

Autismus

Im egozentrischen „Vorbeschäftigtsein mit sich selbst zur Distanz mit anderen Menschen“ (Bleuler, 1987) wird die Begegnung mit dem Mitmenschen durch die Notwendigkeit einer übergroßen Optimaldistanz erschwert oder verunmöglicht. Die Näheangst als eine der sozialen und kommunikativen Wirklichkeitskonstruktionen schizoider Angst tragen die Charakteristika dessen, was E. Bleuler Autismus genannt hat. Der Sozialpartner wird nicht erreicht, er bleibt fern und fremd. Aber auch die Auseinandersetzung mit ursprünglich intendierten Objekten wie z.B. Arbeits- und Lernobjekten ist durch das äußere und innere Distanzbedürfnis erschwert oder reißt ganz ab, wenn die sozialen Erlebnisabläufe vorzeitig in der Näheangst enden.

Katatoner Stupor

Findet psychotische Angst motorischen Ausdruck, so entsteht einerseits Starre als katatoner Stupor. Dies wird interpretiert als eine Art Totstellreflex bei psychotischer Todesangst („Totalangst"). Die kleinste Veränderung, die durch eine Körperbewegung symbolisiert würde, würde die Katastrophe bedeuten. Auf der Erlebnisebene des Alles oder Nichts symbolisiert die geringste Veränderung die Totalveränderung. Das Agieren im anderen Extrem ist die heillose Flucht als Ausdruck der Totalbewegung bei der hyperkinetischen Katatonie. Es gibt kein besseres Beispiel für ein motorisches Alles-oder-Nichts-Verhaltensmuster als Ausdruck von psychotischer Angst. Die hedonischen Positionen werden in den motorischen Handlungsabläufen nicht erreicht.

Wahn

Die *Paranoia* wurde von E. Bleuler (Bleuler, 1911) als eine übertrieben starke Schaltkraft der Affekte und in diesem Sinne als eine reine Gefühlskrankheit erkannt. Im Wahn lassen sich affekttypische Kognitionsmuster erkennen: Hungerwahn: Größenwahn, Sehnsucht nach Superexistenz und Einzigartigkeit; Angstwahn: Verfolgung, Bedrohtsein, Hypochondrie; Aggressionswahn: selbst- oder fremddestruktiver Wahn; Trauerwahn: Verarmung, Versündigung; Freudewahn: Liebeswahn, Auserwähltheit.

Wahn hat immer einen Zeitbezug zu den großen Ängsten, Sehnsüchten und Verlusten in einer Kultur. Auf Java (Pfeiffer, 1994) erleben die traditionell sehr unterprivilegierten Frauen Auserwähltheitswahn mit der Idee von einer hochstehenden Persönlichkeit oder vom Präsidenten zur Frau erwählt zu sein. In den Slums Kalkuttas erleben Männer ganz überwiegend Verfolgungswahn, und in den kolonialisierten und missionierten Ländern Afrikas wurde noch vor zwei Jahrzehnten und bis heute vermehrt prophetischer Wahn gefunden (Schmitz, 1997).

Wahn ist eine manchmal bizarre kognitive Camouflage des zugrunde liegenden Affektes. Die Wahnlogik ist eine affektive Logik. Der psychotisch „hypertrophe" Affekt strukturiert die Kognition. Der Wahn ist sein kognitiver psychotischer Ausdruck bzw. seine gedankliche Entsprechung.

Affekttypologie der formalen Denkstörungen

Die formalen Denkstörungen sind es, die das Bild der Schizophrenie als eine kognitive Psychose geprägt haben. Jedes Denkmodell, in dem das Gegenteil behauptet wird, muß die Affektlogik inkohärenten Denkens plausibel darlegen. Es läßt sich zeigen, daß gerade die schizophrenen Denkstörungen das Paradigma sind, an dem sich die affekttypologische Organisation der Sprache und ihrer Störungen besonders gut aufzeigen läßt.

Dazu ein Beispiel aus der linguistischen Forschung zum Spracherwerb von Kleinkindern, das ich Dornes (Dornes, 1996) verdanke:

Für den Bereich der Mutter-Kind-Interaktion konnte Stern (Stern, 1995) nachweisen, daß Kleinkinder schon früh „bedeutungsvolle Erlebniseinheiten" wahrnehmen. Dies läßt sich auch für den Bereich der Sprache demonstrieren. Beim Sprechen machen wir zwischen den einzelnen Sätzen und Satzteilen bestimmte Sprechpausen. Hirsh-Pasek et al. (Hirsh-Pasek et al., 1987) haben sieben bis zehn Monate alten Kindern solche natürlichen Sätze vorgespielt. Danach haben sie die Sprechpausen verändert und zwar so, daß jetzt Pausen an *den* Stellen der Rede erscheinen, an denen wir üblicherweise keine machen und keine Pausen dort, wo sie normalerweise auftreten. Schon sieben Monate alte Säuglinge bevorzugen sprachlichen „Input", der die natürliche Struktur hat. Daraus kann man schließen, daß Wörter und Sätze nicht wie ein gleichförmiger „Schwall" über den Säugling hinwegfließen, sondern daß er gehörte Sprache in linguistisch bedeutungsvolle Einheiten einteilt bzw. die existierende Einteilung wahrnimmt. Bereits mit sieben Monaten scheint es also erste Formen der Syntaxwahrnehmung zu geben.

Die Erlebniseinheiten der Sprache werden schon vor dem eigentlichen Spracherwerb ausgebildet. Die Sätze sind die Erlebniseinheiten des in Worte gefaßten Gedankens. Auch Gedanken und Sätze folgen der affektiven Mikrostruktur, sie werden eröffnet, entfaltet und vollendet. Dazu dient die Syntax. Analog zum Verhalten endet der Gedanke bzw. der Satz bei der schizophrenen Denkstörung an der Schwelle der psychotischen Angst. Die Vollendung des Sprechvorgangs ist behindert mit der Folge einer *Assoziationsstörung*, der *Denkhemmung*, dem *Gedankenabreißen* und der *Blockierung*. Der Gedanke spinnt sich über das Initialstadium seines Entwurfes nicht fort, er reißt ab. Er bleibt rudimentär, unverständlich und von der assoziativen Reichhaltigkeit und Variabilität her unbeweglich, starr und ausdrucksschwach.

Bei psychotischen Interessegefühlen erreicht ähnlich wie bei der schizoiden Angst, aber in affekttypologisch anderer Weise, der Gedankengang nicht die hedonische Position. Bei dieser Form der *Assoziationsstörung* springt der Gedanke in der frühen Phase des Initialstadiums weiter zum nächsten und wieder zum nächsten usw. Je mehr der Drang besteht, alles auf einmal zu sagen oder alles auf einmal zu denken, um so rudimentärer und unkenntlicher wird der einzelne Gedanke. Ein Satz wird bereits in der Initialphase des Gedankenganges durch einen neuen ersetzt, der ebenfalls im Initialstadium wieder zugunsten eines dritten verlassen wird. In überhungriger unersättlicher Ideen / Gedankenflucht, -suche / -sucht wird die eigentlich intendierte Aussage verfehlt. Der Versuch der „Total- / Allaussage" führt zur „Nichtsaussage". Symptomatologische Begriffe wie Sprunghaftigkeit, Ablenkbarkeit, assoziative Auflockerung, Inkohärenz, etc. charakterisieren diesen affektiven Typ formaler Denkstörungen. Auf der Verhaltensebene finden wir eine analoge Inkohärenz.

Vulnerabilität und Affektsystem

Wie in der Normalpsychologie auch steht Vulnerabilität in Zusammenhang mit Gefühl und Affekt. Verletzung geht mit seelischem Schmerz, Ärger, Wut aber auch Angst und depressiven Gefühlen einher und ist kein rein kognitiver Vorgang oder etwa ein rein biologischer. Dies muß man auch für die Verletzungen mit psychotischen Folgen gelten lassen. Die Affektsysteme sind so gesehen die verletzlichen funktionellen Bereiche oder die „Eintrittspforten", die häufig in Zusammenhang mit markanten Erlebnissen (Life-Events) in eine regressive Dynamik geraten und die psychotischen Erlebnismuster hervorbringen. Der aktuelle psychotische Affekt ist Folge einer spezifischen Vulnerabilität des betroffenen Affektsystems. Vulnerabilität muß in diesem Sinne *affektsystemspezifisch* verstanden werden. Ob ein Mensch an einer Schizophrenie oder einer manisch-depressiven Psychose erkrankt, hängt von dem Grad der Verletzlichkeit seiner Affektsysteme ab. Dafür spielt die genetische Disposition und der Differenzierungsgrad der Affektsysteme eine Rolle.

Schluß

Dem in diesem Beitrag entwickelten Verständniszugang folgend ist die *Schizophrenie eine affektive Erkrankung mit kognitivem Erscheinungsbild* und nur typologisch und nicht prinzipiell von den affektiven Psychosen verschieden. Qualitativ unterschiedliche Affekte prägen das affektiv-kognitive symptomatologische Bild. Wie bei der schweren Depression die vitale Traurigkeit der nicht weiter teilbare Affekt ist, so sind dies bei der Schizophrenie der schizoide Angstaffekt, der Hunger- / Interesseaffekt und der Aggressionsaffekt. Die Schizophrenie ist also eine *triadische affektive Psychose,* bei der der Angstaffekt offenbar dominiert. Diese triadische Affektstruktur trägt zu ihrer symptomatologischen Vielfalt bei. Die Kenntnis der affektiven Architektur der schizophrenen Erlebnisabläufe ist eine unabdingbare Voraussetzung für die Ablösung einer statischen psychopathologischen Terminologie durch ein dynamisches Begriffsinventar und Begriffsverständnis. Dieses Verständnis wird, so ist zu hoffen, dazu beitragen, der psychotherapeutischen Arbeit am Affekt mit Psychosekranken neue Impulse zu geben.

Literatur

American Psychiatric Association (Hg.) (1994): Diagnostic and Statistical Manual of Mental Disorders, DSM-IV. American Psychiatric Association, Washington, DC, 4. Aufl.

Beebe B. (1994): Infant Research and the Changing Practice of Psychoanalysis. Studienmaterial, Köln.

Benedetti G. (1983): Todeslandschaften der Seele. Vandenhoeck & Ruprecht, Göttingen.

Bleuler E. (1911): Dementia praecox oder die Gruppe der Schizophrenien. In: Aschaffenburg G. (Hg.): Handbuch der Psychiatrie. Franz Deuticke, Leipzig / Wien.

Ders. (1987): Schizophrenie als besondere Entwicklung. In: Dörner K. (Hg.): Neue Praxis braucht neue Theorie. Jakob van Hoddis, Gütersloh, S. 18–25.

Ciompi L. (1982): Affektlogik. Klett-Cotta, Stuttgart.

Ders. (1988): Außenwelt – Innenwelt. Vandenhoeck & Ruprecht, Göttingen.

Ders. (1997): Die emotionalen Grundlagen des Denkens. Entwurf einer fraktalen Affektlogik. Vandenhoeck & Ruprecht, Göttingen.

Darwin C. (1986): Der Ausdruck der Gemüthsbewegungen bei den Menschen und den Thieren. Deutsche Übersetzung von G. Carus. Greno, Nördlingen.

Debus S., Machleidt W., Hinrichs H. (1994): Die kortikale Hirnstromaktivität (EEG) wird durch fünf Grundgefühle spezifisch moduliert: Ergebnisse einer Replikationsstudie. Z EEG-EMG; 25, S. 98–110.

Dilling H., Mombour W., Schmidt M. H. (Hg.) (1991): Internationale Klassifikation psychischer Störungen, ICD-10, Kap. V (F). Huber, Bern / Göttingen / Toronto.

Dornes M. (1993): Der kompetente Säugling. Fischer, Frankfurt a. M.

Ders. (1996): Die Repräsentation von Interaktionserfahrungen. Daniel Sterns neue Theorie. Unveröffentlichtes Manuskript.

Ekman P. (1992): An Argument for Basic Emotions. Cognition and Emotion; 6, S. 169–200.

Ekman P., Friesen W. V., Ellsworth P. (1972): Emotion in the Human Face: Guidelines for Research and Integration of Findings. Pergamon, New York.

Gaensbauer T., Hiatt S. (1984): Facial Communication of Emotion in Early Infancy. In: Fox N, Davidson R. (Hg.): The Psychobiology of Affective Development. Erlbaum, Hillsdale, NJ, S. 207–229.

Izard C. E. (1977): Human Emotions. Plenum Press, New York.
Kapfhammer H. P. (1995): Entwicklung der Emotionalität. Kohlhammer, Stuttgart / Berlin / Köln.
Koukkou M., Lehmann D. (1998): Ein systemtheoretisch orientiertes Modell der Funktionen des menschlichen Gehirns und die Ontogenese des Verhaltens. Eine Synthese von Theorien und Daten. In: Koukkou M., Leuzinger-Bohleber M., Mertens W. (Hg.): Erinnerung von Wirklichkeiten. Bd. 1. Verlag Internationale Psychoanalyse, Stuttgart, S. 287–415.
Krause R. (1997): Allgemeine Psychoanalytische Krankheitslehre. Bd. 1: Grundlagen. Kohlhammer, Stuttgart.
Laplanche J., Pontalis J.-B. (1991): Das Vokabular der Psychoanalyse. Suhrkamp, Frankfurt a. M.
Leonhard K. (1986): Die Aufteilung der endogenen Psychosen und ihre differenzierte Ätiologie. Akademie-Verlag, Berlin, 6. Aufl.
Lungwitz H. (1947): Die Entdeckung der Seele. Allgemeine Psychobiologie. de Gruyter, Berlin.
Ders. (1954): Die Psychobiologie der Krankheit. Bd. 6. de Gruyter, Berlin.
Ders. (1993): Psychobiology and Cognitive Therapy of the Neuroses. Hg. v. Becker R. Birkäuser, Basel / Boston/Berlin.
Machleidt W. (1995): Vater und Tochter. Gefühlslandschaften einer Beziehung. Deutscher Studienverlag, Weinheim, 3. Aufl.
Ders. (1996): Grundgefühlssysteme und neuronale Netzwerke. In: Lasar M. (Hg.): Netzwerktheorie. Pabst Science Publishers, Lengerich / Berlin / Düsseldorf / Leipzig / Riga / Scottsdale / Wien / Zagreb, S. 117–138.
Ders. (1998): Spurensuche: Vom Gefühl zur Erinnerung. Die psychobiologischen Ursprünge des Gedächtnisses. In: Koukkou M., Leuzinger-Bohleber M., Mertens W. (Hg.):. Erinnerung von Wirklichkeiten. Bd. 1. Verlag Internationale Psychoanalyse, Stuttgart, S. 462–516.
Machleidt W., Gutjahr L., Hinrichs M., Mügge A. (1994): Die EEG-Spektralmuster der Grundgefühle: Hunger, Angst, Aggression, Trauer, Freude. Z EEG-EMG; 25, S. 81–96.
Machleidt W., Gutjahr L., Mügge A. (1989): Grundgefühle. Phänomenologie, Psychodynamik, EEG-Spektralanalytik. Springer, Heidelberg / Berlin / New York.
Pfeiffer W. (1994): Transkulturelle Psychiatrie. Thieme, Stuttgart.
Piaget J. (1975): Das Erwachen der Intelligenz beim Kinde. Klett, Stuttgart.
Scharfetter C. (1986): Schizophrene Menschen. Psychologie Verlags-Union, Urban & Schwarzenberg, München / Weinheim, 2. Aufl.
Schmitz S. (1997): Schizophreniesymptome in Nigeria und Deutschland. Dissertation. Köln.
Stern D. (1995): The Motherhood Constellation. A Unified View of Parent-Infant Psychotherapy. Basic Books, New York.

Martha Koukkou

Subjektivität kreiernde Hirnfunktionen und die Entstehung des Psychotischen – ein integratives Hirn-Modell

Die Menschengeschichte zeigt, daß das Suchen und die Sehnsucht des Menschen nach einem kohärenten Selbstverständnis so alt ist wie das Sprechen selbst. Im Rahmen dieser Suche wurden immer wieder psychotisch veränderte Subjektivität und Verhalten beschrieben. Die Forschung zur Entstehung des menschlichen Verhaltens und der Subjektivität, das heißt die Forschung über psychische Funktionen wie auch über Pathogenese des Psychotischen hat heute, einige tausend Jahre später, geradezu unübersehbare Dimensionen erreicht. Die beteiligten Forschungsdisziplinen reichen von der Philosophie und Anthropologie bis zur Molekularbiologie. Die Theorien und wissenschaftstheoretischen Positionen über die Intentionalität des menschlichen Verhaltens und über die Faktoren, welche das menschliche Verhalten und die Subjektivität motivieren und steuern, erstrecken sich von genetischen Ansätzen und dem sogenannten reduktionistischen Identismus bis zum Dualismus. Das Bedürfnis nach Brückenbildung zwischen den Modellvorstellungen und nach Integration der Ergebnisse der Nachbardisziplinen in einem allgemein akzeptierten Menschenbild, wenigstens in Form einer Arbeitshypothese, ist dringend. Seit 25 Jahren bemühen wir uns, Brücken zwischen Forschungsrichtungen der Neuro- und Humanwissenschaften zu schlagen. Wir haben ein integratives Modell der Funktionen des menschlichen Gehirns formuliert, das die Genese des psychologisch gesunden (normalen) menschlichen Verhaltens beschreibt. Der folgende Beitrag ist eine kurze Zusammenfassung dieses Modells und bespricht seine Anwendung auf die Entstehung des Psychotischen (am Beispiel schizophrener Zustände) und auf die Wirkungsweise der therapeutischen Ansätze (Koukkou, 1980; 1983; 1987; 1991; 1993; 1996; 1998; 2000).

Was ist das „Schizophrene“?

Schizophrene Zustände sind die Selbst- und / oder Fremd-Beschreibung von veränderten Erlebens- und Verhaltensqualitäten. Die Veränderungen betreffen alle Dimensionen der menschlichen Existenz (Denken, Emotionen, Handlungen, Wahrnehmungen, Realitätsauffassung). Die Veränderungen sind vor allem an den Beziehungen des Individuums zu seiner inneren und äußeren Wirklichkeit und zu den Mitmenschen erkennbar und gehen parallel mit der Bewahrung der persönlichen Eigenart und Individualität einher. Schizophrene Zustände erscheinen bei klarem Bewußtsein und erhaltenen intellektuellen Fähigkeiten; die Person kann trotz der psychotischen Erlebnisse vieles im täglichen Leben „störungsfrei" erledigen und hat in der Remission Erinnerung sowohl an die psychotischen wie auch an die normalen Aktivitäten. Psychotische Symptome sind nosologisch unspezifisch, da sie auch bei anderen Krankheiten, wie z. B. hormonellen Dysfunktionen oder Intoxikationen, erscheinen (vgl. z. B. Hell, 1998; Scharfetter, 1996); sie können beeinflußt werden sowohl durch Umweltfaktoren wie auch durch Medikamente, welche den funktionellen Hirnzustand verändern (chemisch modifizieren), die aber keinen Schizophrenie-spezifischen pathogenetischen Defekt kompensieren. Ein komprehensives Modell der Entstehung der Schizophrenie muß alle diese Aspekte des Phänomens behandeln: Ein Modell der Pathogenese der psychotischen Erlebnisse muß sich auf klar formulierte Arbeitshypothesen darüber stützen, wie sich die Funktionen des menschlichen Gehirns an der Genese der Subjektivität (der psychischen Funktionen) beteiligen, seien sie normal oder psychotisch verändert. Solche Modelle sollen sich auf klar formulierte wissenschaftstheoretische Positionen über die menschliche Natur stützen.

Der wissenschaftstheoretische Rahmen des Modells: Die psychobiologische Einheit des Menschen

Das Modell ist eine Synthese von Theorien und empirischen Daten aus einem breiten Spektrum der Neuro- und Human-Wissenschaften, die sich spezifisch mit den Funktionen des menschlichen Gehirns beschäftigen. Die Grundannahmen der Systemtheorie, wie sie zur Erforschung der Koordination des Verhaltens komplexer lebender Systeme angewendet wird (z. B. Bertalanffy, 1974), wurden benutzt um die psychobiologische Einheit des lebenden Systems Individuum als Teil der Natur und die Ondogenese des individuellen Verhaltens als „Produkt" der synthetisierenden Funktionen des Neokortex zu konzeptualisieren. Im Rahmen der Systemtheorie besteht jedes komplexe lebende System aus einer Summe von einfacheren Systemen (aus Organen), die sich in einer ständigen und dynamischen gegenseitigen Interaktion und Beeinflussung befinden (die interne Realität des lebenden Systems); gleichzeitig ist solch ein System in einer aktiven und dynamischen Interaktion mit seinen natürlichen Interaktionspartnern (die externe Realität des lebenden Systems). Das Verhalten jedes komplexen lebenden Systems ist das Ergebnis dieser Interaktionen.

Für das lebende System Mensch und im Rahmen der Vorschläge unseres Modells gilt: Menschliches Verhalten, sei es Verhalten eines Säuglings oder eines Erwachsenen, sei es Verhalten im Wachzustand oder im Schlaf, setzt die jeweiligen Ergebnisse der ständigen dynamischen und parallelen Interaktion des Individuums mit seinen externen (physikalischen und sozialen) und internen Realitäten voraus und stellt sie dar. Die internen Realitäten des Menschen bestehen aus dem jeweiligen funktionellen Zustand der Organe, z. B. des Gehirns, der Nieren, und dazu – und das ist die Kernannahme des Modells – aus der Summe des allmählich im Gehirn des Individuums (durch seine ständige aktive und passive Beteiligung an den Ereignissen seiner Realitäten) erworbenen und kreierten Wissens über das Selbst, über seine Realitäten und über die Qualität der Beziehungen, die zwischen dem Selbst und seinen Realitäten bestehen. Verhalten, als interaktionales Geschehen, wird durch die Funktionen des Gehirns und spezifischer durch die mnemonischen (Gedächtnis-)Funktionen des Assoziationskortex generiert und koordiniert und wird auf allen psychologisch und biologisch meßbaren Komplexitätsebenen erkennbar und auch von den verschiedenen Forschungsdisziplinen untersucht. Dementsprechend sollen die intern organisierenden Prinzipien des psychobiologisch gesunden oder psychotisch veränderten menschlichen Verhaltens in der Funktionsweise des menschlichen Gehirns, und spezifischer des Assoziationskortex (in der Funktionsweise des Gedächtnisses), gesucht werden.

Die spezifischen Thesen des Modells

Die Synthese der empirischen Daten und Theorien im Modell der Funktionen des menschlichen Gehirns führte zu der Formulierung von Postulaten, die in Form von folgenden Thesen zusammengefaßt sind:

- Menschliches Verhalten ist ein multifaktoriell generiertes und multidimensional (d. h. in allen subjektiv wahrnehmbaren, biologisch, psychologisch, und im Verhalten feststellbaren Komplexitätsebenen) manifestiertes Phänomen. Es ist das Ergebnis der dynamischen Interaktion des Menschen mit seinen externen und internen Realitäten.
- Die Interaktion des Menschen mit seinen Realitäten und das daraus entstehende Verhalten findet mit einer Kette von komplexen, kontinuierlich ablaufenden Funktionseinheiten (die Funktionseinheiten des Kommunikationskreises) statt. Sie sind die Funktionen des menschlichen Nervensystems, die von der Kognitionspsychologie und Psychophysiologie als die in-

formationsverarbeitenden Hirnprozesse beschrieben wurden und in den Funktionen der Informationsaufnahme, -bewertung und -beantwortung zusammengefaßt sind. Sie sind voneinander abhängig (d.h. jede Funktion setzt die vorhergehende voraus und initiiert die nächste), sind Biographie- (d.h. Wissen-) und Kontext-gesteuert und reflektieren die Biographie. Damit entsteht die Kontinuität und Individualität des menschlichen Verhaltens. Die Funktionseinheiten des Kommunikationskreises sind bei Geburt sowohl strukturell wie auch funktionell voll ausgebildet und beinhalten als Eigenschaft des Gehirns eines gesund geborenen Säuglings angeborenes Wissen (phylogenetisches Wissen (Fuster, 1995)), womit das postnatale Leben als interaktionales Geschehen unter dem basalen Antrieb des Explorationsverhaltens initiiert und aufrecht erhalten wird.

- Das primäre organisierende und motivierende Prinzip – das primäre Ziel – der Interaktion des wachsenden Individuums mit seinen Realitäten ist das Erhalten oder die Wiederherstellung der psychobiologischen Gesundheit (des psychobiologischen Wohlbefindens) innerhalb dieser Realitäten. Dieses Ziel wird erreicht durch die progrediente Informationsbeschaffung (den Erwerb von Wissen im Gehirn) über die Eigenschaften der Realitäten, mit denen und in denen das Kind geboren wird und lebt, und durch die Kreierung von eigenem Wissen (die Biographie), das dem Kind die dynamische Gestaltung seiner Interaktionen unter dem primären Prinzip „Erhaltung der psychobiologischen Gesundheit“ ermöglicht. Dementsprechend ist das primäre motivierende Prinzip der Interaktion des wachsenden Individuums mit seinen Realitäten (aus der die Biographie entsteht) nicht mit dem Konzept des Erhaltens der Homöostase gleichzusetzen, sondern mit der dynamischen Aufrechterhaltung des psychobiologischen Wohlbefindens in Interaktion mit den Realitäten.
- Die Funktionen des menschlichen Gehirns und spezifischer des Assoziationskortex sind: aus dem Perzeptierten und Gelernten durch synthetisierende und analysierende informationsverarbeitende Prozesse die kognitiv-emotionale Bedeutung der aufgenommenen Information für das Individuum (mir primären Kriterien ihre Effekte auf das psychobiologische Wohlbefinden) zu generieren; davon in der Vorstellung und / oder der Praxis eigenes Wissen zu kreieren und das so kreierte Wissen (Daten, Skills und kognitiv-emotionalen Realitätsbewältigungsstrategien [Fuster, 1995]) auf bewußten und nicht-bewußten Wegen für die Gestaltung, Koordination und Manifestation aller Dimensionen individuellen Verhaltens zu benutzen.

Die empirischen Daten und Theorien, die im Modell integriert sind, zeigen also, daß es im Gehirn keine höchste Entscheidungs- und Kontrollstelle außer der Selbsterfahrung gibt. Der „Ort“ der Kreierung, Koordination und Manifestation der Qualität aller Dimensionen der menschlichen Exi-

stenz in allen Alters- und Bewußtseinslagen, ist die Menge und die Qualität des im Gehirn des Individuums erworbenen und kreierten Wissens und, wie wir sehen werden, die momentane Zugänglichkeit dieses Wissens (vgl. Fuster, 1995). Das menschliche Gehirn wird als ein dynamisches, selbstorganisierendes System verstanden, das sich selbst und damit das Verhalten auf der Basis seiner eigenen Biographie kreiert. Das Zentralnervensystem wird verstanden als ein adaptives signalverarbeitendes System, das ständig Informationen aufnimmt und generiert, verarbeitet, bewertet und selektiv, adaptiv und individuell spezifisch mit bewußten und nicht-bewußten Wegen beantwortet. Mit anderen Worten: Alles, was als differenziertes menschliches Verhalten verstanden wird, wird von der Biographie des Individuums geformt. Abbildung 1 faßt diese Gedanken zusammen.
Biographie entsteht mit der Entwicklung und der neuronalen Vernetzung des Neokortex. Nach allgemeiner Auffassung findet die Bildung des Gedächtnisses (die Gedächtnisinhalte, die mnemonischen Repräsentationen) durch funktionelle und strukturelle Veränderungen im Gehirn statt (spezifisch im Neokortex). Eine Billion Nervenzellen, mit denen das Kind geboren wird, wird mit mindestens einer Trillion Verknüpfungspunkten (Dendriten und Synapsen) assoziativ verbunden. Diese progrediente Zunahme der neuronalen Vernetzung folgt zum größten Teil keinem im voraus fest-

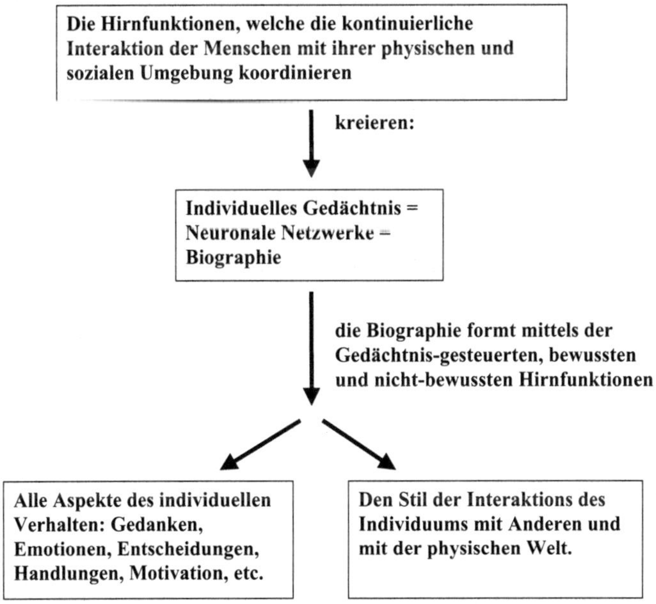

Abb. 1: Schematische Zusammenfassung der Vorschläge des Hirnmodells

gelegten Bauplan (ist kein Reifungsprozeß), sondern ist das Resultat der Plastizität des Gehirns und entspricht Lern- und Gedächtnisfunktionen. Gedächtnis wird als neurophysiologische Funktion verstanden, die als „Produkt" der synthetisch, synergetisch, kooperativ, holistisch, funktionierenden Neuronen des Neokortex zur Bildung des mnemonischen Netzwerkes (der neuronalen Netzwerke) führt, das der Bildung eines komplexen Kommunikationssystems zwischen den Kortexneuronen entspricht (Baumgartner, 1981; Fuster, 1995; Schmidt, 1998).

Nicht alles Wissen ist jederzeit abrufbar: Das menschliche Gedächtnis arbeitet zustandsabhängig und funktioniert asymmetrisch.

Tägliche Erfahrungen und experimentelle Ergebnisse zeigen, daß in jedem Moment nur ein Teil der Gedächtnisrepräsentationen aktiviert ist und als Inhalt des Arbeitsgedächtnisses für die Organisation des Verhaltens zu Verfügung steht. Zahlreiche Studien belegen die Abhängigkeit der Gedächtnisfunktionen vom jeweiligen funktionellen Hirnzustand. Das wurde gezeigt unter anderem in Untersuchungen der elektrischen Hirnaktivität (EEG) beim Lernen und bei Erinnerung während der verschiedenen Entwicklungs- und Vigilanzstadien und chemisch modifizierter Hirnzustände (zustandsabhängiges Lernen und Erinnern [Eich, 1986; Koukkou, Lehmann, 1983; Lehmann, Koukkou, 1990]). Wir haben diese Studien im Rahmen unseres Modells folgendermaßen zusammengefaßt:

Der funktionelle Hirnzustand stellt in der ontogenetischen Dimension den Komplexitätsgrad dar, den die assoziativ verbundenen neuronalen Netzwerke (die kortiko-kortikale Konnektivität) erreicht haben (die Menge des Wissens, welches das wachsende Individuum erworben und kreiert hat). In der kurzfristigen Zeitdimension stellt der funktionelle Hirnzustand den Komplexitätsgrad dar, in dem die Netzwerke momentan aktivierbar sind – d.h. der funktionelle Hirnzustand stellt die momentan aktivierten bzw. gehemmten neuronalen (mnemonischen) Netzwerke dar. Der aktivierte bzw. gehemmte Teil des Netzwerkes (das Niveau der Aktivierbarkeit der Gedächtnisrepräsentationen) wird in jedem Moment:

- determiniert durch das jeweilige Koordinationsniveau länger wirkender Determinante des funktionellen Hirnzustandes (dies sind: der zirkadiane Rhythmus und das jeweilige metabolische / hormonelle / Neurotransmittoren-Gleichgewicht);
- readaptiert an die erkannten kontextuellen Bedeutung der internen und externen Realitäten des Individuums (Update des Arbeitsgedächtnisses) durch die präattentiv funktionierenden, aber wissensgesteuerten informati-

onsverarbeitenden Hirnprozesse, die der Verteilung der Aufmerksamkeit (Neisser, 1976) zugrunde liegen.

In jedem Moment ist also ein Teil der vorhandenen neuronalen (mnemonischen) Netzwerke dynamisch aktiviert bzw. gehemmt und damit den wissensgesteuerten informationsverarbeitenden Hirnprozessen als Inhalte des Arbeitsgedächtnisses für die Organisation des individuellen Verhaltens zugänglich oder nicht. Die im Modell integrierten empirischen Daten zeigen zusätzlich, daß Gedächtnisrepräsentationen (neuronale Netzwerke), welche einen höheren Komplexitätsgrad während der Entwicklung erreicht haben (d.h. durch ein komplexer organisiertes Netzwerk repräsentiert sind), während weniger komplex organisierten funktionellen Hirnzuständen (z.B. bei Müdigkeit, Hunger oder im Schlaf) aktiviert werden können, aber nicht das Gegenteil. Dies ist in der Literatur beschrieben als die Asymmetrie der zustandsabhängigen Erinnerung (vgl. Eich, 1986). Beispiele sind: das Einbauen der Tagesreste in Träume und die Leichtigkeit, mit der der müde Schüler durch den Ruf des Lehrers sein Verhalten ändert, und andererseits die Schwierigkeit der Erinnerung an Kindheitsereignisse oder Träume und auch an Ereignisse, die unter großem Streß erlebt wurden.

Zusammenfassend: Der multifaktoriell definierte funktionelle Hirnzustand bestimmt jeden Moment den Komplexitätsgrad, in dem die vorhandenen Gedächtnisrepräsentationen aktivierbar sind (die Inhalte des Arbeitsgedächtnisses), und damit den wissensgesteuerten informationsverarbeitenden Hirnprozessen sowohl für die bewußte als auch nicht-bewußte Organisation des Verhaltens zur Verfügung stehen. Damit ist klar, daß nicht der funktionelle Hirnzustand per se derjenige ist, der das Verhalten determiniert und steuert, sondern die Charakteristika der Gedächtnisrepräsentationen (die neuronalen Netzwerke), die durch den funktionellen Hirnzustand aktiviert bzw. gehemmt werden (semantische Aktivierung bzw. Hemmung).

Die Pathogenese des „Schizophrenen“ aus der Sicht des Modells

Wir haben gesehen, daß alle Dimensionen der menschlichen Existenz inklusive psychischer Funktionen und Subjektivität Gehirnarbeit sind, und daß die psychotischen Erlebnisse bei allgemein klarem Bewußtsein erscheinen: Die betroffenen Individuen sind in der Lage, viele Aspekte ihres Verhaltens normal zu koordinieren und haben in der Remission Erinnerungen an ihre psychotischen Erlebnisse.

Die im Modell integrierten Forschungsergebnisse zeigten, daß der funktionelle Hirnzustand das Koordinationsniveau des metabolischen / hormonellen / Neurotransmittoren-Gleichgewichts und der Wachheitslage darstellt. Ein bestimmter Grad kohärenter Koordination zwischen diesen Determinanten des funktionellen Hirnzustandes ist die Voraussetzung für die Zugänglichkeit eines zustandsadäquaten Arbeitsgedächtnisses, das einen zustandsadäquaten kognitiv-emotionalen Verhaltensstil ermöglicht. Eine Übersicht der Literatur zeigt aber, daß alle Determinanten des funktionellen Hirnzustandes in der Psychose Abweichungen zeigen. Einige dieser Abweichungen haben zu der Formulierung von Hypothesen über die Pathogenese der Schizophrenie geführt, z. B. Dopaminhypothese, Arousalhypothese (Carroll, Barrett, 1991). Diese Abweichungen der Determinante des funktionellen Hirnzustandes sind aber nicht nur bei schizophrenen Patienten gefunden worden. Damit kann die Rolle dieser Abweichungen für die Manifestation der psychotischen Erlebnisse nicht pathogenetisch sein. Diese Abweichungen tragen aber durch die Dysregulation des Koordinationsniveaus des funktionellen Hirnzustandes, d. h. durch die Beeinflussung der Funktionsweise des Arbeitsgedächtnisses (des Assoziationskortex), zur Manifestation der psychotischen Symptomatik bei. In diesem Sinne sind die jeweils aktivierten bzw. gehemmten Gedächtnisrepräsentationen (die Inhalte des Arbeitsgedächtnisses) der pathogenetische Weg der Manifestation der Symptomatik. Diese Überlegungen führen dazu, die Suche nach den Hirnmechanismen der Pathogenese schizophrener Symptomatik und der Wirkungsweise von Therapien auf die Faktoren einzuschränken, die zu abnormen (zustandsinadäquaten, dissoziierten) funktionellen Hirnzuständen führen und hiermit zur Aktivierung von Gedächtnisrepräsentationen (neuronale Netzwerke) in situationsinadäquaten Komplexitätsgraden beitragen können.

Auf der Basis der in unserem Modell integrierten empirischen Daten und basierend auf den psychophysiologischen und experimentell-psychologischen Untersuchungen in der Schizophrenie-Forschung (z. B. Goldman-Rakic, 1994; Koukkou, 2000; Koukkou, 1991; Koukkou-Lehmann, 1987; Shagass, 1987) haben wir vorgeschlagen: Der Pathogenese der schizophrenen Symptomatik liegen vom Normalen abweichende (dissoziierte) funktionelle Hirnzustände zugrunde, die von verschiedener Aetiologie und Schizophrenie-unspezifisch sind. Diese dissoziierten funktionellen Hirnzustände führen zu der Aktivierbarkeit von Gedächtnisrepräsentationen in einem zustands- und oder altersinadäquaten Komplexitätsgrad. Das daraus entstehende Verhalten wird vom Individuum als subjektiv verändert erlebt (die psychotischen Erlebnisse). Die Inhalte der psychotischen Erlebnisse reflektieren die „Qualität" des individuellen Wissens (der Biographie), das durch die dissoziierten funktionellen Hirnzustände „abnorm" assoziativ aktiviert worden ist.

Wie kommt es zu der Dysregulation des funktionellen Hirnzustandes in der Psychose?

Die schizophrene Symptomatik wird häufig klinisch manifest in der Adoleszenz (d.h. während der normalen Umorganisation des hormonellen Gleichgewichts und der Reorganisation der neuronalen Vernetzung im Neokortex (Rakic, 1991)) und während Lebenssituationen, welche für das Individuum belastend sind. Adoleszenz ist gekennzeichnet durch den sozialen Druck auf die jungen Menschen, Entscheidungen zu treffen, die zu „endgültigen" Selbstdefinitionen, zur Übernahme von irreversiblen Rollen und so zur Festlegung für das Leben führen. Diese Aufgabe, die der junge Mensch hier zu leisten hat, ist oft schwierig und notwendigerweise ergeben sich für den einzelnen große Unterschiede in bezug auf die Lösungen (Strategien der kognitiv-emotionalen Realitätsbewältigung), die im Gehirn kreiert werden, um diese Situation zu bewältigen (Erikson, 1979). Dysregulationen aller Determinaten des funktionellen Hirnzustandes bei Belastungssituationen wurden oft beschrieben und mit der Manifestation von psychotischen Erlebnissen schizophrener Art in Zusammenhang gebracht. Im Rahmen unseres Modells bedeutet das: Wenn durch eine ungünstige Kombination dieser Bedingungen viele der Determinaten des funktionellen Hirnzustandes mit Grenzwerten arbeiten, kann der funktionelle Hirnzustand dysreguliert werden, was bedeutet, daß ein situationsinadäquates Arbeitsgedächtnis aktiviert werden kann. Zum Beispiel bei parallelem Vorhandensein von physiologischem und psychologischem Streß, was zur Erregung und Schlaflosigkeit und / oder zu Dysfunktionen des hormonellen / metabolischen / Neurotransmitoren-Gleichgewichts führen kann. Das Vorhandensein bzw. Nichtvorhandensein von gut adaptierten autobiographischen Gedächtnisrepräsentationen von Streßbewältigungsstrategien, die dem Individuum erlauben würden, Streßsituationen adäquat zu bewältigen, formt das jeweilige Verhalten. Im Fall daß es, in dem abnorm (dissoziiert) aktiviertem Arbeitsgedächtnis keine gut adaptierten Streßbewältigungsstrategien gibt, ist die Möglichkeit groß, daß das Individuum in einem derartigen dysregulierten funktionellen Hirnzustand sein eigenes Verhalten (Gedanken, Emotionen, Phantasien, Entscheidungen usw.) als abnorm im Sinne von Halluzinationen, Wahnvorstellungen und Wahnwahrnehmungen erleben kann, womit neue Dysregulationen des funktionellen Hirnzustandes verursacht werden können, usw.

Schlußfolgerung

Wenn wir die oben beschriebenen Überlegungen im theoretischen Bezugsrahmen der multifaktoriell definierten funktionellen Hirnzustände, die das

Komplexitätsniveau definieren, auf dem die Gedächtnisrepräsentationen (die mnemonischen, neuronalen Netzwerke) aktivierbar sind und den wissensgesteuerten und zustandsabhängig arbeitenden informationsverarbeitenden Hirnprozesse für die Organisation des Verhaltens zur Verfügung stehen, berücksichtigen, entsteht folgendes Bild: Das Zusammenspiel verschiedener Faktoren kann zur Entwicklung einer schizophrenen Erkrankung beitragen. Die Manifestation der Symptome ist die Folge einer funktionalen Störung der dynamischen Interaktion der verschiedenen Faktoren, die das Arbeitsgedächtnis, d.h. den funktionellen Zustand des Assoziationskortex definieren. Damit kann keine spezifische Hirnregion oder ein spezifischer Transmitter o.ä. allein der primäre pathogenetische Grund für die Manifestation der schizophrenen Erkrankung sein. Die Manifestation der Symptome entsteht aus multifaktoriell ausgelösten Unausgeglichenheiten des Koordinationsniveaus der Derminanten des funktionellen Hirnzustandes, die den Zugriff auf dissoziiert aktivierte semantische Netzwerke ermöglichen; damit wird eine kontext- und / oder zustandsadäquate Interpretation der semantischen Bedeutung der aufgenommenen Information nicht möglich. Der gemeinsame Nenner der Pathogenese der Symptome (nicht der Pathogenese der Störungen) ist der funktionelle Zustand des Assoziationskortex bzw. des Arbeitsgedächtnisses, d.h. der jeweils aktivierten oder gehemmten Gedächtnisrepräsentationen im Zusammenhang mit der Qualität des autobiographischen Gedächtnisses.

Schließlich soll berücksichtigt werden, daß die schizophrene Symptomatik, die bei klarem Bewußtsein auftritt, spontane Veränderungen zeigt, aber auch von pharmakologischen und psychotherapeutischen Maßnahmen beeinflußt werden kann. Im Rahmen des vorgestellten Modells wirken Psychopharmaka durch die Beeinflussung des Koordinationsniveaus der Determinanten des funktionellen Hirnzustandes (z.B. durch Veränderungen der Balance der Neurotransmittoren und / oder der Vigilanz usw.), also durch die chemische Modifizierung des Komplexitätsniveaus, auf dem die neuronalen Netzwerke aktivierbar sind. Die psychotherapeutischen Maßnahmen, die bei der Psychose angewendet werden, wirken primär durch eine Reduktion des Stresses der psychotischen Erlebnisse und sekundär durch eine Beeinflussung (Normalisierung) des Koordinationsniveaus der Determinanten des funktionellen Hirnzustandes, womit wieder die zustandsadäquate Interpretation der Realitäten ermöglicht wird (vgl. Koukkou, 2000; Koukkou, 1991; Koukkou-Lehmann, 1987).

Literatur

Baumgartner G. (1981): Organisation und Funktionsweise des Neokortex. In: Aktuelle Neuropädiatrie III. Hirt HR. Thieme, Stuttgart, S. 376–386.

Bertalanffy L. (1974): General system theory and psychiatry. In: Arieti S. (Hg.): American Handbook of Psychiatry, Vol. 1, The Foundations of Psychiatry. Basic Books, New York, S. 1095–1116.

Carroll B. J., Barrett J. E. (Hg.) (1991): Psychopathology and the Brain. Raven, New York, NY.

Eich J. E.(1986): Epilepsy and state specific memory. Acta Neurol. Scand.; 74, Suppl. 109, S. 15–21.

Erikson E. H. (1979): Identität und Lebenszyklus. Suhrkamp, Stuttgart.

Fuster J. M. (1995): Memory in the Cerebral Cortex. The MIT Press, Cambridge, Mass.

Goldman-Rakic P. S. (1994): Working memory dysfunction in schizophrenia. J. Neuropsychiat. 6, S. 348–353.

Hell D. (1998): Gibt es die Schizophrenie? Schweiz. Arch. Neurol. Psychiat. 149, S. 51–53.

Koukkou M, Lehmann D.(1980): Psychophysiologie des Träumens und der Neurosentherapie: Das Zustands-Wechsel-Modell. Fortschr. Neurol. Psychiatr. 48, S. 324–50.

Dies. (1983): Dreaming: the functional state-shift hypothesis; a neuropsychophysiological model. Brit. J. Psychiat. 142, S. 221–231.

Dies. (1987): An information-processing perspective of psychophysiological measurements. J. Psychophysiol. 1, S. 109–112.

Dies. (1993): A model of dreaming and of its functional significance: The state-shift hypothesis. In: Moffitt A, Kramer M, Hoffmann R (Hg.): The Functions of Dreaming. State University of New York Press, Albany, N.Y., S. 51–118.

Dies. (1996): Models of Human Brain Functions and Dysfunctional Elements in Human History: There is a close relation. In: Razis D (Hg.): The Human Predicament: An International Dialogue on the Meaning of Human Behavior. Prometheus Books, Amherst, New York, S. 269–280.

Dies. (1998): Ein systemtheoretisch orientiertes Modell der Funktionen des menschlichen Gehirns und die Ontogenese des Verhaltens: eine Synthese von Theorien und Daten. In: Koukkou M, Leuzinger-Bohleber M, Mertens W. (Hg.): Erinnerung von Wirklichkeiten – Psychoanalyse und Neurowissenschaften im Dialog. Klett-Cotta, Stuttgart, S. 287–415.

Koukkou M, Tremel E, Manske W. (1991): A psychobiological approach to the pathogenesis of schizophrenic symptoms. Int. J. Psychophysiol. 10, S. 203–212.

Koukkou M, Federspiel A, Bräker E, Hug C, Kleinlogel H, Merlo M. C. G., Lehmann D. (2000): An EEG approach to the neurodevelopmental hypothesis of schizophrenia studying schizophrenics, normal controls and adolescents. J. Psychiatric Res. 34, S. 57–73.

Koukkou-Lehmann M. (1987): Hirnmechanismen normalen und schizophrenen Denkens. Springer, Berlin.

Lehmann D, Koukkou M. (1990): Brain states of visual imagery and dream generation. In: Kunzendorf R. G., Sheikh A. A., (Hg.): The Psychophysiology of Mental Imagery: Theory, Research and Applications.. Baywood, Amityville, N.Y., S. 109–131.

Neisser U. (1976): Cognition and Reality. Freeman, San Francisco.

Rakic P. (1991): Plasticity of cortical development. MIT Press, Cambridge, MA.

Scharfetter C. (1996): Allgemeine Psychopathologie. Thieme, Stuttgart, 4. Aufl.

Shagass C. (1987): Deviant cerebral functional topography as revealed by electrophysiology. In: Helmchen H., Henn F. A. (Hg.): Biological Perspectives of Schizophrenia.. Wiley, Chichester, S. 237–253.

Schmidt G. J. (1998): Gedächtnisforschungen: Positionen, Probleme, Perspektiven. In: Schmidt G. J. (Hg.): Gedächtnis. Suhrkamp, Frankfurt, S. 9–55.

Thomas Stompe, Gerhard Ortwein-Swoboda

Die Pathogenese schizophrener Kern- und Randpsychosen – Psychopathologie und Phänomenologie

Einführung

Die Existenz von Randpsychosen – auch zykloide Psychosen (Leonhard, 1995), schizophreniforme Psychosen (Langfeldt, 1939), Buffee delirante (Magnan, 1893) genannt – als eigenständige, von der Kerngruppe der Schizophrenien getrennte Erkrankungsformen, ist ein seit Jahrzehnten umstrittenes Kapitel in der Theoriebildung der nosologisch orientierten Psychopathologie. In Zweifel gezogen wurde die Existenz von eigenständigen Randpsychosen vor allem von Vertretern der einheitspsychotischen Theorie (Janzarik, 1959, 1968, 1996; Rennert, 1965). Dieses Konzept bestreitet generell die Sinnhaftigkeit der Unterteilung der Schizophrenie in weitere Subtypen, da diese instabil seien und sogar intraindividuell in relativ ungeregelter Abfolge auftreten könnten. Eine Bestätigung fand die Theorie der Einheitspsychose durch einige genetische Untersuchungen, die sogar ein gemeinsames Auftreten von affektiven Erkrankungen und Schizophrenie in einigen Familien fanden (Crow, 1995).

In eine ähnliche Richtung wiesen die großen katamnestischen Verlaufsstudien der Nachkriegszeit (Bleuler, 1972; Ciompi, Müller 1976; Huber et al., 1979). Übereinstimmend behaupten die Autoren, daß es „keine Symptome oder Syndrome gebe, die initial mit Sicherheit eine Differenzierung in maligne und benigne, prozeßhafte und nicht-prozeßhafte, schizophrene und schizophreniforme, echte und Pseudo-Schizophrenien erlauben" (Huber et al., 1980). Wohl fanden die Verlaufsstudien in Übereinstimmung mit Leonhard (Leonhard, 1995) Vollremissionen bei etwa einem Viertel der nachuntersuchten Patienten. Während jedoch die Schule um Leonhard behauptet, Verlauf und Ausgang durch regelhaft vorzufindende Symptomkonstellationen, die auf distinkte nosologische Krankheitseinheiten verweisen, vorhersagen zu können, wird dieses Postulat vor allem durch die Bonner Schule (Huber et al., 1980; Köhler, 1981) bestritten. Nicht die Symptomgestaltung sei prognostisch ausschlaggebend – der Verlaufstyp werde im wesentlichen durch peristatische Faktoren bestimmt. Aber sogar Leonhard als zentraler Vertreter eines differenzierten nosologisch orientierten Klassifikationssystems mußte zugestehen, daß die Affektvolle Paraphrenie, die zur Gruppe der Schizophrenien gehört, in der ersten Zeit der Erkrankung Symptome der Angst-Glückspsychose zeigen kann. Und dies obwohl Leonhard die Angst-Glückspsychose zu den zykloiden Psychosen zählt, die er von der Kerngruppe der Schizophrenien klar trennt (Leonhard, 1995). Eine Erklärung für diese Beobachtung blieb er schuldig.

Die heute vorwiegend verwendeten Klassifikationssysteme der WHO (ICD-10; Dilling et al., 1992) und der American Psychiatric Association (DSM-IV; Frances et al., 1995) tragen kaum etwas zur Lösung der kontrovers diskutierten Frage der nosologischen Stellung der Randpsychosen bei. Zwar gehen beide Klassifikationssysteme von der Existenz von „Randpsychosen“ aus, als entscheidendes diskriminierendes Detail wird jedoch hier primär die Dauer einer psychotischen Episode angesehen, ein Kriterium, das in hohem Ausmaß von äußeren Bedingungen, wie rasch einsetzender Behandlung abhängig ist.

Da die Frage der nosologischen Eigenständigkeit der zykloiden, atypischen oder schizophreniformen Psychosen durchaus auch therapierelevant sein dürfte (Peters, 1988), versuchten wir mit psychopathologischen und phänomenologischen Mitteln diese Problematik nochmals aufzuarbeiten. Aus der Tradition der Wiener Schule (Berner, 1982) kommend verwendeten wir dazu ein polydiagnostisches Design. In den Jahren 1994–2001 wurden von den Autoren insgesamt 220 psychotische Patienten, die in drei verschiedenen Institutionen (Psychiatrische Universitätsklinik Wien, Rehabilitationszentrum der Caritas, Justizanstalt Göllersdorf) in Behandlung waren, mit standardisierten Untersuchungsinstrumenten (SADS-L; Spitzer et al., 1977) nach DSM-IV diagnostiziert. Zusätzlich wurden Konsensusdiagnosen basierend auf den Klassifikationssystemen von Karl Leonhard (Leonhard, 1995) und Kurt Schneider (Schneider, 1959) gestellt (genaueres zur Methodik in Stompe et al., 2002).

Der erste Untersuchungsabschnitt ist der Frage gewidmet, ob sich ein Zusammenhang zwischen psychopathologisch exakt definierten psychotischen Symptomen (Wahnthemen, Halluzinationen, Schneidersche Erstrangsymptome) und dem Remissionsgrad von Psychosen aus dem schizophrenen Formenkreis zeigt. Zur Erhebung der psychotischen Phänomene verwendeten wir einen von uns ursprünglich für transkulturell-psychiatrische Fragestellungen entwickelten Fragebogen (FPS – Fragebogen für psychotische Syndrome) (Stompe et al., 1999; Stompe, 2001; Stompe, unpubliziertes Manuskript). Wir beschränken uns an dieser Stelle auf einen Ausschnitt aus dem Gesamtspektrum der schizophrenen Psychosen, der uns allerdings für die aufgeworfene Problematik als besonders wichtig erscheint.

Tab. 1: Polydiagnostische Klassifikation von psychotischen Patienten mit episodisch (Typ 1) oder schubhaft (Typ 2) auftretenden paranoid-halluzinatorischen Syndromen

Klassifikationssystem	**Typ 1**	**Typ 2**
Kurt Schneider	• Paranoide Schizophrenie, episodischer Verlauf	• Paranoide Schizophrenie, schubhafter Verlauf
DSM-IV	• Akute, reaktive Psychose • Schizophreniforme Psychose • Paranoider Typus, akuter Verlauf	• Paranoider Typus, subakuter Verlauf • Paranoider Typus, subchronischer Verlauf
Karl Leonhard	• Angst-Glückspsychose	• Affektvolle Paraphrenie

Wir konzentrierten uns auf Fälle mit verwandten Symptom- und Verlaufsgestaltungen (Tabelle 1) – auf paranoid-halluzinatorische Syndrome mit phasenhaftem Verlauf und kompletten Remissionen (*Schneider*: Paranoide Schizophrenie, episodischer Verlauf; *DSM-IV*: akute, polymorphe Psychose; schizophreniforme Psychose; paranoider Typus, akuter Verlauf; *Leonhard*: Angst-Glückspsychose), sowie auf paranoid-halluzinatorische Syndrome mit schubhaften Verlauf und inkompletten Remissionen (*Schneider*: Paranoide Schizophrenie, schubhafter Verlauf; *DSM-IV*: Paranoider Typus, subakut bzw. subchronischer Verlauf; *Leonhard*: Affektvolle Paraphrenie). Aus der Untersuchung ausgeschlossen wurden paranoid-halluzinatorische Psychosen mit chronisch-progredienten Verlauf, Psychosen mit schweren Denkstörungen, katatonen und hebephrenen Symptomgestaltungen. Um nicht bereits terminologisch zu präjudizieren, faßten wir die akuten Formen unter Typ 1 (N=24), die subakuten und subchronischen Formen unter Typ 2 (N=70) zusammen.

Psychopathologie

Tabelle 2 zeigt die Verteilung der Wahnthemen in den beiden Gruppen. Erfragt wurden die zehn Wahnthemen, die im Bonner Untersuchungssample von Huber und Gross (Huber, Gross, 1977) am häufigsten vorgefunden wurden.

Tab. 2: Wahnthemen bei paranoid-halluzinatorischen Syndromen von Typ 1 (N=24) und Typ 2 (N=70) in den letzten sechs Monaten vor dem Interview (Chi^2-test, zweiseitig; Fischers exakter Test).

Wahnthemen	**Typ 1** N %	**Typ 2** N %	Chi^2	p
Verfolgung	20 (83,3 %)	69 (91,4 %)	1,23	0,271
Vergiftung	1 (4,2 %)	10 (14,3 %)	1,77	0.279
Größe	15 (62,5 %)	23 (32,9 %)	6,52	0,016
Religion	12 (54,2 %)	14 (20,0 %)	10,19	0,003
Schuld	–	10 (14,3 %)	3,84	0,052
Hypochondrie	1 (4,2 %)	7 (10,0 %)	0,78	0,675
Weltuntergang	5 (20,8 %)	5 (7,1 %)	3,52	0,060
Liebe	2 (8,3 %)	7 (10,0 %)	0,06	1,000
Eifersucht	–	2 (2,9 %)	0,70	1,000
Abstammung	–	3 (4,3 %)	1,06	0,568

Auffallend ist das hochsignifikant häufigere Vorkommen von Größen- und religiösen Ideen beim Typ 1. Tendenzielle Häufigkeitsunterschiede finden sich beim Weltuntergangs- (häufiger bei Typ 1) und beim Schuldwahn (häufiger bei Typ 2), ohne daß allerdings ein Signifikanzniveau erreicht wird. Der weitaus am meisten genannte Wahninhalt ist bei beiden Formen der Verfolgungswahn (83,3 % und 91,4 %). Wenn man die Wahnthemen einer detaillierteren Betrachtung unterzieht, so läßt sich erkennen, daß beim Typ 1 ein Phänomen, das wir „positive Wahnidentität" genannt haben (Stompe et al., 2000; Stompe, 2001) besonders häufig anzutreffen ist. Diese Patienten meinen etwa Jesus Christus zu sein, häufig sind gerade in diesem Kontext auch Opfertodvorstellungen zu finden, ein Phänomen, das auch in den Beschreibungen Leonhards über die Angst-Glückspsychose eine zentrale Position einnimmt (Leonhard, 1995).

Bei den Schneiderschen Erstrangsymptomen (Tabelle 3) fanden sich nur geringfügige Unterschiede zwischen den beiden Gruppen. Lediglich kommentierende Stimmen waren bei Psychosen vom Typ 2 signifikant häufiger vertreten. Hier zeigt sich eine Übereinstimmung mit der Bonner Gruppe um Gerd Huber, die ebenfalls akustische Erstranghalluzinationen als Prädiktoren für eine schlechte Verlaufsprognose bezeichneten (Huber et al., 1980).

Tab. 3: Schneidersche Erstrangsymptome bei paranoid-halluzinatorischen Syndromen von Typ 1 (N=24) und Typ 2 (N=70) in den letzten sechs Monaten vor dem Interview (Chi^2-test, zweiseitig; Fischers exakter Test).

Schneidersche Erstrangsymptome	**Typ 1** N %	**Typ 2** N %	Chi^2	p
Wahnwahrnehmungen	24 (100,0 %)	68 (97,1 %)	0,70	1,000
Gedankenlautwerden	5 (20,8 %)	7 (10,0 %)	1,88	0,139
Gedankenausbreitung	5 (20,8 %)	7 (10,0 %)	1,88	0,139
Gedankeneingabe	12 (50,0 %)	23 (32,9 %)	2,24	0,301
Gedankenentzug	3 (12,5 %)	8 (11,4 %)	0,02	0,711
Kommentierende Stimmen	4 (16,7 %)	27 (38,6 %)	3,88	0,038
Dialogische Stimmen	1 (4,2 %)	14 (20,0 %)	3,34	0,099
Bewegungsbeeinflussung	3 (12,5 %)	4 (5,7 %)	1,19	0,346
Handlungsbeeinflussung	1 (4,2 %)	4 (5,7 %)	0,09	0,867
Gedankenbeeinflussung	2 (8,3 %)	5 (7,1 %)	0,04	0,720
Gefühlsbeeinflussung	1 (4,2 %)	–	2,95	0,231
Leibeshalluzinationen	10 (41,7 %)	20 (28,6 %)	1,41	0,679

Tabelle 4 zeigt, daß bei Psychosen vom Typ 1 visuelle Halluzinationen signifikant häufiger als beim Typ 2 auftreten. Dieses Ergebnis war zu erwarten, da frühere Untersuchungen über religiöse Wahninhalte auf eine deutliche Assoziation von optischen Halluzinationen und religiösem Wahn verwiesen (Stompe et al., 2001).

Tab. 4: Halluzinationen bei paranoid-halluzinatorischen Syndromen von Typ 1 (N=24) und Typ 2 (N=70) in den letzten sechs Monaten vor dem Interview (Chi^2-test, zweiseitig; Fischers exakter Test).

Halluzinationen	**Typ 1** N %	**Typ 2** N %	Chi^2	p
Akustisch	17 (70,8 %)	47 (67,1 %)	0,11	0,968
Optisch	14 (58,3 %)	22 (31,4 %)	5,47	0,033
Olfaktorisch	3 (12,3 %)	5 (7,1 %)	0,66	0,380
Gustatorisch	1 (4,2 %)	1 (4,1 %)	0,64	0,410
Taktil	–	4 (5,7%)	1,43	0,570
Coenästhesien	8 (38,1 %)	20 (28,6 %)	0,69	0,407

Die bisher präsentierten Daten können die Fragestellung, ob es sich bei den beiden hier unterschiedenen Typen paranoid-halluzinatorischer Syndrome um getrennte nosologische Kategorien handelt, nicht gesichert beantworten. Zwar lassen sich in jedem Symptomfeld signifikante Unterschiede zwischen den beiden Formen erkennen, gleichzeitig existieren jedoch weite Überlappungsbereiche. Wir entschlossen uns daher, das Feld der deskriptiven Psychopathologie ausgeformter psychotischer Phänomene zu verlassen. Diese stellen gewissermaßen Endpunkte einer pathogenetischen Entwicklungsreihe dar, in der die anthropologische Matrix, biographische Faktoren und soziokulturelle Rahmenbedingungen morbusspezifische Ausgangsbedingungen überlagern können (Klosterkötter, 1988).

Phänomenologische Analyse

Die Untersuchung psychotischer Basisphänomene erschien uns geeigneter, um die Frage zu beantworten, ob es sich bei den gut remittierenden Psychosen um eigenständige Erkrankungsformen handelt, da sie nicht im gleichen Ausmaß wie die Endphänomene von den oben genannten Faktoren konfundiert sind. Dabei konzentrierten wir uns auf das von Janzarik beschriebene Phänomen der dynamischen Unstetigkeit. Heuristischer Ausgangspunkt war der Umstand, daß Janzarik unter dem Terminus der „dynamischen Unstetigkeit" eigentlich zwei unterschiedliche Gestaltungen beschreibt (Janzarik, 1959). Im ersten Teil seiner Definition der dynamischen Unstetigkeit schreibt Janzarik von einer „jähen Übersteigerung beglückter oder unheimlicher Stimmung in Verzückung, in Angst und Grauen und einer oft nicht wenig befremdlichen Indolenz, die trotz allen Aufgewühltseins im plötzlichen Ermatten der emotionalen Bewegung sichtbar wird". Unmittelbar darauf schreibt er weiter von „einer extremen Unbestimmtheit, Vieldeutigkeit, Widersprüchlichkeit [...] der Emotionen und Intentionen" (Janzarik, 1959). Conrad spricht in seiner Definition des „Trema" wesentlich die zweite Passage Janzariks an: „Es ist zugleich Spannung mit dem Anklingen von Schuld und depressiver Hemmung, im selben Maße auch Mißtrauen bis auf jene seltenen Fälle, in denen alles mehr eine positive Tönung rauschhafter Erwartung trägt" (Conrad, 1971). Klosterkötter (Klosterkötter, 1988) spricht in diesem Kontext davon, daß der Unstimmigkeitseindruck am Beginn schizophrener Wahnbildung „weniger mit einer unstetigen, als vielmehr [einer] durchaus kontinuierlich anwachsenden, zuletzt dramatisch erhöhte[n] [...] ‚Bodenaffektivität'" einhergeht.

Da sich diese Phänomene der empirischen Erfassung durch Fragebögen entziehen, verwendeten wir für diesen Teil der Untersuchung eine hermeneutisch-phänomenologische Verfahrensweise, die Sigmund in seiner Arbeit über zykloide Psychosen unter dem Terminus „feinphänomenologische Analyse" beschrieben hat (Sigmund, 1998). Zu diesem Zwecke wurden Patienten beider Psychosetypen über die Ausgangserlebnisse der Psychose exploriert. Ausgewählt wurden die Patienten nach der Qualität ihres Reflexionsvermögens. Ziel dieses Untersuchungsganges war zum einen die Vertiefung des Wissens über die Binnenstruktur der beiden von uns postulierten Formen dynamischer Unstetigkeit, sowie abermals die Frage, ob sich im Basisbereich des psychotischen Erlebniswandels Hinweise zur Lösung des Problems der nosologischen Eigenständigkeit der Randpsychosen findet. Die Ergebnisse zum ersten Punkt dieses Untersuchungsabschnittes sind in Tabelle 5 zusammengefaßt.

Tab. 5: Eigenschaften der dynamischen Oszillation und der dynamischen Kontradiktion

Dynamische Oszillation	**Dynamische Kontradiktion**
• Rascher Wechsel zwischen verschiedenen klar erkennbaren Affektqualitäten (Oszillation) • Jähe affektive Expansion mit Vertiefung der Affekte • Rasche Modulation von Affekten zu Befindlichkeiten • Erhaltenbleiben der repräsentativen Bezeichnung der Dynamik	• Unbestimmtheit der Affektqualitäten • Gleichzeitigkeit mehrerer Affekte (Kontradiktion) • Langsamer Zuwachs der affektiven Dynamik • Langsamer Anstieg der Bodenaffektivität • Weitgehender Verlust der repräsentativen Bezeichnung der Dynamik

Es finden sich zwei deutlich beschreib- und unterscheidbare dynamische Verfassungen, die den beiden oben angeführten Passagen von Janzariks Definition der dynamischen Unstetigkeit entsprechen. Die erste Form zeichnet sich vor allem durch einen raschen Wechsel unterschiedlicher Affektqualitäten aus, weshalb wir sie als „dynamische Oszillation“ bezeichnen. Neben dem Oszillieren fiel auf, daß die Affekte in ihrer Qualität noch deutlich erkennbar waren und mit den von Patienten geäußerten Inhalten korrespondierten. Dies bedeutet in der Terminologie der strukturdynamischen Theorie Janzariks, daß die repräsentative Bezeichnung der Dynamik erhalten bleibt, es zu keiner Auflösung der strukturdynamischen Kohärenz kommt (Janzarik, 1988). Die hohe dynamische Befrachtung verschiedenster Repräsentationen und das Oszillieren der Dynamik verhindern die Aktualisierung von stabilen zentralen Gerichtetheiten und führen so zu einer Desaktualisierungsschwäche, wodurch imaginäre Strukturanteile das Feld überschwemmen können. Wenn einer der oszillierenden Affekte dominant wird, kann sich das Feld auch inhaltlich stabilisieren – es formiert sich ein ausschließlich affektgetragenes Wahngebäude.

Im Gegensatz dazu lassen sich bei der zweiten Form der dynamischen Unstetigkeit Affekte im normo-psychischen Sinn kaum mehr erkennen. Bei genauer Befragung entsteht der Eindruck einer Vermischung und Überlagerung verschiedenster Affektqualitäten (= „dynamische Kontradiktion"), die ihre ursprüngliche Gestalt und Färbung nahezu vollständig verlieren. Auch ein Zusammenhang zu abgrenzbaren Inhalten ist weitgehend verschwunden. Stattdessen kommt es zu einer Auflösung der strukturdynamischen Kohärenz, wobei die Repräsentationen die frei ansteigende Dynamik nicht mehr bezeichnen können. Die Folge ist eine Schwächung der zentralen Gerichtetheiten mit einer daraus resultierenden Tilgungs- und Desaktualisierungsschwäche. Mit zunehmendem Anstieg der Bodenaffektivität bekommt die Stimmung den Charakter des Gereizten (Specht, 1908). Dieser „pathologische Affekt" kann sich an Wahnwahrnehmungen oder Wahneinfälle binden. Das logische Denkvermögen, das beim Typ 2 im Gegensatz zur Urteilsfähigkeit noch lange Zeit erhalten ist, organisiert diese psychotischen Erlebnisse zu neuen zentralen, jedoch pathologischen Gerichtetheiten – dem Wahn.

Bei der Analyse der Verteilung der beiden Formen dynamischer Unstetigkeit zeigt sich, daß die „dynamische Oszillation", wenn auch in quantitativ unterschiedlichem Ausmaß, sowohl bei Psychosen vom Typ 1 und als auch beim Typ 2 auftritt (Abb. 1). Bei Psychosen vom Typ 1 ist ausschließlich die

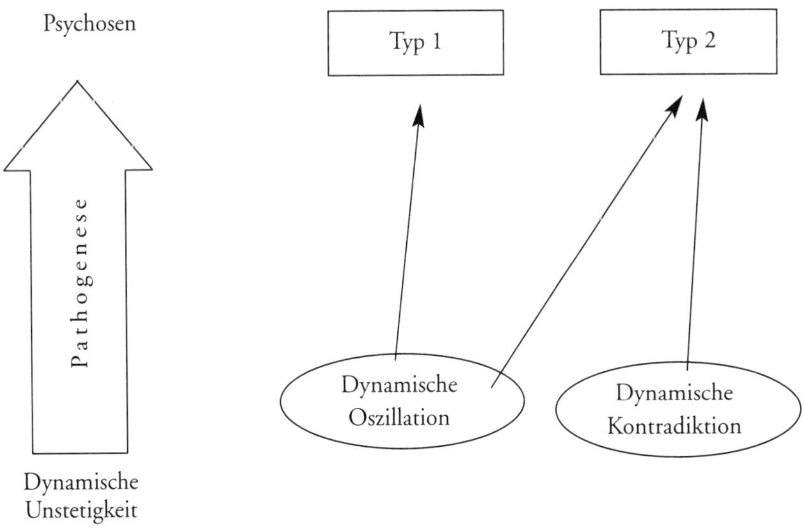

Abb. 1: Die zwei Formen der dynamischen Unstetigkeit in ihrem pathogenetischen Verhältnis zu Psychosen vom Typ 1 und Typ 2

„dynamische Oszillation“ als dynamisches Basisphänomen zu finden. Zwar ist die „dynamische Oszillation“ auch bei den meisten Patienten mit Psychosen vom Typ 2 erkennbar, hier ist phänomenologisch allerdings die „dynamische Kontradiktion“ eindeutig vorherrschend. Sie ist sowohl bei Erstmanifestationen als auch nach mehreren Krankheitsschüben immer wahrnehmbar und scheint über die Tilgungsschwäche zu strukturellen Verformungen und dynamischen Insuffizienzverfassungen zu führen. Die enge Beziehung zwischen dynamischer Unstetigkeit und dynamischer Insuffizienz (Janzarik, 1988) besteht also nur für die „dynamische Kontradiktion“. Die Beobachtung, daß die „dynamische Oszillation“ sowohl bei komplett remittierenden als auch bei defektbildenden Psychosen anzutreffen ist, könnte eine Erklärung für die oben angeführte Anmerkung Leonhards (Leonhard, 1995) sein, daß die Affektvolle Paraphrenie vor allem zu Erkrankungsbeginn Bilder einer Angst-Glückspsychose aufweisen kann.

Da in diesen basalen dynamischen Verfassungen peristatischen Einflüssen kaum Bedeutung zukommt, kann man bei aller gebotenen Vorsicht das Resümee ziehen, daß es sich bei den beiden Psychosetypen tatsächlich um getrennte klinische Einheiten mit eigenen Querschnittsbildern und Verlaufsgestalten handelt. An diese klinischen Verschiedenheiten lassen sich weiterführende Überlegungen zur Pathogenese knüpfen, sowohl was den individuellen Aspekt als auch das späte Auftreten der Einheit „Schizophrenie“ in der Geschichte betrifft (Ortwein-Swoboda, Stompe, 2001). Von unterschiedlichen Krankheiten zu sprechen erscheint beim gegenwärtigen Stand der psychiatrischen Erkenntnisse verfrüht, da der Begriff Krankheit im somatisch-medizinischen Sinn eine zuordenbare Ätiologie erfordert. Nicht in Abrede soll die Bedeutung peristatischer Faktoren gestellt werden. Diese haben sehr wohl Einfluß auf den Krankheitsverlauf – innerhalb der einzelnen klinischen Erkrankungseinheiten.

Literatur

Berner P. (1982): Psychiatrische Systematik.. Huber, Bern / Stuttgart / Wien, 3. Aufl.

Bleuler M. (1972): Die schizophrenen Geistesstörungen im Lichte langjähriger Kranken- und Familiengeschichten. Thieme, Stuttgart.

Ciompi L., Müller C. (1976): Lebensweg und Alter der Schizophrenen. Eine katamnestische Langzeitstudie bis ins Senium. Springer, Berlin / Heidelberg / New York.

Conrad K. (1971): Die beginnende Schizophrenie. Thieme, Stuttgart, 3. Aufl.

Crow T. J. (1995): A continuum of psychosis, one human gene, and not much else – the case for homogeneity. Schizophr. Res. 17, S. 235–245.

Dilling H., Mombour W., Schmidt M. H. (1992): Internationale Klassifikation psychischer Störungen. ICD-10. Huber, Bern / Göttingen / Toronto.

Frances A., First M. B, Pincus H. A. (1995): DSM-IV Guidebook. Washington, DC. American Psychiatric Press Inc., London.

Huber G., Gross G. (1977): Wahn. Enke, Stuttgart.

Huber G., Gross G., Schüttler R. (1979): Schizophrenie. Springer, Berlin / Heidelberg / New York.

Dies. (1980). Langzeitentwicklung schizophrener Erkrankungen („Bonn-Studie"). In: Schimmelpennig G. W. (Hg.): Psychiatrische Verlaufsforschung. Verlag Hans Huber, Bern.

Janzarik W. (1959): Dynamische Grundkonstellationen in endogenen Psychosen. Springer, Berlin / Göttingen / Heidelberg.

Ders. (1968): Schizophrene Verläufe. Eine strukturdynamische Interpretation. Springer, Berlin / Heidelberg / New York.

Ders. (1988): Strukturdynamische Grundlagen der Psychiatrie. Enke, Stuttgart.

Klosterkötter J. (1988): Basissymptome und Endphänomene der Schizophrenie. Springer, Berlin / Heidelberg.

Koehler K. (1981): Cycloid psychopathology and Schizophrenia. Heidelberger Habilitationsschrift.

Langfeldt G. (1939): The schizophreniform states. Oxford University Press, London.

Leonhard K. (1995): Aufteilung der endogenen Psychosen und ihre differenzierte Ätiologie. Thieme, Stuttgart / New York, 7. Aufl.

Magnan V. (1893): Lecons cliniques. Bataille ed., Paris, 2. Aufl.

Ortwein-Swoboda G., Stompe T. (2001): Das träumende und das künstliche Ich. In: Rüther E., Gruber-Rüther A., Häuser P. (Hg): Träume. VIP-Verlag Integrative Psychiatrie, Innsbruck.

Peters U. H. (1988): Zur Psychopathologie der Angstpsychosen. In: Heinrich K., Bogerts B. (Hg.): Angstsyndrome – Ursachen, Erscheinungsformen, Therapie. Schattauer, Stuttgart.

Rennert H. (1965): Die Universalgenese der endogenen Psychosen. Fortschr. Neurol. Psychiat. 50, S. 251–272.

Schneider K. (1959): Klinische Psychopathologie. Thieme, Stuttgart, 5. Aufl.

Sigmund D. (1998): Die Phänomenologie zykloider Achsensyndrome. Nervenarzt 69, S. 228–237.

Specht G. (1908): Über die klinische Kardinalfrage der Paranoia. Zbl. Nervenhlk. 31, S. 817.

Spitzer R. L., Endicott C. (1977): Schedule of Affective Disorders and Schizophrenia: Life-Time Version (SADS-L). New York State Psychiatric Institute, New York, 3. Aufl.

Stompe T., Friedmann A., Ortwein G., Strobl R., Chaudhry H. R., Najam N., Chaudhry M.R. (1999): Comparison of delusions among schizophrenics in Austria and in Pakistan. Psychopathology 32, S. 225–234.

Stompe T., Strobl R. (2000): Negative Wahnidentitäten in schizophrenen Psychosen. Fortschr Neurol Psychiat 68, S. 169–175.

Stompe T. (2001): Religious delusions. Transcultural Psychiatry Newsletter 3, S. 16–19.

Ders: Fragebogen für psychotische Symptome (FPS). Unpubliziertes Manuskript.

Stompe T., Ortwein-Swoboda G., Ritter K., Friedmann A., Schanda H. (2002): Are we wittnessing the disappearence of catatonic schizophrenie? Comprehen. Psychiatr. 43, S. 167–174.

Andrea Moldzio

Ein phänomenologischer Blick auf schizophrene Psychosen

Philosophische Reflexionen können das Verständnis für psychische Phänomene erweitern und vertiefen und den Blick für Phänomene schulen, die einer einseitigen naturwissenschaftlichen Betrachtung entgehen würden. Der Sinn von Philosophie ist dem der Psychotherapie ganz ähnlich: *Die Besinnung des Menschen auf sich selbst.* Die Schizophrenie führt dem Menschen wie ein Spiegel seine eigene Vulnerabilität und Zerbrechlichkeit vor: Als Symbol für die Vielfalt und Abgründigkeit des menschlichen Daseins wird sie zum Knotenpunkt des Interesses zwischen Philosophie, Psychiatrie und Psychotherapie.

Wundern, Wahrnehmen, Würdigen

Grundlegend für ein Verständnis psychischer Phänomene ist eine „philosophische Haltung"[1], sie formiert die Möglichkeiten des Umgangs mit sich selbst und dem begegnendem anderen und basiert auf Wundern, Wahrnehmen und Würdigen.

1 Haltungen sind meist implizite und latente Prämissen therapeutischen Denkens und Handelns, welche noch wenig erforscht sind, obwohl sie alles auf ihr Aufbauende maßgeblich beeinflussen. Unter einer philosophischen Haltung verstehe ich die Einstellung einer generellen Achtsamkeit gegenüber dem Anderen und den Phänomenen, welche die jeweilige therapeutische Haltung (wie z. B. die psychoanalytische Haltung) noch fundiert. Sie umfaßt subtile Formen der Feinfühligkeit, Empathie und Sensibilität gegenüber dem Begegnendem in gemeinsamen Situationen. Bereits in der buddhistischen Philosophie ist eine Haltung der Achtsamkeit gegenüber den Dingen von zentraler Bedeutung. Auch Heidegger verwies seine Zuhörer in den Zollikoner Seminaren auf die Achtsamkeit gegenüber Begegnendem: „Sie werden gemerkt haben, daß ich Sie nicht zu Philosophen machen, sondern Sie nur achtsam lassen werden möchte auf das, was den Menschen unumgänglich angeht und was ihm doch nicht ohne weiteres zugänglich ist. Die Einübung dieser Achtsamkeit verlangt sowohl von Ihnen wie von mir eine besondere methodische Haltung […]." (Heidegger, 1994, S. 147)

Wundern

Für Aristoteles begann mit dem Sich-Wundern (griech.: thaumazein) die Philosophie. „Warum ist überhaupt Seiendes und nicht vielmehr Nichts?" wunderte sich Heidegger (Heidegger, 1953) in seiner Einführung in die Metaphysik. Ein Sich-Wundern ähnelt dem kindlichen Staunen, dem das Alltäglichste und Selbstverständlichste, jenseits unseres erwachsenen „Schon-immer-Wissens", noch Anlaß zur größten Verwunderung ist. Erst das Wundern ermöglicht uns eine affektgetragene Sehnsucht nach Wissen, ein engagiertes Interesse für uns und die Welt, eine staunende Neugierde auf Fremdes und begründet damit die Möglichkeit Dinge „frag-würdig" zu finden.

Wahrnehmen

Das Wahrnehmen dessen; was ist und wie es ist, meint ein „Sich-Einlassen" auf den anderen mit einer sensibilisierten Rezeptivität. Meist ist unsere Wahrnehmung sensualistisch reduziert, sodaß Eindrücke, Atmosphären, Stimmungen oder leibliche Regungen unbeachtet bleiben (vgl. Schmitz, 1985). Diese gilt es wieder in den Blick zu nehmen, um den Horizont unserer Wahrnehmungsmöglichkeiten zu erweitern. Wahrnehmen meint ein primäres Gewahrwerden des anderen in seiner gesamten Eigenart mit dem Verzicht auf diagnostische „Vor-Urteile". Hierbei kommt es nicht darauf an, die Symptome zu *durchschauen*, sondern zuvor genau *hinzuschauen*, was für Phänomene sich einem möglichst offenen und vorurteilsfreien Blick von selbst zeigen.

Würdigen

Die Würdigung des anderen meint eine Haltung des „Sein-Lassens", welche sich dem „Sich-Einlassen" anschließt. Aus der Erstaunlichkeit des Begegnendem entspringt die Offenheit und Bereitschaft dieses in seinem „So-und-nicht-anders-Sein" anzuerkennen und zu würdigen. Die Würdigung von Phänomenen in ihrer „Eigen-Sinnigkeit" verhindert vorschnelle Deutungen oder Rückführungen von etwas auf etwas anderes. Dem Willen zur Veränderung (d.h. der Wunsch ein So-Sein in ein Anders-Sein zu überführen), der jeder Therapie inhärent ist, muß eine elementare Wertschätzung und Würdigung seines momentanen So-Seins vorausgehen. Mit einer solchen philosophischen Haltung der Achtsamkeit gegenüber Begegnendem ist im therapeutischen Umgang mit kranken Menschen schon viel gewonnen, zumal gerade psychotische Menschen feinste Antennen für die Haltung des Gegenübers haben.

Psyche und Leib

Der cartesianische Dualismus mit seiner Trennung von Psyche und Soma prägt bis heute unser anthropologisches Grundverständnis und drängt den Leib, als ein diffuses, nicht zuordbares Etwas, in den Hintergrund. So wurde unser Leib das „'Unbeachtete', das ‚mit Stillschweigen Übergangene'" (Sartre, 1943, S. 583). Der „vergessene" Leib ist ein universaler Resonanzboden für unser gesamtes Erleben und bildet die Grundlage unserer Identität. Bei Psychosen finden sich nicht nur Störungen des Denkens, der Affektivität oder Wahrnehmung, sondern immer auch fundamentale Abwandlungen der Leiblichkeit. Der Leib ist im Unterschied zum Körper zwar nicht sichtbar oder faßbar, jedoch sehr wohl wahrnehmbar und spürbar. Eine differenzierte Phänomenologie der Leiblichkeit entwickelte der Philosoph Hermann Schmitz im Rahmen seiner Neuen Phänomenologie. Er versteht unter „leiblich" zum einen das Spüren am eigenen Körper ohne Zuhilfenahme der fünf Sinne oder des perzeptiven Körperschemas, und zum anderen die leibliche Kommunikation, die über das Spüren des eigenen Leibes weit hinausreicht, um mit der Mitwelt in Kontakt zu treten. Damit ist der Leib nach Schmitz nicht etwas Statisches oder rein Privatives, sondern etwas sehr Dynamisches, was mittels leiblicher Kommunikation über das Subjekt hinausgreift (vgl. Schmitz, 1985; 1987; 1992).

Störungen der leiblichen Identität können zu vielfältigen Symptomen wie beispielweise einer veränderten Psychomotorik, coenästhetischen Mißempfindungen, hypochondrischen Ängsten, leiblichen Beeinflussungsgefühlen oder katatonen Symptomen führen. Die Gewißheit der eigenen Identität bei gleichzeitiger Getrennt- und Verschiedenheit vom anderen ist vor allem auch leiblich verankert.

Eine Irritation der eigenen Identität kann zu philosophischen Fragen überleiten (wie bei Fichte) oder Ausgangspunkt einer tiefen existentiellen Verunsicherung (wie bei einem schizophrenen Patienten von Kimura) werden: Fichte fragte sich in seiner „Wissenschaftslehre": „Ich schreibe, ich habe also eine Vorstellung von meinem Schreiben; es schreiben aber auch andere neben mir. Woher weiß ich nun, daß mein Schreiben nicht das Schreiben eines anderen ist?" (Fichte, 1798, S. 574). Eine ähnliche Identitätsproblematik beschäftigte auch einen Patienten von Kimura: „Wenn ich in einem Spiegel sehe, weiß ich nicht mehr, ob ich mich dort im Spiegel sehe oder ich dort im Spiegel mich hier sehe. Stehe ich zwischen zwei Spiegeln, dann entsteht eine unendliche Kette des Mich-Selbst-Sehens." (Kimura, 1994, S. 194) Hier wird deutlich, daß zwischen einem Philosophen und einem schizophrenen Patienten nur graduelle Unterschiede bestehen hinsichtlich der Frage „Woher weiß ich, daß ich ich bin und nicht ein anderer?" Die Frage nach der Grenze zwischen eigenem und fremdem Leib ist für den Philosophen eine theoretisch-abstrakte Herausforderung, für den Schizophrenen hingegen eine praktisch-existentielle Notwendigkeit.

Daß gerade der Blick in den Spiegel und damit das Gewahrwerden unserer eigenen Leiblichkeit identitätskonstituierend wirkt, beschrieb bereits Abély (Abély, 1930) im sogenannten Spiegelzeichen (signé du mirroir). Bei diesem pathologischen Zeichen der Schizophrenie, das seiner Ansicht nach besonders im Vorstadium hebephrener Schizophrenien zu beobachten sei, diene der Blick in den Spiegel der Suche nach einer einheitlichen Gestalt des Leibes und damit der Selbstvergewisserung. Auch für Lacan (Lacan, 1996) hat der Blick in den Spiegel eine wichtige Funktion für die Ich-Entwicklung. Im von ihm so benannten Spiegelstadium (stade du mirroir) entstehe zwischen dem 6. und 18. Lebensmonat durch Verinnerlichung des Spiegelbildes imaginär eine Identifikation mit dem eigenen Leib und dem Bewußtsein seiner Einheit. Seiner Ansicht nach wird erst durch Gewahrwerden des eigenen Spiegelbildes der Leib als imaginäre Ganzheit entdeckt. Erst dieses leiblich fundierte Selbsterleben im Spiegelerlebnis eröffne den Raum imaginärer Intersubjektivität. Der Blick in den Spiegel auf sich selbst verdeutliche modellhaft die Spiegelung seiner selbst in den Blicken der anderen.[2]

Angewandt auf schizophrene Psychosen eröffnet das Bewußtwerden der Möglichkeit, von anderen gesehen zu werden, so wie ich mich im Spiegel sehe, auch die Chance, die Perspektive des anderen zu übernehmen. Gerade diese Fähigkeit der Perspektivenübernahme bei gleichzeitig sicherer Verankerung in der eigenen Identität versagt häufig bei schizophrenen Menschen. So kann die von Conrad (Conrad, 1971) beschriebene „Unfähigkeit zum Überstieg", die er als konstitutiv für den Wahn ansah, auch als eine fundamental leibliche Störung des Schizophrenen verstanden werden. Die Unfähigkeit, sich mit den Augen des anderen zu betrachten, bedingt eine mangelnde Objektivierung und Relativierungen des eigenen Standpunktes von einer exzentrischen Position heraus und begünstigt somit wahnhafte Fixierungen. Aber auch umgekehrt kann aus Störungen der leiblichen Identität und Kohärenz ein pathologisch gesteigertes Gefühl des Ausgeliefertseins an den blickenden anderen resultieren. Eine graduelle Steigerung von diesem „Sich-bereits-erblickt-Fühlen" manifestiert sich im paranoiden Wahn, bei dem der Wahnkranke überall und stets die Blicke auf sich bezogen fühlt oder durch die vermeintlich bannende Wirkung von Blicken dirigiert wird. Paranoide Beein-

2 Auch Kohut (Kohut, 1992) maß dem fehlenden „Glanz in den Augen der Mutter", in dem sich das Kind widerspiegeln kann, eine wesentliche Bedeutung für die Entstehung narzißtischer Neurosen zu. Damit fundiert der elterliche, liebevolle und anerkennende Blick nicht nur das kindliche Selbstbewußtsein und Selbstwertgefühl, sondern die gesamte Identität.

flussungsgefühle, wie z. B. das Gefühl, ferngesteuert oder von fremden Mächten marionettenartig dirigiert, durch Ultraschall elektrisiert oder erhitzt bzw. „nur" beobachtet, von Kameras gefilmt oder von bösen Blicken verfolgt zu werden, sind leibliche Ausdrucksformen von Gefühlen des Ausgeliefertseins an den anderen. Wenn die leibliche Identität bedroht oder fragmentiert ist, fühlen sich die Patienten nicht mehr als Herr ihrer Handlungen, sondern dem Willen anderer ohnmächtig ausgeliefert.

So sind auch die oft hölzern-steifen Körperbewegungen Schizophrener, die Kraepelin als „Verlust der Grazie" beschrieb, Ausdruck des Verlustes der natürlichen Verankerung des Leibes in seiner Umgebung. Dadurch kommt es zu einer Desautomatisierung, d. h. die natürliche Selbstverständlichkeit[3] leiblicher Handlungsvollzüge geht verloren und wird durch ein künstliches, desautomatisiertes Rollenstereotyp ersetzt. Die Patienten klagen, daß ihnen nichts mehr wie „von selbst" gelinge, sie sich auf alle Handlungen konzentrieren bzw. diese planen müssen und ihnen die „Leichtigkeit leiblichen Seins" verloren gegangen sei.[4] Der Bewegungsimpuls und die darauffolgende Bewegungsausführung fallen auseinander. Dieses Auseinanderfallen kann zu sich verselbständigenden Handlungen und Phänomenen wie Echolalie, -praxie, Negativismus und Befehlsautomatismus führen.

Eine fragmentierte leibliche Identität kann sich auch in Gefühlen des körperlichen Zerfalls oder Umwandlung ausdrücken: Patienten haben dabei das Gefühl, daß ihr Körper in viele Teile zerfällt[5], sich langsam auflöst, sich verschiebt, verändert oder gänzlich umbildet. Das Erleben von qualitativ eigenartigen Leibgefühlsstörungen ist für die coenästhetische Schizophrenie charakteristisch: Hier berichten Patienten über Taubheit-, Steifigkeit- und Fremdheitsempfindungen oder über Schmerz-, Wander- und Elektrisierungssensationen; auch der Schwund ganzer Leibesinseln[6] ist ein häufiges Phänomen. Meist betreffen diese leiblichen Störungen einzelne Leibesinseln, wie Beine, Gesicht, Brustraum oder Verdauungstrakt, auf die sich das psychoti-

3 Die Formulierung „Verlust der natürlichen Selbstverständlichkeit" geht auf W. Blankenburgs phänomenologische Analyse symptomarmer Schizophrenien zurück (Blankenburg, 1971).

4 Dies ist jedoch kein spezifisch schizophrenes Phänomen. In Kleists „Marionettentheater" widerfährt einem zuvor anmutigen Jüngling ähnliches, als er von seinem Freund gebeten wird, eine antike Pose erneut einzunehmen. Die zuvor selbstverständliche und unreflektierte, leiblich fundierte geschmeidige Bewegung erstarrt dadurch zur verkrampften und steifen Posse, welcher jegliche Natürlichkeit verloren gegangen ist.

5 Vgl. „Ich bin 1000 Ich" (Einleitung von Ertl M., Keintzel B., Wagner R. P. im vorliegenden Buch).

6 Im Gegensatz zu Körperteilen versteht Schmitz unter dem Begriff „Leibesinseln" unscharf voneinander abzugrenzende Bereiche, die leiblich gespürt werden können. So besteht der Leib nicht aus einer isolierten, flächigen Einheit, sondern aus einem „Gewoge verschwommener Inseln" (vgl. Schmitz, 1986, S. 78).

sche Erleben zentriert, um weiteren psychotischen Fragmentierungs- und Desintegrationstendenzen entgegenzuwirken.

Die innere *Ent*fremdung mit der eigenen Leiblichkeit und ihrer Resonanzfähigkeit auf die Welt korrespondiert mit dem Gefühl der *Be*fremdung, die der andere hat. Dies leitet dazu über, daß sich Störungen der Leiblichkeit auch immer in der Sphäre der Intersubjektivität manifestieren. Der Leib kann die Grenzen des Subjekts mittels leiblicher Kommunikation überschreiten: Ähnlich dem Praecox-Gefühl von Rümke beruht die Begegnung mit dem Schizophrenen auf einer leiblich gespürten *Verwunderung* über die unerwartete leibliche Kommunikation, die *quer* zu unseren bisherigen Erfahrungen steht. Das alltägliche wechselseitige Aufeinandereinschwingen entbehrt hier der tragenden Selbstverständlichkeit und wird stattdessen zur elementaren Aufgabe.

Dieses eigentümliche Berührtsein durch den Schizophrenen ist durch das Phänomen der *Einleibung* (Schmitz) verstehbar: Der Leib dient als Resonanzboden für die leiblichen Schwingungen und Stimmungen des anderen, die er sensibel an sich selbst als eigenleibliches Spüren auffangen kann. Das eigenleibliche Spüren geht damit in einen übergreifenden Leib, der auch den anderen umfaßt, über. Einleibung geschieht ständig in unserer alltäglichen Lebenserfahrung. Dieses eigenleibliche Spüren ermöglicht als Ergänzung zur verbalen und nonverbalen Kommunikation einen direkten und unmittelbaren Zugang. Es vollzieht sich als subtiles leibliches Mitschwingen mit den Ängsten, Stimmungen, Engungen, Weitungen und vitalen Antrieben des anderen. Das wichtigste Phänomen leiblicher Kommunikation im Gespräch ist die *wechselseitige Einleibung*, bei der die dominierenden Rollen zwischen beiden Partnern im Wechsel fluktuieren, wie es z. B. beim Blickwechsel oder bei der Mutter-Kind-Interaktion zu beobachten ist. Diese Form der Einleibung ermöglicht es, das Erleben des anderen am eigenleiblichen Spüren abzulesen und zu verstehen. Es handelt sich hier, wie Schmitz es formuliert hat, um eine „Wahrnehmung mit verkehrten Fronten" (vgl. Schmitz, 1985). Diese „Wahrnehmung mit verkehrten Fronten" ermöglicht es, daß nicht *ich hier* den anderen *dort* wahrnehme, sondern den anderen hier an mir wahrnehme und spüre. Eine Trennung der beiden Personen ist durch diese subtile Form der leiblichen Wahrnehmung aufgehoben. Die wechselseitige Einleibung ist unser empfindlichster Fühler bei der Wahrnehmung des anderen und dient der gemeinsamen Verhaltensabstimmung im Sinne einer Einstellung oder Einstimmung auf den anderen. Das Gespräch von Leib zu Leib ist ein genuiner Verständigungsmodus, der sich durch die Begriffe der verbalen und nonverbalen Kommunikation nicht adäquat erfassen läßt. Jedes Gespräch beruht auf wechselseitiger Einleibung, die meist automatisch und unreflektiert „geschieht". Nicht nur die Inhalte, sondern vor allem die Gestaltverläufe von

Haltung und Gebärden, die synästhetischen Charaktere der Stimme oder der Blick, sind hierfür prägend.

Die beschriebenen genuinen Formen der Einleibung können bei schizophrenen Menschen pathologisch gesteigert sein: Basale Störungen der leiblichen Identität bedingen eine verminderte Abgrenzungsfähigkeit und damit erhöhte Durchlässigkeit gegenüber Begegnendem als Grundlage ihrer besonderen Vulnerabilität. Daher haben Schizophrene auch eine erhöhte Empfänglichkeit für Atmosphären, Stimmungen, Bewegungssuggestionen, Archaisch-Mythisches und Primärprozeßhaftes, welche im Unterschied zu Gesunden auch bei geringer Intensitätsstärke wahrgenommen werden können.[7] Eine harmlose Berührung, ein zufälliger Blick, ein flüchtiger Duft, eine eigentümliche Atmosphäre kann „entharmlost" als erotisches Angebot, Zeichen einer Verschwörung oder göttlichen Weisung empfunden werden. Dieses Ausgeliefertsein an die atmosphärischen Eindrücke der Welt entsteht aus einer mangelnden Verankerung in einer in sich kohärenten leiblichen Identität, wodurch Fremdes als Eigenes einverleibt wird und die getrennten Phänomene der Umwelt als „Einleibungs(an)gebote" mißverstanden werden. Diese „Entborgenheit" in dem leiblichen Eigenraum führt zu einer Tendenz, sich an alles Begegnende anzukoppeln und sich selbst in der scheinbaren Geborgenheit einer „allumfassenden" Einleibung zu wähnen. Die von Bleuler beschriebenen Phänomene des Transitivismus und der Appersonierung zeugen von dieser mangelnden Grenzziehung mit Verschmelzungstendenzen. Der Schizophrene neigt eher zur magischen Partizipation (mittels Einleibung) als zur nüchternen Separation.

Phänomenologische Reflexionen können nicht nur das Verständnis schizophrener Symptome bereichern, sondern auch den therapeutischen Blickwinkel erweitern: So kann es ein therapeutisches Ziel sein, den Patienten wieder in seiner Leiblichkeit zu verankern und ihm zu helfen, seine leibliche Identität neu zu begründen.[8] Dabei ist es wesentlich, den Therapeuten *und* Patienten als *eine* leibliche Einheit zu betrachten. Diese elementar leibliche Ebene der Kommunikation kommt bei jeder Form empathischen Mitschwingens mit

---

7 Die bedeutungsvolle Zudringlichkeit von Atmosphären und Stimmungen beschrieb Conrad (Conrad, 1971) bei der beginnenden Schizophrenie als Stadien des Tremas und der Apophänie, bei der sich langsam die Welt für sich in eine Welt für mich verwandelt. Hier wird die Ein(ver)leibung der Welt anschaulich deutlich.
Auch Janzariks (Janzarik, 1967) beschriebene „Entzügelung des impressiven Wahrnehmungsmodus" mit Desaktualisierungschwäche, aus der eine vermehrte Reizoffenheit und Empfänglichkeit für Anmutungsqualitäten resultiert, kann als eine pathologisch gesteigerte Einleibungsfähigkeit verstanden werden, die aufgrund der fehlenden Abgrenzung an allem partizipiert.

8 Hierfür entwickelte Scharfetter analog zu den fünf basalen Dimensionen des Ich-Bewußtseins differenzierte leiborientierte Ansätze, die sich mit phänomenologischen Überlegungen gut vereinbaren lassen (vgl. Scharfetter, 1978, 1998).

dem Patienten zum Tragen.[9] Die interpersonale leibliche Kommunikation befindet sich auf einer tieferen Abstraktionsebene als das, was man üblicherweise unter „Beziehung" versteht. Übertragungs- und Gegenübertragungs*gefühle* sind auch immer gespürte leibliche Regungen. Gefühle der Enge, Bedrängnis, Anspannung oder aber der Weite, Entspannung, Erleichterung, welche sich in der Kommunikation automatisch einstellen, werden – *bevor* sie als Gefühle wahrgenommen werden – primär leiblich gespürt. Ein*leibung* geschieht noch vor der Ein*fühlung*. Der Einbezug einer differenzierten Wahrnehmung und Beschreibung dieser leiblichen Kommunikationsebene kann das Verständnis von Übertragungs- und Gegenübertragungsphänomenen erheblich erweitern.

Ein bewußteres Wahrnehmen und Würdigen der subtilen Möglichkeiten leiblicher Vorgänge ermöglicht eine größere Reflexionsbasis und therapeutische Bandbreite. Somit ist die leibliche Kommunikation nicht nur die Grundlage jeder Therapie, sondern vielleicht sogar eine *der* (bislang unterschätzten) Wirkfaktoren einer gelungenen Therapie.

Literatur

Abély P. (1930): Le signe du miroir dans les psychoses et plus spécialement dans la démence précoce. Annales médico-psychologique, 88, S. 28–36.

Bacal H. (1985): Optimal responsiveness and the therapeutic process. In: Goldberg A. (Hg.): Progress in Self Psychology. Vol. I. Guilford Press., New York, S. 202–227.

Blankenburg W. (1971): Verlust der natürlichen Selbstverständlichkeit. Ein Beitrag zur Psychopathologie symptomarmer Schizophrenien. Stuttgart.

Conrad K. (1958 / 1971): Die beginnende Schizophrenie. Thieme, Stuttgart.

Fichte J. G. (1845): Die Thatsachen des Bewusstseins. Vorlesungen 1810 / 1811. In: Sämtliche Werke, Bd. 2. Veit & Comp, Berlin.

Heidegger M. (1953 / 1976): Einführung in die Metaphysik. Niemeyer, Tübingen, 4. unveränd. Aufl.

Ders. (1987 / 1994): Zollikoner Seminare. Hg. v. Boss M. Klostermann, Frankfurt am Main, 2. Aufl.

Janzarik W. (1967): Der Wahn in strukturdynamischer Sicht. Studium Generale 20, S. 628–638.

Kimura B. (1994): Psychopathologie der Zufälligkeit oder Verlust des Aufenthaltsortes beim Schizophrenen. Daseinsanalyse 11, S. 192–204.

Kohut H. (1992): Narzißmus. Suhrkamp, Frankfurt a. M.

Lacan (1996): Schriften I. Quadriga Verlag, Weinheim / Berlin.

Sartre J.-P. (1943 / 1994): Das Sein und das Nichts. Rowohlt, Reinbek bei Hamburg, 4. Ausg.

Scharfetter Ch. (1978): Leiborientierte Therapie schizophrener Ich-Störungen. Mit Kommen-

9 Das selbstpsychologische Konzept der „optimalen Resonanz im Dialog" von Bacal (Bacal, 1985), das eine wechselseitige Resonanz auf die Gefühle der Kommunikationspartner als Wirkfaktor beschreibt, kann hier eine nähere Präzisierung auf leibphänomenologischer Basis erfahren.

tar von G. Benedetti. Schweizer Archiv für Neurologie, Neurochirurgie und Psychiatrie. Band 123, Heft 2, S. 239–255.

Ders. (1998): Ich-Psychopathologie und Leiberleben. In: Röhricht F., Priebe S. (Hg.): Körpererleben in der Schizophrenie. Hogrefe, Göttingen / Bern / Toronto.

Schmitz H. (1985): Phänomenologie der Leiblichkeit. In: Petzold H. (Hg.): Leiblichkeit, philosophische, gesellschaftliche und therapeutische Perspektiven. Junfermann, Paderborn.

Ders. (1987): Der vergessene Leib. Phänomenologische Bemerkungen zu Leib, Seele und Krankheit. In: Zeitschrift für klinische Psychologie, Psychopathologie und Psychotherapie 35.

Ders. (1992): Psychotherapie als leibliche Kommunikation. Integrative Therapie 3 / 92. S. 292–313.

Konzepte und Tendenzen in der Psychiatrie

Rainer Gross

Psychoanalytische Haltung im sozialpsychiatrischen Team

Die Anwendungen der Psychoanalyse im stationären psychiatrischen Rahmen wurden und werden von verschiedenen Seiten skeptisch bis mißtrauisch beobachtet:

Die Exponenten einer „reinen“ bzw. „klassischen“ Psychoanalyse formulieren ihre Vorbehalte weitgehend in Anlehnung an das berühmte Zitat von Sigmund Freud: „Wir werden auch sehr wahrscheinlich genötigt sein, in der Massenanwendung unserer Therapie das reine Gold der Analyse reichlich mit dem Kupfer der direkten Suggestion zu legieren.“ (Freud, 1920) Dies schrieb Freud in „Wege der psychoanalytischen Therapie“. Auch noch viel später, in den „Neuen Folgen der Vorlesungen zur Einführung in die Psychoanalyse“ (Freud, 1933), betonte er die prinzipielle Unzugänglichkeit der Psychosen für die psychoanalytische Behandlung.

Die Anwendungsgebiete psychoanalytischer Therapien wurden in den letzten 50 Jahren sehr weitreichend ausgeweitet und auch theoretisch erweitert. Trotz der eventuell impliziten Arroganz von Vertretern der „reinen Lehre“ gegenüber bloßen Kunsthandwerkern der „angewandten Psychoanalyse“ halte ich die Skepsis bezüglich der Legierung des psychoanalytischen Goldes weiterhin dann für berechtigt, wenn einer „billigen“ (sowohl ökonomisch als auch dem theoretischen Anspruch nach) Sozialpsychiatrie durch den bloßen Zusatz „psychoanalytisch orientiert“ eine dünne Vergoldung aufgesetzt werden soll.

Skepsis bezüglich Psychoanalyse im psychiatrischen stationären Bereich äußern auch psychiatriekritische bis antipsychiatrisch orientierte Autoren: Bei Basaglia z. B. (und abgeschwächt und differenziert auch bei G. Jervis) fallen Psychotherapieverfahren im stationären Rahmen prinzipiell unter Ideologieverdacht. Die Gefahr der pychotherapeutischen Anpassung an die krankmachenden Verhältnisse wird herausgestrichen, die Priorität der politischen Aktion vor der therapeutischen betont.

Mosher schreibt, „daß wir glauben, daß es an sich schon therapeutisch ist, die Bedürfnisse des Patienten zu erfüllen“ (Mosher, 1989). (Bedürfnisse hier global verstanden, sowohl im sozialpolitischen als auch im psychodynamischen Sinn.)

Eine Variante davon ist die Warnung der Exponenten einer engagierten (im politischen Sinne) Analyse, die den Verlust des subversiven Potentials der Psychoanalyse befürchten, falls diese von der Psychiatrie „in Dienst genommen“ wird. So warnt z. B. Horn vor „der Reduktion der Psychoanalyse auf eine Therapeutik im Dienste sozialer Kontrolle“ (Horn, 1984).

Hier klingt das zweite berühmte Freud-Zitat betreffend das Verhältnis Psychoanalyse / Psychiatrie an: Seine Sorge, daß die Psychoanalyse als eine Therapie unter vielen bzw. als „handmaid of psychiatry“ enden könnte. Von soziologischer Seite wurde diese Warnung vor psychoanalytischen (und generell psychotherapeutischen) Anwendungen als sozusagen „weicheres Dispositiv der Kontrolle“ in Gegenüberstellung zur brutaleren Ausgrenzung früherer psychiatrischer Zeiten z. B. von Castel für die amerikanische Psychiatrieszene beschrieben.

Diesen psychoanalytischen oder soziologisch-kritisch orientierten Beobachtern einer angewandten Psychoanalyse steht weiterhin (und in den letzten Jahren neu gestärkt) eine biologisch orientierte Psychiatrie gegenüber, die Psychosen und Depression vorwiegend als Stoffwechselstörung betrachtet, dementsprechend der pharmakologischen Intervention absolute Priorität einräumt. Dies wird allerdings (zumindest öffentlich) selten so brutal ausgedrückt. Die herrschende sozialpsychiatrische Sprachregelung betont stets die Notwendigkeit sowohl pharmakologischer als auch psychotherapeutischer Interventionen. (Das etwas heuchlerische Etikett dafür lautet „Integration von pharmakologischen, psychotherapeutischen und soziotherapeutischen Ansätzen“). Oft ist dabei deutlich der bloß ornamentale bzw. unspezifisch additive Charakter einer ausschließlich stützenden Psychotherapie bzw. Psychoedukation spürbar, die hier gleichwertig mit dem angebotenen Vollwertmenü oder der schönen Aussicht der Kurklinik angepriesen wird bzw. den Patienten über die Nebenwirkung einer medikamentösen Therapie oder Freiheitseinschränkung hinwegtrösten soll.

(Insgesamt entsteht oft der Eindruck, daß bei der Integration von medikamentöser und psychotherapeutischer Behandlung die Medikation der soliden Torte entspricht, die Psychotherapie eher dem unverbindlich schmückenden Schlagobers darauf.)

Alle diese unterschiedlichen Richtungen der Kritik inkludieren jeweils auch die Möglichkeit der Entwertung des psychoanalytisch orientierten sozialpsychiatrischen Handelns. Dementsprechend bleibt es schwierig, eine Identität sowohl als Teil eines sozialpsychiatrischen Teams als auch als Psychoanalytiker zu finden.

Neben und nach den grundlegenden Konzepten von Freud (vor allem in „Massenpsychologie und Ich-Analyse") basieren heutige Konzepte für psychoanalytisch orientierte Arbeit im klinisch-psychiatrischen Rahmen auf einer Vielzahl von weiteren Konzepten und deren praktischer Anwendung in den letzten 70 Jahren:

Schon 1928 wagte Simmel den ersten Versuch einer „Psychoanalyse in der Klinik" in Berlin. („Psychoanalytisches Sanatorium Schloß Tegel"). In seinen Aufsätzen von 1928 „Die psychoanalytische Behandlung in der Klinik" sowie 1929 „Psychoanalytische Gesichtspunkte zur Psychotherapie der Schizophrenie" thematisierte Simmel bereits viele heute noch wichtige Gesichtspunkte: So betonte er, daß es wichtig sei „zunächst eine positive Bindung an das Institut als solches zu schaffen, damit es Basis und Rahmen garantieren soll, wenn späterhin durch das Spiel der Übertragung die Mitspieler sämtlich ins Schwanken zu geraten scheinen."

Obwohl er die Person des Psychoanalytikers noch zentral sah und speziell das Pflegepersonal durch Übermittlung von Informationen dem Analytiker eher „zuarbeiten" sollte, beschreibt er bereits, daß sich

> die psychoanalytische Situation innerhalb der Klinik nicht auf die Beziehung zum Analytiker, sondern auf die gesamte Klinik als eine Art erweiterte Person des Analytikers bzw. als des Urtyps der Familie des Patienten darstellt. Die Pflegerinnen stellen für die Mutter, die Ärzte für den Vater, die Mitpatienten für die Geschwister das Phantom zur Reaktivierung des neurotischen Prozesses. Auch die ganze Skala seiner erstmaligen kindlichen Konfliktbewältigungs- und Abwehrversuche, die seinerzeit eine Konsolidierung der Persönlichkeit nur mit Defekt erzielten, kann der Patient in der Klinik gewissermaßen am Phantom rekapitulieren, unter dem korrigierenden Einfluß der analytischen Kur (Simmel, 1928).

Als politisch engagierter Analytiker betonte Simmel jedoch auch, daß „diesem affektgeladenen Übertragungsmilieu bei aller analytischen Korrektur doch noch wirksames Paroli dadurch geboten werden muß, daß wir an den bestehenden Beziehungen zur realen Außenwelt aufs Sorgsamste festhalten!" (Simmel, 1928)

Durch die Wirtschaftskrise mußte das Sanatorium Tegel 1931 trotz eines (von Freud initiierten) Spendenaufrufes geschlossen werden.

Simmels Grundgedanken wurden in den USA, speziell in der Menninger Klinik in Topeka / Cansas weitergeführt (jedoch ohne das Konzept der Behandlung im Team). Konzipiert wurde eher eine „ambulante" psychoanalytische Psychotherapie, die unter dem Schutz des stationären Aufenthaltes (vor allem gegen destruktives Agieren des Patienten) fortgeführt wird. Wegweisend war auch die Arbeit von Frieda Fromm-Reichmann in Chestnut Lodge, wo ebenso wie in der Menninger Klinik die Trennung von psychotherapeutischem und stationärem Raum bzw. klinischer psychiatrischer Therapie weiter bestand. Fromm-Reichmann beschrieb auch die Probleme, die dabei durch Idealisierung des analytischen Therapeuten und dementsprechende Selbstwertprobleme der übrigen Teammitglieder entstanden. In Chestnut Lodge untersuchten Stanton und Schwartz auch erstmals den Einfluß der institutionellen Bedingungen auf den therapeutischen Prozeß, beschrieben z. B. Verschlechterungen der Patienten bei Spaltungsprozessen im Personal. Alle diese Konzepte (und auch die aus der Menninger Klinik fortgeführten früheren Arbeiten Kernbergs zu diesem Thema) betonen die Grundidee des Primats der persönlichen Beziehung, beschrieben Psychoanalyse *in* der Klinik bzw. parallel zum Klinikaufenthalt, der nur als Schutz für den Patienten wegen des Schweregrades der Erkrankung in Kauf genommen wird, jedoch nicht sozio- oder gruppentherapeutisch genutzt wird. Das Behandlungsteam als genuiner Wirkfaktor bleibt noch peripher, Simmel schreibt von der „ganz bestimmten Mission des Pflegers“:

> Er soll keineswegs mitbehandeln, er hat nur die Aufgabe, sich richtig zu verhalten. Er muß wissen, welche Übertragungsbedeutung ihm selbst von den Patienten auferlegt wird und muß unter Leitung des psychoanalytisch geschulten Arztes vermeiden lernen, die traumatische Wirkung solcher Konfliktsituation durch eigenes, unzweckmäßiges Verhalten noch zu steigern (Simmel, 1929).

Das hierarchische Gefälle ist hier noch sehr klar gegeben, laut Simmel muß das Pflegepersonal „wie ein erweitertes Sinnesorgan des Analytikers funktionieren!“

Die therapeutische Gemeinschaft

Eine entscheidende theoretische und praktische Erweiterung des Ansatzes ergab sich durch das Konzept der therapeutischen Gemeinschaft, das ungefähr gleichzeitig von Maxwell Jones und Ferdy Main entwickelt wurde. Ähnlich wie nach dem 1. Weltkrieg unter dem Eindruck der massenhaft auftretenden Kriegsneurosen und deren Behandlungsnotwendigkeit die Anwendung psychoanalytischer Prinzipien auf größere Patientengruppen überlegt wurde, war auch die Idee der therapeutischen Gemeinschaft eine Konsequenz der knappen therapeutischen Ressourcen für die vielen erkrankten Soldaten des 2. Weltkrieges. Ebenso wie Simmel „Leiter des preußischen Festungslazarettes für Kriegsneurotiker in Posen“ war, waren Maxwell Jones, Bion und andere bekannte Analytiker als Militärpsychiater in England vor 1945 tätig.

Jones' Schwerpunkt war ein soziotherapeutischer, weitgehend beschränkt auf Behandlung bewußter emotioneller Interaktionen in der Gruppe, deklariertes Ziel war auch ein Demokratisierungsprozeß der hierarchisch geführten

Klinik. Ebenso wie Main betont er die Wichtigkeit von horizontalen-demokratischen Strukturen, die erst eine „therapeutische Kultur stetiger Erkundung“ ermöglichen. Main legt (unter anderem in Rückgriff auf Bionsche Gruppenkonzepte) den Schwerpunkt auf die unbewußten Prozesse in der Gruppe:

> Die Sozialisation neurotischer Antriebe, ihre Umformung auf soziale Erfordernisse hin innerhalb eines realistischen Bezugsrahmens, die Stärkung des Ichs, die zunehmende Fähigkeit, echte und selbstverständliche, soziale Beziehungen einzugehen, die Umformung von Über-Ich-Forderungen – alles das stattet das Individuum mit der Fähigkeit und der Technik aus, in seiner Lebenswirklichkeit einen sinnvollen Platz einzunehmen und sein Leben zu meistern (Main, 1977).

Vom psychoanalytischen Blickpunkt her ergaben sich bei aller Faszination durch diesen neuen Ansatz vielfältige Schwierigkeiten durch die Vermischung und manchmal unzulässige Gleichsetzung eines therapeutischen Ziels für den Patienten und eines politischen Ziels der Demokratisierung der psychiatrischen Institution. Bion selbst betonte eher die Regressionsbereitschaft auch erwachsener Menschen in Gruppensituationen (z.B. in der therapeutischen Gemeinschaft) durch projektive Identifikation, als einen sehr frühen Abwehrmechanismus:

> Der Erwachsene muß Kontakt mit dem affektiven Leben der Gruppe herstellen, in der er lebt. Dies mag für den Erwachsenen eine ebenso gewaltige Aufgabe sein wie für den Säugling die Beziehung zur mütterlichen Brust, und sein Versagen vor den Anforderungen dieser Aufgabe offenbart sich in seiner Regression (Bion, 1961).

Auch Kernberg berichtet in einigen, gerade durch ihre Ehrlichkeit und Klarheit faszinierenden Arbeiten, über seine persönlichen langjährigen Erfahrungen speziell mit der Gefahr der Reggression in Gruppen und vor allem in Großgruppen (mit der Folge der Identitätsdiffusion auch beim Personal). Schlimmstenfalls kann das Personal als Gruppe pathologisch und antitherapeutisch funktionieren, auch wenn einzelne Mitglieder als Individuen durchaus reif und fähig sind. Kernberg beschreibt, daß „klinische Erfahrung bewiesen hat, daß Pathologie und soziale Effektivität von Gruppen nicht mit der Pathologie und der sozialen Effektivität ihrer einzelnen Mitglieder übereinstimmen.“ (Kernberg, 1980)

In der gemeinsamen Regression verbinden sich Personal und Patienten der therapeutischen Gemeinschaft schlimmstenfalls im Kampf gegen den gemeinsamen Außenfeind der Gesellschaft oder der Klinikleitung.

Verfechter der therapeutischen Gemeinschaft übersehen oft, daß sich die Errichtung einer „idealen Gesellschaft“ innerhalb einer Klinik leicht mit den Bedürfnissen der Patienten verbinden kann, ihre eigenen Konflikte – die intrapsychischen und die zwischenmenschlichen – ebenso zu leugnen, wie die realen Widersprüche in der Welt außerhalb der Klinik, in die sie schließlich zurückkehren müssen. Die Patienten passen sich an das Klinikleben an, sind aber nicht für die Rückkehr in die äußere Umgebung vorbereitet.

Bei den avancierteren Modellen bleibt der Ansatz, wie in den früheren therapeutischen Gemeinschaften das gesamte soziale System zu prüfen, in dem Patienten und Personal innerhalb einer Abteilung miteinander umgehen. Außerdem wird die Notwendigkeit einer funktionalen, nicht autoritären administrativen Struktur anerkannt und die hohe Priorität der Prüfung der Lebensrealität des Patienten in der Abteilung und ihrer Beziehung zur sozialen Rehabilitation. (In dieser Richtung plädiert auch Mosher für eine „Kontextualisierung des Symptomverhaltens".)

Deutlich zurückgenommen wird jedoch die Ideologie der Gleichheit hinsichtlich der Funktion von Personal und Patienten und der Wunsch nach Demokratisierung von Behandlungsprozessen. (Das Soteria-Modell wäre ein aktuelles Beispiel für ein demokratisches bzw. nicht-hierarchisch organisiertes Behandlungskonzept einer kleinen therapeutischen Gemeinschaft.) Im Gegensatz zur Atmosphäre der Nachgiebigkeit wird von Kernberg (und später z. B. auch von Matakas) die Wichtigkeit der Regeln im Stationsleben betont. Durch den Widerstand dagegen und die Durcharbeitung dieses Widerstandes kann Autonomiegewinn der Patienten (und damit auch Loslösung von der idealisierten Abteilung) erst ermöglicht werden. Die „weicheren" oder „härteren" Ansätze betonen je nachdem mehr den Pol der Empathie und des „holding" bzw. im Gegenteil dazu den Gegenpol der stützenden Struktur.

In den neueren Arbeiten Kernbergs wird vermehrt die Wichtigkeit der Gesamtheit der Übertragungsenwicklungen und der Analyse der gesamten Übertragungs- / Gegenübertragungskonstellationen sowohl in der Psychotherapiesituation als auch im sozialen Umfeld betont:

> Die emotionalen Reaktionen aller Mitarbeiter auf einzelne Patienten müssen diagnostiziert und zu einem Bild zusammengefügt werden, das es ihnen schließlich ermöglicht, die wesentlichen aktivierten konflikthaften inneren Objektbeziehungen des Patienten in der gesamten Klinikumgebung zu ordnen (Kernberg, 1980).

Trotz der erkannten Wichtigkeit des Gesamtensembles der Übertragungen zieht Kernberg noch ein „duales System" mit personeller Trennung der Funktion des Psychotherapeuten und des klinischen Arztes vor. Bei gegenseitiger Information bleiben also psychotherapeutischer Raum einerseits und soziotherapeutischer Raum noch getrennt.

Dem gegenüber betont im deutschsprachigen Raum vor allem Jannsen die Überlegenheit des integrativen Modells und die Wichtigkeit des multipersonalen Beziehungsangebotes. Er wählt den Ausdruck „multidimensionale Übertragung":

> In der multidimensionalen Übertragung können die verschiedenen libidinösen bzw. aggressiv besetzten familiären internalisierten Objektbeziehungen wiederentdeckt werden. Der Patient hat sozusagen in dem multipersonalen Beziehungsangebot der Therapeutengruppe sein Gruppen-Ich externalisiert. Die multidimensionale Übertragung ist also die regressive Re-Inszenierung der Familienkonstellation, der strukturbildenden internalisierten Beziehungsmuster in den Interaktionen mit den Therapeuten und auch mit den anderen Patienten (Jannsen, 1987).

Speziell bei schwer gestörten bis psychotischen Patienten hat sich laut Jannsen dieses Modell als überlegen erwiesen, wobei die verschiedenen Aspekte der intrapsychischen Konfliktkonstellationen bzw. die verschiedenen Partial-Objektbeziehungen zwar getrennt (divergierend), dabei aber simultan auf verschiedene Therapeuten übertragen werden können.

Bei einem so komplexen und gleichzeitig in die Abteilungsrealität verwobenen Beziehungs- bzw. Übertragungs- / Gegenübertragungsmuster müssen für die Mitglieder des therapeutischen Teams natürlich fast alle zentralen psychoanalytischen Konzepte wie zum Beispiel die analytische Neutralität, der Begriff des Agierens / Mitagierens adaptiert bzw. neukonzeptioniert werden. Bekanntlich gibt es ja bereits im Mainstream der psychoanalytischen Theoriebildung (auch schon für das klassische Setting) dabei beträchtliche Differenzen. Schon 1979 fragte sich Cremerius, ob es zwei psychoanalytische Techniken gäbe und stellte leicht schematisiert ein Gegensatzpaar zwischen „paternalistischer Vernunftstherapie“ mit dem primären Ziel der Einsicht und „mütterlicher Liebestherapie“ mit dem primären Therapieziel der emotionellen Erfahrung auf.

Dementsprechend sieht Cremerius überhaupt grundsätzliche Unterschiede zwischen den beiden Richtungen bezüglich Krankheitsbegriff, Handhabung der Regression, Haltung des Analytikers gegenüber dem Patienten, Umgang mit Übertragung, Widerstand und Deutung. Entscheidend für die Linie der wichtigen emotionellen Erfahrung ist primär bekanntlich Ferenczi (vor allem in seinen späteren Arbeiten), von ihm ausgehend Balint und Winnicott mit den Konzepten des „holding“ bzw. des „facilitating environment“.

Die Arbeiten Winnicotts und auch die Berichte seiner Patienten über Analysen bei ihm sind eindrucksvolle Beispiele dafür, daß auch schon in den 50er Jahren ein Psychoanalytiker kein kühler, um jeden Preis neutraler bzw. abstinenter Therapeut sein mußte: Winnicott beschäftigte sich ausführlich mit der Analyse schwergestörter Patienten und betonte, daß man eben das Setting an die Patienten anpassen müsse: „Ganz am Anfang passe ich mich sehr stark an Erwartungen des Einzelnen an. Es ist unmenschlich, das nicht zu tun.“ (Winnicott, 1974)

Dementsprechend ging er auch anders mit Regression und Regressionsbereitschaft um:

> Es wird gewöhnlich angenommen, daß die Regression des Patienten in der Analyse eine gewisse Gefahr bedeutet. Die Gefahr liegt jedoch nicht in der Regression, sondern in der Unfähigkeit des Analytikers, der Regression und der dazu gehörigen Abhängigkeit zu begegnen. Je eher er die Regression akzeptiert und sich ihr in jeder Beziehung stellt, desto geringer wird die Gefahr, daß der Patient es nötig hat, eine Krankheit mit regressiven Zügen zu produzieren (Winnicott, 1976).

Was ein solches Einlassen auf tiefe Regression bedeuten kann beschreibt Margret Little in ihrer dramatischen Fallgeschichte „Die Analyse psychotischer Ängste" (Little, 1990). (Es ist ihr eigener Fall: Sie war psychotisch und in Analyse bei Winnicott, bevor sie selbst eine bedeutende Analytikerin wurde und bezeichnenderweise auch einen der klassischen Aufsätze zum Thema Gegenübertragung schrieb.)

Winnicott verstand seelische Erkrankung nicht primär als pathologische Störung, sondern unter einem Entwicklungsaspekt als eine Notlösung für emotionale Konflikte: Er beschrieb diese Zustände als Entwicklungsstagnationen, betonte, „daß es für das Individuum normal und gesund ist, in der Lage zu sein, das Selbst gegen spezifisches Umweltversagen durch ein Einfrieren der verfehlten Situation zu verteidigen." (Winnicott, 1976)

In der Therapie soll durch Bereitstellen eines Vertrauen einflößenden Milieus eine Regression auf Abhängigkeit möglich werden, dadurch sollen „die ins Stocken geratenen einzelnen Prozesse wieder in Gang kommen und die Situation des Umweltversagens aufgetaut werden." (Winnicott, 1976)

Wichtig für den Umgang mit frühgestörten Patienten ist auch die Winnicottsche Unterscheidung zwischen Ich-Bedürfnissen und Es(bzw. Trieb)-Wünschen: Entwicklungsbedürfnisse wären z.B. Sättigung, ausreichende Wärme, Körperkontakt, Balance zwischen Reizschutz und Stimulation, Gefühl von Sicherheit und Vertrauen. Erst wenn diese basalen Bedürfnisse gestillt sind, tritt Beruhigung im erregten psychischen Geschehen ein, erst dann aber ist eine genauere Auseinandersetzung mit den Triebwünschen möglich!

Bei Winnicott gilt also (etwas vereinfacht): Die Analyse von Triebwünschen (und nicht deren Befriedigung!) ist erst möglich nach der Erfüllung von Ich-Bedürfnissen!

Winnicott versuchte, möglichst unaufdringlich und zurückhaltend, aber auch spielerisch, seine drei Prinzipien zu verwirklichen: holding, handling, object-presenting (auf Deutsch: halten, behandeln und sich als wirkliches Gegenüber erweisen.). Dementsprechend auch nochmals Winnicott zur Frage des Agierens: „In der Analyse fragt man nicht selten: Wieviel Agieren ist erlaubt? Im Gegensatz dazu herrscht bei mir das Motto: Wie wenig muß getan werden?" (Winnicott, 1965)

Die Wichtigkeit der emotionellen Erfahrung bzw. ihre Nutzung als Mittel der Kommunikation und auch zum Erkenntnisgewinn in einer Beziehung zwischen zwei Menschen gewann in den letzten 20 Jahren immer mehr an Bedeutung. Anna Freud stellte fest, daß „in der Gegenwart sich das technische Gleichgewicht zugunsten des Wiedererlebens in der Übertragung verschoben hat.“ (A. Freud, 1968)

Die Übertragung und später vor allem die Gegenübertragung wurden in einer völlig neuen Einschätzung nicht mehr als Hindernis bzw. Störfaktor in der analytischen Arbeit, viel mehr als wertvolles Mittel zur Fortführung des Prozesses und als „Sonde“ zur Gewinnung neuen Materials betrachtet.

Gabbard stellte 1995 in seiner Übersichtsarbeit „Counter transference: Towards a common ground“ fest, daß nun weitgehende Einigkeit darüber bestehe, daß „die Gegenübertragung des Analytikers als gemeinsame Schöpfung von Patient und Analytiker verstanden wird.“ (Gabbard, 1995)

Dadurch modifizierte sich auch das Bild (und Selbstbild) des Psychoanalytikers im klassischen Setting: Der absolute Primat der Deutung als möglichst einzige Interventionsform seitens des Analytikers wurde relativiert. – Heute ist dies ja schon Allgemeingut geworden: So betonte D. Stern in einem Interview 1999, daß

> 80 % der Interaktion in einer Psychotherapie nonverbal sind, nur sprechen wir nicht darüber. Wir sprechen stattdessen über die Sprache, über Deutungen. In einer Psychoanalyse gibt es viele nonverbale Interaktionen, die den intersubjektiven Raum zwischen Patient und Therapeut verändern. Sie finden auch bei einer Deutung statt und machen die Deutung wirksam (Stern, 1999).

All diese Tendenzen waren natürlich von großem Interesse, speziell auch für psychiatrisch tätige Psychoanalytiker, deren Handeln dadurch nicht mehr so himmelweit entfernt vom Mainstream der Psychoanalyse erschien.

Komplementär zu dieser veränderten Einschätzung der Rolle des Analytikers und seiner Arbeit gab es auch neue Schwerpunkte zur Konzeption der Psychosen im analytischen Bezugsrahmen: Vor allem Mentzos betonte die grundsätzliche Konflikthaftigkeit auch bei Psychosen: Er sieht psychotische Symptomatik als Reaktion und Adaptionsversuch angesichts eines intrapsychischen Grundkonflikts, als antagonistischen Gegensatz selbstbezogener gegenüber objektbezogener Tendenzen. Durch diese zentrale Sicht des Konflikts in der Psychodynamik der Psychosen geht es nun nicht mehr um Pflege und Betreuung eines defekthaften Ichs, sondern um Beziehungsangebote, um bewußte und unbewußte psychosoziale Arrangements zwischen dem Patienten und seinen Betreuern mit dem Ziel der (laut Freud) Herstellung der günstigsten psychologischen Bedingungen für die „Ich-Funktionen“.

Bei diesen Behandlungskonzepten entsteht dementsprechend größere Nähe und eine intensivere Beziehung zwischen therapeutischem Team und Patienten. Nachdem speziell der schizophrene Patient (wie schon Searles beschrieb) einen Prozeß fördert, der sich zunächst in den Personen seiner Umgebung abspielt, werden dadurch auch beträchtliche, tiefe Ängste vor Verstrickung und Verschmelzung bei den Behandlern ausgelöst. Dementsprechend können viele rational kaum nachvollziehbare Interventionen, ja im Extremfall die psychiatrischen Institution als Ganzes, als institutionalisiertes Abwehrsystem gegen psychotische Verstrickungstendenzen erscheinen.

Leuschner stellte im Titel seines Aufsatzes von 1985 schon die Frage, ob psychiatrische Anstalten ein institutionalisiertes Abwehrsystem gegen die Psychose darstellen könnten. Mentzos beschrieb dann diese Tendenzen als eine der Ausdrucksformen einer „institutionellen Abwehr".

1999 skizzierte Sabine Dührsen die jeweils aktuellen Behandlungsangebote als die dem jeweiligen historischen Zusammenhang entsprechende kollektive Gegenübertragung auf das Beziehungsangebot des Psychotikers. (Sie unterschied eine kustodiale, eine organmedizinische und eine aktuelle sozialpsychiatrisch-psychotherapeutische Phase).

Durch die veränderten Sichtweisen sowohl der Rolle des Analytikers, als auch der Psychodynamik des Psychotikers wurde es möglich, (zumindest idealtypisch) die gesamten Interventionen eines analytisch orientierten Behandlungsteams in der Klinik im Rahmen einer nunmehr modifizierten psychoanalytischen Grundhaltung zu beschreiben, ohne das eigene psychiatrische Tun ausschließlich als stützend oder schlimmer als „agierend" zu erleben. Dieser leise Zweifel, ob denn das eigene Handeln „analytisch genug" sei, beschleicht sichtlich nicht nur Berufsanfänger oder Psychoanalytiker in der Sozialpsychiatrie, ähnliches spürte sichtlich auch einer der prominentesten Psychoanalytiker und Präsident der IPV:

> Häufig glaubt ein Therapeut, daß das, was in seinem psychoanalytischen Behandlungszimmer passiert, nicht „koscher" sei, und daß die Kollegen, wenn sie davon wüßten, ihn kritisieren würden. Das liegt daran, daß jeder Analytiker, der es wert ist, sich so zu nennen, sich auf jeden Patienten speziell einstellt, und zwar anhand seiner Interaktion mit diesem Patienten. In jedem Fall wird er seinen Ansatz so modifizieren, daß die analytische Situation sich optimal entwickeln kann. Dazu muß er sich dem Patienten gegenüber in gewissem Maße entspannt und vertraut fühlen können, und dazu muß er manchmal, unter Umständen erheblich, von der Standardtechnik abweichen (Sandler, 1983).

Eben weil dieses Verdikt des „Agierens" so gefürchtet ist, möchte ich die veränderte Einschätzung analytischer „essentials" am Beispiel des Agierens (und der verwandten Begriffe enactment, Inszenierung, Szene etc.) kurz nachzeichnen.

Konzepte des Agierens

Das klassische Konzept des Agierens, wie es seit Freuds „Bruchstück einer Hysterieanalyse“ entwickelt wurde, inkludiert eigentlich zwei Versionen von Agieren: Die erste bildet sich sozusagen innerhalb der analytischen Regeln aus. In diesem Fall wird Vergangenheit in Form von Verhalten, und zwar als Wiedererleben von Impulsen und Affekten (eben anstatt des Erinnerns) wiederholt. Die zweite Version von Agieren bildet sich erst beim Scheitern der analytischen Bemühungen aus, wobei sich das Agieren im motorischen Handeln Bahn bricht. Während die erste Version zunehmend in einem erweiterten Konzept der Übertragung aufging, wurde Agieren dementsprechend mit der „motorischen Version“ mehr und mehr gleichgesetzt und daraus folgend immer ausschließlicher negativ erlebt. (Anna Freud z. B. bezeichnete aber die erste Form, nämlich das Wiedererleben als eine „unersetzliche Ergänzung des Erinnerns“.) Ende der 60er Jahre erschienen mehrere Aufsätze (Anna Freud, Greenson, Limentani etc.), in denen Agieren zunehmend als Informationsquelle und als Sonderform der Kommunikation betrachtet wurde. Es sei auch ein erstes mögliches Anzeichen für das Auftauchen neuen Materials aus dem Unbewußten.

Wir können also mit Sandler drei Phasen in der Geschichte des Begriffes unterscheiden:

- klassische Auffassung mit den beiden verschiedenen Versionen;
- enorme Ausdehnung des Begriffes mit fast ausschließlich negativer Bedeutung;
- Rückbesinnung auf eine engere Fassung, wobei nun neben dem Widerstandscharakter des Agierens der informative Aspekt wieder in den Vordergrund trat.

Dramatisch und sehr menschlich dazu D. Winnicott: „Ausagieren ist nämlich eine Alternative zur Verzweiflung!“ (Winnicott, 1974). Allerdings soll dies kein Freibrief dazu sein, denn „das tatsächliche Ausagieren ist jedoch nur der Anfang, und das neue Stück Verständnis muß später auch immer in Worte gefaßt werden“ (Winnicott, 1976).

Die eben beschriebenen Tendenzen verbanden sich in Deutschland (speziell in Frankfurt) mit einem Ansatz, der psychoanalytisches Verstehen (mit Lorenzer) nicht nur als logisches und psychologisches, sondern auch als szenisches Verstehen begriff: Laut Lorenzer ist „psychoanalytisches Verstehen im Verstehen der Situation zentriert. Im szenischen Verstehen sind die Einzelbedeutungen der Szene die individuellen Rollenbedeutungen. Triebe wie Triebobjekte realisieren sich nur in einer Szene.“ (Lorenzer, 1970) Fast analog dazu Argelander: „Die Gestalt der Szene gibt den unbewußten Konflikt preis.“ (Argelander, 1970)

Diese Ansätze fanden zunächst kaum Zugang zum Theorie-Mainstream, wurden ja auch primär konzipiert für „Anwendungen" der Psychoanalyse (Erstinterviews im Falle von Argelander, psychoanalytische Kulturanalyse bei Lorenzer).

Eine Verbindung mit den obigen Tendenzen und dem Begriff des „szenischen Verstehens" unternahm Klüwer 1983 mit seinem Begriff des Handlungsdialoges: Er versuchte sozusagen die Kombination der Frankfurter Konzepte vor allem mit Sandler, der in „Gegenübertragung und Bereitschaft zur Rollenübernahme" schrieb:

> Interaktion zwischen Patient und Analytiker ist durch die „intrapsychische Rollenbeziehung" determiniert, die jede Partei der anderen aufzudrängen versucht. Die Rollenbeziehung des Patienten innerhalb der Analyse besteht zu jedem beliebigen Zeitpunkt aus einer Rolle, die er sich selbst zuweist und einer komplementären Rolle, die er dem Analytiker zu diesem Zeitpunkt zuweist. Die Übertragung würde demnach einen Versuch des Patienten darstellen, von sich aus zwischen sich und dem Analytiker eine Interaktion, eine Wechselbeziehung durchzusetzen. Das heißt, diese Rollen in verkappter Form zu akzeptieren (J. Sandler, 1976).

Klüwer betonte, daß die gängige Gegenüberstellung von Berichten (Verbalisieren) und Agieren (im Sinne von motorischem Tun) die wechselseitige „Behandlung" bzw. Rollenzuweisung in der aktualisierten Übertragung ausblende.

Dementsprechend bedeute Handlungsdialog, daß die aktuelle Übertragungssituation bestimmt sei von wechselseitiger Behandlung, dementsprechend die verbalen Interventionen des Analytikers nicht mehr den Kernpunkt des Geschehens erreichen können. Zwangsläufig hätte sich der Analytiker in diesem „Dialog" auf eine komplementäre bzw. konkordante (nach Racker, 1968) Antwort eingelassen. Zunehmende Aktualisierung der Übertragung bedinge zunehmendes Übergehen des Verbaldialoges in einen Handlungsdialog. Erst durch Bewußtmachung seitens des Analytikers kann dieser Handlungsdialog zur Gewinnung von Verständnis beitragen. Dem entsprechen im Idealfall die drei Stufen von Verbaldialog, Handlungsdialog, Bewußtmachung und Auflösung – dadurch eine Vertiefung der Übertragungsbeziehung beim erneuten Verbaldialog.

Klüwer beschrieb den Begriff des Agierens ausgehend von Erfahrungen in Fokaltherapien. Seinem Begriff des „Mitagierens" im Handlungsdialog dürfte im englischen (lt. Klüwer) der Begriff des „enactment" entsprechen (mit „Aktualisierung" würde dann der dem Agieren zugehörige intrapsychische Vorgang beschrieben).

Insgesamt hätte sich also der Begriff „Agieren" von der Sicht als Hindernis zur geschätzten Erkenntnisquelle ins Positive verschoben. Nach Klüwer 1995 ginge diese Verschiebung soweit, im Agieren (im Sinne von Inszenieren, Handlungsdialog, enactment) den vielleicht wichtigsten Ort psychischer

Transformation zu erkennen. Es gehe um Wiederholung der Vergangenheit, durch Vergegenwärtigung die Möglichkeit einer Transformation des Wiederholten zu etwas Neuem. Dementsprechend empfahl Chused beim „enactment" in der analytischen Situation „Neugier anstatt Schuldgefühle!" (Chused, 1991)

Projektive Identifizierung

Diese Überlegungen scheinen auch den Begriff der projektiven Identifizierung zu beleuchten:

In Anlehnung an W. Bion, der im Gegensatz zu M. Klein die projektive Identifikation als interpersonelles Phänomen auffaßte (das auch den „Empfänger bzw. Container" verändert) unterscheidet Ogden drei Aspekte:

1. Projektion seitens Patient von einem Teil seines Selbst in eine andere Person;
2. Durch diese Interaktion Ausübung von Druck, Therapeut als Empfänger der Projektion handelt dementsprechend;
3. werden dann die projizierten Gefühle wieder reinternalisiert, nachdem sie vom Therapeuten psychisch verarbeitet (bzw. „entgiftet") wurden (Ogden, 1988).

Denselben Vorgang beschreibt auch das Container-Konzept von W. Bion: Unerträgliche Affekte und Selbstanteile werden in einen „Behälter" (zuerst Mutter, später Therapeut) hineinentleert bzw. deponiert. Dort sollen sie verarbeitet und nach dieser Verarbeitung dosiert an den Patienten rückgefüttert werden. Das heißt: zuerst das Gefährliche und schwer Erträgliche aufnehmen, versuchen zu begreifen, erst danach kann es als genießbare Nahrung an den Patienten zurückgegeben werden. (Vergleiche dazu das Zitat von Meltzer: "You have to be a toilet bevor you can be a breast." [Meltzer, 1988])

Diese Bearbeitung (processing) bzw. „Entgiftung" findet in einem vorgegebenen Rahmen statt: Den Begriff des Rahmens verstehe ich hier als gesamtes Ensemble von Gegebenheiten und Regeln in der Institution. Dadurch konstituiert sich ein „Zwischenraum": Ein „Nicht-Ich" (für den Patienten), aber auch ein „Nicht-Du". Die Realität dieses Rahmens ist eine konkrete und eine symbolische. Er umschließt als „Haut" den psychischen Behälter / Container des Behandlungsteams, in den hinein die gefährlichen Inhalte bzw. Triebaspekte des Patienten externalisiert wurden.

Dadurch können diese Inhalte (im Idealfall) in einer mittleren psychischen Distanz vom Patienten und auch dessen Bewußtsein bleiben: Genug weit entfernt, um die zuvor übergroße psychotische Angst erträglich zu machen; aber auch nahe genug, um weitere Anreize in Richtung Autonomie zu geben. Die mittlere Distanz ist wichtig, denn „klebt die äußere Schicht zu sehr auf der Haut des Kindes, wird das Ich des Kindes in seiner Entwicklung erstickt. Ist die äußere Schicht jedoch zu locker, verliert das Ich an Festigkeit." (Anzieu, 1985)

Durch die mittlere Distanz des institutionellen Rahmens kann dieser Rahmen als Übergangsraum bzw. Möglichkeitsraum einladen zum „Probehandeln" am Weg hin zu mehr Autonomie.

In einem solchen Übergangsraum wären dann die therapeutischen Möglichkeiten des Teams nicht (wie von Matakas für die totale Institution Psychiatrie beschrieben) auf bloßes Versorgen und Perpetuieren einer frühen Abhängigkeit reduziert. Dieser Rahmen wird als ein Drittes immer wieder hergestellt in den Interaktionen zwischen Patient und Therapeutenteam. Dadurch aber kommt es zwangsläufig (parallel zu den oben ausführlich geschilderten präödipalen Beziehungsmustern) immer auch zu Triangulierungsprozessen, damit zu weiteren Autonomieschritten. Dementsprechend heftig wird auch der Rahmen ununterbrochen attackiert, wobei jedoch an seiner Haltbarkeit und seinem Überleben kein Zweifel entstehen darf. (Vergleiche Winnicott: "The use of an object")

Ein psychoanalytisch orientiertes Konzept einer stationären Behandlung im Team auf Basis der modernen Objektbeziehungstheorie beschrieb Gabbard 1994. (Er bezeichnet es als „psychoanalytically informed", frei übersetzt „psychoanalytisch orientiert", zur pragmatischen Einschränkung.) Er beschreibt die Externalisierung der inneren Objektwelt des Patienten bzw. Reaktualisierung seiner Konflikte, wobei hier verschiedene Selbst- und Objektrepräsentanzen des Patienten gleichzeitig auf verschiedene Teammitglieder projiziert werden (und nicht nacheinander auf einen einzelnen Therapeuten in der individuellen ambulanten Therapie). Jedes Teammitglied muß sowohl durch seine Fachkompetenz (z.B. als Ergotherapeut, Schwester etc.) mitarbeiten, als auch als Container für Übertragungs- / Gegenübertragungsprozesse dienen. Gabbard betont die entscheidende Rolle des Abteilungsleiters, der sowohl als Rollen-Modell als auch ermutigend das möglichst offene und konsequente Besprechen von Gegenübertragungsphänomenen ermöglichen soll. Gerade bei schwerstgestörten Patienten kann oft ein Therapeut allein ohnehin nicht alle Affekte „containen". In regelmäßigen Teambesprechungen sollen möglichst angstfrei die Ängste und sonstigen vom Patienten ausgelösten Affekte besprochen werden.

Entscheidend ist die Wichtigkeit von Spaltungsprozessen, wobei die intrapsychischen Spaltungen im Patienten durch projektive Identifikation externalisiert werden und dann zu Spaltungen im Team führen können bzw. müssen. Es ist weder möglich noch sinnvoll, Spaltung an sich zu vermeiden. Wie alle anderen Abwehrmechanismen läuft sie im Patienten unbewußt ab, sollte dementsprechend auch nicht moralisierend gedeutet werden. Spaltung und projektive

Identifikation sind auch (mit Ogden) als primitive Form von Kommunikation und als Hilfeschrei zu verstehen. Die Re-Inszenierung infantiler Objektbeziehungen ist auch ein Wunsch, diese zu transformieren. Solange der Konflikt (z. B. bei Psychosen) nicht symbolisiert werden kann, muß er externalisiert werden! (Vergleiche dazu die wichtige Unterscheidung von H. Segal zwischen Symbolisierung und „symbolischer Gleichsetzung" sowie die Parallele zur Unterscheidung zwischen paranoid-schizoider bzw. depressiver Position.)

Für diese Aktualisierung muß das Netzwerk der vielfältigen Beziehungen auf der Station einen verläßlichen Rahmen bilden. Die Mosaiksteinchen der Partial-Übertragungen spiegeln die Zersplitterung der inneren Welt des Patienten wider. Sie müssen zuerst im Team zusammengefügt werden, um anschließend die Fragmentierungen beim Patienten zu lindern.

Es wurde deutlich, daß die Grundhaltung des analytischen Einzeltherapeuten modifiziert werden muß, wenn er als eines von mehreren Partialobjekten für den Patienten benützbar sein soll.

Oft sind Patienten ja auch nach Entlassung aus der stationären Behandlung und erfolgreicher Vermittlung eines Einzeltherapie-Platzes anfangs mit der Konzentration aller Übertragungs-Affekte auf eine Person überfordert. Dies löst oft neuerliche massive Verschmelzungsängste aus. Eine häufige unbewußte Strategie von Patienten in diesem Stadium beschreibt Bruns als „soziale Vernetzung": Patienten beginnen parallel zur Einzeltherapie quasitherapeutische Beziehungen zu anderen Personen oder Institutionen. Dies empfiehlt Bruns nicht als Widerstand zu deuten und zu bekämpfen, sondern als Schutz vor der Regression in der Dyade und daher auch als Ich-Leistung anzuerkennen. (Ein beeindruckendes Beispiel für einen toleranten und kreativen Umgang mit einer solchen „Vernetzung" schildert Aebi in ihrem Fallbeispiel des Aufsatzes von 1997: Ihre Patientin hat das Setting „unter anderem durch Rebirthing-Seminare angereichert".)

So kann die „soziale Vernetzung" eine Entlastung für den Patienten und auch für den Therapeuten (durch Teilung der Verantwortung) darstellen. Bei erfolgreichen Therapien wird die Intensität der Vernetzung allmählich zurückgehen (Bruns, 1995).

Offen bleibt die Frage, ob die analytische Einzeltherapie das anzustrebende Ziel für jeden Patienten sein soll bzw. ob eine analytisch orientierte Milieutherapie in der Klinik sozusagen nur Mittel zum Zweck der Ermöglichung einer Psychotherapie sein kann? Bei vielen Patienten wird die „Streuung" der Übertragung jahrelang und evtl. ein Leben lang andauern müssen, dementsprechend schwer fällt es ihnen auch, die „weiche Mauer" (Wolf, 1992) der ambulanten sozialpsychiatrischen Szene zu überwinden und die so heftig geforderten „normalen" bzw. nichttherapeutischen Beziehungen einzugehen.

In einem auch von der Mainstream-Psychiatrie viel beachteten Werk hat in den letzten 20 Jahren Alanen in Finnland (ausgehend vom „Turku schizophrenia project") eine bedürfnisgerechte Schizophreniebehandlung durch Integration vor allem systemisch-familientherapeutischer und analytischer Einzeltherapie dargestellt und evaluiert: Während im deutschen Sprachraum auch bezüglich der Publikationen und Diskussionen eine gewisse „Spaltung" von biologischer, sozialpsychiatrischer und psychotherapeutisch orientierter Szene deutlich wird, geht es sichtlich auch anders. In seinen Evaluationen genügt Alanen auch den strengen methodischen „outcome-Kriterien" der wissenschaftlichen Psychiatrie. Er beschrieb die Wichtigkeit der bedürfnisgerechten Flexibilität je nach Zustand des Patienten zwischen einem familientherapeutischen Schwerpunkt, einer Einzeltherapie oder der Kombination von beiden. Die medikamentöse Therapie wird hier (völlig konträr zum hierorts Gewohnten) nur als „Hilfsmaßnahme zur Unterstützung der Psychotherapie" verstanden. Alanen betont, daß auch intensive Familientherapie die einsichtsorientierte Einzeltherapie nicht ersetzen kann. Umgekehrt stellte er auch fest, daß beileibe nicht für jeden schizophrenen Patienten eine analytische Einzeltherapie indiziert sei!

Für alle Patienten aber betonte er den „humanisierenden Effekt" des integrativen Ansatzes: Im gesamten Behandlungsmilieu soll eine psychotherapeutische Grundhaltung sicherstellen, daß der Patient als menschliches Wesen und nicht nur als „a container of abnormal biological mechanismus" verstanden wird. Behandler und Patienten sehen daher Psychosen nicht als neuronale Fehlschaltungen, die durch avancierte Transmitter-Techniken zu beheben sind (Alanen, 1997).

In seinen Thesen zur psychoanalytischen Psychosentherapie betont auch Lempa, daß

> ein Versuch einer individuellen Lösung der Problematik nicht stattfindet. Die Reaktion der Gesellschaft auf die Tatsache Psychose besteht in der symptomatischen Abmilderung des psychotischen Zustands bzw. im Handling der Folgeschäden, Defekte etc. Die Psychose wird so wie andere „Schicksale", z.B. Armut oder Verkehrsunfälle, behandelt. Die psychotische Erkrankung kann aber als Folge einer Beziehungskatastrophe angesehen werden, die in erster Linie eines zwischenmenschlichen Einsatzes, einer Rückholaktion bedarf (Lempa, 1998).

In dieser psychoanalytischen Auffassung ist die Psychose eben kein neurobiologischer Verkehrsunfall, sondern „die Krankheit selbst darf dem Kranken nichts Verächtliches mehr sein, vielmehr ein würdiger Gegner werden, ein Stück seines Wesens, das sich auf gute Motive stützt, aus dem es Wertvolles für sein späteres Leben zu holen gibt." (Freud, 1914)

Dieses Wertvolle wird in der Therapie gemeinsam erarbeitet durch „Erinnern, Wiederholen und Durcharbeiten" (Freud, 1914).

Selbstreflexion

Erlauben Sie mir abschließend, Sie zu einer kleinen Übung in Selbstreflexion einzuladen:

Wir sind uns weitgehend über die immensen Schwierigkeiten einig, die durch Externalisierung von Spaltungsprozessen unserer Patienten im Team auftreten. Die Gleichzeitigkeit oder rasche Abfolge von Entwertung und Idealisierung läßt uns verwirrt und oft empört darüber zurück, daß unsere Realität, unsere Selbsteinschätzung als Personen und als Team sichtlich durch unsere Patienten bis zur Unkenntlichkeit verzerrt werden. Wir sind schon stolz darauf, daß wir mehr oder weniger gelassen dies eben als Ausdruck der schweren Pathologie dieser Patienten bzw. ihrer frühen Störung erkennen können.

Wenn wir aber nun beobachten, wie wir selbst über Kollegen und speziell über andere Institutionen, Klinikabteilung, Beratungsstellen etc. sprechen, sollten wir eigentlich erschrecken: Ebenso wie unsere Patienten haben unsere inneren Bilder, unsere Repräsentanzen von Kollegen oder anderen Teams nur wenig mit der äußeren Realität dieser Einrichtungen oder Personen zu tun. Sehr viel hingegen haben sie mit unseren peinlicherweise intensiven Bedürfnissen nach Idealisierung und Entwertung, nach Externalisierung unserer eigenen intrapsychischen oder teaminternen Konflikte zu tun: Auch wir inszenieren diese Konflikte in der Außenwelt, benötigen dafür sichtlich ebenso wie Sigmund Freud (nach dem berühmten Zitat aus den Briefen an Fließ) oft sowohl einen „besten Feind“ als auch einen „besten Freund“: Ein außenstehender Beobachter könnte nur selten von „horizontalen Beziehungen“ berichten, in denen ein Gefühl der Differenz nicht sofort umgedeutet wird in „besser“ bzw. „schlechter“.

Wir klagen zwar darüber, daß die inneren Bilder von Patienten, Angehörigen und „der Gesellschaft“ unsere Arbeit so erschweren, weil sie mit der Realität der Psychiatrie wenig zu tun haben. Sichtlich haben sie aber viel zu tun mit der Notwendigkeit einer kollektiven oder individuellen Abwehr gegen Ängste vor Verschmelzung, Fragmentierung etc.

Interessant in diesem Zusammenhang ist auch die Wichtigkeit der „Soteria-Repräsentanz“, d.h. des Bildes der Soteria Bern oder sonstiger Modell-Einrichtungen in unseren Köpfen:

Auch hier wird idealisiert und entwertet. Nochmals sei betont: Hier geht es um Bilder einer Einrichtung oder bewunderter Personen, wobei diese Bewunderung (z.B. von weisen Leitfiguren wie Ciompi, Mosher, Mentzos etc.) gleichzeitig als entwertende Keule für unsere nähergelegenen und weniger glanzvollen Vorgesetzten dient. Während „Basis-Mitarbeiter“ eher zur Idealisierung der Soteria (weil demokratisch, medikamentenlos, menschlich etc.) neigen, wird sie von vielen leitenden Psychiatern eher abgewehrt und abgewertet: Diese fühlen sich vielleicht bedroht durch eine solche demokratische und nicht-zwingende Utopie. (Einen Hauch dieser leicht entwertenden Skepsis kann man z. B. auch in den Beiträgen von Nouvertne im Soteria-Sammelband finden.) Typische „Entwertungs-Refrains" wären z. B.: „Die Kochen doch auch nur mit Wasser …" bzw. „Ja, wenn wir die Patienten so selektieren könnten …"

Sichtlich ist auch hier die Balance zwischen einer „Utopiefähigkeit" einerseits und der so oft eingeforderten „Kompromißfähigkeit" schwer auszuhalten und immer neu zu erwerben.

Ebenso wie bei unseren Patienten ist auch bei uns dieser Abwehrmechanismus nicht per se minderwertig oder verächtlich, er beweist nur die Grundannahme von Glenn Gabbard, daß nämlich psychosozial Tätige ihren Patienten mehr gleichen als sie sich von ihnen unterscheiden. Die Gefühle, Phantasien, Identifikationen und Introjekte der Patienten haben ihre Gegenstücke bei den Behandelnden …

Auch beim Erkennen und „Durcharbeiten" dieser unserer Anteile sollten wir im Team miteinander nicht hämisch diagnostizierend sondern möglichst geschwisterlich verständnisvoll umgehen. Aber vom Neid und Haß auf die Differenz bis zur Anerkennung der Unterschiede ist es oft noch ein langer Weg.

Ein Anwendungsbeispiel

Hier noch einige Stichworte zur Anwendung der referierten theoretischen Konzepte in der Situation einer allgemein-psychiatrischen Abteilung mit Vollversorgungsverpflichtung:

Seit Jänner 1998 versucht das Behandlungsteam der Sozialpsychiatrischen Abteilung Hollabrunn auf einer kleinen Abteilung mit 31 Betten ein psychodynamisch orientiertes Konzept der Behandlung im Team mit zentraler Betonung der multidimensionalen Übertragung bzw. der Re-Inszenierung (nach Janssen, Mentzos etc.) zu realisieren.

In den ersten drei Jahren unserer Tätigkeit wurden über 2000 Patienten behandelt, fast alle davon nahmen an den täglichen psychotherapeutisch orientierten Gesprächsrunden unter ärztlicher Leitung teil, mehr als 2 / 3 an den zusätzlichen Psychotherapie-Gruppen (unter Leitung der PsychotherapeutInnen). Ca. 50 % der Patienten erhielten noch zusätzlich Einzeltherapie (ein bzw. zwei Einzelstunden pro Woche von einem / r PsychotherapeutIn bzw. einem / r Arzt / Ärztin).

Die diagnostische und therapeutische Ausrichtung der Abteilung unterscheidet sich auch durch die diagnostische Verteilung von den „schizophrenie-zentrierten" Konzepten an den traditionellen Landesnervenkliniken: 50 %

unserer Patienten leiden primär an depressiven Krankheitsbildern (verschiedenster Genese), insgesamt ähnelt unser Klientel in höherem Maße dem einer psychotherapeutischen Praxis als es früher an den Landesnervenkliniken der Fall war.

Eine deutlich geringere Schwellenangst seitens Patienten und Angehörigen führte bald zur Füllung der Abteilung. Der relativ hohe Belag und der damit einhergehende ökonomische Erfolg ermöglichte in Personalverhandlungen eine doch sehr gute personelle Ausstattung:

Team Sozialpsychiatrie Krankenhaus Hollabrunn

- ärztlich:
  1 Primar *)
  3 Oberärzte *)
  3 Assistenten *)
- Pflegepersonal:
  19 Pflegepersonen (davon 15 Diplomierte)
- therapeutisch:

2	x	20 Stunden	Psychotherapie
30	x	20 Stunden	Ergotherapie
2	x	20 Stunden	Musiktherapie
		20 Stunden	Physiotherapie
		20 Stunden	Sozialarbeit

- Sekretariat:
  40 Stunden

(Stand Jänner 2001)

Trotz der immer noch behindernden räumlichen Enge (wir arbeiten in den Räumen einer ehemaligen chirurgischen Abteilung mit großzügigen Patienten-Zimmern, jedoch beengten Therapieräumen) ist die Arbeitszufriedenheit des Teams weiterhin hoch, dementsprechend bei einer (für Spitalsverhältnisse) sehr flachen Hierarchie die Motivation weiterhin groß.

Wir verwenden sehr viel Zeit auf Teambesprechungen (jeweils eine Stunde zu Beginn und Ende jedes Kern-Arbeitstages), dabei kreisen wir sehr oft um das folgende Problemfeld, das ich noch kurz ausführen möchte, nämlich die Balance zwischen Aufforderung zur Regression versus Autonomie-Förderung.

Durch die (u. a. durch ökonomischen Druck verursachten) kurzen Aufenthaltsdauern von durchschnittlich 14 Tagen sind wir gezwungen, mit unseren

---

*) alle mit psychotherapeutischer Ausbildung!

Patienten sehr schnell realistische Ziele eines Aufenthaltes zu erarbeiten: Dabei erleben wir oft, daß ausgerechnet jene (oft für Patienten erstmals in ihrem Leben mögliche) Regression und „Öffnung", die wir psychodynamisch als Fortschritt begrüßen, auf der Ebene der psychiatrischen Psychopathologie zur Verschlechterung und Krise werden kann.

(Beispiel: Bei unseren vielen Patienten mit somatisierenden Depressionen ist es für die Patienten oft erstmals möglich, einen Zusammenhang zwischen den körperlichen Beschwerden und ihrem seelischen Erleben herzustellen. Gerade jene Patienten, die sich in den ersten Tagen oft „fehlplatziert" fühlen, weil sie sich ja nur körperlich krank wähnen, wehren sich in der dritten Woche zum Teil vehement – und zwar mit Verschlechterung ihres Zustandsbildes – gegen die herannahende Entlassung.)

Auch wir leiden darunter, daß wir nach Einleitung eines therapeutischen Prozesses diesen nicht auf der Abteilung „durchziehen" bzw. aushalten können, sondern nur Weichenstellungen bieten können: Die „Fahrt" des psychotherapeutischen Prozesses zum Zielbahnhof einer hoffentlich für die Patienten erleichternden Veränderung muß in der Nachbetreuung bzw. nach Überweisung an einen niedergelassenen Psychotherapeuten stattfinden. (In unseren ersten drei Jahren konnten wir mehrere 100 Patienten an niedergelassene KollegInnen überweisen, meist mit Erstkontakt noch während des stationären Aufenthaltes bei uns.)

Oft stellt sich diese Balance zwischen „Verführung zur Regression" sowie andererseits „Förderung der Patienten-Autonomie" als Bruchlinie zwischen den PsychotherapeutInnen einerseits und den (durchwegs ebenfalls psychotherapeutisch ausgebildeten) ÄrztInnen dar!

Viel wichtiger als auf „klassischen" psychiatrischen Abteilungen ist bei uns die therapeutische Rolle des Pflegepersonals: Diplomschwestern und -pfleger als „Spezialisten für Alltagsbewältigung" begleiten einzelne gefährdete Patienten (in psychotischer Krise bzw. bei Suizidalität) in vielen Fällen durchgehend 24 Stunden pro Tag als Bezugsperson. Dementsprechend vertreten sie dann eine (oft sowohl von TherapeutInnen als von ÄrztInnen abweichende) Meinung bezüglich Zustand oder auch „Entlaßbarkeit" der Patienten selbstbewußter und vehementer als früher.

Entscheidender Wirkfaktor ist für uns das Team bzw. das Zusammenfügen der einzelnen Übertragungs- / Gegenübertragungskonstellationen. Dementsprechend gibt es nicht mehr ÄrztInnen oder PsychotherapeutInnen als heroische Einzelkämpfer gegenüber einer amorphen Gruppe von Pflegepersonal. Durch regelmäßige Teilnahme an den Teambesprechungen kennen die TherapeutInnen die „Außenwelt" bzw. Realität des Patienten auf der Station, umgekehrt können auch die anderen Teammitglieder durch ihre psychotherapeutische Grundhaltung die innere psychische Welt der Patienten berücksichtigen und nicht nur das manifeste / reale Verhalten! (Bei diesem „bifokalen Ansatz" nach Rauchfleisch versuchen wir, die soziale Realität der Patienten nicht durch die dahinterliegende psychodynamischen Konflikte in ihrer Wichtigkeit einzuschränken – was natürlich auch umgekehrt gilt.)

Bei unserer Arbeit erleben wir oft hautnah, daß sowohl Hoffnung auf Besserung oder Veränderung als auch die nötige Geduld Teamprodukte sind: Zuerst muß die Fragmentierung der Selbst- und Objektrepräsentanzen in den Patienten dadurch aufgehoben werden, daß wir im Team ein kohärentes Bild von ihnen gewinnen. Dies ist nur möglich durch ständige Mikro-Diagnostik unseres Erlebens von Übertragung und Gegenübertragung. (Dabei übernehmen oft verschiedene Teammitglieder an einem Tag die „Vertretung" verschiedener Anteile der Patienten, z. B. betont eine Schwester das Autonomiestreben, während eine Therapeutin primär das Bedürfnis nach Regression spürt und daher in der Teambesprechung thematisiert).

Insgesamt versuchen wir, miteinander und über unsere Patienten möglichst angstfrei zu sprechen, um einen unserer wichtigsten Grundsätze lebendig zu erhalten: Nur ein achtender und möglichst gleichberechtigter Umgang miteinander im Team ermöglicht es, auch unsere Patienten als bedürftige, aber auch von uns unabhängige Individuen wahrzunehmen und zu behandeln!

Literatur

Aebi E. (1997): Racamiers Konzepte der narzißtischen Verführung und der Urtrauer – dargestellt an klinischen Beispielen. Zeitschrift für PA. Theorie und Praxis, XII, 4.

Alanen Y. (1997): Schizophrenia, its Origins and Need-Adapted Treatment. Karnac Books, London.

Anzieu D. (1985 / 1991): Das Haut – Ich. Suhrkamp, Frankfurt a. M.

Argelander H. (1970): Die szenische Funktion des Ichs und ihr Anteil an der Symptom- und Charakterbildung. Psyche, 24, S. 325–345.

Auchter Th. (1995): Über das Auftauen eingefrorener Lebensprozesse. Zu Winnicotts Konzepten der Behandlung schwerer psychisch Erkrankter. Forum der Psychoanalyse, Bd. 11, 1.

Bion W. (1961): Experiences in groups, Tavistock, London.

Ders. (1962 / 1990): Lernen durch Erfahrung. Suhrkamp, Frankfurt a. M.

Böker H. (1995): Handlungsdialoge im multiprofessionalen Team: Der Beitrag der Psychoanalyse zu einer integrierten Therapie psychotischer Patienten. Psychiatrische Praxis, 22, S. 201–205.

Bruns G. (1995): Soziale Vernetzung: Ein Parameter in der psychoanalytischen Behandlung psychotischer Patienten. Forum der Psychoanalyse 11 / 1.

Ders. (1998): Einige sozialpsychiatrische Konzepte und ihre Grenzen aus psychoanalytischer Sicht. Sozialpsychiatrische Informationen, 28, 2.

Chused J.F. (1991): The evocative power of enactments. Journal of the american psychoanalytical association, 39, S. 615–639.

Cremerius J. (1979): Gibt es zwei psychoanalytische Techniken? Psyche, 33, S. 577–596.

Dührsen S. (1999): Handlung und Symbol, ambulante analytisch orientierte Therapie mit Psychosepatienten. Van den Hoeck und Ruprecht.

Freud A. (1968): Über Agieren. In: Schriften der Anna Freud, Bd. 9. Kindler, München, S. 2451–2465.
Freud S. (1905): Bruchstück einer Hysterieanalyse.
Ders. (1914): Erinnern, Wiederholen und Durcharbeiten.
Ders. (1920): Wege der psychoanalytischen Therapie.
Ders. (1933): Neue Folge der Vorlesungen zur Einführung in die Psychoanalyse.
Gabbard G. (1994): Psychodynamic Psychiatry. American Psychiatric Press, Washington.
Ders. (1995): Counter transference: The emerging common ground. International Journal of PA, 76, S. 475–501.
Horn K. (1984): Die Medizinalisierung sozialer Kontrolle und die Psychoanalyse. Psychoanalysen, 5, S.87–112.
Janssen P. (1987): Psychoanalytische Therapie in der Klinik. Klett, Stuttgart.
Kernberg O. (1980 / 1988): Innere Welt und äußere Realität. Verlag Internat. Psychoanalyse.
Ders. (1984 / 1988): Schwere Persönlichkeitsstörungen. Klett.
Klüwer R. (1983): Agieren und Mitagieren. Psyche, 37, S. 828–840.
Ders. (1992 / 1995): Einige Betrachtungen zur psychoanalytischen Kurztherapie. In: Klüwer R.: Studien zur Fokaltherapie, Suhrkamp.
Ders. (1995): Agieren und Mitagieren – 10 Jahre später. Zeitschrift für Pa. Theorie und Praxis, 10, S. 45–70.
Lachauer R. (1990): Die Bedeutung des Handlungsdialoges für den therapeutischen Prozeß. Psyche, 44, S. 1082–1099.
Lempa G. (1998): Thesen zur psychoanalytischen Psychosentherapie. Zeitschrift für Psychoanalytische Psychosentherapie, 0–Nummer, Juni.
Leuschner M. (1985): Psychiatrische Anstalten – ein institutionalisiertes Abwehrsystem. Psychiatrische Praxis 12, 2.
Little M. (1990): Psychotic anxieties and containment. Aronson, London.
Lorenzer A. (1970): Sprachzerstörung und Rekonstruktion. Suhrkamp, Frankfurt a. M.
Main T.F. (1977 / 1981): Das Konzept der therapeutischen Gemeinschaft: Wandlungen und Wechselfälle. In: Hilpert H., Schwarz R., Beese F. (Hg.): Psychotherapie in der Klinik. Berlin / Heidelberg / New York, S. 46 bis 65.
Matakas F. (1988): Psychoanalyse in der Anstalt. Psyche, 42, S. 132–158.
Meißel T. (1995): Handlungsdialog und Abstinenz. Vortrag am 8. Internat. Schizophrenie Workshop, Gmunden 24.6.95.
Meltzer D. (1988): Traumleben. Eine Überprüfung der psychoanalytischen Theorie und Technik., Verlag Internationale Psychoanalyse, München / Wien.
Mentzos S. (1976): Interpersonale und institutionalisierte Abwehr. Suhrkamp, Frankfurt a. M.
Ders. (1991): Psychodynamische Modelle in der Psychiatrie. Vandenhöck und Ruprecht, Göttingen.
Ders. (Hg.) (1992): Psychose und Konflikt. Vandenhöck und Ruprecht, Göttingen.
Mosher L. und Burti L. (1989 / 1992): Psychiatrie in der Gemeinde. Psychiatrieverlag, Bonn.
Müller T. (1993): Die Symbolisierungsfunktion des Rahmens in der Behandlung von psychotischen Patienten. Zeitschrift für Pa. Theorie und Praxis, 8, S. 234–256.
Ogden Th. (1988): Die projektive Identifikation. Forum Psychoanalyse 4, S. 1–21.
Panel (1992): Enactment in psychoanalysis. Journal of the american analytical association, 40, S. 827–844.
Pohlen M., Bautz-Holzherr M. (1991): Eine andere Aufklärung. Suhrkamp, Frankfurt a. M.
Racker H. (1968 / 1978): Übertragung und Gegenübertragung. Reinhardt, München / Basel.
Ranefeld J. (1996): Psychoanalyse, die zwingt? Texte, 16, Heft 2, S. 93–100.
Sandler J. et al. (1973): Die Grundbegriffe der psychoanalytischen Therapie. Klett, Stuttgart.

Sandler J. (1976): Gegenübertragung und Bereitschaft zur Rollenübernahme. Psyche, 30, S. 297–306.

Ders. (1983): Reflections on some Relations between Psychoanalytic Concepts and Psychoanalytic Practice. International Journal of PA 64, 1.

Searles H. F. (1974): Integration und Differenzierung in der Schizophrenie / ein Gesamtüberblick. In: Searles H. F.: Der psychoanalytische Beitrag zur Schizophrenieforschung. Kindler, München, Kindler.

Simmel E. (1928): Die psychoanalytische Behandlung in der Klinik. Internationale Zeitschrift für Psychoanalyse, 14, S. 352–370.

Ders. (1929 / 1993): Psychoanalytische Gesichtspunkte zur Psychotherapie der Psychose (Schizophrenie). In: Simmel E.: Psychoanalyse und ihre Anwendungen. Fischer, Frankfurt a. M.

Stern D. (1999): Wie das Gewebe der Seele geknüpft wird. Interview mit U. Geuter. In: Psychologie heute, 12.

Winnicott D. W. (1958 / 1976): Von der Kinderheilkunde zur Psychoanalyse. Kindler, München.

Ders. (1965 / 1974): Reifungsprozesse und fördernde Umwelt. Kindler, München.

Ders. (1971 / 1973): Vom Spiel zur Kreativität. Klett, Stuttgart.

Ders. (1974): Fear of breakdown. Int. Rev. Psychoanal. 1974 / 1.

Wolf M. (1992): Die weiche Mauer. In: Mentzos S. (Hg.): Psychose und Konflikt. Vandenhöck und Ruprecht, Göttingen.

Rudolf Forster

Zur Gewalt in der Psychiatrie

Moderne und Gewalt – drei Perspektiven

Die mediale, politische und auch die wissenschaftliche Auseinandersetzung mit Gewalt ist in spätmodernen Gesellschaften von einer eigenartigen Paradoxie gekennzeichnet: Während die Gewalt von bestimmten Personengruppen und hier nicht zuletzt auch von psychisch kranken Personen hohe Aufmerksamkeit genießt und bis in alle Details ausgebreitet, beschrieben und untersucht wird, verhält es sich mit der Gewalt von Institutionen und erst recht mit der Gewalt von sich als helfend verstehenden Institutionen wie der Psychiatrie genau umgekehrt. Wenn es um letztere geht, läßt sich eine erstaunliche Unwilligkeit oder Unfähigkeit feststellen, deren potentielle oder aktuelle Gewaltförmigkeit zu erkennen und eine Mischung aus Untertreibungen und Halbwahrheiten, betretenes Schweigen und andere Zeichen von Verschämtheit greifen Platz:

> „Gewalt muß irgendetwas an sich haben, das es ihr ermöglicht, sich allen Begriffsnetzen, so sorgfältig diese auch geknüpft sein mögen, zu entziehen. Und dieses „etwas“ […] ist nichts anderes als unsere moderne Ambivalenz, mit der wir Macht, Zwang und Gewalt begegnen.“ (Baumann, 1996, 36)

Die Ambivalenz gegenüber Gewalt wurzelt nach Baumann (ebd.) tief im Selbstverständnis der Moderne selbst. Dieses gründe darauf, daß sie, die Moderne, gleichsam das Gegenprinzip zur Barbarei darstelle, daß Moderne und Zivilisationsfortschritt zwei Seiten der gleichen Medaille seien und die Zivilisierung der modernen Gesellschaft – vielleicht von kurzen Einbrüchen abgesehen – sich kontinuierlich entwickelt habe und immer weiter fortsetze (Miller, Soeffner, 1996, S. 14f).

Neben dieser vorherrschenden Selbstinterpretation der Moderne existiert auch eine ähnlich umfassende Gegenthese: Sie lautet vereinfacht und in den Worten Baumanns (Baumann, 1996, S. 36f): „Ohne Zwang kann die Moderne ungefähr so gut leben wie ein Fisch ohne Wasser." Barbarei ist demnach die niemals ausgeschlossene Kehrseite der Moderne. Zivilisationsbrüche und -rückschritte sind in den Rationalisierungs- und Bürokratisierungsprozessen der Moderne gleichsam angelegt, weil sich die Moderne als Weltbeherrschung, als instrumentelle Vernunft begreift und mit Gewalt auf alles reagiert, was sich dieser Rationalität verweigert oder entgegenstellt (Miller, Soeffner, 1996, S. 16).

Soziologische Gewaltanalysen schwanken zwischen diesen beiden großen „Metaerzählungen" der Moderne, die jeweils ihre blinden Flecken haben. Einen Ausweg und auch ein Programm für eine differenziertere Sichtweise enthält eine dritte mögliche grundlegende Interpretation des Verhältnisses von Moderne und Gewalt. Sie wurde von Miller und Soeffner (Miller, Soeffner, 1996, S. 17) so formuliert: „Das Projekt der Moderne erfüllt sich genau darin, daß sich die Moderne ihres Potentials an Barbarei bewußt wird und dieses in einem Zivilisierungsprozeß zu überwinden trachtet," denn: „Der Zivilisierungsprozeß der Moderne [...] beinhaltet im Prinzip Selbstkritik und damit auch die Möglichkeit, destruktive Potentiale der modernen Gesellschaft zu erkennen und entsprechend zu handeln."

Anstaltspsychiatrie und Gewalt

Die oben angeführte vorherrschende Selbstdeutung der Moderne als kontinuierlicher Zivilisationsfortschritt ist erwartungsgemäß auch in der Psychiatrie, ihrem Selbstverständnis und ihrer Geschichtsschreibung verbreitet aufzufinden: Symbolträchtig wird die „Befreiung der Irren von den Ketten", ihre Herauslösung aus gefängnisartigen Institutionen, in denen sie unterschiedslos mit anderen Ausgestoßenen und Gestrandeten verwahrt waren, zur „ersten psychiatrischen Revolution" erklärt (Scull, 1989). Mit der Gründung eigener Anstalten und der nach und nach erfolgenden Übertragung des Mandats für die Kontrolle und Obsorge der Irren an die Medizin in der ersten Hälfte des 19. Jahrhunderts war ein grundlegender Perspektivenwechsel verbunden: Nicht mehr der Schutz der Gesellschaft vor der Gewalt und Unberechenbarkeit der Irren, sondern umgekehrt der Schutz der Irren vor der Gewalt, der Ablehnung und dem Unverständnis ihrer sozialen Umwelt wurden zum Programm der neu gegründeten psychiatrischen Anstalten erhoben. Was auch immer von nun an mit den zu Patienten mutierten Irren geschah, es geschah und geschieht definitionsgemäß in ihrem angenommenen besten Interesse – der Widerspruch zwischen sozialer Kontrolle durch Einsperrung und Isolation auf der einen und therapeutischen Zielen auf der anderen Seite ist „restlos von medizinischen Rationalisierungen verdeckt" (Castel, 1980, S. 86ff). Spätestens seit Mitte des 19. Jahrhunderts bildete der Glaube an die wissenschaftlich begründete Rationalität der Medizin kombiniert mit deren ethisch-moralischem Anspruch ein mächtiges Bollwerk gegen eine offene und ungeschminkte Wahrnehmung und Thematisierung von psychiatrischer Gewalt. Wenn es in der Psychiatrie mitunter gewalttätig zugeht, so liegen die Wurzeln der Gewalt dieser Auffassung nach in der Natur der psychischen Krankheit. Psychiatrische Gewalt ist daher in der Regel nichts anderes als notwendige Gefahrenabwehr oder allenfalls noch ein von Einzelnen zu verantwortender ärztlicher „Kunstfehler" oder ein pflegerischer „Übergriff".

Auch die Gegenthese zur Moderne als stetigem Zivilisationsfortschritt läßt sich im Diskurs über die Gewalt in der Psychiatrie finden. In der Psychiatriekritik der 60er und 70er Jahre des 20. Jahrhunderts wurde sie auf die eine oder andere Weise von Vertretern der sogenannten „Antipsychiatrie" (Bopp, 1980) formuliert: Demnach *kann* die Psychiatrie gar nichts anderes als eine gewalttätige Institution sein, weil sie sich definitionsgemäß mit jenen zu befassen habe, die nicht in die Ordnung der Moderne hineinpassen, und auf die ein entsprechender Druck (und notfalls auch Zwang) ausgeübt werden muß, damit sie sich ändern und anpassen oder aber – wenn das nicht gelingt – eine unsichtbare Existenz abseits des Hauptstroms der Gesellschaft führen. Für manche Antipsychiater, insbesondere für Thomas Szasz (Szasz, 1980), besteht der eigentliche und grundlegende Gewaltakt, aus dem sich notwendigerweise weitere Repressionen ableiten, in der „Umdeutung" von Lebensproblemen und moralisch-politischen Abweichungen zu Krankheiten und den damit verbundenen Rollenzuweisungen und Eingriffsmöglichkeiten (vgl. Forster, 1997a, S. 100ff). – Die These, daß die medizinische (naturwissenschaftlich orientierte) Psychiatrie grundsätzlich repressiv sei, hat auch noch heute vereinzelt Anhänger, sie wird vor allem als Fundamentalkritik an den Psychopharmaka (Neuroleptika) vorgetragen (Kempker, Lehmann, 1993; Lehmann, 1996).

Die dritte mögliche Interpretation von Moderne und Gewalt – die selbstkritische Infragestellung und Veränderung von Konzepten und Praktiken – manifestiert sich im psychiatrischen Diskurs vor allem in der Auseinandersetzung mit und in der Kritik an der psychiatrischen (Groß-)Anstalt ab der Mitte des 20. Jahrhunderts (Forster 1997a, 1999). Dazu einige ausgewählte Hinweise: Unter dem Stichwort des „Hospitalismus" wurden die Verhältnisse in vielen Anstalten von Psychiatern selbst als systemimmanente Pathologie, als Ursache einer zweiten Krankheit, angeprangert (Barton, 1974). Die Reformvorschläge der Hospitalismuskritiker stellten nicht die Anstalt als Ganzes in Frage, sondern beinhalteten Reorganisationsmaßnahmen wie die Bildung kleinerer Einheiten, die Aktivierung der Patienten, deren Mitbestimmung bei wichtigen Alltagsangelegenheiten und die Öffnung gegenüber der sozialen Umwelt. Eine radikalere Sichtweise und Schlußfolgerung entwickelte nach und nach die italienische antiinstitutionelle Bewegung unter Führung von Franco Basaglia: Sie titulierte das System der Anstaltspsychiatrie ungeschminkt als eine Subkultur der Gewalt und Unterdrückung und formulierte – nach einer Phase der intra-institutionellen Reform – eine klare politische Forderung: die Auflösung der Anstalten und die Rückkehr der Ausgeschlossenen in die Gesellschaft (Basaglia, 1971). Die sozialwissenschaftliche Auseinandersetzung mit den gewalttätigen Seiten der psychiatrischen Anstalten ist in hohem Maß von Goffmans Konzept der „totalen Institution" (Goffman, 1972) geprägt. Goffman porträtierte die totale Institution – für die exemplarisch die psychiatrische Anstalt stand – als geschlossenen Machtapparat, der vor allem auf einem ausgeklügelten System von Belohnungen und Bestrafungen beruhte, und in dem auf unmittelbare Gewaltausübung weitgehend verzichtet werden konnte. Goffman betrachtete die totale Institution gleichsam als natürliches Experiment, in dem ein gezielter und systematischer Anschlag auf die biographisch gewachsene Identität der Insassen unternommen wurde, mit dem Ziel ihrer völligen Anpassung an eine institutionell vorgegebene Identität. Ähnlich wie Goffman stellten Forster und Pelikan (Forster, Pelikan, 1978) im Rahmen einer Untersuchung der damals größten psychiatrischen Anstalt Österreichs fest, daß im alltäglichen Management der Patienten spektakuläre Fälle der direkten personalen Gewaltausübung eine geringe Rolle spielten. Um die „unsichtbare Gewalt" aufzuzeigen, entwickelten sie ein differenziertes Kategorienschema, in dem Johan Galtungs Konzept der „strukturellen Gewalt" (Galtung, 1975) einen zentralen Platz einnahm. Untersucht wurden – in Erweiterung der Goffmanschen Perspektive – nicht nur die Folgen des Anstaltssystems für die psychische Identität, sondern auch für die körperliche Integrität und den sozialen Status. Mit diesem Ansatz konnten etwa die gewaltsamen Aspekte personeller Unterbesetzung und materieller Unterausstattung, umfassender Reglementierungen und stereotyper Patientenbilder aufgezeigt werden.

Während das organisationsimmanente Gewaltpotential der klassischen psychiatrischen Anstalt somit einige Aufmerksamkeit gefunden hat, sind zwei spezifische Bereiche, die mit Gewalt zusammenhängen, stark unterbelichtet geblieben: zum einen der Aspekt der Legalität von psychiatrischer Gewaltausübung, zum anderen die potentiell gewaltförmige Seite psychiatrischer Behandlungsmaßnahmen.

Zunächst einige Hinweise zur Legalität: Die Machtmittel der Anstaltspsychiatrie gegenüber ihren Patienten wurden seit Gründung der Anstalten zunehmend innerhalb der staatlichen Rechtsordnung institutionalisiert und ausdrücklich normativ geregelt (für Österreich: Kopetzki, 1995, S. 22ff). Zwang und Gewalt in der Psychiatrie – so wie in anderen Bereichen der staatlichen Herrschaft – zerfallen entsprechend in zwei strikt voneinander getrennte Formen – legal und illegal. Diese Kategorisierung scheint für das alltägliche Patientenmanagement der Anstalten lange Zeit wenig bedeutsam gewesen zu sein. Zum einen befand sich der weitaus überwiegende Teil der Patienten zum Teil bis weit über die Mitte des 20. Jahrhunderts hinaus ohnedies zwangsweise in den Anstalten. Zum anderen wurden die rechtlichen Kategorien von den Psychiatern als „fremd“ und „praxisfern“ empfunden und entsprechend gehandhabt (Forster, 1997b).

Ein Zusammenhang zwischen psychiatrischen Behandlungsmaßnahmen und Gewalt wurde lange Zeit nur von Außenseitern der psychiatrischen Profession und in jüngster Zeit von der „Betroffenen“- bzw. „Benutzer“-Bewegung hergestellt. Eine Auseinandersetzung mit dieser Thematik wird schon dadurch erschwert, daß eine systematische Geschichte der Anwendung psychiatrischer Behandlungsverfahren in den Anstalten nicht einmal in Ansätzen vorliegt. Was das 19. Jahrhundert betrifft, so eröffnet der Bericht des prominenten Psychiaters Kraepelin (Kraepelin, 1918) über die ersten 100 Jahre der wissenschaftlichen Psychiatrie einige Einblicke. Kraepelins Schilderungen verweisen auf eine Reihe von recht bizarren, zum Teil geradezu grausamen Behandlungsmethoden wie Schwächungen, Verletzungen, Schmerzzufügungen, Nahrungs- und Schlafentzug etc. Kraepelin spricht von einer „merkwürdigen ärztlichen Vielgeschäftigkeit“ (Kraepelin, 1918, S. 196). Diese war charakterisiert dadurch, daß sie auf empirisch nicht fundierten, auch innerhalb der Profession nicht geteilten Vorstellungen über die Psyche und deren Zusammenhänge zum Körper aufbaute, in ihrer Wirksamkeit nicht systematisch überprüft wurde, zumindest zum Teil die körperliche Gesundheit der Patienten gefährdete, und schließlich dadurch, daß die Grenzen hin zur Disziplinierung verwischt waren bzw. daß einzelne Behandlungen eindeutigen Strafcharakter hatten. Kraepelin resümiert: „Ein großer Teil der [...] anscheinend ärztlichen Maßregeln wirkte offenbar wesentlich oder lediglich durch [...] die Erzeugung von Furcht.“ (Kraepelin, 1918, S. 207). Wie sieht die Bilanz des 20. Jahrhunderts aus? Trotz beträchtlicher Wissenslücken läßt sich soviel sagen (Gross et al., 1995): Die körperbezogenen Behandlungsmethoden werden wesentlich invasiver und sie betreffen wesentlich mehr Patienten als zuvor. Vor allem die 30er bis 50er Jahre sind die Zeit der großen und zum äußersten entschlossenen Feldzüge gegen die als hoffnungslos geltenden Geisteskrankheiten (Psychochirurgie, Insulinkoma, insbesondere aber Elektroschock). Einige der nun entwickelten Behandlungsmethoden erreichten weite Verbreitung, wurden trotz unzureichenden Wissens über ihre Wirkungsweise ziemlich unkritisch angewendet, in ihren Erfolgen maßlos überschätzt dargestellt und vor allem in Hinblick auf ihre längere Wirkung nicht oder mit unzureichenden Methoden untersucht. Zum Teil wurden schwerwiegende Risiken und Nebenwirkungen im Namen von Therapie und Heilung eingegangen und somit Zweitkrankheiten bzw. -behinderungen in Kauf genommen. Psychiatrische Patienten waren also eine besondere Risikogruppe, wenn es um die Anwendung radikaler, unnützer und oftmals gefährlicher Interventionen mit angeblich wundersamen heilenden Eigenschaften ging. Fallstudien, wie sie Scull (Scull, 1987) und Valenstein (Valenstein, 1986) über (psycho-)chirurgische Verfahren (in den USA) vorgelegt haben, belegen beispielhaft, daß persönliche Karriereambitionen bei deren Anwendung eine große Rolle spielten, die intraprofessionelle Kontrolle weitgehend versagte und Kritik sogar aktiv unterdrückt wurde. Auch die Art und Weise der Anwendung der ersten Generation der Neuroleptika mit dem Risiko der Spätdyskinesie (eine Parkinson ähnliche Krankheit) ist in diesem Zusammenhang zu nennen. Schätzungen gehen davon aus, daß bis zu 20 % der Patienten, denen diese Medikamente mehr als fünf Jahre verabreicht wurden, betroffen sind (Pilgrim, Rogers, 1993, S. 105). In diesem Zusammenhang ist eine Studie von Brown und Funk (Brown, Funk, 1986) aufschlußreich, die (für die USA) erhebliche professionelle Widerstände aufzeigte, das vorhandene Wissen über die Spätfolgen von Überdosierungen überhaupt wahrzunehmen bzw. daraus Folgerungen für einen geänderten Umgang zu ziehen.

Gewalt in der spätmodernen Psychiatrie – unter besonderer Berücksichtigung der Situation in Österreich

Unter dem Eindruck massiver Kritik an der Unmenschlichkeit und Ineffektivität der psychiatrischen Anstaltsversorgung hat sich in den letzten Jahrzehnten (in Österreich mit Verspätung) eine tiefgreifende Veränderung der psychiatrischen Versorgung vollzogen, die sich am Paradigma der Gemeindepsychiatrie orientiert (Forster, 1997a; Forster, 1999). Die psychiatrischen Anstalten alten Stils verschwinden allmählich. Zwar wurden nur in einzelnen Ländern tatsächlich Anstalten in nennenswertem Umfang aufgelöst; aber fast durchwegs sind die Anstalten wesentlich kleiner geworden, verfügen über mehr Personal und bessere Ausstattung und haben einen bedeutenden Funktionswandel hin zur Behandlung akut Kranker vollzogen. Als alternative Organisationsform für die Krankenhausversorgung erobert sich die psychiatrische Abteilung am Allgemeinspital mehr und mehr ihren Platz. Die große Mehrheit psychiatrischer Behandlungs- und Betreuungsmaßnahmen findet jedoch mittlerweile „extramural" in einem bunten Spektrum von ambulanten, teilstationären und sogenannten komplementären Einrichtungen statt.

In Hinblick auf die Frage der psychiatrischen Gewalt ist von drei hauptsächlichen Veränderungen auszugehen:

- von einer Pluralisierung der psychiatrischen Institutionen, ihrer Funktionen und ihrer Patienten;

- von einer wesentlich stärkeren Betonung des Behandlungsziels und einer (Re-)Medikalisierung insbesondere der Patientenversorgung im Krankenhaus;
- von neuen Grenzziehungen zwischen dem psychiatrischen Sektor und seiner Umwelt mit einer tendenziellen Psychiatrisierung leichterer Probleme und Störungen und einer tendenziellen De-Psychiatrisierung von chronischen Zuständen und Behinderungen.

Die Frage nach der Gewalt gegenüber psychisch Kranken und Behinderten muß entsprechend für drei unterschiedliche Kontexte gestellt werden: für die klinifizierten psychiatrischen Krankenhausabteilungen, für die extramurale Psychiatrie und für den aus der psychiatrischen Versorgung im engeren Sinn ausgegliederten Heimsektor für chronisch Kranke und Behinderte.

Transinstitutionalisierte Gewalt

Eine Entwicklung, die die Reorganisation und den Funktionswandel der psychiatrischen Krankenhäuser zum Teil erst ermöglicht hat, ist die sogenannte Transinstitutionalisierung oder Umhospitalisierung. Es hat sich bald herausgestellt, daß das neue System der stationären Akutversorgung, der ambulanten und komplementären Betreuung und der darauf bezogenen familiären Unterstützungen bestimmte Patientengruppen nicht ausreichend betreuen kann – insbesondere alt gewordene chronische Patienten, demente und behinderte Personen ohne tragfähiges soziales Netz. Diese Personengruppen befinden sich zu einem beträchtlichen Teil noch immer oder wieder in Institutionen, außerhalb oder am Rand der eigentlichen Psychiatrie, in Heimen, die häufig privat, teils kommerziell geführt werden, vielfach mit weniger oder schlechter qualifiziertem Personal ausgestattet sind und in denen über die Befriedigung von Grundbedürfnissen hinaus nur sehr beschränkt Angebote und Anreize bereitgestellt werden (können) (Forster, 1999). Verläßliche Angaben über das Ausmaß der Transinstitutionalisierung gibt es zumeist nicht. Für Deutschland wird der Anteil der umhospitalisierten Langzeitpatienten auf ca. 70 % der ehemaligen Anstaltsklientel geschätzt (Zechert, 1998). Für Österreich fehlen verläßliche und umfassende Daten fast zur Gänze.

Es gibt viele Hinweise, daß nicht nur die Patienten transinstitutionalisiert wurden, sondern auch reglementierende Anstaltsstrukturen und -abläufe, Anpassungsdruck, Belohnungs- und Bestrafungssysteme, freiheitsbeschränkende Maßnahmen, der Einsatz von Psychopharmaka zur Ruhigstellung – letztlich also die strukturelle Gewalt der totalen Institutionen (Zechert, 1998, S. 20f). Die Psychiatrie modernisiert sich, und zurück bleiben Modernisierungsopfer – betroffene Patienten natürlich in erster Linie, aber auch Personal, das unter ungünstigen Rahmenbedingungen vor unlösbare Aufgaben gestellt und damit mehr oder weniger allein gelassen wird. Die Geschichte wiederholt sich – wobei die Voraussetzungen für eine öffentlichkeitswirksame Problematisierung, Bewußtseinsbildung und für Gegenstrategien noch ungünstiger erscheinen, als sie es einst für die Anstaltspsychiatrie waren. Für Österreich gilt es, folgende Besonderheiten im Auge zu haben (Barta, Ganner, 1998; VSP 1999):

- Es handelt sich um einen kompetenzrechtlich und von der Trägerschaft her gesehen zersplitterten und unübersichtlichen Sektor, in dem es keine bundeseinheitlich verbindlichen Normen und Standards gibt.
- Die Gewaltausübung im Heim findet mehr oder weniger im juristischen Niemandsland statt. Es fehlen normative Standards für freiheitsbeschränkende Maßnahmen und Instrumentarien des Rechtsschutzes (Aufsichts-, Kontroll- und Beschwerdeinstanzen) sind vergleichsweise unterentwickelt.
- Eine auch nur einigermaßen systematische und umfassende Informationslage über die Verhältnisse existiert nicht. Um nur eine Zahl in den Raum zu stellen, die den Umfang des Problems erahnen läßt: Für Deutschland wurde hochgerechnet, daß täglich an ca. 400.000 Personen freiheitsbeschränkende Maßnahmen vorgenommen werden (Barta, Ganner, 1998, S. 182) – übertragen auf Österreich hieße das etwa 40.000 betroffene Personen täglich.
- Die öffentliche und politische Aufmerksamkeit für dieses Problem ist relativ gering ausgeprägt. Die psychiatrischen Institutionen, die die Heime zur Entlastung brauchen, zeigen wenig Neigung, dieses Thema in den Vordergrund zu stellen. Und die betroffenen Institutionen selbst tragen zur Tabuisierung bei, indem sie ihre Probleme, ihre Hilflosigkeit und Überforderung nicht offensiv thematisieren – nicht zuletzt aus Angst vor juristischen Sanktionen.

Während es in Deutschland schon einige Jahre eine informierte Diskussion über Heime und die dort herrschende „fürsorgliche Gewalt" gibt, in der sich von psychiatrischer Seite besonders Klaus Dörner engagierte (Dörner, Snethlage, 1997), hat in Österreich erst die beabsichtigte Novellierung des Sachwalterrechts zu einer ersten Bewußtseinsbildung geführt. In einem aus diesem Anlaß erstatteten Bericht an den Justizminister heißt es unter anderem: „In Heimen und Einrichtungen ist die Ausübung körperlichen Zwangs gegenüber behinderten Personen mehr oder minder Alltag." (VSP 1999, S. 4):

> „Das Spektrum der angewandten Maßnahmen reicht vom freundlichen Zurückhalten, Ablenken und Überreden der Bewohner bis zur massiven Einschränkung des Bewegungsspielraums (Angurten am Rollstuhl tagsüber, nächtlich Fixierung im Bett …) und der Reduzierung des ‚inneren Bewegungsspielraums' durch Medikation" (ebd.).

Deutliche Unterschiede in der Anwendung von Freiheitsbeschränkungen hinsichtlich Ausmaß, Form und Begründung werden von externen Beobachtern weniger auf Merkmale der HeimbewohnerInnen als vielmehr auf räumliche, personelle und kulturelle Faktoren der jeweiligen Institutionen zurückgeführt (ebd.).

Nachdem im Jahr 2002 einzelne Bundesländer im Rahmen bereits beschlossener oder angekündigter Pflegeheimgesetze die Materie der Freiheitsbeschränkungen zu regeln begannen, hat das Bundesministerium für Justiz im August 2002 das Vorhaben einer bundesgesetzlichen, also einheitlichen Regelung angekündigt.

Qualitätssicherung bei legalen Zwangsmaßnahmen

Wenn es um Gewalt und Zwang in der reformierten Psychiatrie geht, dann richtet sich die Aufmerksamkeit aus gutem Grund vor allem auf die unmittelbare Nachfolgeinstitution der einstigen Anstalt, das modernisierte psychiatrische Krankenhaus und dessen Alternative, die psychiatrische Abteilung am Allgemeinkrankenhaus – stellen diese doch fast überall den einzigen, jedenfalls aber bedeutendsten Ort legaler psychiatrischer Zwangsausübung dar. In dem Maße, in dem die Krankenhäuser und Abteilungen zu Einrichtungen der akuten Intervention geworden sind, in denen Patienten höchstens einige Wochen, zumeist aber nur wenige Tage bleiben, spitzt sich die Frage nach der Gewalt deutlicher als in der früheren Anstaltspsychiatrie auf die Frage der Anwendung legalen Zwangs zu. Darüber hinaus ist die Anwendung von Zwang in einen viel unmittelbareren Zusammenhang mit der psychiatrischen Behandlung getreten und hat weniger mit Disziplinierung oder Ruhigstellung zu tun als früher.

Die Rechtsnormen, in denen geregelt wird, unter welchen Voraussetzungen und Umständen gegenüber psychisch Kranken Gewalt angewendet werden darf, sind in fast allen hochentwickelten Ländern kürzlich neu gefaßt worden, wobei zwar eine allgemeine Tendenz zur Präzisierung von Rechtsnormen, zur Verrechtlichung bisher ungeregelter Bereiche (insbesondere der zwangsweisen Behandlung) und zur Vermehrung von Rechtsschutzeinrichtungen feststellbar ist, darüber hinausgehend aber keine einheitliche inhaltliche Ausrichtung, was die Zielsetzung psychiatrischer Zwangsmaßnahmen betrifft (Gefahrenabwehr vs. Behandlungssicherung; vgl. Forster, 1997b).

Zum Teil unabhängig von der Neufassung von Rechtsnormen hat sich die Anwendung legalen Zwangs in den letzten Jahrzehnten – gemessen am Anteil der hospitalisierten Patienten – stark verringert: In den meisten hochentwickelten Ländern erfolgt die große Mehrheit (im Durchschnitt der EU-Länder ca. 90 %) psychiatrischer Behandlungsepisoden im Krankenhaus mittlerweile unter dem Titel der Freiwilligkeit (Forster, 1997b, S. 36f). Die Zurückdrängung der Zwangshospitalisierung war von Anfang an und aus mehreren Gründen ein Ziel des psychiatrischen Reformprojekts (Forster, 1997b, S. 57f): aus therapeutischen, weil Zwang die Behandlungsmotivation und -kooperation der Patienten untergräbt und die Betroffenen stigmatisiert; aus gesundheitspolitischen, weil das Image einer Zwangsinstitution hemmend auf die freiwillige und rechtzeitige Hilfesuche zurückwirkt; und aus professionspolitischen, weil Zwang den Anspruch der Psychiatrie, eine normale medizinische Disziplin zu sein, schmälert. Zwangsanwendung wird für die neue Psychiatrie programmatisch gleichsam zur letzten Alternative.

Entsprechend stand in den ersten Phasen der Anstaltsreformen die Frage im Vordergrund, wie zwangsweise Aufnahmen möglichst zu verhindern wären, während dem residual verbliebenen Zwang wenig Aufmerksamkeit geschenkt wurde. Das hat sich (vor allem in Deutschland, aber auch in der Schweiz; kaum in Österreich) in den letzten paar Jahren deutlich geändert: Eine Reihe empirischer Studien (zumeist Untersuchungen von leitenden Ärzten in der eigenen Institution) dokumentiert, wie oft, wann, auf welche Weise und bei welchen Anlässen und Patienten mechanische Beschränkungen, Isolierungen sowie körperliche Gewalt zur Medikamentenverabreichung eingesetzt werden (Eink, 1997; Aktion Psychisch Kranke, 1998). Dabei werden häufig nicht nur die objektivierbaren Umstände dokumentiert, sondern auch die Sichtweisen der beteiligten Akteure einschließlich der betroffenen Patienten erhoben. Beispielhaft sei auf einige Ergebnisse der Untersuchung von Finzen et al. (Finzen et al., 1993) an der Psychiatrischen Universitätsklinik Basel hingewiesen: Rückblickend bewertete nur etwa die Hälfte der betroffenen PatientInnen die Gewaltausübung als unbedingt notwendige Hilfe. Und noch mehr, nämlich zwei Drittel hielten den erlittenen Zwang im nachhinein betrachtet überhaupt für vermeidbar – durch mehr Zeit und persönliche Zuwendung. Dieses Ergebnis läßt starke Zweifel an der paternalistischen Grundannahme des psychiatrischen Personals aufkommen, das auch rückblickend einhellig der Meinung war, es habe keine Alternativen zur Gewaltanwendung gegeben.

Die Anwendung von psychiatrischer Gewalt wurde seit Bestehen der modernen Psychiatrie – von seltenen Ausnahmen abgesehen – ausschließlich aus der Sicht der Gewaltausübenden dargestellt und gerechtfertigt. In jüngster Zeit hat die erstarkende Bewegung der „Psychiatrie-Erfahrenen" psychiatrische Gewalt jedoch zu einem zentralen Punkt ihrer Kritik und ihrer politischen Forderungen gemacht (vgl. Voelzke, 1998). Sie fordert als ersten Schritt, daß die Sichtweise der Betroffenen überhaupt angehört und zum Thema gemacht wird – denn die Anwendung von Zwang wird vom Großteil der Betroffenen als Trauma erlebt, verbunden mit dem Wunsch nach Aufarbeitung, die jedoch vom Personal häufig vermieden wird (Bruns, 1997). Diesen Patientenerfahrungen wird zunehmend von bestimmten Teilen der Öffentlichkeit und der psychiatrischen Berufsgruppen Gültigkeit zugeschrieben.

Folge dieser Entwicklungen ist die ausdrückliche Einbeziehung des Umgangs mit Gewalt und Zwang in die Qualitätsbeurteilung und das Qualitätsmanagement (bisher noch vereinzelter) psychiatrischer Krankenhausabteilungen. Pörksen (Pörksen, 1998), einer der Pioniere eines solchen Ansatzes, bezeichnet die radikale Konfrontation mit der Gewalt „im eigenen Haus" und deren offene und bedingungslose Thematisierung als Vorbedingung. Bestandteile des Qualitätsmanagements sind unter anderem die Nominierung eines „Gewaltbeauftragten" zum Wachhalten des Themas, die Erstellung von detaillierten Regeln zum Umgang mit Gewalt, die verbindliche Dokumentation und tägliche Erörterung aller ausgeübten Zwangsmaßnahmen, regelmäßige Fortbildungen der MitarbeiterInnen, Erfahrungsaustausch mit anderen Krankenhäusern, schließlich die „Behandlungsvereinbarung" als neues Instrument zur (sekundären) Gewaltprävention, aber auch zur Gestaltung von notwendigem Zwang.

In diesem Zusammenhang ist eine kontroverse Diskussion innerhalb der deutschen Reformpsychiatrie bemerkenswert: Mathias Krisor, selbst leitender Krankenhausarzt, stellt dem aus seiner Sicht reaktiven und technokratischen Qualitätsansatz die Zielvorstellung einer gewaltfreien Psychiatrie gegenüber (Krisor, 1992). Sein Rezept gegen Gewalt sind partnerschaftliche Beziehungen, Subjektorientierung, umfassende Partizipation der Patienten in der Klinik, Öffnung nach außen und Normalisierung des Stationsalltags. Nach seinen Erfahrungen komme man auf diesem Weg dem Ideal der gewaltfreien Psychiatrie bereits sehr nahe (Krisor, Pfannkuch, 1998). Diese Vorstellungen haben zum Teil heftige Kritik und Polemik geerntet (u.a. Wienberg, 1997): Sie läuft letztlich auf den Vorwurf der Naivität, der Beschönigung und Glättung der Welt und ihrer Widersprüche sowie der Re-Tabuisierung von Gewalt hinaus, weil Gewalt gleichsam zum Sündenfall, zum Behandlungsfehler werde. Die eigentliche Provokation dürfte Krisors Grundannahme sein, daß Gewalt in der Psychiatrie immer Ausdruck von Machtverhältnissen ist, und daß es möglich und sinnvoll sei, diese aufzuheben. Demgegenüber vertreten auch aufgeklärte Kritiker die implizite Grundannahme, daß die letzte Ursache der Machtungleichheit und der residualen Gewalt in der Psychiatrie in der Art der von der Psychiatrie behandelten Abweichung liege – also der psychischen Störung oder Krankheit selbst, und daß der gesellschaftliche Auftrag der Psychiatrie, eine bestimmte Sicht der Realität autoritativ durchzusetzen, letztlich auch sinnvoll und gerechtfertigt sei (Cahn, 1995).

Präventiver Zwang als gelinderes Mittel für eine neue Generation von Problemen

Während die Transinstitutionalisierung ein altes Problem lediglich verschoben hat, hat die Deinstitutionalisierung, also die massive Verlagerung der psychiatrischen Behandlung vom einst dominierenden Krankenhaussektor in den extramuralen Bereich einen neuen Diskurs über psychiatrischen Zwang hervorgebracht (Forster, 1997b, S. 124ff u. 148ff): In einigen Ländern (USA, UK, Canada, Australien) ist von leitenden Psychiatern – zum Teil unterstützt von anderen psychiatrischen Berufsgruppen und insbesondere von Angehörigenorganisationen – die Forderung erhoben worden, die Anwendung von Zwangsmaßnahmen zur Vermeidung von Rückfällen bzw. zur Vorbeugung absehbarer (Zwangs-)Hospitalisierungen auch außerhalb von Krankenhäusern zuzulassen. Gemünzt sind diese Vorschläge vor allem auf eine kleine Gruppe von solchen psychotisch (schizophren) Erkrankten, die sich einer kontinuierlichen außerstationären medikamentösen Behandlung entziehen – aus der Sicht ihrer Behandler aufgrund mangelnder Krankheitseinsicht (und nicht etwa wegen qualitativ unzureichender Behandlungsangebote).

Von seiten der Protagonisten werden derartige Zwangsbefugnisse als logische Erweiterung des therapeutischen Instrumentariums für eine neue Generation von Problemen definiert. Als Druckmittel zur Befolgung von Behandlungsanweisungen wird in der Regel die sonstige zwangsweise Verbringung in eine Anstalt zur Behandlung vorgeschlagen, seltener eine unmittelbare Zwangsausübung. Derartige Forderungen haben erwartungsgemäß zu heftiger Kritik geführt: Von der Erweiterung der sozialen Kontrolle in die Gemeinden hinein ist die Rede; von einer Verfestigung und Ausdehnung des Gewaltimages der Psychiatrie mit entsprechenden Folgen für die rechtzeitige Inanspruchnahme von Behandlung; aber auch praktische Einwände wie die schwere Kontrollierbarkeit werden genannt. In den USA sind gesetzliche Möglichkeiten zum „outpatient commitment“ flächendeckend eingerichtet, sie werden jedoch bislang sehr zurückhaltend angewendet. In Großbritannien ist eine Form der überwachten Entlassung eingeführt worden, die die Befolgung von Behandlungsvereinbarungen kontrollieren soll. Es ist anzunehmen, daß dies erst der Anfang einer Entwicklung ist, die sich als bedeutsamer qualitativer Bruch erweisen könnte: Immer weniger bzw. kürzeren Zwangsepisoden im stationären Bereich mit immer mehr Rechtsschutzmöglichkeiten könnten künftig zeitlich unbeschränkte, in den Alltag eingebundene Formen einer betont therapeutisch legitimierten Sozialkontrolle mit Zwangsdrohungen im Hintergrund gegenüberstehen (Bruns, 1993, S. 206f).

Literatur

Aktion Psychisch Kranke (Hg.) (1998): Gewalt und Zwang in der stationären Psychiatrie. Rheinland-Verlag, Köln.

Barta H., Ganner M. (Hg.) (1998): Alter, Recht und Gesellschaft. WUV-Universitätsverlag, Wien.

Baumann Z. (1996): Gewalt – modern und postmodern. In: Miller M., Soeffner H.-G. (Hg.) (1996): Modernität und Barbarei. Soziologische Zeitdiagnosen am Ende des 20. Jahrhunderts. Suhrkamp, Frankfurt a. M., S. 36–67.

Barton R. (1974): Hospitalisierungsschäden in psychiatrischen Krankenhäusern. In: Finzen A. (Hg): Hospitalisierungsschäden in psychiatrischen Krankenhäusern. Piper, München, S. 11–79.

Basaglia F. (Hg.) (1971): Die negierte Institution oder Die Gemeinschaft der Ausgeschlossenen. Suhrkamp, Frankfurt a. M.

Bopp J. (1980): Antipsychiatrie. Theorien, Therapien, Politik. Syndikat, Frankfurt a. M.

Brown P., Funk S. C. (1986): Tardive dyskinesia: barriers to the professional recognition of a iatrogenic disease. Journal of Health and Social Behavior, 27, S. 116–132.

Bruns G. (1993): Ordnungsmacht Psychiatrie? Psychiatrische Zwangseinweisung und soziale Kontrolle. Westdeutscher Verlag, Opladen.

Ders. (1997): Die psychiatrische Zwangseinweisung. In: Eink M. (Hg.): Gewalttätige Psychiatrie. Ein Streitbuch. Psychiatrie-Verlag, Bonn, S. 56–70.

Cahn Th. (1995): Gewalt – Element des psychiatrischen Berufs. In: Schweizer Archiv für Neurologie und Psychiatrie, 146, 3, S. 109–114.

Castel R. (1980): Vom Widerspruch der Psychiatrie. In: Basaglia F. et al. (Hg.): Befriedungsverbrechen. Über die Dienstbarkeit der Intellektuellen. EVA, Frankfurt a. M.: S. 81–96.

Dörner K., Snethlage R. (Hg.) (1997): Aufhebung der Heime. Auf dem Weg zur heimlosen Gesellschaft. Verlag Jakob van Hoddis, Gütersloh.

Eink M. (Hg.) (1997): Gewalttätige Psychiatrie. Ein Streitbuch. Psychiatrie-Verlag, Bonn.

Finzen A. et al. (1993): Hilfe wider Willen. Zwangsmedikation im psychiatrischen Alltag. Psychiatrie-Verlag, Bonn.

Forster R. (1997a): Psychiatriereformen zwischen Medikalisierung und Gemeindeorientierung. Westdeutscher Verlag, Opladen.

Ders. (1997b): Psychiatrische Macht und rechtliche Kontrolle. Döcker-Verlag, Wien.

Ders. (1999): Von der Anstalts- zur Gemeindepsychiatrie: Empirische Befunde und theoriegeleitete Interpretationen eines Wandelungsprozesses. In: Österreichische Zeitschrift für Soziologie, Heft 3, S. 57–76.

Forster R., Pelikan J. M. (1978): Gewalt im Alltag der Psychiatrie. In: Österreichische Zeitschrift für Soziologie, Heft 2, S. 58–72.

Galtung J. (1975): Strukturelle Gewalt. Beiträge zur Friedens- und Konfliktforschung. Rowohlt, Reinbek bei Hamburg.

Goffman E. (1972): Asyle. Über die soziale Situation psychiatrischer Patienten und anderer Insassen. Suhrkamp, Frankfurt am Main.

Gross J. et al. (1995): Invasive Eingriffe in der Psychiatrie. Aus den Fehlern der Vergangenheit lernen. In: Bock Th. et al. (Hg.): Abschied von Babylon. Verständigung über Grenzen in der Psychiatrie. Psychiatrie-Verlag, Bonn, S. 69–76.

Kempker K., Lehmann P. (Hg.) (1993): Statt Psychiatrie. Peter Lehmann Antipsychiatrieverlag, Berlin.

Kopetzki Ch. (1995): Unterbringungsrecht. Springer-Verlag, Wien / New York.

Kraepelin E. (1918): Hundert Jahre Psychiatrie. In: Zeitschrift für die gesamte Neurologie und Psychiatrie Bd. 38, S. 161–275.

Krisor M. (1992): Auf dem Weg zur gewaltfreien Psychiatrie. Psychiatrie-Verlag, Bonn.

Krisor M., Pfannkuch H. (1998): Aspekte zur Theorie und Praxis einer gewaltfreien Psychiatrie. In: Aktion Psychisch Kranke (Hg.): Gewalt und Zwang in der stationären Psychiatrie. Rheinland-Verlag, Köln, S. 202–227.

Lehmann P. (1996): Schöne neue Psychiatrie. 2. Bd. Peter Lehmann Antipsychiatrieverlag, Berlin.

Miller M., Soeffner H.-G. (Hg.) (1996): Modernität und Barbarei. Soziologische Zeitdiagnosen am Ende des 20. Jahrhunderts. Suhrkamp, Frankfurt a. M.

Pilgrim D., Rogers A. (1993): A Sociology of Mental Health and Illness. Open University Press, Buckingham.

Pörksen N. (1998): Die Bedeutung von internem Qualitätsmanagement für das Klima einer psychiatrischen Klinik und den Umgang mit Zwangsmaßnahmen. In: Aktion Psychisch Kranke (Hg.): Gewalt und Zwang in der stationären Psychiatrie. Rheinland-Verlag, Köln, S. 115–120.

Scull A. (1989): Social order / mental disorder. Anglo-american psychiatry in historical perspective. Routledge, London.

Ders. (1987): Desperate remedies: a Gothic tale of madness and modern medicine. In: Psychological Medicine 17, S. 561–577.

Szasz T. (1980): Wem dient die Psychiatrie? In: Basaglia F. et al. (Hg.): Befriedungsverbrechen. Über die Dienstbarkeit der Intellektuellen. EVA, Frankfurt a. M., 237–250.

Valenstein E. S. (1986): Great and desperate cures. The rise and decline of psychosurgery and other radical treatments for mental illness. Basic Books, New York.

VSP (1999): Im rechtsfreien Raum .... Freiheitsbeschränkungen in Behinderteneinrichtungen, Alten- und Pflegeheimen. Bericht an den Bundesminister für Justiz. Wien.

Voelzke W. (1998): Gewalt und Aggression im stationären Bereich aus Sicht Psychiatrieerfahrener. In: Sauter D., Richter D. (Hg.): Gewalt in der psychiatrischen Pflege. Hans Huber, Bern u. a., S. 17–28.

Wienberg G. (1997): Gewaltfreie Psychiatrie – eine Fiktion. In: Eink M. (Hg): Gewalttätige Psychiatrie. Ein Streitbuch. Psychiatrie-Verlag, Bonn S. 14–28.

Zechert Ch. (1998): Zwischen Hilfe und Hilflosigkeit. In: Soziale Psychiatrie, 1, S. 19–21.

Marianne Springer-Kremser

Gender-Aspekte in psychiatrischer Klinik und Forschung

Einleitung

Geschlechtsspezifische Rollenstereotypien fanden und finden Eingang in die Definition von Gesundheit und Krankheit. Das gilt nicht nur für psychiatrische Erkrankungen sondern besonders auch für Störungen der Reproduktion und für die Medikalisierung des weiblichen Lebenszyklus. Das Denken in Stereotypien spiegelt sich in „typisch männlichen" (Soziopathie, Alkoholismus) und „typisch weiblichen" (psychogene Reaktion, Neurose, Depression) diagnostischen Attribuierungen wider. Das Geschlecht als soziale Variable und die Stellung des Geschlechts in der Gesellschaft wirkt steuernd bei Erforschung und Behandlung von Erkrankungen.

Das Geschlecht ist eine soziale Variable – die Stellung, die dem Geschlecht in der Gesellschaft zugeschrieben wird, spielt jedoch für die pathoplastische Funktion eine wesentliche Rolle.

R. Bastide (Bastide, 1973) zeigt die Bedeutung der Stellung des Geschlechts in der Gesellschaft als mitverursachend für Erkrankungen am Beispiel der Syphilis- und Alkoholpsychosen auf.

> Wenn Junggesellinnen weniger Fälle von progressiver Paralyse als die Männer aufweisen, so liegt das daran, daß sich die Frauen im allgemeinen bei der Syphilis des Mannes anstecken. Trotz Lockerung der Sitten haben die Junggesellinnen weniger Gelegenheit zur Ansteckung als die Männer. Ebenso lassen die Sitten den Alkoholgenuß eher für verheiratete Frauen als für die jungen Mädchen zu.

Die Zeiten haben sich geändert, Syphilis als sexuell übertragbare Erkrankung wird in der Regel schon im Frühstadium diagnostiziert und behandelt. Trotzdem beobachten wir heute ein ähnliches Phänomen hinsichtlich des Ansteckungsweges: In vielen Ländern der Erde – nicht nur in solchen der Dritten Welt – infizieren sich Frauen mit dem HIV-Virus bei ihren Partnern/ Ehemännern (Huber, Schneider, 1996).

Geschlechtsspezifische Unterschiede bei psychischen Störungen betreffen vor allem die Inzidenz, Diagnose und Behandlung dieser Erkrankungen. Besonders jene psychischen Störungen, welche in zeitlichem und teils ursächlichem Zusammenhang mit der weiblichen Sexualität und Reproduktion stehen, wie z. B. post partum Psychosen, schließen immer soziale Faktoren mit ein. So war die Inzidenz von amentiellen Krankheitsbildern, charakterisiert durch ratlose Verwirrtheit, Angst etc., weit höher in Zeiten, als ein außereheIich geborenes Kind als Schande galt und die Mutter der sozialen Ächtung preisgegeben war (Siebel et al., 1971).

Die Geschlechterverteilung hinsichtlich psychiatrischer Diagnosen ist in vielen Bereichen auffällig. Unter den Diagnosen, die sich auf die neurotische Persönlichkeitsorganisation beziehen, wird die Diagnose „Hysterische Neurose" bei 2–3mal mehr Frauen als Männern gestellt, ähnliche Zahlen gelten für die Diagnose „Angstneurose". Bei den Zwangskrankheiten ist die Geschlechterverteilung ungefähr gleich.

Bei den Erkrankungen des schizophrenen Formenkreises muß die Geschlechterverteilung differenzierter gesehen werden: 70 % der Männer erkranken vor dem 30. Lebensjahr; hingegen 50 % der Frauen nach dem 30. Lebensjahr. Es finden sich also unter den so diagnostizierten PatientInnen mehr jüngere Männer und mehr ältere Frauen (Machleidt et al., 1999). Auf den Gender-Aspekt der Diagnose „Depression" wird im Kapitel über das Depressions-Kontinuum gesondert eingegangen.

Erst seit kurzem wird bei pharmakodynamischen Effekten auch auf die Interaktion von z. B. Psychopharmaka mit dem Stoffwechsel der weiblichen Sexualhormone, der sich von dem der männlichen unterscheidet, Bedacht genommen (Schücking, 1996).

Bei klinischen Medikamentenprüfungen muß dieser Aspekt mehr Beachtung finden.

Die Gender-Aspekte werden im folgenden anhand von drei Bereichen diskutiert:

- der Psychiatrie der weiblichen reproduktiven Funktionen im Lebenszyklus: Sexualität Menstruation, Wochenbett und Menopause – „Die Anatomie als Schicksal";
- dem „depressiven Kontinuum";
- den geschlechtsgebundenen Aspekte in Psychotherapie / Psychosomatik.

„Die Anatomie ist das Schicksal"

Die Pathologisierung der weiblichen Sexualität

Die zunehmende Liberalisierung, die sich in den letzten 20 bis 30 Jahren vollzogen hat, kann bei näherer Betrachtung nicht darüber hinwegtäuschen, daß sich in den Einstellungen von Ärzten, insbesondere auch Psychiatern und Frauenärzten, noch sehr vieles von den tradierten Strukturen widerspiegelt.

Im derzeitigen Medizin-Curriculum gibt es keine einzige Pflichtveranstaltung zum Thema Sexualität. In den entsprechenden Lernunterlagen wird Sexualität nur in Form von „Sexualstörungen" abgehandelt. Auch wenn dieser Mangel beide Geschlechter betrifft, sind die Folgen für Frauen mit bestimmten Leiden, wie z. B. Vaginismus (der Unmöglichkeit, den Geschlechtsverkehr zu vollziehen auf Grund einer Verkrampfung der Beckenbodenmuskulatur) wesentlich fataler. Die operative Erweiterung des Scheideneinganges wird immer noch praktiziert, mit der Folge einer Verschlimmerung des Zustandes, da ja durch den operativen Eingriffe phantasierte Befürchtungen von sexueller Gewalt verwirklicht wurden. (Springer-Kremser, 1983)

Weibliche Patienten sind unvergleichlich häufiger als Männer Opfer von sexuellen Übergriffen im Rahmen medizinischer / psychotherapeutischer Behandlungen. Derartige Übergriffe, heuchlerisch getarnt als therapeutisch erforderlich, bringen die Patientin verstört, gedemütigt, mit Scham- und Schuldgefühlen beladen, in eine schwere Krise (Apfel, Bennet, 1985). Damit wird das Opfer dann zum „psychiatrischen Fall". Die anamnestische Erhebung des auslösenden Life-Events scheitert an den Schamgrenzen der Patientin und dem Wissensdefizit und / oder unreflektierten Wertsystem der Ärzte.

Das Zitat „Anatomie ist das Schicksal" von S. Freud, der als erster seinen weiblichen Patientinnen eine Sprache verlieh, und – verhaftet in der patriarchalen Struktur seiner Zeit – ihr Leiden an der Einstellung zur Sexualität ernst nahm, hat nichts von seiner Aktualität eingebüßt.

In zwei Beiträgen zur Psychologie der Frau hat S. Freud diese Feststellung getroffen. Einmal, in den „Beiträgen zur Psychologie des Liebeslebens" (Freud, 1912), wo er sich auf die Lage der Vagina zwischen Urethraöffnung und Analöffnung bezog und aufzeigte, daß „das exkrementelle allzu innig und untrennbar mit dem Sexuellen verwachsen ist" (Freud, 1912, S. 90). Die zweite Erwähnung findet sich im Text „Der Untergang des Ödipuskomplexes" (Freud, 1924). Hier bezieht sich diese Feststellung auf die psychosexuelle Entwicklung: „[...] der morphologische Unterschied muß sich in Verschiedenheiten der psychischen Entwicklung äußern." (Freud, 1924, S. 400).

Die anatomisch-morphologischen Gegebenheiten und die psychologischen Veränderungen, welche den weiblichen Lebenszyklus begleiten und die weibliche Sexualität determinieren, haben immer schon – neben der Frauenheilkunde – auch das Interesse der Psychiatrie geweckt: sei es die weibliche Adoleszenz, die Menarche und in der Folge die körperlichen und psychologischen Begleiterscheinungen der Menstruation, das Ausbleiben der Menstruation, Schwangerschaft, Geburt und Wochenbett und die Menopause.

Menstruation als Auslöser psychiatrischer Zustandsbilder

Eine biologische Erklärung für die Menstruation ist erst seit 100 Jahren bekannt; vor 20 Jahren erschien das erste Werk, das die Zusammenhänge zwischen psychologischen und endokrinen Prozessen aufzuzeigen versuchte (Beach, 1981).

Auch wenn die moderne psychoneuroendokrinologische Forschung die Schaltstellen zwischen Affekt und Funktionsstörung im Hypothalamus zu lokalisieren versucht, so kommt nach wie vor den Umweltbedingungen, dem herrschenden Wert- und Normensystem, ein nicht unbedeutender Einfluß auf die Affektivität und somit die individuelle Einstellung zur Menstruation zu.

Bis in die Antike – wenn nicht weiter zurück – reichen die in der westlichen Medizin und Kulturgeschichte tradierten Tabus und Mythen, welche sich um die Menstruation als Symbol für Fruchtbarkeit einerseits und Zerstörung andererseits ranken. Menstruation ist ein physiologischer Prozeß. Die Interpretation der individuellen Wahrnehmungen dieser Prozesse, also die körperlichen und seelischen Begleiterscheinungen, spielen sich in einem bestimmten Kontext ab: Es gibt soziale Regeln und Riten, die von Kultur zu Kultur und auch innerhalb einzelner Kulturen variieren. Diese sozio-kulturellen Bedingungen schließen psychologische Momente mit ein. In vielen Kulturen wurde und wird immer noch dem Übergang vom Kind zum geschlechtsreifen Mädchen oder Burschen eine besondere Bedeutung beigemessen. Diese hohe Bewertung drückt sich auf sinnfällige Weise in den über die ganze Welt verbreiteten Pubertätszeremonien oder Initiationsriten aus.

Dem Menstruationsblut als äußeres Zeichen der Geschlechtsreife kam und kommt eine besondere Bedeutung zu. Es symbolisiert den Doppelcharakter weiblicher Fruchtbarkeit: das im positiven Sinne Kreative aber auch den zerstörerischen Aspekt des Blutes. Phantasien von Zerstörung lösen aber Angst und Aggression aus, Affekte, die – wie wir wissen – symptombildend sind. Darauf basiert die Furcht der Männer vor der menstruierenden Frau (Weidecker, 1975). In vielen Gesellschaften herrscht der Glaube, daß die Frau während der Menstruation eine bedrohliche übernatürliche Macht ausstrahle – diese Vorstellung ist die Basis der Menstruationstabus.

Viele dieser Tabus sind in unserer Kultur gefallen, aber ein Relikt scheint die Menstruationshygiene, vor allem das Tabu, von der Menstruation etwas zu sehen, oder etwas zu riechen, zu sein. Auch das Sexualtabu besteht für die meisten Menschen weiter.

Aus dem Studium der Geschichte dieser Tabus wird deutlich, daß die Gefahr der Tabuverletzung die Männer trifft: Männer müssen Strafe und Schmerz erleiden, wenn sie das Menstruationstabu verletzen. Als Sicherheitsmaßnahme gegen die Gefahr dieses Verletzens wird die Frau als entweder unberührbar, körperlich krank oder psychisch abnorm in dieser Zeit etikettiert. Diese Etikettierung erleichtert ihre Ausgrenzung.

Die Darstellung des folgenden kurzen historischen Überblicks über Wandel und Gleichbleibendes in der Einstellung zur Menstruation, der zeigen soll, daß die Menstruation medizingeschichtlich immer unter einem problematischen Aspekt gesehen wurde, bezieht sich auf das Buch „Die Weise Wunde Menstruation" von P. Shuttle und P. Redgrove (Shuttle, Redgrove, 1980):

- In der Antike wurde die Menstruation als Zeichen der Überfeuchtung oder Unterwärmung gesehen.
- Im Mittelalter und der Renaissance war die Menstruation ein Zeichen von Bosheit und Giftigkeit.
- Im 18. und frühen 19. Jahrhundert wurde die Menstruation als Folge einer zivilisatorischen Fehlentwicklung betrachtet. „Im Wahren Ideal des Weibes findet kein Monatsblut statt".
- Im frühen 19. Jahrhundert galt Menstruation oft als Äquivalent verbrecherischer Taten. Die Annahme war, daß während der ganz regulären Periode ein bestehendes Gemütsleiden so versteckt wird, daß es in ein Verbrechen münden kann. Vor allem der Brandstiftungstrieb, als psychiatrische Diagnose „Pyromanie" wurde als Äquivalent der Menstruation gesehen.
- Die Sexual- und Fortpflanzungsethik des 19. Jahrhunderts sah die Menstruation als Zeichen einer verfehlten Bestimmung an. Damals war man der Meinung, daß die physiologische Menstruation ohne Blut von statten gehe; eine begleitende Blutung sei pathologisch, bedingt durch die sexuelle Freiheit, vielleicht zu verhindern durch Leibesübungen, passende geistige Beschäftigung und Vermeidung aller physischen, somatischen und geschlechtlichen Aufregungen. Die Menstruation wurde einem Abort gleichgesetzt und als verfehlte oder enttäuschte Schwangerschaft angesehen.
- Im spätesten 19. und frühen 20. Jahrhundert wurde die Menstruation als Zeichen einer nervösen Schwäche gesehen:

> „Mir scheint die Menstruation als hysterisches Äquivalent, Ausdruck der physiologischen Reizbarkeit und Gereiztheit des weiblichen Nervensystems. Im Hinblick auf die Fortpflanzungspflichten der Frau normal und erwünscht an sich, aber ein Zustand des Leidens. Die Menstruation ist ein Zustand, darin auch das normale Weib an der Grenze ist, zwischen Gesundheit und krank sein",

schreibt der Wiener Psychiater Stranksy (Stranksy, 1911) und der Psychiater Krafft-Ebing (Krafft-Ebing, 1886) meint: „Die geistige Integrität des menstruierenden Weibes ist forensisch fraglich".

- Die Menstruation verlor an Symptom- und Symbolwert nach den beiden Weltkriegen.
- Mit den endokrinologischen Forschungsergebnissen waren manche dieser Theorien nicht mehr haltbar. Auch die Entwicklung der Psychiatrie hat zur Enttabuisierung der Menstruation beigetragen. Menstruationsstörungen im Verlauf von Psychosen wurden nur als körperliche Begleiterscheinungen der psychischen Erkrankung betrachtet und verloren damit die der Menstruation zugeschriebene verursachende pathogenisierende Wirkung.

Zur Psychiatrie des Wochenbettes

Goethes Gretchen, als verrückte Kindsmörderin im Gefängnis, ist ein klassisches Beispiel für das Krankheitsbild der Amentia, einer Wochenbettpsychose. Vom Gesetzgeber wird der Frau im Wochenbett ein psychischer Ausnahmezustand zugebilligt (oder unterstellt?). Das bedeutet, Delikte, die in dieser Zeit begangen werden, werden in der Regel milder als in einer anderen Lebensphase beurteilt.

Dieses Krankheitsbild Amentia ist selten. In der Literatur sind die Häufigkeitsziffern unter der Promillegrenze angegeben. Wesentlich häufiger sind die post partum Depressionen. Die Angaben in der Literatur liegen zwischen 7–25 % – in der Ätiologie dieser Symptomatik spielen hormonelle Faktoren eine wesentlich geringere Rolle verglichen mit bereits vorangegangenen depressiven Episoden bzw. mit kritischen Lebensereignissen und Partnerproblemen. Den Life-Events kommt eine besondere Bedeutung zu, vor allem jenen, die mit Trennung verbunden sind – post partum finden einige Trennungen statt.

Es erscheint daher der Begriff „Anpassungsstörungen" für die überwiegende Mehrzahl von psychischen Problemen in dieser Zeit des intensiven intrapsychischen, interpersonalem und biologischen Stresses weitaus zutreffender.

Die Frauen, die wir in der Psychosomatischen Frauenambulanz an der Frauenklinik sehen, geben z. B. Trennungsphantasien und Vorstellungen von innerer Leere ganz klar an: Der Prozeß der Geburt und das Durchschneiden der Nabelschnur hat einen Trennungsaspekt, weiters die Trennung von der vollkommenen Zweisamkeit der Mutter-Kind-Dyade durch das, entweder wieder Teilnehmen an (Hausgeburt) oder die Rückkehr in den familiären Kontext – darauf wird bei der Depressivität noch zurückgekommen. Durch das Gefühl der inneren Leere wird dieser Trennungsaspekt unterstrichen. Aber auch psychosoziale Verluste spielen eine Rolle, z. B. der Verlust des täglichen Austausches im Rahmen der Berufstätigkeit. Die Lebensumstellung zur „nur Hausfrau und Mutter" fällt vielen Frauen nicht leicht. Die französische

Soziologin E. Sullerot (Sullerot, 1979) weist darauf hin, daß niemand in der Gesellschaft einen derart niedrigen Status hat, wie eine „Hausfrau". Dieser Statusverlust, den sich die meisten Frauen nicht eingestehen, weil sie ja „glücklich zu sein haben mit einem gesunden, gewünschten Baby", hat sehr viel mit der Stellung des Geschlechtes in der Gesellschaft zu tun.

Psychiatrische Aspekte der „Menopausalen Depression"

Die diagnostischen Bezeichnungen depressiver Verstimmungszustände von Frauen im mittleren Lebensalter haben im Laufe der Zeit eine Wandlung erfahren. Richard von Krafft-Ebing (Krafft-Ebing, 1886) sprach von einem „Irre-sein" auf körperlicher Basis, Manfred Bleuler (Bleuler, 1979) sieht keine kausalen Zusammenhänge von Depression mit dem Klimakterium und im derzeit noch gebräuchlichen Kategorisierungsschema Diagnostic statistic Manual (DSM-III, 1987) lautet eine analoge Bezeichnung „Probleme bestimmter Lebensphasen".

Im ebenfalls schon in Verwendung befindlichen Kategorienschema International Classification of Disease (ICD 10, 1993) ist eine Diagnostik auf mehreren Achsen möglich, die dem Problem schon eher zu entsprechen scheint. Eine Differenzierung der depressiven Verstimmung nach dem Schweregrad und depressive Zustände im Rahmen anderer Erkrankungen erweitern das diagnostische Spektrum.

Trotzdem geistert das Bild der stark reizbaren, irritierbaren, leicht verwirrbaren, kognitiv nicht sehr leistungsfähigen menopausalen Frau durch die medizinischen Lehrbücher. Als Allheilmittel wird Hormon Replacement Therapy (HRT) angepriesen – wobei inzwischen durch zahlreiche wissenschaftliche Untersuchungen u.a. von Dennerstein (Dennerstein u.a., 1997.), bestätigt wurde, daß Hormone kaum bis keinen Effekt auf Affekte wie Angst, Trauer, Wut, Freude, Neugier etc. haben. Es muß festgehalten werden, daß es klare Indikationen für HRT bei menopausalen Beschwerden gibt, nämlich Hitzewallungen und Knochenbrüchigkeit. Verstimmungszustände jedoch stellen keine derartige Indikation dar.

Es gibt jedoch eine Fülle von sozio-kulturellen Risikofaktoren, zum Beispiel solche, die mit Statusgewinn oder Statusverlust nach der Menopause verbunden sind. Frauen, denen nach der Menopause ein sozialer Statusgewinn winkt, leiden weniger unter depressiver Verstimmung. Dieser Statusgewinn ist verbunden mit engen Banden zur Herkunftsfamilie, dem Verankertsein in der Großfamilie, der Bedeutung von Reproduktion, einer institutionalisierten Großmutter- oder Schwiegermutterrolle und einer Wertschätzung dem Alter gegenüber.

In unserer Gesellschaft hingegen ist eher Statusverlust zu erwarten: Eheliche Bindungen sind oft stärker als die Herkunftsfamilie, die Sozialisationsform ist in der Regel die Kernfamilie; Sexualität ist von Reproduktion trennbar, die Rolle der Großmutter ist weniger wichtig, die Schwiegermutter ist nicht die Lehrmeisterin der Schwiegertochter und wertgeschätzt wird Jugendlichkeit. Am meisten jedoch leiden Frauen in Übergangskulturen. Sie haben die Privilegien der traditionellen Rolle verloren und die Begünstigungen der Modernisierung, wie zum Beispiel Bildungsstatus, nicht erreicht. Sie haben also die Probleme beider Gruppen und die Vorteile keiner, das gilt vor allem für Immigrantinnen.

Status- und Rollenverlust korrelieren eindeutig mit depressiven Verstimmungen.

Depression und Gender außerhalb des reproduktiven Kontextes

In einer eigenen Untersuchung, die noch von Hans Strotzka (Strotzka, 1979) zu ökonomischen Aspekten psychosomatischer und psychosozialer Erkrankungen initiiert wurde, fanden wir die Diagnose „Depression“ sowohl im ambulanten als auch im stationären Bereich bei Frauen doppelt so häufig gestellt wie bei Männern, das gilt besonders für die Diagnose „endogene Depression“ oder „major Depression“. Bei den Diagnosen „psychogene Reaktion“ und „Neurose“ war der Geschlechtsunterschied im ambulanten Bereich nicht so auffällig wie im stationären. Im ambulanten Bereich überwogen bei beiden Diagnosen die Frauen um jeweils 6 %, stationär aufgenommen hingegen mit diesen Diagnosen wurden etwa doppelt so viele Frauen wie Männer (Strotzka et al, 1979).

Bei den drei erwähnten Diagnosekategorien, bei welchen Depressivität immer eine Rolle spielt, muß auf die Klagsamkeit Bedacht genommen werden. Die Tatsache, daß Frauen vermehrt über Angst, Depression und seelische Konflikte klagen, aus welchen Gründen auch immer, ist bekannt. Außerdem sind Frauen nach Beckmann et al. (Beckmann et al., 1976) viel häufiger der Auffassung, daß körperliche Beschwerden seelisch mitbedingt sein können. Frauen sind sich im Vergleich zu Männern häufiger darüber im klaren, daß sich seelische Konflikte in körperlichen Leiden ausdrücken können. Sie haben also ein Konzept der subjektiven Krankheitstheorie, welches der wissenschaftlichen Theorie der Somatisierung nahesteht. Zweifellos spielen dabei Rollenstereotypien eine wesentliche Rolle: Ein Mann hat nicht neurotisch, emotional, labil oder selbst unsicher zu sein, während zur Rolle der Frau Emotionalität, Labilität und Depression quasi „dazugehören“.

Vor dem Hintergrund dieser nur teilweise zufriedenstellenden Fakten und Interpretationen zu Angaben über die unterschiedlichen Erkrankungsraten von Frauen und Männern betreffend Depression haben K. Gutierrez-Lobos et al. (Gutierrez-Lobos, 2000) diesen „gender-gap" kritisch beleuchtet.

In einer epidemiologischen Untersuchung sind die AutorInnen der Frage nachgegangen, inwieweit die durchgängig beobachtete Dominanz weiblicher Depressionsraten über männliche ausschließlich von der Variable „Geschlecht" bestimmt wird oder auch andere Einflußfaktoren zu berücksichtigen sind. Zu diesem Zweck untersuchen die AutorInnen den kombinierten Effekt von Zivilstand und Berufsstand auf die Geschlechtsunterschiede bei Depressionsraten, wobei alle Erstaufnahmen mit der Diagnose Depression (n=2599) einer Catchmentarea über 42 Monate erfaßt wurden. Um den relativen Beitrag dieser Variablen zu der Varianz der Erstaufnahmeraten für Depression zu identifizieren, wurde eine schrittweise Poisson-Regressionsanalyse durchgeführt. In einer detaillierten kombinierten Analyse zeigte sich, daß – obwohl von allen Zivilstandskategorien verheiratete Personen die niedrigste Depressionsraten haben – bei verheirateten Personen der größte Geschlechtsunterschied besteht (2,33 : 1 Frauen : Männern), während dieser in der Verwitwetengruppe völlig verschwand. Ebenso konnten keine Geschlechtsunterschiede bei berufstätigen geschiedenen Personen gefunden werden.

Die AutorInnen kommen zu dem Schluß, daß die Aussage, daß Frauen in der Diagnose Depression dominieren, eine Simplifikation ist. Wenn man neben der Variable Geschlecht auch Ehestand und Berufsstand gleichzeitig berücksichtigt, verschwinden diese Geschlechtsunterschiede in einigen Untergruppen oder ergeben sogar höhere Depressionsraten für Männer. Die Untersuchung kommt zu dem Schluß, daß nicht die Variable „weibliches Geschlecht", sondern psychosoziale Faktoren aber auch die Anzahl und Auswahl von eingeschlossenen Variablen und die statistische Methode bei der Bewertung der Depressionsraten ausschlaggebend sind.

Geschlechtsgebundene Aspekte in Psychotherapie- /Psychosomatikforschung

Geschlechtsverteilung hinsichtlich wissenschaftlich arbeitender Psychotherapeuten

L. Reiter (Reiter, 1993) zeigt auf, daß der Anteil von Frauen betreffend Publikationshäufigkeit, Fremdzitierungen, Mitherausgeberinnen von wissenschaftlichen Zeitschriften (im deutschsprachigen Raum) zwischen 8 und 16 % beträgt.

In derselben Untersuchung wird die Autorenschaft von Frauen als zwischen 18 und 37 % liegend angegeben. Männer zitieren offensichtlich bevorzugt Arbeiten ihrer Geschlechtsgenossen, was die Frage aufwirft, ob deren Arbeiten wirklich besser sind. R. Welter-Enderlin spricht von „männlichen Zitierkartellen".

S. Davies-Osterkamp (Davies-Osterkamp, 1994) hat das Geschlecht als Variable der Forschung in Psychosomatik, Psychotherapie, medizinischer Psychologie untersucht. Sie fand unter der Autorenschaft in 81 % nur Männer, in 5 % nur Frauen und in 34 % eine gemischtgeschlechtliche Autorenschaft.

Es liegen noch keine Übersichtsarbeiten zum Thema der Geschlechterverteilung unter den AutorInnen des erst 1994 neugegründeteten wissenschaftlichen Journals „Die PsychotherapeutIn" vor.

Zur Unterrepräsentanz von Frauen in der wissenschaftlichen Psychotherapie und ihrer Überrepräsentanz in der Praxis

1998 waren unter allen nach dem Psychotherapiegesetz in Österreich arbeitenden PsychotherapeutInnen 64 % Frauen.

Gender und Inanspruchnahme von Psychotherapie

Rudolf und Stratmann (Rudolf, Stratman, 1989), untersuchten den Einfluß der Geschlechterzugehörigkeit in zwei unausgelesenen Stichproben von 615 und 739 psychotherapiesuchenden PatientInnen hinsichtlich verschiedener Variablen. 60–74 % der untersuchten Personen waren Frauen.

An der Universitätsklinik für Tiefenpsychologie und Psychotherapie in Wien sind ebenfalls zwei Drittel aller Personen, mit denen ein psychotherapeutisch-diagnostisches Erstinterview geführt wurde, weiblich.

Geschlechtszugehörigkeit als Variable der psychosomatischen / psychotherapeutischen Forschung

Bei weniger als der Hälfte aller Forschungsprojekte in diesem Bereich wird überhaupt die Stichprobenzusammensetzung bezüglich des Geschlechts angegeben. Wenn dies der Fall ist, kann man von einer Verteilung 2 / 3 Männer und 1 / 3 Frauen ausgehen.

Erst seit kurzem wird die Tatsache problematisiert, daß Aussagen zu untersuchten Fragestellungen im psychosomatischen Bereich, die sich auf Männer beziehen, nicht immer auf Frauen übertragbar sind. Zusammenhänge zwischen Körperbeschwerden und Emotionsausdruck sind geschlechtsspezifisch! Körperliche Beschwerden als Ausdruck von Verletzlichkeit haben bei Frauen eine andere Bedeutung als bei Männern, allein aus der Tatsache, daß Frauen durch das Faktum einer weiteren Körperöffnung (verglichen zu Männern) physisch vulnerabel sind und sich diese Vulnerabilität natürlich im Körperschema, in der psychischen Abbildung des eigenen Körpers, widerspiegelt.

Affekte und deren symptombildende Funktion weisen auch eine Spezifität bei Frauen auf: Dies gilt besonders für den Affekt „Scham“. „Scham, Reue und Elend sind die drei Furien, in deren Hände jene Frauen unweigerlich fallen, welche die Grenzend überschreiten“, schreibt Balzac. Die Attribuierung von Scham und Schamhaftigkeit als typisch weibliche Eigenschaft ist so alt wie die Menschheit und hängt mit einer wichtigen adaptiven Funktion von Scham zusammen: Scham deckt eine Schwäche zu (Schuld im Gegensatz dazu begrenzt Stärke). Die Anatomie spricht von einem Schambein bei Männern und Frauen. Aber nur für die weiblichen Geschlechtsorgane gibt es das Synonym „die Scham“. Die anatomische Lage vermittelt die Assoziation von „schmutzig“ mit allen Funktionen, in welche die Scheide eingebunden ist: Menstruation, Sexualität und Reproduktion (Springer-Kremser et al., 1997).

Die Tatsache, daß Scham (wie andere Affekte auch) einen Konflikt zwischen dem Ich-Ideal, also der Wunschvorstellung von der eigenen Person, und dem Ich der Wirklichkeit, also dem was man in der Wirklichkeit darstellt, bedeutet, wird im psychosomatischen Forschungsdesign viel zu wenig berücksichtigt.

Ein weiteres Beispiel sind Befunde zur Geschlechtsspezifität von Trauerprozessen, die auch die Frage aufwerfen, ob bestehende Modelle zur Adaptivität oder Maladaptivität dieser Prozesse, die ja bei der Diagnose „Depression“ eine wichtige Rolle spielen, nicht auch geschlechtsspezifisch modifiziert werden müßten (Ströbe, Ströbe, 1991).

Bindungen und Verluste müssen für Frauen eine andere Bedeutung haben als für Männer: Vom weiblichen Körper gehen mehr Brücken zu anderen Personen weg als vom männlichen Körper und diese Brücken werden gewaltsam durchtrennt: Die Nabelschnur wird durchgeschnitten, Babys müssen abgestillt werden.. Die Trennungen sind somit gewalttätiger als das „Sich-Trennen-Müssen“ vom Sperma bei der Ejakulation. Dementsprechend sind Trauerprozesse als physiologische Reaktion auf Verluste anders zu bewerten. Es ist vorstellbar, daß weibliche Therapeutinnen anders wertend mit derartigen Themen im therapeutischen Prozeß umgehen als männliche Therapeuten, auch andere Interventionen setzen! Es sind dies besonders relevante Fragen bei Organverlust, Mastektomie, Hysterektomie, Verlust bestimmter Funktionen, wie Sterilisation oder Verlust der Fruchtbarkeit in der Menopause.

Schlußbemerkungen

Die Psychiatriegeschichte weist eine Vielzahl von Diagnosen auf, bei denen eindeutig die Anatomie als Schicksal Pate stand: „excedirender Geschlechtstrieb, Uterus-Functions-Störungen, Menstruationsanomalien, weiblicher Wahnsinn", dies waren die häufigsten Diagnosen um die Mitte des vorigen Jahrhunderts (Mixa, 1996).

Zweifellos hat die Frauenbewegung und die Psychiatriereform auch den Blick für die Pathologisierung der Weiblichkeit geschärft. Das Interesse, das von professioneller Seite, den Medien und von der Öffentlichkeit – in oft voyeuristisch überhöhter Form – sexueller Gewalt an Frauen entgegengebracht wird, hat im öffentlichen Diskurs eine neue trivial-diagnostische Kategorie „Opfer sexuellen Mißbrauchs" geschaffen, durch welche auch wieder eine neue Stigmatisierung geschaffen wurde.

Impulse zur Aufarbeitung des „gender-gap" in der medizinischen Forschung kommen von der Frauenforschung, aber auch von Wissenschafterinnen im internistischen Bereich (Hochleither, 1999).

Im vorliegenden Text konnten nur einige Facetten der vielschichtigen Gender-Problematik im psychiatrischen Bereich aufgezeigt werden.

Literatur

Apfel R. J., Bennet S. (1985): Patient-Therapist sexual contact I: Psychodynamic perspectives on the causes and results. Psychother. Psychosom. 43, S. 57–68.

Bastide R. (1973): Soziologie der Geisteskrankheiten. Kiepenheuer & Wietsch, Köln.

Beach F. A. (1981): Historical Origins of Modern Research on Hormones and Behavior. Horm. Behav. 15, S. 325.

Beckmann D. (1976): Paardynamik und Gesundheitsverhalten. In: Richter H.E., Strotzka H., Willi J. (Hg.): Familie und seelische Krankheit. Rohwolt Reinbek.

Bleuler M. (1979): Lehrbuch der Psychiatrie. Springer, Berlin / Heidelberg / New York.

Davies-Osterkamp S. (1994): Geschlecht als Variable der Forschung in Psychotherapie, Psychosomatik und Medizinischer Psychologie. Zeitschrift f. Psychoth., Psychosom. u. Med. Psychol. 44, S. 293–298.

Dennerstein L., Dudley E., Burger H. (1997): Well-being and the menopaused transition. J. Psychosom. Obstet. Gynecol 18, S. 95–101.

DSM III, DSM IV: American Psychiatric Association (1987 / 1994) Diagnostic and Statistical Manual of Mental Disorders. DSM III., DSM IV . Washington DC.

Freud S. (1912 / 1969): Beiträge zur Psychologie des Liebeslebens II. Ges. Werke, Bd. VIII, Fischer, Frankfurt, S 90.

Ders. (1924 / 1969): Der Untergang des Ödipuskomplexes. In: Ges. Werke, Bd. XIII, Fischer, Frankfurt, S 400.

Gutierrez-Lobos K., Wölfl G., Scherer M., Anderer P., Schmidl-Mohl B. (2000): The Gender Gap in Depression reconsidered: the influence of sex, marital and employment status on the female / male ration, of treated incidence rates. Social Psychiatry and psychiatric Epidemiology 35, S. 203–210.

Hochleither M. (1999): Herztod. Geschlechtsunterschiede in der klinischen Diagnostik und Therapie der koronaren Herzkrankheit. In: Lutter Ch., Menasse-Wiesbauer E. (Hg.): Frauenforschung, feministische Forschung, Gender Studies: Entwicklungen und Perspektiven Materialien zur Förderung von Frauen in der Wissenschaft Bd. 8. Wien.

Huber J., Schneider E. Beth (Hg.) (1996): The Social Context of Aids. Newbury Park. u. a.: Sage.

ICD 9 (1972): Diagnoseschlüssel und Glossar psychiatrischer Krankheiten. Internationale Klassifikation, Weltgesundheitsorganisation. Übers. v. Mombour W., Kockott G. Springer, Berlin / Heidelberg / New York.

ICD-10 (1993): Internationale Klassifikation psychischer Störungen. ICD 10 Kap V(F) Klinisch-diagnostische Leitlinien. Hg. v. Dilling H. Weltgesundheitsorganisation. Huber, Bern / Göttingen / Toronto / Seattle.

Krafft-Ebing R. v. (1886 / 1965): Aberration of sexual life. The Psychopathia sexualis. Panther Books Ltd, London.

Machleidt W., Bauer M., Lamprecht F., Rose F., Rohde-Dachser Ch und H. K. (1999): Psychiatrie, Psychosomatik und Psychotherapie. G. Thieme-Verlag, Stuttgart.

Mixa E.(1996): „Tolle, tobende Weiber". Die erste Wiener Irrenanstalt und das *andere* Geschlecht. In: Mixa E., Malleier E., Springer-Kremser M., Birkhan I. (Hg.): Körper – Geschlecht – Geschichte. Historische und aktuelle Debatten in der Medizin. Studienverlag, Innsbruck / Wien.

Reiter L. (1993): Wissenschaftlicher Status als dynamisches System. System Familie 6 (4), S. 246–249.

Rudolf G., Stratmann H. (1989): Psychogene Störungen bei Männern und Frauen. Zeitschrift für psychosom. Med. 35, S. 201–219.

Siebel W., Martin N., Stumpf K., Waldmann P., Werth M. (1971): Soziologie der Abtreibung. Enke, Stuttgart.

Sullerot E. (1979): Die Wirklichkeit der Frau. Steinhausen, München.

Schücking B. A. (1996): Weiße Flecken in der Landschaft. In: Mixa E., Malleier E., Springer-Kremser M., Birkhan I.(Hg.): Körper – Geschlecht – Geschichte. Historische und aktuelle Debatten in der Medizin. Studienverlag, Innsbruck / Wien.

Shuttle P., Redgrove P. (1980): Die weise Wunde Menstruation. Fischer, Frankfurt.

Springer-Kremser M. (1983): Psychosexualität und Gynäkologie. Deuticke, Wien.

Springer-Kremser M., Jandl-Jager E., Presslich-Titscher E. (1997): The triage – function of a psychosomatic liaison service for gynecological patients. J. Psychosom. Obstet.Gynecol. 18, S. 220–228.

Stransky E. (1911): Handbuch der Psychiatrie. Spezieller Teil. Das manisch-depressive Irresein. Deuticke, Wien.

Ströbe W., Ströbe M (1991): Does „grief work" work? J. of Consulting and Clinical Psychology 59(3), S. 419–428.

Strotzka H., Eder A., Fleissner P., Grumiller I., Jandl-Jager E., Springer-Kremser M. (1979): Ökonomische Aspekte psychosomatischer und psychosozialer Erkrankungen. Institut für Gesellschaftspolitik, Wien.

Rainer Kitz

Psychotherapie in der stationären Psychiatrie – Psychotherapeutisches Begleitprojekt bei psychischen Krisen

In diesem Beitrag wird das Projekt „Begleiten statt beschränken", das seit Jahren im Kaiser-Franz-Josefs-Spital auf der Station P4 läuft, vorgestellt. Dieses Projekt, das ursprünglich das Ziel hatte, Beschränkungen zu minimieren bzw. als Fernziel, sich auch der Utopie einer beschränkungsfreien Psychiatrie in kleinen, im Alltag umgesetzten Schritten anzunähern, hat in der Tat ermutigende Resultate gebracht. Je nach Zahl der verfügbaren Personalressourcen der Begleiter und deren zeitlicher Präsenz an der Station konnten die sonst notwendigen Beschränkungsmaßnahmen durch Begleitung in den Krisen manchmal über einen längeren Zeitraum gänzlich aufgehoben werden. Es entstand zeitweilig ein für stationäre Verhältnisse einer psychiatrischen Abteilung ungewöhnlich belebender und auch belebter therapeutischer Raum und eine entsprechende therapeutische Atmosphäre, in der sich Patienten nach eigenen Angaben wohlfühlten, und die eine neue Erfahrung für sie dargestellt hat. Es wurde den Patienten ermöglicht, nicht in passiver Haltung auf eine Besserung ihres Zustandes zu warten, sondern sie konnten sich mehr ihrer Persönlichkeitsentwicklung an der Station widmen bzw. daran arbeiten. Entsprechend zu den einzelnen Phasen einer Psychotherapie ist im therapeutischen Begleitprogramm die Beendigung des stationären Aufenthaltes eingeplant. Ebenso wird die Fortsetzung der Psychotherapie zumindest über einen gewissen Zeitraum, bis ein entsprechender Ersatz außerhalb der Station organisiert werden konnte, angeboten.

Diese Maßnahmen verlangen nach einer demokratischen Teamstruktur, die oft schwer zu realisieren ist. Ein erhöhter Einsatz aller Mitarbeiter ist gefordert, dem nicht immer alle in der notwendigen Weise entsprechen können, was auch zum Abgang einiger Mitglieder des therapeutischen Teams geführt hat.

Das Verlassen der traditionell-paternalistischen Haltung in der Psychiatrie ist manchmal nur schwer zu realisieren und unter Umständen für einzelne Mitarbeiter so bedrohlich, daß sie schon beim Auftauchen kleiner Probleme rasch wieder das traditionelle Setting herzustellen trachten. So ist der Veränderungsprozeß limitiert durch die Stärke der menschlichen Haltung der einzelnen Teammitglieder und deren Fähigkeit, Veränderungen zuzulassen und mitzugestalten. Interessanterweise haben die Teammitglieder mit einem ausgeprägten Helfersyndrom die größten Schwierigkeiten mit der Weiterentwicklung eines therapeutischen, demokratisch organisierten und multiprofessionellen Teams. Die Entwicklung zum therapeutischen Team, das Agieren und Aggressionsäußerungen, Ambivalenzen und Entwertungen, Entgrenzungen in therapeutische Interventionen umsetzt, ist die Hauptarbeit für die kommenden Jahre. Skepsis scheint aber angebracht, ob in absehbarer Zeit die Umsetzung dieses Ziels in umfassender Weise tatsächlich gelingen kann, da derzeit von öffentlicher Seite wenig Bereitschaft vorliegt, dieses qualitativ wichtige Problem zu erörtern bzw. die dafür notwendigen Rahmenbedingungen zu schaffen. Erschwerend kommt hinzu, daß, wenn auch selten, Menschen in einer solchen Anspannung und psychotischen Entgrenzung sowie wahnhafter Verkennung auf die Station kommen, daß in diesen seltenen Fällen trotz Begleitung, derzeit noch eine Unterbringung erfolgen muß und auch leider Beschränkungsmaßnahmen durchgeführt werden müssen.

Seit mehr als einem Jahr ist die Einzelpsychotherapie für alle stationären Patienten möglich; das Angebot variiert, je nach der Zahl der gerade das psychotherapeutische Fachspezifikum absolvierenden Praktikanten verschiedenster Therapieschulen. Es ist aber soweit konstant, daß es zu keinem Abbruch dieses Angebotes kommt, und daß es von den Patienten fast zu 90 % angenommen wird. Die Gesprächsangebote werden von allen in Anspruch genommen und eingefordert. Es hat sich auch der Charakter der Gruppenbesprechungen mit den Patienten geändert hin zu Selbsterfahrungsgruppen, in denen über Erfahrungen in der Psychose und über sehr intensive Gefühle, die in Ausnahmezuständen auftauchen, gesprochen wird. Die Begleitung der Menschen in psychischen Krisen, die Menschen jeden Alters und jeder Störung einschließt, ist sozusagen das Herz des Projektes. Wir haben vor und haben es bereits erprobt, vor allem in akuten Zuständen direkt bei der Aufnahme mit der begleitenden Psychotherapie zu beginnen. Das heißt, der Betroffene erhält die Möglichkeit, sich je nach momentaner Stimmung zurückzuziehen um abzuschalten, wobei der Betreuer je nach Wunsch im selben Raum bleibt bzw. sich in räumlicher Nähe aufhält. Oder er zieht sich auf Wunsch des Klienten zurück, um nach einer Ruhephase die Betreuung wiederaufzunehmen. Die Begleitung, durchgeführt von engagierten und erfahrenen Therapeuten, wird oft zu einer wertvollen haltenden, therapeutischen Beziehung, die eine deutlich raschere Besserung der anfänglichen Anspannung und Compliance des in der Krise befindlichen Menschen bewirkt. Eine Aufnahme der Psychotherapie ist je nach Belastungsfähigkeit dadurch sehr rasch möglich. Psychotherapeutische Vorerfahrung ist dabei allerdings vorteilhaft.

Es resultieren daraus kürzere Aufenthalte und eine geringere Sedierungsnotwendigkeit. Eine Medikamentengabe nach Wunsch und verträglicher Wirkung für den Patienten wird meist unproblematisch gelöst. Neben der konventionellen Haltung des Psychiatrieteams stellen die manchmal zahlenmäßige Fluktuation und zum Teil geringe Erfahrung der engagierten Praktikanten, die räumliche Beengtheit der Station, sowie die wellenartig auftretende Überbelastung der Station durch die Aufnahmenotwendigkeit vieler schwierig zu betreuender Klienten einen erschwerenden Faktor für die Ausrichtung einer psychotherapeutisch tätigenden Station dar.

Die Weiterentwicklung der psychiatrischen Versorgung durch die Integration der Psychotherapie schreitet, zumindest in unserem Bereich, langsam aber stetig voran. Für die Ungeduldigen und für jene, die eine psychotherapeutische Behandlung in erster Linie wünschen und Medikamente nicht in den Vordergrund ihres Betreuungswunsches stellen, haben wir ein extramurales stationäres und ambulantes Betreuungsmodell entwickelt, das wir, das heißt der Trägerverein S.M.I.L.E, im folgenden vorstellen:

Das Modell eines Krisen- und Psychotherapiezentrums in Favoriten

In Ergänzung zur stationären Versorgung des 10. Bezirkes von Wien, derzeit mit 50 Betten und der ambulanten Behandlungs- und Betreuungsmöglichkeit durch den Pychosozialen Dienst (PSD), soll das Therapiezentrum weitere und differenzierte Patientenbedürfnisse abdecken und so helfen, eine Betreuungslücke zu schließen, die von vielen Betroffenen, Betroffenenorganisationen, Angehörigen von Betroffenen und deren Organisationen sowie engagierten Therapeuten seit Jahren eingefordert wird.

Das Therapiezentrum soll für die Bevölkerung des 10. Bezirkes ein niederschwelliges Angebot darstellen, unbürokratisch und anonym Hilfe in sozialen und psychischen Krisen in Anspruch zu nehmen. Vorgesehen sind verschiedene Ebenen bzw. Bereiche, die räumlich und funktionell miteinander in Verbindung stehen und einander ergänzen.

Die Kommunikationsebene soll durch ein Teehaus abgedeckt werden (von Pro Mente Infirmis bereits geplant und eingereicht), in unmittelbarer räumlicher Nähe wird eine ambulante Therapieeinrichtung ein Angebot an soziotherapeutischer und psychotherapeutischer Beratung und sofortiger Hilfestellung in familiären Krisen, jugend- und altersbedingten Problemstellungen sowie in Beziehungskrisen unbürokratisch zur Verfügung stellen.

Als weiteres Modul ist geplant, eine nach psychotherapeutischen Kriterien arbeitende niederschwellige Möglichkeit der Betreuung in einem stationärem Setting für jene Menschen anzubieten, die sich nicht in spitalsbehandlungsbedürftigem Zustand befinden bzw. ein Spital nicht oder noch nicht aufsuchen wollen. Es ist im Bausteinsystem vorerst an acht bis zehn Betten gedacht (bei Bedarf jederzeit ausbaubar). Weiters ist ein Büro der Angehörigen- und Betroffenen-Selbsthilfe vorgesehen, die auf diese Weise mitwirken können und sich näher bei den Betroffenen aufhalten können. Darüber hinaus werden therapeutische Wohngemeinschaften entstehen, deren Bedarf nicht hoch genug eingeschätzt werden kann. Es sind mindestens acht bis zehn Plätze geplant – die Zahl soll im Bedarfsfall erhöht werden können.

Das Therapiezentrum soll die medizinische Behandlung in optimaler Weise mit der psychotherapeutischen Methode verbinden, um so gemeinsam mit sozialer Unterstützung den Menschen in Not jene Hilfe anzubieten, die sie sonst in dieser Form vergeblich suchen.

Maurizio Peciccia, Gaetano Benedetti

Neue Erfahrungen in der Psychotherapie der Psychosen

Im folgenden Beitrag werden unsere Erfahrungen mit psychotischen Personen sowohl in individuellen als auch in Gruppensituationen beschrieben. Wir gehen genauer ein auf:

- das progressive therapeutische Spiegelbild in der individuellen Psychotherapie;
- das progressive therapeutische Spiegelbild in Psychotherapiegruppen;
- das progressive therapeutische Spiegelbild in der Supervision.

In der individuellen Psychotherapie sind die Behandlungsmethoden mit zehn Patienten von Maurizio Peciccia als Therapeut und Gaetano Benedetti als Supervisor eingesetzt worden. In den Gruppenpsychotherapien wurden 35 Patienten von Maurizio Peciccia zusammen mit den Kollegen Paolo Catanzaro, Franca Fubini, Giuliana Nataloni, Francesca Maschiella und Maurizio Venezi in den Zentren Sementera in Perugia und in Terni behandelt.

Das progressive therapeutische Spiegelbild in der individuellen Psychotherapie

Seit 15 Jahren arbeiten wir mit psychotischen Patienten, wobei wir eine psychotherapeutische Methode benutzen, die wir zusammen (Benedetti, Peciccia 1989; 1990; 1991) entwickelt haben und die auf gegenseitigem Austausch von Bildern sowohl des Patienten als auch des Therapeuten basiert.

Die Methode, die von uns als das progressive therapeutische Spiegelbild bezeichnet wird, ist die bildliche Übersetzung des von Benedetti entwickelten Konzeptes der teilweisen therapeutischen Identifikation mit dem Patienten: Der Therapeut, der das Bild des Patienten kopiert, taucht in die psychotische Welt ein und schlägt Alternativen, Progressionen oder mögliche Interpretationen vor, durch die es gelingt – da sie in Bildern ausgedrückt sind – die psychotischen Widerstände einer Kommunikation aufzulösen. So wird das Bild zu einer Art Eingangstür, um in eine Dimension zu gelangen, die das Unbewußte des Patienten berührt.

Die Analyse von Hunderten von Bildern, die von 20 Patienten und ihren Therapeuten in diesen 15 Jahren gezeichnet wurden, weist Gemeinsamkeiten auf, die wissenswert sind kennenzulernen, auch wenn man diese Methode nicht direkt benützt, sich aber generell für die Psychotherapie der Psychose unter analytischer Orientierung interessiert.

Bei allen Patienten konnten wir während des progressiven therapeutischen Bilderaustausches die allmähliche Entwicklung graphischer Figuren beobachten, die mit den Symbolen des Selbst des Patienten und den Symbolen des Objektes, d.h. in der Übertragung des Therapeuten, verbunden sind. Zwischen dem graphischen Symbol des Selbst des Patienten und dem Selbst des Therapeuten erfolgt ein Austausch von Übertragungsaffekten, der Libido und der Aggression, die eine solche Intensität erreichten, daß Worte in diesen Momenten weit übertroffen wurden.

Nachdem es den Patienten gelungen war, diese Affekte graphisch auszudrücken, fiel ihnen auch oft die verbale Kommunikation leichter. Als wir zum ersten Mal bemerkten, daß das Aufhören der verbalen Kommmunikationsstörungen parallel zum Beginn der graphischen Selbstdarstellung des Patienten verlief, die er gebrauchte, um auf einer affektiven Basis mit dem Therapeuten zu verhandeln, stellten wir folgende Hypothese auf: Die verbalen Kommunikationsstörungen sind bei Patienten mit der Abwesenheit einer symbolischen Darstellung des Selbst und des Objektes zu verbinden, wobei die zweifache Funktion, dem Selbst positive und negative Gefühle zu übermitteln und es gleichzeitig vor zerstörerischen Aktionen und desorganisierten Affekten zu beschützen, beeinträchtigt ist.

Diese Abwesenheit hat in der Schizophrenie verheerende Auswirkungen, weil, so scheint es, ein peripherischer Teil des Selbst fehlt, der sich als Funktion der Objektbeziehungen hätte entwickeln müssen – metaphorisch könnte das als Schutzmembran der Zelle bezeichnet werden, die sich verändert, um der Begegnung mit der Außenwelt standzuhalten.

Unser Eindruck ist, daß die Schutzmembran des Selbst aus einem Spiegelbild des Selbst gebildet ist, und sich solange weiterentwickelt, bis sie ein Symbol des Selbst wird. Wie sich in der Interaktion mit der Außenwelt die Membran verändert, um das Innere der Zelle konstant zu halten, so verändert sich das Symbol des Selbst während der Begegnung mit der Welt, um den zentralen Kern des Selbst beizubehalten, schützend, unveränderlich und immer identisch mit sich selbst. Der biologische Grundkonflikt aller Lebewesen besteht in der Schwierigkeit, sich während der Begegnungen mit der Außenwelt zu verändern oder anzupassen, ohne aber die eigene Struktur aufzugeben. Dieser Konflikt verschlimmert sich in der Psychose, wo die Abwesenheit der

Membran – die Symbole des Selbst – das Innere der Zelle – das Zentrum des Selbst – direkt und ohne Vermittlung einem Zusammenprall mit der Welt aussetzt, wobei es ausläuft und sich projektiv nach außen hin verstreut. Wenn der zentrale Kern des Selbst mit den Affekten der zwischenmenschlichen Beziehungen konfrontiert und daraufhin direkt verändert wird, verliert dieser seine Funktion der Organisation und Strukturierung der weltlichen Erlebnisse in den räumlichen und zeitlichen Koordinaten, die uns den Sinn unserer existenziellen Fortdauer geben und uns in jeder Situation immer uns selbst sein lassen.

Das erste Symbol des Selbst, das wir auf den Bildern sehen, ist nicht nur ein Übergangsobjekt zwischen dem Patienten und dem Therapeuten, sondern auch ein Übergang zwischen Inhalt und Behälter, zwischen Innen und Außen. Vor allen Dingen ist es aber ein Kompromiß zwischen dem Wunsch nach einer Symbiose und dem Wunsch nach einer Trennung, der sich aus der Übertragung und Gegenübertragung in der Beziehung des Paares Patient-Therapeut heraus entwickelt hat.

Unsere Psychotherapie mit dem progressiven therapeutischen Spiegelbild könnte man als komplementär bezeichnen. Wie in dem komplementären Prinzip die Materie paradoxerweise gleichzeitig Wellen ohne Grenzen und definierte Parzellen sein kann, ist unser Selbst wie in einer Welle mit dem anderen verbunden und gleichzeitig wie eine Parzelle von ihm getrennt.

Im komplementären Modell der psychischen Entwicklung lautet die Frage nicht mehr, in welchem Moment unsere Psyche, die als eine kontinuierliche Struktur geboren wird (d. h. mit der mütterlichen Umwelt verschmolzen und von ihr nicht unterschieden), diskontinuierlich wird (d. h. wann sie sich von der mütterlichen Umwelt trennt). Stattdessen bilden in diesem Modell Symbiose und Trennung zwei autonome Entwicklungslinien, die weiterlaufen, indem sie sich ineinander integrieren, aber grundsätzlich voneinander unterschieden bleiben.

Unsere Hypothese besagt, daß es in der Schizophrenie zu einem Bruch kommt in der Integration zwischen der symbiotischen Entwicklungslinie des Selbst und der Entwicklungslinie, die auf der Trennung Selbst / Nicht-Selbst gründet. Aufgrund dieser verfehlten Integration entstehen zwei nicht vereinbare Kerne des Selbst, die sich gegenseitig als Nicht-Selbst begegnen; der eine wird durch ein übermächtiges Bedürfnis nach Symbiose, der andere durch ein ebenso übersteigertes Bedürfnis nach autistisch geprägter Trennung charakterisiert.

Diese beiden Kerne, sowohl der symbiotische als auch der autistische Teil des Selbst, zersplittern sich gegenseitig jedesmal, wenn sich symbiotische oder trennende Wünsche aktivieren, denn sie sind beide gleichzeitig und gleich intensiv vorhanden, weil sie nicht ineinander integriert sind.

Das gleichzeitige Aufleben des Wunsches, in die Einheitserfahrung zurückzukehren (mit dem daraus sich ergebenden symbiotischen Verhalten) und der Angst, von dieser Einheit verschluckt zu werden und die Identität zu verlieren (mit dem daraus resultierenden Verhalten des autistischen Rückzuges), ist unserer Meinung nach der charakteristische Zug der psychotischen Struktur.

Die theoretische Konzeption, die auf der gleichzeitigen Entwicklung der symbiotischen und der separaten Möglichkeiten des Selbst und der verfehlten Integration von Symbiose und Trennung in der Entwicklung des Selbst in der Schizophrenie gründet, führt zu wesentlichen Erkenntnissen in bezug auf die Praxis der Psychotherapie der Psychosen. Das Ziel der Therapie besteht nicht mehr darin, den Patienten aus einer symbiotischen Verschmelzung, in der er gefangen ist, zu befreien und ihm die Erfahrung der Getrenntheit zu ermöglichen, sondern darin, symbiotische und trennende Erfahrungsmöglichkeiten ineinander zu integrieren.

Diese theoretische Position könnte dem Therapeuten helfen, in der Gegenübertragung symbiotisches Erleben weniger abzuwehren, d.h. er könnte es dem Patienten erleichtern, in der Übertragung eine therapeutische Symbiose zu erleben, die eine korrigierende Wiederholung der pathologischen Symbiose wäre.

Hatte der Patient in der pathologischen Symbiose die eigene Individualität, die eigenen Grenzen und den eigenen Zustand der Getrenntheit verloren, so findet er in der therapeutischen Symbiose im Therapeuten die eigenen Grenzen, das eigene separate Selbst wieder. Wir können dieses Finden der Getrenntheit durch die Erfahrung der therapeutischen Symbiose auch auf den folgenden Bildern erkennen:

Das progressive therapeutische Spiegelbild in Psychotherapiegruppen

Das progressive therapeutische Spiegelbild kann auch in psychoanalytischen Psychotherapiegruppen angewendet werden, was wir in unseren Zentren expressiver Therapie Sementera sowohl in Perugia als auch in Terni seit fünf Jahren praktizieren.

In diesem Zusammenhang sprechen wir von Sinnesintegration, da sich die Verbindung zwischen Bildern und Worten, zwischen visuellem und akustischem Kanal auch auf den tastenden Kanal auswirkt, sodaß es zu einer Integration näherer und entfernterer Kanäle kommt. Wir bieten eine solche Sinnesintegration den Patienten an, in denen der psychische Konflikt, die Spaltung zwischen symbiotischem Selbst und seperatem Selbst, einen somatischen Aspekt hat, der sich in einer Störung der Informationsvorgänge zeigt

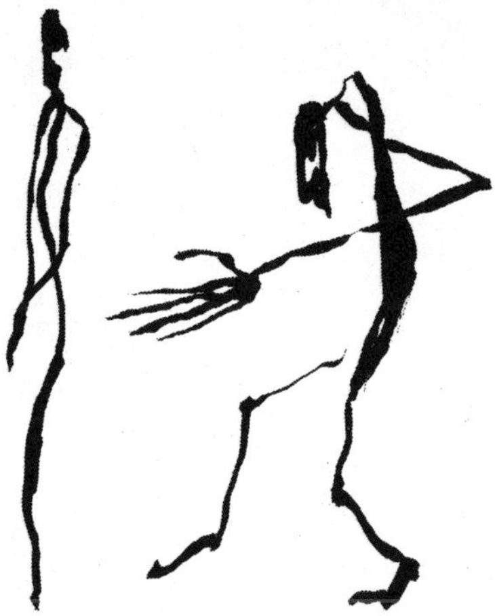

Abb. 1: Auf diesem Bild, das vor Beginn der Psychotherapie von einer schizophrenen Patientin gezeichnet wurde, ist ein Beispiel pathologischer Symbiose zu sehen. Der bezeichnende Titel dieses Bildes ist „Ich und meine Mutter". Wir sehen, wie die Dualität die Identität annulliert und daher gefährlich wird.

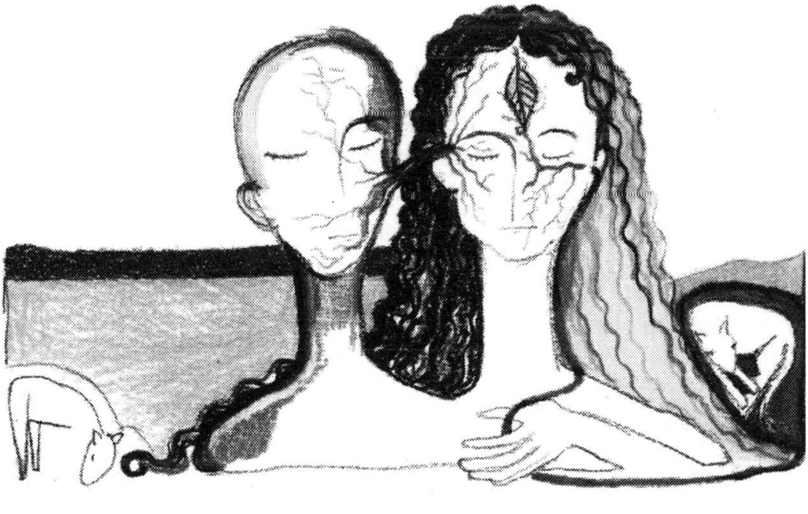

Abb. 2: Dieses im fünften Jahr der Psychotherapie entstandene Bild ist hingegen eine Darstellung der therapeutischen Symbiose, die trotz aller Intensität der Beziehung die individuelle Differenzierung nährt und bereichert.

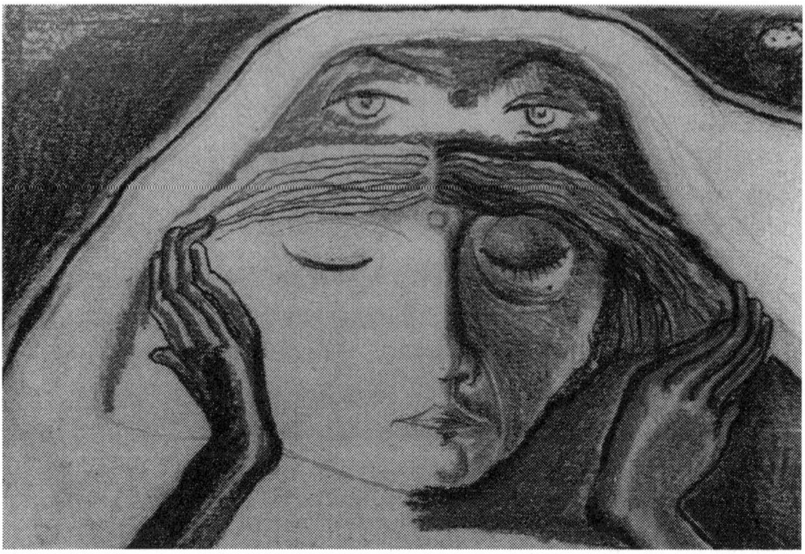

Abb. 3: Auf diese Art wird die Symbiose zu einem konstanten introjizierten Objekt, das die Identität beschützt, indem sie sie von den Erlebnissen der Depersonalisierung, der Nicht-Existenz, und des psychotischen Leidens befreit.

(Information processing disorder), d.h. es bestehen Kommunikationsstörungen zwischen den verschiedenen Sinneskanälen (akustische, visuelle, tastende und vielleicht auch riechende und schmeckende).

Mit der Sinnesintegration arbeiten wir in Gruppen von 12 bis 13 Mitgliedern mindestens für vier Jahre fünfmal pro Woche. Die Gruppe besteht zur Hälfte aus schizophrenen Patienten, die andere Hälfte sind aktive Beobachter (im allgemeinen Kunsttherapeuten oder Psychologen in Ausbildung). Meistens arbeitet jeweils ein Patient mit einem Beobachter zusammen. Während der ersten Hälfte der Sitzung bilden sich die Arbeitspaare. Jedes Paar kommuniziert mit Hilfe des progressiven therapeutischen Spiegelbildes, wobei die Partner das Bild des anderen kopieren, gleichzeitig aber Kleinigkeiten verändern, sodaß es zu einer graphischen Darstellung der affektiven Kommunikation des Paares kommt. Während der Bilderaustausch in der individuellen Psychotherapie ohne jegliche Form von Körperkontakt zustande kommt, arbeiten die Partner in der Gruppe, indem sie Rücken an Rücken gelehnt sitzen. Der Rhythmus und die Bewegungen, die beim Malen entstehen, übertragen sich so auf den Rücken, den Arm und die Hand des anderen. Oft können wir diese tastenden Interaktionen des Körperkontaktes der Rücken auf den Bildern wiederfinden.

Neben dieser graphischen Darstellung des Kontaktes auf den Bildern kann die affektive Qualität der somatischen Beziehung unterstrichen werden: Ein intensiverer Kontrast, eine leuchtendere Farbe, eine kräftigere Linie werden zum visuellen Ausdruck der affektiven Beziehung. Im weiteren Verlauf der Gruppenarbeit verschiebt sich die Aufmerksamkeit vom Paar auf die Gruppe. Die Bilder aller Paare werden in einen Kreis gelegt und die Arbeit jedes Patienten wird der Gruppe vorgestellt. Dies ist sehr schwierig, da viele Gruppenmitglieder nicht in der Lage sind, sich auf die graphischen Darstellungen zu konzentrieren (weder auf die eigenen noch auf die der anderen), sodaß das individuelle Gefühl, daß das Bild von der Gruppe abgewertet wird, zustande kommen könnte – anders ausgedrückt, das seperate Selbst verliert seine Grenzen im symbiotischen Selbst. Um dieses Hindernis zu überwinden und auch um die kreative Potentialität der Bilder zu erhöhen, schlagen wir eine „animazione" der Bilder vor. Das Wort Animierung stammt von den italienischen Worten „Anima" (Seele) und „Azione" (Aktion) ab. Animazioni sind demnach Aktionen, die der versteinerten Seele Leben zurück geben. Der Therapeut sucht das Bild aus, das am meisten die Übertragung der Gruppe ausdrückt. Dann wird jeder Teilnehmer aufgefordert, sich mit einem graphischen Bildelement zu identifizieren und es durch Bewegungen und physischen Interaktionen mit den anderen zu animieren. Auf diese Art kommt es zu einer angemessenen Konzentration auf die graphischen Figuren.

Ein Beispiel: Eine Patientin, die unter so starken Identitätsstörungen leidet, daß sie nicht ihren Namen erkennt und sich tot fühlt, zeichnet drei Blumen, die unter einem Hügel begraben sind. Die Bedeutung dieses einfachen Bildes wird sofort klar: Die Patientin identifiziert sich mit den toten Blumen und empfindet die Therapie und die Therapeutin als eine Sonne, die sie wieder zurück ins Leben holen und ihr ihre femininen Potentialitäten und ihre Schönheit, die bis jetzt unter der Erde begraben waren, zurückgeben könnte.

Ihre direkte Partnerin in der Gruppe antwortet mit einem Bild, auf dem es dem Sonnenstrahl gelingt, an einer Stelle durch die Erde zu dringen, so daß Licht und Leben auf die begrabenen Blumen fallen. Die Bedeutung dieser visuellen Botschaft ist, daß die Wärme der Beziehung die Widerstände bricht und die autistischen Barrieren überbrückt. Die Patientin kann erreicht werden und ihre Potentialitäten werden geweckt. In der Tat öffnet sich die Patientin, die über Jahre hinweg mit einer chronischen Symptomatik kämpfte, einer Kommunikation, langsam und ängstlich, so wie eine Blume, die schon fast tot doch noch Nahrung findet und langsam wieder zu Kräften kommt. Der Therapeut sucht dieses Bild für die Animierung aus, da es die Dynamik der gesamten Gruppe ausdrückt, die – wie eine Blume – sich nach Sonne sehnt, aber gleichzeitig auch vor ihr fürchtet. Jedes Gruppenmitglied wählt ein graphisches Bildelement aus und identifiziert sich mit diesem: die Blume, die Sonne, der Sonnenstrahl, der die Erde durchdringt, der Himmel, der Hügel, die Erde, das Gras.

Die Patientin, die das Bild gemalt hat, möchte gerne die Sonne animieren, die mit ihren Strahlen die unterirdischen Blumen erreicht. Nach der Animierung antwortet die Patientin mit einem Bild, auf dem die Blumen zwar noch begraben sind, aber ein inneres Licht besitzen, das die Hoffnung auf eine Auferstehung aufkommen läßt.

Die Animierung der Bilder bietet der Gruppe die Gelegenheit, in das kreative Potential der Bilder einzutauchen, es aufzunehmen und auszuarbeiten. Wenn auf den Bildern Zerrissenheiten und Spaltungen ausgedrückt werden, können sie dank der libidinösen Besetzung der Gruppe, die durch die Körper ihrer Teilnehmer eine Kommunikation zwischen den gespaltenen Elementen der graphischen Bilder kreiert, wieder zusammengefügt werden. Die Sublimierung der aggressiven und libidinösen Triebe erzeugt die Energie, die die libidinöse Besetzung der Figuren fördert, die Darstellungen von Dingen, d.h. die Inhalte des Unbewußten, sind. Diese visuellen Darstellungen sind einerseits mit Körperzonen andererseits mit Worten verbunden. Der verbale Einwand kommentiert und interpretiert physische und symbiotische Interaktionen, gibt eine Bedeutung, eine Grenze und eine Verbindung mit dem seperaten Selbst der Gruppenmitglieder und konstruiert gleichzeitig die affektive Sprache der Gruppe. Direkte Interpretationen der Übertragung werden vermieden, die Interpretation der Übertragung erfolgt indirekt, wenn wir die Dramatisierung der graphischen Bildelemente verbal ausarbeiten. Der Therapeut sagt z.B: „Die Erde wird von den Sonnenstrahlen durchbrochen und die Blume öffnet sich dem Licht", womit er indirekt beschreibt, was sich zwischen Patient, Therapeut und den Gruppenmitgliedern ereignet.

Am Ende der Animierung beschreibt jeder Teilnehmer verbal, wie sich das graphische Element, das er interpretiert hat, den anderen graphischen Elementen gegenüber fühlt. So kann er indirekt von seinem Erleben, seinen Gefühlen und Trieben sprechen, da er sie nicht auf sich sondern auf das graphische Element bezieht. Der Therapeut kann weitere indirekte Interpretationen, die sich auf die Dramatisierung beziehen, hinzufügen, ohne sich jedoch direkt auf Patient, Analytiker oder Gruppenmitglied zu beziehen.

Wenn an der Gruppe Patienten mit starken sprachlichen Kommunikationsstörungen teilnehmen, fordert der Therapeut die Gruppenmitglieder auf, zu zeichnen, wie sich die graphischen Elemente durch die Bewegungen und die Körperkontakte verschoben haben. So ist es möglich, die Aufmerksamkeit der gesamten Gruppe auf das Bild zu lenken, während der Autor ein Feedback erhält, oft eine Positivierung, ein progressives Spiegelbild, und sich den tiefen Wert seiner Kreierung bewußt machen kann.

Durch die Animierung des Bildes wird das ausgesuchte graphische Element zu einem Kleid, das beschützt und den körperlichen Kontakt erleichtert, ohne das zerbrechliche Selbst des Patienten einer direkten Konfrontation mit der Symbiose auszusetzen. Durch das progressive therapeutische Spiegelbild und dessen Animierung konnten viele unserer psychotischen Patienten, die körperlichen Kontakte fürchteten, körperliche Nähe spüren und aus ihr Nutzen ziehen. Oft hat der Psychotiker das nötig, was ihm am meisten Angst macht. Der verschlossene Patient, der nicht-verbal kommuniziert, braucht Worte. Der Patient, der körperliche Kontakte fürchtet und vermeidet, braucht gerade diesen extrem stark. Dieser dringende Wunsch bleibt jedoch latent, da er vollkommen verneint und vermieden wird. Der Patient ist sich des Risikos, seine Grenzen und seine Identität zu verlieren, bewußt, wenn er Nähe zu anderen schutzlos erlebt. Die Einladung, durch das Bild und durch die Interpretation des ausgesuchten Bildelementes zu agieren, bietet dem Selbst den Schutz, während der Körperkontakte intakt zu bleiben.

So können die Symbolvorgänge, die eigentlich blockiert wären, weiterentwickelt werden. Das seperate Selbst wird von dem ausgesuchten Bildelement beschützt, das wie ein Symbol des Selbst agiert (oft ist es bei starken Psychiosen gar nicht anwesend). Das Bild funktioniert also wie eine Schutzmembran, die symbiotisch mit den anderen Mitgliedern agiert, sich verändert, gleichzeitig aber in seinem Zentralkern, dem separaten Selbst, unverändert bleibt. Auf diese Art entwickelt der Patient andere Möglichkeiten schützender Identität. Anders als im Wahn, wo die verteidigenden Identitäten autistisch, nicht veränderbar sind, und den Patienten von den anderen trennen, finden die Patienten in unseren therapeutischen Gruppen schützende Identitäten, deren sie sich affektiv bewußt sind, die in der Gruppe geteilt werden und offen für Veränderungen und mögliche Entwicklungen sind.

Das progressive therapeutische Spiegelbild in der Supervision

Die Animierung des progressiven therapeutischen Spiegelbildes kann auch in der Supervision von Therapiegruppen psychotischer Menschen benutzt werden.

Als Beispiel nehme ich eine Supervisionsstunde mit einer Gruppe von acht Kollegen, die mit acht psychotischen Patienten und dem progressiven therapeutischen Spiegelbild arbeiten.

Die Gruppe stellt den Fall L. vor, eine junge Frau, die eine psychotische Krisis durchlebt, in der Erlebnisse der Zersplitterung und Wahnprojektionen im Vordergrund stehen. Die psychotische Krisis stimmt zeitlich mit einer Beziehung überein, die sich zu verstärken beginnt, was für die Patientin jedoch zu intensiv ist. L. drückt ihr Leiden in diesem beeindruckenden Bild aus:

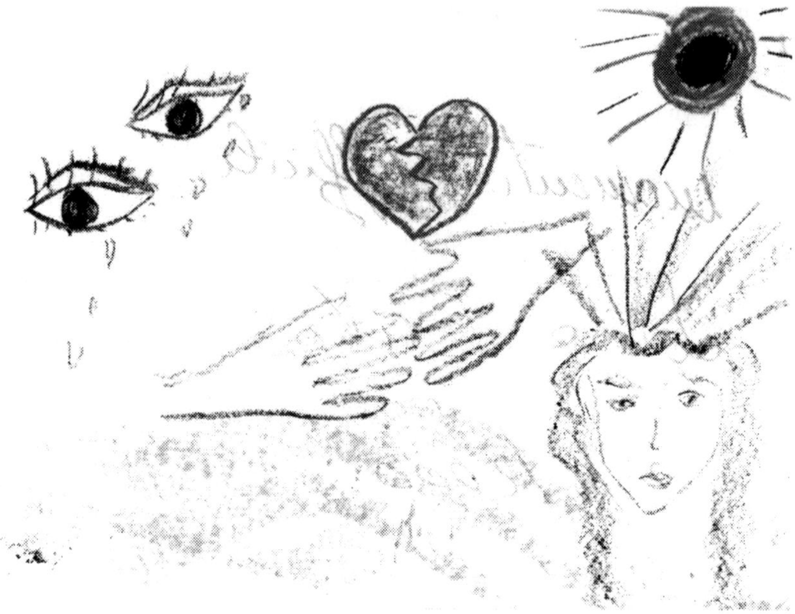

Abb. 4

Rechts sehen wir einen Kopf, der explodiert und eine schwarze und orange Sonne nach außen stößt, ein Ausdruck dessen, was sie selbst als negativ bezeichnet. In der Mitte sehen wir ein gespaltenes Herz und zwei Hände, die versuchen, sich zu erreichen, links zwei Augen, die weinen. In diesem Bild stehen Spaltung und Zersplitterung im Vordergrund; die für die affektive Kommunikation wichtigsten Körperteile, Hände, Augen und das Herz, sind unverbunden und nach außen distant projiziert, getrennt durch die Negativität, durch die schwarze Sonne, die die Patientin nicht in sich toleriert. Wenn wir es mit der Terminologie von Klein ausdrücken wollen, können wir sagen, daß das böse Selbst, die schwarze Sonne, gespalten und ausgestoßen wird, um zu vermeiden, daß die guten Objekte, das Herz, die Hände und die Augen, zerstört werden.

In der Theorie der Psychosen, die von Benedetti und mir entwickelt wurde, sprechen wir nicht so sehr von gutem und bösem Selbst, sondern eher vom symbiotischen Selbst, das nicht mit dem seperaten Selbst integriert ist. Aufgrund dieser fehlenden Integration dulden sich die beiden Selbst, symbiotisches und seperates, nicht nebeneinander und riskieren, sich gegenseitig zu zerspalten. Im Fall der Patientin L. ist die Sonne, der orange Kreis, der den schwarzen Kern hält, Ausdruck des symbiotischen Selbst, während das Gesicht Ausdruck des seperaten Selbst der Patientin ist. Symbiotisches und seperates Selbst scheinen nicht integriert zu sein. Von daher ist das seperate Selbst durch die Symbiose bedroht, die ausgestoßen und als negativ erlebt wird. Wir können bemerken, daß nicht nur die Symbiose ausgestoßen wird, sondern mit ihr auch alle Symbole affektiver Kommunikation, die Hände, die Augen, das Herz, die als gefährlich erlebt werden, da sie die symbiotische Nähe aktivieren können, die die Patientin im Moment nicht integrieren und erleben kann.

Was wir auf diesem Bild sehen, den Vorgang der Spaltung, der Zersplitterung und der Projektion nicht integrierter Kerne des Selbst, erleben psychotische Patienten oft. Die Projektion beschränkt sich nicht nur auf ein Blatt Papier, sondern bezieht auch die Personen, mit denen der Patient in Kontakt steht, seine Arbeitsgruppe, sein soziales Umfeld, die Klinik, mit ein. Oft stimmen die gespaltenen Teile des Selbst des Patienten mit den Zersplitterungen des körperlichen Selbst überein; der Körper ist nicht besetzt, die Organe sind nicht an ihrer Stelle, er ist zusammenhanglos, Lücken psychischer Materie reflektieren sich in Abwesenheit körperlicher Verbindungen somatisch. Wenn diese Desorganisation nach außen projiziert wird, handelt es sich um den letzten Versuch, eine gewisse Strukturform im Äußeren zu finden, der ein inneres, nicht mehr leitbares, Chaos anvertraut werden kann. Die Gruppe der Therapeuten bietet durch die Animierung dieses Bildes ihren sozialen Stoff wie einen lebenden Raum an, der die libidinöse Neubesetzung der Bilder und des körperlichen Selbst der Patienten erleichtert, da sie mit den Interaktionen der Therapeuten in der Gruppe verbunden werden.

Die gespaltenen Teile des Bildes und des Selbst des Patienten werden mit bedeutsamen Interaktionen der Therapeuten in der Gruppe verbunden. Die Therapeuten arbeiten auf nicht-verbale Art das produzierte Material des Patienten aus.

Jedes gespaltene Element, das der Patient ausstößt, wobei er sein Selbst zerspaltet, wird von den Therapeuten aufgenommen und assoziiert, in einen affektiven Raum geleitet, der die Therapeuten verbindet. Dieses erleichtert den Therapeuten eine Besetzung des Bildes und des Selbst des Patienten, die sich der psychotischen libidinösen Unbesetztheit des körperlichen Selbst entgegenstellt.

Die libidinöse Unbesetzheit des Selbst verlangsamt die Kohärenz und die Kraft des Selbst, das sich zerspaltet. Die negativen, störenden Elemente werden ausgestoßen und außerhalb des Selbst projiziert.

Der Therapeut taucht mit seiner Persönlichkeit in diese negativen Bilder des Selbst des Patienten ein und kleidet sich sozusagen mit ihnen ein (die vom Patienten produzierten graphischen Symbole werden auf die Kleider oder die Körper der Therapeuten gezeichnet). Diese – den Patienten störenden Bilder – werden dann – metabolisiert vom Therapeuten – dem Patienten zurückgegeben, der sie auf diese Art tolerieren und leichter mit ihnen umgehen kann.

Die Begegnung und die Integration, oft unmöglich im Selbst des Patienten, erfolgt so im Kopf des Therapeuten, der sich von den dissoziierten Bildern des Patienten durchlaufen läßt.

Dank der Anwesenheit des Therapeuten, der die beängstigenden Erlebnisse des Patienten absorbiert, wird die psychotische Explosion der Identität und des separaten Selbst abgedämpft und begrenzt. Manchmal wird diese Erfahrung durch den Therapeuten sogar in den Träumen noch ausgearbeitet, wie im Falle einer Therapeutin, die, nachdem sie sich in der Supervisionsgruppe mit den gespaltenen Augen der Patientin identifiziert hatte, von folgendem Traum berichtete:

> Ich packte ein Paket aus, in dessen Innerem ich einen Spiegel und menschliche, lebende Augen fand. Während ich die Augen betrachtete, realisierte ich, daß sie einem gefangenen Mädchen ausgerissen worden waren. Ich fühlte die große Gefährlichkeit der Situation und sagte mir, daß ich schnell handeln müsse, da wenig Zeit blieb.

Der Therapeut spiegelt die bedrohlichen Erlebnisse für den Patienten wider und erlaubt ihm, sie wieder zurückzunehmen, nachdem sie im eigenen Unbewußten und im zwischenmenschlichem Raum der Gruppe entgiftet wurden.

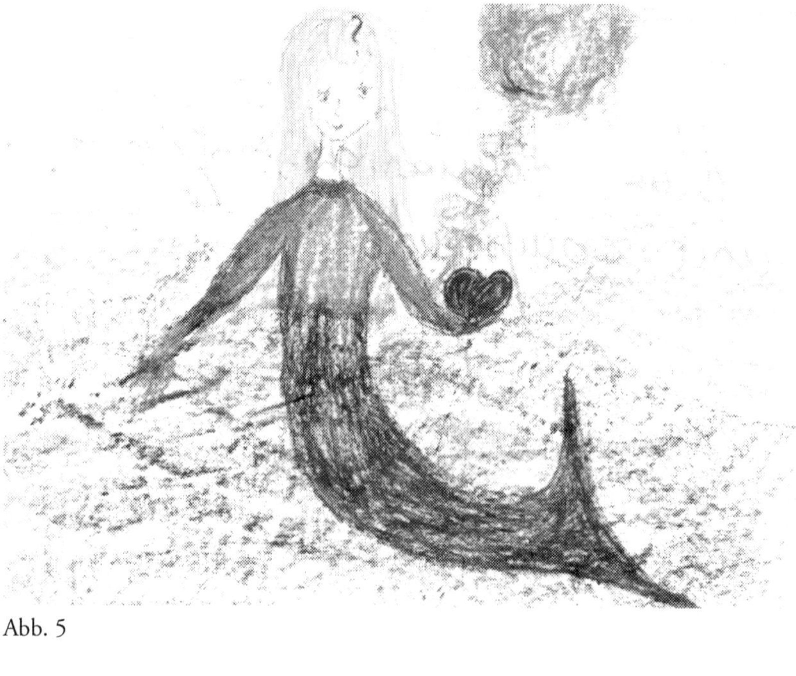

Abb. 5

In diesem Sinne verstehen wir es, wenn die Patientin einige Tage nach der Gruppenbegegnung der Therapeuten in der Lage ist, ein Bild zu malen, auf dem die Frau ein ganzes Gesicht und, wenn auch nur zur Hälfte, einen Körper wiederbekommt. Außerdem können wir beobachten, wie sich die weibliche Figur dem Herzen nähert, das in der Hand gehalten und mit der Sonne, die jetzt weniger bedrohlich als auf dem vorangegangenen Bild erscheint, verbunden werden kann.

Die Idee, Möglichkeiten nicht-verbaler Kommunikation in der Supervision zu nutzen, ist mit den Forschungen über zwischenmenschliche Dynamiken in Gruppen, die mit schizophrenen Patienten arbeiten, verbunden. Diese Forschungen wurden in den 50er Jahren begonnen, unter anderem von Stanton und Schwartz (Stanton, Schwartz, 1954), Perry und Shea (Perry, Shea, 1957), Main (Main, 1957) und besonders Searles (Searles, 1965). Diese Autoren haben bemerkt, wie sich in den Gruppen, die mit psychotischen Menschen arbeiten, dieselben Konflikte und Spaltungen wieder produzieren, die der Patient nicht für sich behalten kann und die er auf die ihn umgebenen Personen verteilt: Wenn die therapeutische Gruppe die Möglichkeit hat, das projizierte Material des Patienten auszuarbeiten, zu interpretieren und zu verdauen, erhält sie eine zusammenhängendere Identität, die weniger gespalten und integrierter ist, was sich zunächst außerhalb des Patienten im zwischenmenschlichen Raum, der ihn umsorgt, bemerkbar macht, um dann schließlich von ihm introjiziert zu werden. Ist die Gruppe im Gegenteil nicht in der Lage, das projizierte Material auszuarbeiten, wird es dem Patienten in zersplitterter, unverdauter vielleicht sogar negativeren Form zurückgegeben. Die schlechten Teile des Patienten, die auch von dem behandelnden Personal nicht akzeptiert werden, bleiben so möglicherweise am Patienten hängen, der damit seine Funktion als Abfalleimer für sozialen Müll behält.

Da die psychotischen Konflikte eine Spaltung zwischen verbalen und nicht-verbalen Ebenen der affektiv-darstellenden Entwicklung mit sich bringen, kann es passieren, daß sich die tiefsten präverbalen Ebenen, die der Patient auf den Therapeuten projiziert, in einer nur verbalen Supervision verlieren. Aus diesem Grund wird in den Supervisionsstunden in unseren Kunsttherapiezentren Sementera in Perugia und Terni in der ersten Phase mit nicht-verbalen Kommunikationsmitteln, die auch die Patienten in ihren Therapien benutzen, gearbeitet: das Bild, die Dramatisierung, die Musik, körperliche Ausdrucksmöglichkeiten. In dieser ersten nicht-verbalen Arbeitsphase nähert sich die Therapeutengruppe den Kernen und den unbewußten personellen Dynamiken, die häufig beängstigende Erlebnisse der Patienten widerspiegeln. Dieses Material wird durch Primärvorgänge in Bewegung gesetzt, die malerische, klingende oder körperliche Ausdrucksformen einbeziehen und die Teilnehmer in einen traumähnlichen, dreidimensionalen Zustand gleiten lassen, in dem es scheint, daß die Gruppe die blockierten Träume der Patienten weiterentwickelt. In einer zweiten Phase wird ein Raum für die verbale Ausarbeitung der nicht-verbalen Erfahrungen, die entschlüsselt werden, geschaffen: So wird das Verständnis und die Trennung der eigenen emotionellen Erfahrungen von denen der Patienten erleichtert.

Literatur

Benedetti G. (1992): Psychotherapie als existentielle Herausforderung. Vandenhoeck & Ruprecht, Goettingen.

Benedetti G., Peciccia M. (1990): Das progressive therapeutische Spiegelbild.Eine Methode in der Behandlung von psychotischen Jugendlichen. In: Lempp (Hg): Die Therapie der Psychosen im Kindes- und Jugendalter. Huber, Bern / Stuttgart / Toronto.

Dies. (1991): New insight in the psychotherapy of adolescent schizophrenics. In: Eggers Christian (Hg.): Schizophrenia and Youth. Springer Verlag, New York / Berlin / Heidelberg.

Chiozza L. A. (1994): Come nasce e si formula l'interpretazione nella seduta analitica. In: Brutti C., Parlani R: Questioni di psicoanalisi infantile, Nr. 30, Borla, Roma.

Freud S. (1917): Metapsychologische Ergänzung zur Traumlehre. GW, Vol. X; SE, Vol. XIV; OSF, Vol. 8.

Main T. F. (1957): The Ailment. Br. J. Med. Psychol.,Vol. 30, S. 129–45.

Peciccia M., Benedetti G. (1989): Das progressive therapeutische Spiegelbild.Eine neue Methode in der Psychotherapie der Psychosen. In: Neurologie und Psychiatrie 3, Braun, Karlsruhe, S. 296–304.

Perry S. E., Shea G. (1957): Social controls and psychiatric theory in a ward setting. Psychiatry, Vol. 20, 1957.

Searles H. F. (1965): Collected Papers on Schizophrenia and Related Subjects. The Hogarth Press and the Institute of Psychoanalysis. London.

Stanton A. H., Schwartz M. S. (1954): The Mental Hospital. Basic Books, New York.

Winnicott D. W.: Oggetti transizionali e fenomeni transizionali. In: Dalla pediatria alla psicoanalisi. Martinelli.

Ingrid Machold

Gedanken einer Psychoseerfahrenen

In einem Zimmer aufwachen, das ich nicht kenne. Nicht wissen, wo ich bin.

Psychose, Morbus Bleuler, Schizophrenie: Diagnosen, die dir das Blut in den Adern gefrieren lassen, wenn du 17 und psychiatrieunerfahren bist. Du denkst, wie viele Menschen, an Dr. Jekyll und Mr. Hyde, „zwei Seelen wohnen, ach, in meiner Brust", bekommst Angst vor dir selber, vor vielleicht in dir schlummernden Aggressionen oder möglichen Abartigkeiten.

Denn du hast über entsetzliche Morde gelesen, Filme gesehen, bei denen der Täter als „Psychopath", „psychotisch", „schizophren" bezeichnet wurde. Weißt du denn, ob du nicht im Streß oder jenseits deiner Angst auch auffällig, bösartig, brutal, „wahnsinnig" werden könntest?

Das dunkle Potential deiner Seele, die Landschaften in dir, die du selber kaum kennst … nur als Alptraumgebilde wie aus Grimms Märchen und aus der Boulevardpresse …

Weil du jung bist, weil du wenig Lebenserfahrung hast. Die Negative deines Lebensfilmes siehst du nicht. Du hast Angst vor dem Abgründigen, dem Dunklen in dir. Du verschließt dich. Aus Angst, aus Sorge, in Panik sperrst du deine dunklen Seiten fest ein. Verdrängung nennt man so etwas. Willst dich nur den heiteren Seiten widmen, die bösen Kräfte nur sehr vorsichtig, später in Begleitung einer Therapeutin ansehen. Dann, wenn du gelernt hast, daß alles wie eine Medaille mindestens zwei Seiten hat, daß das Licht nicht ohne den Schatten ist, daß der Schatten nur die andere Seite des Lichts ist. Dann erst wird deine Angst vor Bedrohlichkeiten in dir, die plötzlich dein Leben dominieren könnten, aufhören. Dann wirst du selber an Tiefe gewinnen.

Wenn du das Echolot bedienen kannst, damit Untiefen ausloten, hinabtauchen bis auf den Grund des Sees, wo kein Licht mehr hinfällt. Wo die Heimat der Seejungfrauen und der Drachen ist, wo der Wels wohnt, der Riesengroße, mit einem Bart aus lauter Schlangen.

Findest du den Ball, den du damals beim Vater-Mutter-Kind-Spielen verloren hast?

Du wirst die Reime wieder finden: „Ist die schwarze Köchin da, ja, ja, ja" und das Spiel „Augensterne, Rotzkaserne, Freßmaschine …" bis zur „Kinderstube" hast du es selbst, als Mutter, nie gebracht. Viele Lebensereignisse, die für all die anderen ohne deine Diagnosen selbstverständlich sind, werden an dir vorübergehen, du wirst nach ihnen fragen, die Antworten geben die anderen … Diese Ereignisse kommen in deinem Leben nicht vor, nur am Rande des dunklen Sees wirst du stehen und weinen, daß er bald überläuft. Du hattest immer schon zu nah am Wasser gebaut, so hieß es doch, als du klein warst und die Tränen so schnell und so oft kamen.

Heute sprechen Ärzte vom „Vulnerabilitäts-Streß-Modell" und überlassen es den Fundamentalisten aus Biologie und Psychologie die Frage nach der Henne und dem Ei zu beantworten: Du, für dich glaubst, es ist beides, deine Anlage, die Genetik, und die ersten Kindheitsjahre, die dir ein Loch in dein Segelschiffchen geschlagen haben, so daß es leicht unterzugehen droht. Und die Psychiater erzählen dir, daß es von vornherein zu schwach gewesen ist, um all die Lebenslasten tragen zu können. Viele wollen die frühen Verletzungen nicht sehen, die dir das „Leck" geschlagen haben. Die mit ihrem „Schiffchen-Beispiel", die dir erzählen, daß dein Boot nur eine gewisse Belastung aushält. Das weißt du selber schon lange, aber sie vergessen, wie schwierig das Leben wird, wenn du wegen des Lecks dauernd Wasser ausschöpfen mußt. Alice Miller spricht in ihren Büchern von der Wichtigkeit begleitender Personen, die gleichzeitig auch Zeugen für verschüttetes, verdrängtes Kindheitswissen sind. „War einst ein kleines Segelschiffchen, das war noch nie auf hoher See, ohe, ohe. Hissen müssen die Matrosen Segel in die Höh', die Fregatte gleitet übern See."

Du brauchst jemanden, der oder die gemeinsam mit dir das Leck freilegt, morsche Bretter sichtet, um es dann fachgerecht zu stopfen.

Aber für viele Psychiater sind Psychopharmaka ihre Religion, besonders die Neuroleptika haben sie in ihr Glaubensbekenntnis aufgenommen. Medikamente, „Heilmittel", die niemals heilen können. Nur distanzieren.

Auf den Stationen ist es noch schwierig, begleitende Psychotherapie zu bekommen, Begleiter, die dir bei einer Psychose auch ohne allzu viele Medikamente beistehen, wenn du bewußt durch deine Alpträume und die Galerie deiner Schimären gehen willst. Du weißt inzwischen, daß das möglich ist. Und daß du davon profitieren kannst, wenn deine Psychose nicht weggespritzt wird.

Aber auch die Psychiater haben Angst: Manche ertragen es nicht, wenn du dich quälst, wenn du leidest. Sie wollen dein Leiden schnell zudecken, dich distanzieren. Und sich selbst dazu.

Jede Psychose ist immer auch eine spirituelle, eine Lebenskrise, aus der es möglich ist, gestärkt hervorzugehen, wenn Menschen dich beim Hindurchgehen begleiten.

In den letzten Jahren ist es leichter geworden für uns „Schizophrene", auch psychotherapeutische Unterstützung zu finden. Die Angst der Therapeuten vor den Psychosen hat langsam abgenommen, wir sind jetzt endlich auch „therapiewürdig" geworden.

Wahngebilde. Stimmenhören. Halluzinationen: Dekompensation. Oder besser: verschlüsselte Botschaften der Seele aus einer Zeit, in der du nicht „merken" durftest. (vgl. „Du sollst nicht merken" von Alice Miller)

Viele von uns sind sehr kreative Menschen mit mancherlei Begabungen, die gerade aus ihrer „Vulnerabilität", ihrer Verletzlichkeit gespeist werden.

... und van Gogh? Er hat um seine geistige Gesundheit gekämpft, gegen den Wahnsinn an gemalt, gezeichnet. Die schönsten Bilder, die ich je gesehen habe, in Amsterdam, in seinem eigenen Museum. Schade, daß er seinen Erfolg nicht erlebt hat. Besonders tragisch für einen wie ihn. Bestätigung und Akzeptanz hätte ihm vielleicht das Leben verlängert, leichter gemacht auf alle Fälle.

Seine Sonnenblumenbilder scheinen Selbstporträts ähnlich. Seine Landschaften strahlen von innen heraus. Als es mir einmal sehr schlecht ging und ich stationär behandelt wurde, mich ganz orientierungslos fühlte, da waren es seine Sonnenblumen an der Wand in einem Holzrahmen, die mir ein wenig Heimat in der fremden Welt des Spitals wurden.

Heute habe ich Boden unter den Füßen. Ich weiß aber auch, wie es ist, keinen zu haben.

Rudolf Wagner im Gespräch mit Christian Horvath am 7. 11. 2001 im Atelier Sonnensegel

Stigma aus der Sicht der Selbsthilfe

WAGNER: In den letzten Jahren gibt es, nicht zuletzt aufgrund der von der World Health Organsiation initiierten Antistigmakampagne, auch in Österreich eine verstärkte Diskussion um das Thema Stigma und Diskriminierung bei psychischen Erkrankungen.

Welche Erscheinungsformen des Stigmas bei psychischen Erkrankungen sehen Sie heute, am Beginn des 21. Jahrhunderts, im Vordergrund stehend?

HORVATH: Ich kann von Glück reden, daß Sie mir die Frage jetzt stellen, im Jahr 2001 und nicht im Jahr 1942. Damals wäre eine Diagnose wie Schizophrenie wahrscheinlich lebensgefährlich gewesen.

Was ich zur heutigen Situation sagen muß, ist, daß man die Diskriminierung und Ausgrenzung in nahezu allen Lebensbereichen erfährt.

Zur Zeit würde sich natürlich niemand mehr trauen, von unwertem Leben zu sprechen, die gesellschaftlichen Formen, das Unbehagen auszudrücken, sind subtiler geworden. Unmißverständlich muß ich hier auch zum Ausdruck bringen, daß die Psychiatrie bis in die 70er Jahre eine ziemliche Zumutung für die Betroffenen darstellte. Seit Mitte der 80er Jahre besserte sich die psychiatrische Versorgung allmählich, sowohl im qualitativen Angebot als auch in ihrem menschlichen Zugang zu den Patienten. Sehr gut kommt dies zum Ausdruck in der Öffentlichkeitsarbeit, die seit zwei Jahren im Rahmen des Antistigmaprogrammes von seiten der engagiertesten Psychiater betrieben wird. Dieses Programm hat in Österreich laut einer repräsentativen Studie eine sehr hohe Reichweite von 18 % erreicht. Wichtig in diesem Zusammenhang ist, daß der Erfolg der ersten Jahre gerade durch die Einbeziehung von Betroffenen und Angehörigen ermöglicht wurde. Laut WPA, der World Psychiatric Association, soll das Programm zur Reduzierung des Stigmas bei Psychosen des schizophrenen Formenkreises über mehrere Jahrzehnte laufen. In Anbetracht der Tatsache, daß 85 % der Österreicher erklären, an Informationen bezüglich dieser Erkrankung nicht interessiert zu sein, wird deutlich, daß es sich um einen langwierigen Prozeß handeln wird. Ein guter Vergleich liefert die Homosexuellenbewegung, der es bei vergleichbarer Ausgangslage gelungen ist, durch ambitionierte Öffentlichkeitsarbeit, den vorgeblichen Makel des Perversen weitgehend aufzulösen.

WAGNER: Inwieweit spielt die Diskriminierung und Stigmatisierung in menschlichen Beziehungen eine Rolle?

HORVATH: Da Psychosen hauptsächlich während der Pubertät erstmals manifest werden, fällt dies exakt in einen Lebensabschnitt, wo Partnersuche zunehmend bedeutsam wird. Entscheidend für das Gelingen ist im Flirtverhalten die Selbstdarstellung. Da Psychosebetroffene generell kaum in der Lage sind, besonders in persönlichen Naheverhältnissen, Abstand zur eigenen inneren Wahrheit zu halten, sind Konflikt und Konfusion üblich. Bei Männern erzeugt dies aufgrund geschlechtsspezifischer Zuordnungen, speziell bei der Aggressionsthematik größere Irritation. Der psychisch kranke Mann, in vielen Spielfilmen negativ abgehandelt, wie zum Beispiel in „Psycho", „Shining", „Lost Highway" oder „Das Schweigen der Lämmer", kann schnell zur wandelnden Idealprojektionsfläche für Ängste aller Art werden.

Hier muß noch ein sehr wesentlicher Ansatz eingefügt werden: Alle durch die Diskriminierung entstehenden Schwierigkeiten treffen in der Regel besonders sensible Menschen, die aufgrund ihrer Biographie nicht in der Lage sind, mit Frustrationserlebnissen geeignet umzugehen. Die dadurch entstehenden Veränderungen im Selbstbild führen zu einer Selbststigmatisierung und sind insofern unangenehm, als diese Problematik auch als retraumatisierend zu bewerten ist. Nicht selten finden wir in solchen Biographien eine ungewöhnlich hohe Dichte an seelischen Verletzungen, wie zum Beispiel sexuellen Mißbrauch, Gewalt in der Familie oder soziale und dadurch prägende Außenseiterfunktionen.

Zusätzlich unangenehm wirkt sich für Psychiatrieerfahrene aus, daß die Psychiatrie als Institution selbst aufgrund ihrer Vorgeschichte in der Gesellschaft ein ausgesprochen geringes Ansehen genießt.

„Ich war in der Psychiatrie" ist, diagnoseunabhängig, ein Eingeständnis massiven Scheiterns; deswegen ist in diesem Bereich ein Outing eher unüblich.

Dieses negative Verhältnis zur eigenen medizinischen Behandlung führt im Extremfall auch zur völligen Negierung der Erkrankung, das heißt, der Betroffene bestreitet die entscheidenden Zusammenhänge zwischen ihm und der Psychiatrie. So gesehen kann Krankheitsuneinsicht ein Selbstschutzmechanismus vor Stigmatisierung sein.

WAGNER: Das heißt, die Auswirkungen des Stigmas auf das Leben des Psychiatrieerfahrenen ist breit gefächert. Spielt diese Problematik auch eine Rolle in der Therapie?

HORVATH: Bei der Vorbereitung des Antistigmaprogrammes und beim Reflektieren über die Auswirkungen der Stigmatisierung bin ich auf einen für mich sehr wesentlichen Punkt gestoßen. Sehr vieles, das in der Therapiezeit behandelt wird, hat weniger mit der Krankheit an sich zu tun, sondern bezieht sich sehr oft auf Verletzungen, die durch Diskriminierung entstanden sind. Sozusagen gibt es eine Form einer unstrukturierten Stigmabehandlung, die großen Zeitaufwand in Anspruch nimmt, aber nicht verrechnet oder als Leistung ausgewiesen wird. Wäre das der Fall, hätten wir auch ein klareres Bild von den tatsächlichen Kosten, die durch Stigma anfallen. Dieses Argument müßte eigentlich genügen, um Gesundheitspolitikern klar zu machen, daß die Finanzierung des Antidiskriminierungprogrammes langfristig die günstigere Option darstellt.

Weiteren Aufschluß über die Höhe der Stigmakosten im Rahmen von Therapien gibt eine kleine Studie. Ich habe 30 Psychiatrieerfahrene befragt, wieviel Prozent des gesamten Leidensdruckes auf die Erkrankung selbst bzw. auf daraus resultierende Diskriminierung entfallen. Das Resultat war aufschlußreich. So ergab sich, daß sich Männer eher stigmatisiert fühlen als Frauen. Kein einziger Mann gab mir gegenüber an, nicht diskriminiert worden zu sein. Hingegen gaben einige Frauen an, sie hätten nicht unter einer Diskriminierung gelitten, oder es sei ihnen nicht so erschienen. Zwei Männer gaben an, daß der stigmabedingte Leidensdruck höher war als der der Psychose.

Offensichtlich verarbeiten Männer und Frauen Benachteiligungen auf unterschiedliche Weise.

Während sich Männer in ihrer Ehre angegriffen wissen und mit sozialem Rückzug, Alkoholismus oder offener Aggression reagieren, bleiben Frauen im Dialog oder es ist ihnen möglich, das Geschehen zu verdrängen.

Das hat vielfach mit klassischen Rollenbildern zu tun und wohl auch damit, daß für Frauen, historisch gesehen, Benachteiligung auf nahezu allen Ebenen belegbar sind, z. B. Frauen als das „schwache Geschlecht“, Wahl- und Stimmrecht erst nach den Männern, Unterwerfung in der Familie.

Aber auch Betroffene werten andere Betroffene ab, wenn sie, zum Beispiel durch Autoaggression oder Stimmenhören, symptombedingt noch deutlicher von der Norm abweichen als sie selbst.

WAGNER: Wenn die Diskriminierung einen derartig großen Anteil am Gesamtleid hat, das durch eine psychische Erkrankung verursacht wird, hat dann das Stigma aus Ihrer Sicht auch eine Funktion? Erfüllt es einen Zweck?

HORVATH: Dazu ist es notwendig, den Bogen weiter zu spannen; man könnte genauso fragen, ob der Obdachlose oder sämtliche Randgruppen eine

Funktion haben für die Gesellschaft, oder welche Aufgabe Ängste vor Emigranten haben.

Folglich stellt sich die Frage, inwieweit Feindbilder gebraucht werden. Jede Zeit hat ihre Feindbilder. Wir leben in einer Zeit, in der diese abhanden kommen: der Nachbar, das Nachbarland als bedrohlich und gefährlich, der Wald im Dunkeln mit seinen wilden Tieren – das sind für den Menschen der Moderne keine Angstauslöser mehr. Also bahnen sich Ängste und Aggressionen subtil ihren Weg und haften immer wieder dort an, wo man etwas nicht erklären kann oder will. So merke ich gerade im Verlauf des Antistigmaprogrammes, daß sich eine Verschiebung ergibt und jetzt Persönlichkeitsstörungen der Schizophrenie den Rang an der Spitze der Diskriminierungsspirale ablaufen.

WAGNER: Das von Ihnen angesprochene Informationsdefizit versucht ja gerade die Antistigmakampagne auszugleichen, also mehr Information über psychische Erkrankungen in der Gesellschaft zu verbreiten.

Was würde sich Ihrer Meinung nach ändern, gelänge es, durch Aufklärung, Information und andere Maßnahmen das Stigma aus der Welt zu schaffen?

HORVATH: In erster Linie hätte einmal der Unsinn ein Ende gefunden. Man könnte zu einem normalen Befinden übergehen, einem ganz normalen Umgang mit Erkrankungen, die keine körperlichen sind. Durch das Antistigmaprogramm gelangen nun endlich entscheidende Informationen in die Gesellschaft, wodurch alle, die direkt oder indirekt mit Fragen über Psychosen beschäftigt sind, schneller und richtiger reagieren können.

Speziell durch die in diesem Programm implementierten Aussagen über die guten Heilungsmöglichkeiten bei Psychosen des schizophrenen Formenkreises entspannt sich die von Ängsten und Vorurteilen geprägte Atmosphäre. Der Weg zum Psychotherapeuten wird dadurch zur ganz selbstverständlichen Bereitschaft, aktiv an der psychischen Gesundung mitzuarbeiten. Das allgemein verbreitete Recht, an einer somatischen Erkrankung zu leiden, soll durch das Bewußtsein ergänzt werden, daß psychische Erkrankungen auch Teil unseres Menschseins sind. Daraus resultiert auch die Forderung nach bestmöglichen Therapieformen und der unmißverständliche Anspruch auf eine Psychiatrie, die sich bei Menschenrechtsfragen auf höchstem Niveau bewegt.

Ich denke, es ist kein Geheimnis, daß das Tabuthema Psychiatrie diese medizinische Sparte unattraktiv macht und somit viele angehenden Mediziner ihre berufliche Zukunft in anderen medizinischen Professionen suchen läßt.

In den letzten Jahren hatte ich das Vergnügen, eine große Zahl von Betroffenen kennenzulernen, die sich im Bereich der Selbsthilfe von Psychosen engagieren. Für die Unterstützung dieser Aktivisten wird zu wenig unternommen. Das ist schlecht, denn dies stellt eine Benachteiligung zum Beispiel gegenüber der Selbsthilfe bei Depressionen dar.

Aus allen Beobachtungswinkeln gesehen wurde in der Vergangenheit zu oft das Negative vor das Positive gestellt, zu wenig Vertrauen in die Möglichkeiten der Patienten gelegt.

Hospitalisierung und Ambulantisierung als tiefer Ausdruck eines defizitorientierten Verwahrens von Mitmenschen, deren Reintegration als zu kostenintensiv gesehen wurde, führen zu meiner Forderung und dem Wunsch, daß schon bald ein größeres Augenmerk auf die versteckten Ressourcen, wie Kreativität, Kunst, Einzigartigkeit und andere, gelegt wird.

Es hat noch nie eine Zeit gegeben, in der die reellen Chancen in diesem Bereich so gut gestanden sind wie jetzt.

WAGNER: Vielen Dank für das Gespräch.

Kultur- und kunstgeschichtliche Zugänge

Klaus Leferink

Die Schizophrenie und die Transformation der Gesellschaft: Annäherung zwischen psychisch Kranken und Normalen?

Es geht uns mittlerweile leicht über die Lippen, von einer Modernisierung der Gesellschaft zu sprechen. Wir denken hierbei an Märkte, Technologien und Kulturen. Daß parallel zu diesem radikalen sozialen Umbau eine Transformation unserer psychischen Systeme stattfindet, findet dagegen weit weniger Beachtung. Dies ist verständlich, da wir als Beobachter dazu neigen, zu allererst die Veränderungen um uns herum zu thematisieren, uns dabei eine Position außerhalb des historischen Prozesses zu reservieren und für die Veränderungen innerhalb unseres Beobachtungsgefüges die längste Zeit blind zu bleiben. Tatsächlich findet aber eine solche Transformation der Psyche statt, und sie ist nicht weniger radikal, bestürzend und aufregend als die entsprechenden Transformationen in der Gesellschaft. Mit der Erfahrung der Veränderung verändert sich der Erfahrende. Die Transformation der Psyche ist mit anderen Worten keine unabhängige Erscheinung, sondern die gewissermaßen nach innen gewendete und im individuellen Erleben spürbar werdende Transformation von Kultur und Gesellschaft. Wie am Ende die gewandelte Psyche aussehen wird, ist weitgehend unklar. Aber sie wird mit großer Wahrscheinlichkeit andere Formen von Regulationsmechanismen, andere Zeichensprachen besitzen und andere Verhältnisse zu Macht und Herrschaft unterhalten, als wir dies bis jetzt gewohnt sind. Und wenn richtig ist, was G. H. Mead (Mead, 1973) vertrat, daß nämlich Identität die Art und Weise ist, wie sich die Gesellschaft *in uns* organisiert, dann wird die Modernisierung der Gesellschaft auf eine Modernisierung der Identitäten hinauslaufen.

„Transformation" bzw. „Umbau" der Psyche – klingt dies nicht ein wenig wie eine schizophrene Ichstörung? – „jemand greift in meine Psyche ein und baut sie um?" Tatsächlich hat die Selbsterfahrung schizophrener Menschen bei der Entwicklung der im folgenden darzulegenden Überlegungen eine wichtige Rolle gespielt. Ich nehme an, daß in dem angedeuteten Transformationsprozeß psychischen Störungen, und hier insbesondere jenen, die eine Bedrohung, Störung, Auflösung oder Reorganisation des Selbst beinhalten, eine besondere Bedeutung zukommt. Diese sehe ich nicht in der altbekannten und schon einigermaßen abgegriffenen Figur, wonach der Prozeß der Modernisierung psychische Krankheiten *bewirkt*. Ich versuche vielmehr, psychische Krankheiten im Hinblick auf ihren sozialen Zeichencharakter zu thematisieren, d. h. als Medien, mittels derer Menschen kommunizieren, sich etwas klar machen und ihr Selbstverständnis ausdrücken. Die Veränderungen im Diskurssystem der psychischen Krankheiten sagen auf eine – eher indirekte – Weise etwas darüber aus, wie sich unser eigenes psychisches System neu ideologisch zu definieren versucht.

Das Diskurssystem der psychischen Krankheiten vereinigt zwei Teilkomponenten, nämlich den Diskurs *über* die psychischen Krankheiten und den Diskurs *innerhalb der* psychischen Krankheiten, oder anders gesagt: das gesellschaftliche Verständnis (= Diskurs-über) und die Selbsterfahrung (= Diskurs-innerhalb). Beide Formen des Diskurses sind miteinander auf eine Weise verbunden, der die sozialpsychologische Begrifflichkeit von Stereotyp, Vorurteil, Etikettierung etc. in keiner Weise gerecht zu werden vermag. Nicht nur verinnerlichen psychisch Kranke die ihre Störung betreffenden gesellschaftlichen Repräsentationen und Denkweisen, sondern sie beeinflussen mit *ihrer* Art zu denken, zu fühlen und sich zu artikulieren auch ihrerseits das gesellschaftliche Bewußtsein. Sie sind so auch ein Kommentar zur Vergangenheit und ein Ausblick auf die Zukunft. Das Interesse an abnormen oder exotischen (z. B. drogeninduzierten) Denk-, Fühl-, Erlebnisweisen wächst in dem Maße, wie das moderne Selbst in einer krisenhaften Entwicklung versucht, neue Formen eines angepaßten Funktionierens zu entwickeln. So wird, paradoxerweise, das „Abnorme" und das „abweichende Verhalten" zu einer Quelle von Entwürfen und Modellkonstruktion einer zukünftigen Konformität.

Eingeleitet wurde die jüngste Modernisierung des Diskurses der psychischen Krankheiten durch den radikalen Angriff der Antipsychiatrie auf die Theorie und Praxis der Psychiatrie. Diese war in den 50er und 60er Jahren in jene Gruppe altgewordener Institutionen eingerückt, denen Beck (Beck, 1986, S. 215) eine „Statthalter-funktion der ausklingenden Industrieepoche" bescheinigt hat:

> Sie wirken auf das von den amtlichen Normalitätsstandards „abweichende" Leben normativ pädagogisch disziplinierend ein. Sie werden zu den Beschwörern und Verfechtern der ehemaligen Sicherheiten, die nur noch für einen kleiner werdenden Teil der Gesellschaft gelten. So verschärfen sich die *Gegensätze zwischen institutionell entworfener und gesellschaftlich geltender „Normalität"* (Beck, 1986, S. 215; Hervorhebungen im Original).

Nach mehreren Schüben der Industrialisierung, zwei verheerenden Weltkriegen, der Erfahrung von Faschismus und autoritärem Kommunismus, mit

Millionen von Toten und einer vielfach höheren Zahl von psychisch angeschlagenen und desillusionierten Menschen schien sich etwas in der Selbsterfahrung der westlichen Subjekte verändert zu haben, das die herrschende Normalität immer fragwürdiger erscheinen ließ. Die Revolte gegen die Psychiatrie war eine von mehreren Ausdrucksformen dieses veränderten Selbst- und Sozialgefühls. Die bisher geltende Normalität schien nicht mehr zu „stimmen" und fortan wurde es immer schwieriger, Begriffe wie „normal" oder „psychisch gesund" noch naiv, d.h. ohne Einklammerung in Anführungszeichen, zu verwenden. Die klassische Psychiatrie mit ihrer Psychopathologie als Theorie und ihren Anstalten als Praxis „paßte" noch recht gut zu einer früheren Stufe der Moderne, die Wagner (Wagner, 1995) „organisierte Moderne" nennt, eine Phase, die sich durch eine beginnende Individualisierung und Autonomie der Bürger im restriktiven Rahmen des Nationalstaates und der Industrialisierung auszeichnet. Zwar kannte auch diese Phase schon eine Sympathie für das Abweichende, sie hatte ihre verrückten Romantiker, Poeten, Bohemiens, Surrealisten und Dadaisten etc., aber diese Bewegungen der Avantgarde waren nur die sporadischen ersten historischen Vorboten dessen, was sich heute, in einer erweiterten und liberalisierten Phase der Moderne, sozial bis zu einem Punkt verallgemeinert hat, an dem, wie H. M. Enzensberger (Enzensberger, 1985) es ausdrückt, „ganze Pulks von Bohemiens, Décadents und Dadaisten die Boulevards bevölkerten".

Warum Schizophrenie?

Warum die Schizophrenie und nicht andere psychische Störungen? Hierauf sind mehrere Antworten möglich:

- weil unter den verschiedenen psychischen Störungen die Schizophrenie jene zu sein scheint, die den realen oder fiktiven Zustand der Moderne am entschiedensten vermittelt;
- weil die Schizophrenie eine Störung ist, die den Kern dessen betrifft, was für uns Subjekt-Sein ausmacht. Sie ist eine Veränderung, die sich im Zentrum der Person vollzieht und Denken, Fühlen und Intentionen, das Erleben des Körpers, die Sprache und schließlich auch die gesamte Konstruktion von Wirklichkeit, in der ein Mensch lebt, betrifft;
- weil Schizophrenie mit der Zeit geht: Im Unterschied zu verstaubten Formen der Neurose (die natürlich nach wie vor existieren, aber vergleichsweise wenig diskursive Dynamik besitzen) und rigiden Formen der Depression scheint die Schizophrenie immer auf der Höhe der Zeit zu sein. Dies gilt interessanterweise nicht nur für Schizophrenie als Diskurs-über, sondern auch für die Schizophrenie als Form der Selbsterfahrung. Sie ist keinesfalls

„autistisch" in dem Sinne, daß die Betroffenen abgetrennt von gesellschaftlichen Themen und Diskursen leben würden. In den Halluzinationen und Wahnvorstellungen der Betroffenen kreuzen sich vielmehr, in teils absurden, teils auch erhellenden Synthesen die Strömungen der Zeit. Das, was Vernunft oder Norm gerne auseinandergehalten sehen würden, geht ungeahnte Verbindungen ein (etwa die Verbindung von Kruzifixen, Hakenkreuzen, Hämmer und Sicheln auf den Bildern von August Walla (Navratil, 1988)). Die Schizophrenie ist wie ein Spiegel, in dem die bekannten oder aber auch die unausgesprochenen Gedanken einer Epoche reflektiert werden. In den Untersuchungen von Kranz (Kranz, 1955), der Wahninhalte aus den Jahren 1886, 1916 und 1946 verglich, wurde in der Schizophrenie der Zeithintergrund unmittelbar manifest: Die Krankheit las sich „wie ein zeit- und kulturgeschichtliches Bilderbuch".

Nach alter Auffassung ist der Wahnsinn göttlich (Platon) – nicht weil *der Wahnsinnige* göttlich oder irgendwie besonders begabt wäre – im Gegenteil: er gilt als sehr gestört und sehr arm (als „armer Irrer") – sondern weil der Wahnsinn den Betroffenen als Person zerstört und ihn so zu einem *Medium* werden läßt. Man begegnet ihm deshalb in einigen traditionellen Kulturen mit einem Respekt und einer Ehrfurcht, die nicht ihn *als Person* meinen, sondern dem Numinosum gelten, das er durchscheinen läßt. Im Wahnsinn bricht eine eigene Art von Wahrheit auf, die ansonsten unartikuliert geblieben wäre. In verschiedenen Traditionen der abendländischen Welt (Orakel von Delphi) ebenso wie in China und Indien (Needham, 1954) gelten Prozesse, die nach rationaler Auffassung weitgehend Zufallscharakter haben, d.h. Situationen ohne erkennbare Ordnung, als beste Medien und sensitive Empfänger für Zusammenhänge, die rational und empirisch keine Chance zur Artikulation hätten. In diese Reihe gehört auch der Wahnsinn. Der Wahnsinnige verliert seinen Status als Person und wird zum Sprachrohr, zum Medium, zum ungewollten Propheten.

Dies könnten wir auch für unser säkularisiertes Zeitalter gelten lassen, nur mit dem Unterschied, daß nun aus dem Wahnsinnigen nicht mehr eine Gottheit, sondern, wie indirekt auch immer, die Gesellschaft spricht. In dieser „medienorientierten" Sichtweise folge ich ein wenig einer Grundidee in der Religionssoziologie Durkheims (Durkheim, 1981), der Religion als ein System von Ideen auffaßte, mittels dessen die Individuen sich ihre eigene Gesellschaft und ihr Verhältnis zu dieser Gesellschaft vorstellen. Die psychischen Störungen, bzw. ihr Diskurs, könnten in Analogie hierzu ebenfalls als Teil eines System von Symbolen betrachtet werden, durch die sich Menschen ihrer selbst bewußt werden.

Aber wie ist es zu erklären, daß sich gerade im Schizophrenen die Kultur in ungewohnter, bizarrer Weise kristallisiert? Wie kommt es zu dem für die Schizophrenie so charakteristischen und meist bizarren Zusammentreffen von Diskurs-über und Diskurs-innerhalb (Selbsterfahrung)? Hierzu will ich voraussetzen, daß jeder einzelne Mensch als Schnittpunkt sehr vieler Einflüsse, Bilder, Theorien und Texte angesehen werden kann, die in ihm zusammentreffen und, vergleichbar mit chemischen Reaktionen, neuartige semiotische Verbindungen eingehen. „Erfahrung" im hier verstandenen Sinne ist somit weder etwas rein Individuelles noch etwas rein Spontanes, vielmehr etwas zutiefst gesellschaftlich Strukturiertes (was im übrigen Bourdieu (Bourdieu, 1987) in eindrucksvoller Weise für die ästhetische Erfahrung belegt hat). Wiewohl also jeder Mensch ein Schnittpunkt zahlreicher Diskurslinien ist, ist dennoch im Regelfall jeder einzelne ein in sich geschlossenes Interpretationsuniversum, das nach innen eine Ordnung und nach außen hinlänglich stabile Grenzen besitzt. Gewöhnlich kann auch ein Individuum problemlos unterscheiden, ob ein kommunikativer Prozeß *in ihm* stattfindet („ich denke") oder *außerhalb von ihm* („sie unterhalten sich miteinander"). Die Grundlage der Ich-Konstitution besteht darin, daß aus der Gesamtheit des inneren Gesprächs, der textuellen und bildlichen Kommunikation, die sich ununterbrochen in uns ereignet, doch etwas Eigenes synthetisiert wird, indem der innere Diskurs in die Identität eingeschmolzen wird; dadurch wird der Einzelne zum Autor seiner selbst, zur Person.

In der schizophrenen Psychose kommt es, wie wir seit Federn (Federn, 1956) sagen, zu einer „Auflösung der Ich-Grenzen", zu einer „Durchlässigkeit" der Schranken zwischen Individuum und Umwelt (Schneider, 1973): „Die anderen denken meine Gedanken", „in mir denken die anderen". Schizophrene sprechen oft aus, „was in der Luft liegt", sie können die Spannungen, Vorbehalte oder die Aggressionen, die latent in einer Gruppe existieren, als „eigene Gedanken", die doch wieder nicht *ihre* eigenen Gedanken sind, zur Sprache bringen. Es ist so, als ob Bedeutungsmöglichkeiten, die unartikuliert im Raum ständen, aufgegriffen und ohne Rücksicht auf Höflichkeit, Logik, Wahrscheinlichkeit und Angemessenheit ausgesprochen werden. Was in einer noch so unbedeutenden Geste als Möglichkeit mit enthalten ist, wird zu einer subjektiven Evidenz weiterentwickelt: Der eindringlich-freundlich-nachdenkliche Blick des Pflegers etwa wird von einer Patientin zu einem Vergewaltigungsversuch weitergesponnen.

Die Kultur kann als ein umfassendes symbolisches (und damit auch semantisches) System betrachtet werden. Innerhalb eines solchen Systems existieren auf der Basis wahrgenommener Ähnlichkeiten Bahnungen, auf denen Bedeutungspotentiale verschoben werden können – übrigens ganz ähnlich, wie Freud es sich für die psychische Energie im Primärprozeß vorstellte; von einem „Sekundärprozeß" wäre dann zu sprechen, wenn diese ununterbrochene Transformation von Bedeutung auf Logik, Vernunft und im Hinblick auf Angemessenheit abgestimmt würde. Da aufgrund der Ich-Schwäche der Schizophrenen die ordnende und steuernde Kraft des Ichs fehlt, findet in ihnen gewissermaßen ein semantischer Primärprozeß statt – eine der Kontrolle durch die Ratio oder die Konvention entzogene Aktualisierung von Bedeutungen. Gerade dank dieser Beeinträchtigung, denn um eine solche handelt es sich zweifellos, eignen sie sich als sensitive Medien.

Mit dieser These verschiebt sich die klassische Fragestellung in der sozialwissenschaftlichen Thematisierung psychischer Krankheiten, die darauf abzielte, wie Gesellschaften mit abweichendem Verhalten umgehen und wie sie seine Behandlung organisieren, auf den *Zeichencharakter* psychischer (und körperlicher) Krankheiten, auf die *Bedeutung*, die sie für Gesellschaften gewinnen können, und ihre Rolle als *Medien* der Auseinandersetzung (und Modernisierung) dieser Gesellschaften.

Wenn wir die Schizophrenie als *Diskursstruktur*, d. h. als kulturelle Produktion thematisieren, fragen wir, in welchen Modellen, Bildern, Vorstellungen, Metaphern etc., die die Kultur zur Verfügung stellt, sich das Phänomen darstellt und begriffen werden kann. Im Gegenzug fragen wir zudem, was das Phänomen, hier also die Schizophrenie, für die Kultur leistet, um sich ihrerseits zum Ausdruck zu bringen oder zu vermitteln – wie also, kurz gesagt, die Kultur das Phänomen und wie das Phänomen die Kultur vermittelt.

Es ist kein Geheimnis, daß jeder, auch jeder wissenschaftliche Autor, dazu neigt, aus der Schizophrenie seine eigene Sache zu machen. Die Schizophrenien etwa von Sechehaye, Hanna Green, S. Freud, G. Bateson, K. Conrad oder E. Bleuler, die nüchternen und unromantischen Modelle etwa von Nuechterlein und Dawson (Nuechterlein, Dawson, 1984), die dunklen Delire von Artaud und die Erzählungen der „Psychoseerfahrenen" (Bock et al., 1992) sind phänomenologisch und psychologisch sehr unterschiedliche Konstruktionen. Sie vermitteln nicht nur Informationen und Theorien, sondern erzeugen gewollt oder ungewollt auch ein „Image", eine „Aura" der Störung.

Es gibt, neben solchen Vorstellungen, die noch identifizierbaren Autoren zugerechnet werden können, vielfältige allgemeine kulturelle Bilder bzw. Erzählungen des Wahnsinns: das Bild des gefährlichen, unberechenbaren Wahnsinnigen (etwa Jack Nicholson in „Shining"), das Bild des sensiblen, an der Gesellschaft und ihrer Unbeweglichkeit zerbrechenden Rebellen in Heinar Kipphardts „März", und, in der biologischen Psychiatrie, die Konstruktion des „begabten jungen Menschen, bei dem aber leider bestimmte neuro-biochemische Prozesse aus dem Gleichgewicht geraten sind". Oder man schreibt der Kultur eine tiefe Irrationalität zu, die der schizophrene Mensch – „stellvertretend für uns alle" – austrägt – „damit in die Nähe zu Christus gerückt" (Scharfetter, 1986, S. X). Schnell wird der Schizo damit mystifiziert und überhöht, etwa eine Variante von Nietzsches Übermensch, ein Mensch des Wunsches – „wie Zarathustra":

Ungeahnte Leiden, Schwindel und Krankheiten kennen sie. Sie haben ihre Gespenster. Sie müssen jede Geste neu erfinden. Aber ein solcher Mensch erschafft sich als freier, unverantwortlicher, als einsamer und fröhlicher Mensch, der endlich fähig ist, ohne Erlaubnis in seinem Namen etwas Einfaches zu sagen und zu tun, Wunsch, dem nichts fehlt [...]. Er hat einfach aufgehört, Angst vor dem Verrücktwerden zu haben (Deleuze, Guattari, 1979, S. 169).

Die beiden Autoren versäumen nicht zu betonen, daß dieses Bild des Schizophrenen mit dem realen, empirisch vorfindbaren Schizo nur begrenzt korrespondiert. Die Verrücktheit der *realen* Patienten nämlich sei eine (wohl im Hegelschen Sinne) „schlechte", keinesfalls „die wahre Verrücktheit" (Deleuze, Guattari, 1979, S. 170). Die „wahren Verrückten" sind mit anderen Worten utopische Menschen – es sind soziale Konstruktionen der Moderne.

Schizophrenie und Kultur

Wenn wir uns im folgenden für Kultur und Geschichte interessieren, dann deshalb, weil wir das *Bedeutungs- und Diskurssystem* der Schizophrenie besser verstehen lernen wollen. Diese Differenzierung ist wichtig, weil das psychiatrische Interesse an historischen Fakten und anderen Kulturen ansonsten immer davon inspiriert war, Faktoren zu finden, die psychische Krankheiten in ihrer Prävalenz, ihrer Symptomatik oder ihrem Verlauf beeinflussen. Die hierbei gewonnen Ergebnisse sind aber auch für eine diskursorientierte Untersuchung nicht irrelevant, weil sie uns bestimmte Eigenschaften des Diskurses erst richtig einschätzen lassen.

Als der erste „moderne Schizophrene" kann vielleicht James Mathews gelten: Er ist der erste „Fall", für den eine erste ausführliche klinisch-psychiatrische Kasuistik und eine Beschreibung subjektiver Zustände und Überzeugungssysteme bei einer Geisteskrankheit vom Typus der Schizophrenie vorliegt. Der Fall wurde von John Haslam in „Illustrations of madness" (Haslam, 1810) vorgelegt, dem Arzt, in dessen Londoner Hospital sich Mathews 1798 bis 1813 befand. Mathews Wahnsystem rankt sich um die Vorstellung, daß französische *Agenten* ihm mittels einer *Maschine* (einem „Luftwebstuhl") körperliche und seelische Beeinträchtigungen zufügen. Mathews hat eine Reihe von „privaten Fachbegriffen" für seine Erfahrungswelt geschaffen, er spricht u. a. von „thought making" oder „cutting soul from sense", worunter, wie der Autor sagt, „eine magnetische Blockade der Verbindungen zwischen den Regungen des Herzens und den Handlungen des Intellekts" (nach Meyer, Meyer, 1969, S. 133) zu verstehen ist; er hat weiterhin Begriffe wie „brain-saying", „dream-working", „laugh-making" oder „event-working" geschaffen – jeder einzelne wie ein Vorgriff auf die psychopathologische Sprache, die im 20. Jahrhundert entwickelt wird.

Bereits hier erkennen wir, daß die Schizophrenie ihre eigentümliche Realität erst dadurch gewinnt, wie sie den Anschluß an die Kultur herstellt – nämlich durch Aufgreifen, Neukombination und Verfremdung kultureller Objekte. Wir können davon ausgehen, daß eine Krankheit, verstanden als *rein* biologischer Sachverhalt, nicht von sich aus über die Bilder und Konzepte verfügt, in denen sie sich positiv ausdrückt. Es ist frappierend, wie unmittelbar nach der Etablierung der internationalen Spionage und dem Aufkommen komplexer Produktionsmaschinen diese Objekte von Schizophrenen als kulturelle Objekte aufgegriffen und für sich genutzt werden. Teufel und Dämonen werden kurzerhand durch mechanische und soziale Beeinflussungen ersetzt, es entsteht der moderne „technologische Wahn" (siehe Kraus, 1994), Maschinen, Röntgenstrahlen, elektrischer Strom, Magnetismus, Fernbeeinflussung – gewissermaßen eine Modernisierung im Vokabular des Psychopathologischen. Dies ist ein gutes Beispiel für das, was ich den Diskurs-innerhalb nenne.

Den Historikern der Psychiatrie ist nicht unbemerkt geblieben, daß aus der Zeit vor dem 18. Jahrhundert so gut wie keine Zeugnisse vorliegen, mit denen sich die Existenz schizophrener Erfahrungen und Verhaltensweisen sicher belegen ließe (vgl. Torrey, 1980; Jeste et al., 1985). Zwar kennt schon die Antike einen Begriff des Wahnsinns, hierunter fielen aber andere Formen von psychischer Beeinträchtigung wie die Manie, die Melancholie, der Liebeswahn und die Epilepsie (vgl. Matejowski, 1996). Die Schizophrenie als einheitliche Krankheit wurde erst vor rund 100 Jahren – was soll man sagen? – entdeckt, geschaffen oder konstituiert, was angesichts der Tatsache, daß Schizophrenie heute als eine der Hauptkrankheiten der Menschheit gilt, die zudem überall auf der Welt vorkommt, als eine ziemlich erstaunliche Sache erscheinen muß. Es fehlt dann auch nicht an Autoren, die die Ansicht vertreten, Schizophrenie sei eine spezifische Krankheit der Moderne, in vormodernen Gesellschaften habe es sie nicht gegeben. „Sie ist unsere ‚Krankheit', die des modernen Menschen," erklären Deleuze und Guattari (Deleuze, Guattari, 1979, S. 169). Die meisten Psychiatriehistoriker wie etwa Cooper und Sartorius (Cooper, Sartorius, 1977) sind dagegen der Ansicht, die Schizophrenie (jedenfalls ihr biologischer Kern) habe immer schon existiert. Erklärungsbedürftig ist dann aber immer noch die Tatsache, daß sie vor dem 19. Jahrhundert nicht wie in der heutigen Form zur Kenntnis genommen worden ist. Wenn also die Moderne nicht „schuld" an der Krankheit ist, so hat doch zumindest der Diskurs der Moderne dazu beigetragen, daß die Krankheit zu einem wissenschaftlichen und öffentlichen Problem geworden ist. Ich habe in „Sympathie mit der Schizophrenie. Die Moderne und ihre psychische Krankheit" (Leferink, 1997) die Auffassung vertreten, daß erst eine *Kultur der Subjektivität,* eine Kultur, in der individuelle Erfahrungen Legitimitätsstatus erlangen und individuelle Erzählungen geschaffen und verbreitet werden, die Voraussetzungen dafür schafft,

Schizophrenie merkwürdig und interessant zu finden. So wie ein Krankheitserreger geeignete Lebensbedingungen braucht, um sich dann plötzlich explosionsartig auszubreiten, so scheint nach dieser These die Schizophrenie geeignete soziokulturelle und ideologische Milieus zu brauchen, um sich als Diskursphänomen zu entwickeln.

Das 19. Jahrhundert sah in Europa und den USA eine geradezu epidemische Ausbreitung psychiatrischer Anstalten und eine entsprechende Zunahme psychiatrischer Insassen. Allein zwischen 1869 und 1900 verdreifachte sich die Anzahl der Erstaufnahmen in den Asylen in Relation zur Gesamtbevölkerung, die im 19. Jahrhundert ebenfalls sehr stark anstieg (Warner, 1994). Der Aufbau eines Systems von Irrenanstalten vollzog sich überall in den europäischen Ländern und Nordamerika, wiewohl zum Teil zeitversetzt, in bemerkenswert ähnlicher Form und mit ähnlich rapider Geschwindigkeit. Cooper und Sartorius (Cooper, Sartorius, 1977), Warner (Warner, 1994) und Dörner (Dörner, 1975) haben für den Anstieg der Zahl der hospitalisierten Patienten handfeste soziale und ökonomische Faktoren verantwortlich gemacht, u. a. die Bevölkerungsexplosion, die verminderte Kindersterblichkeit und die Änderung der Familienstruktur (Cooper, Sartorius, 1977), die Veränderungen in der Organisation sozialer Kontrolle und der Organisation der Arbeit (Dörner, 1975) sowie die Zunahme von Anomie und Entfremdung in der Unterschicht (Warner, 1994). Das Anstaltssystem und die in ihm sich entwickelnde Ausarbeitung eines Systems der Psychopathologie waren die Reaktion der „organisierten Moderne" auf die angeblich schon immer existierende, aber erst jetzt auffällig werdende und Beunruhigung auslösende psychische Störung.

Mit ähnlich bemerkenswerter Synchronizität vollzog sich in den westlichen Ländern seit den 50er, 60er Jahren unter dem Druck der öffentlichen Kritik und erleichtert durch die neuen Psychopharmaka die Abkehr vom Anstaltssystem. Nun entdeckt man plötzlich die Unvereinbarkeit der psychiatrischen Bedingungen mit dem Ideal eines Gemeinwesens, das sich als zivilisiert und demokratisch verstanden wissen will. Die Psychiatrie, ursprünglich durchaus konzipiert als eine Institution des modernen, aufgeklärten Bewußtseins, war offensichtlich von der Modernisierung selbst überholt worden.

Was die diachrone Betrachtungsweise verrät, daß nämlich erst die Modernisierung von Gesellschaften den Diskurs der Schizophrenie zum Leben erweckt hat, wird durch synchrone, kulturvergleichende Untersuchungen nur bestätigt. Zunächst: Die kulturvergleichenden WHO-Studien zur Verbreitung und zum Verlauf der Schizophrenie (WHO, 1973; International Pilot Study und Folgestudien siehe Jablensky, 1989) – sehr gut kontrollierte und sorgfältig durchgeführte multikulturelle sozialepidemiologische und Verlaufsuntersuchungen – haben im wesentlichen herausgefunden, daß es hinsichtlich der

Häufigkeit und Symptomatik weltweit kaum Unterschiede gibt, daß aber der Verlauf in Ländern der sogenannten Dritten Welt eindeutig positiver ist als in westlichen Gesellschaften. *Welche* Faktoren aus dem komplexen System der Kultur es sind, die hier im Hinblick auf den Verlauf wirksam werden, kann aus den bisherigen Untersuchungen nicht bestimmt werden (Hopper, 1998). Damit hat sich ein weites Feld für spekulative Überlegungen geöffnet. Lin und Kleinman (Lin, Kleinman, 1988) etwa führen das Ausmaß an sozialer Unterstützung, die westliche Betonung der individuellen Verantwortlichkeit, das weniger feindselige gesellschaftliche und Familienklima in traditionalen Kulturen, die unterschiedlichen Mortalitätsraten vulnerabler Personen und andere Faktoren an, um die gefundenen Unterschiede zu erklären. Es ist auch denkbar, daß die WHO-Studien gewissermaßen *zu spät* kamen, um noch Unterschiede zu finden, zu einem Zeitpunkt also, als wesentliche Modernisierungseffekte in den untersuchten Dritte-Welt-Gesellschaften bereits nachhaltig gewirkt hatten. Es bleibt somit unklar, inwieweit die heute weltweit uniformen Inzidenzraten bereits Ausdruck einer zwischenzeitlich erfolgten gesellschaftlichen Anpassung an westliche Produktions- und Verhaltensmuster sind. Schon als Lévi-Strauss (Lévi-Strauss, 1978) in den 30er Jahren die Erfahrung der „Traurigen Tropen“ machte, gab es kaum noch Gesellschaften, die vom westlichen Geist unbeeinflußt geblieben waren. Allein die Einrichtung einer Handelsstation oder der Bau einer Telegraphenlinie durch den Urwald stellen schon nachhaltige Eingriffe in das Leben und die Kultur der beheimateten Menschen dar, deren Drastik man nicht unterschätzen darf (sie wird – zynischerweise – oft am Aussterben der betroffen Völker erkenntlich). Ältere anthropologische Berichte weisen zudem darauf hin, daß Schizophrenie in Völkern mit bisher geringer westlicher Akkulturation als „neue“ Erkrankung wahrgenommen wurde (Fortes, Mayer, 1969; Field, 1968; Torrey, 1980).

Die meisten multikulturellen Untersuchungen vergleichen „westliche“ Gesellschaften mit „traditionalen“ Gesellschaften, so als seien dies feststehende Merkmale. Daß sich *alle* untersuchten Gesellschaften heute in einem rapiden sozialen Wandel befinden, wird dabei häufig unterschlagen. Zu den wenigen Untersuchungen, die ein Licht auf die Effekte der Modernisierung werfen, gehören die von Fortes und Mayer (Fortes, Mayer, 1969) sowie von Guinness (Guinness, 1992).

Fortes und Mayer (Fortes, Mayer, 1969) fanden bei den Tallensi in Nord-Ghana in den 60er Jahren einen enormen Anstieg in der Prävalenz der Schizophrenie gegenüber den 30er Jahren. In der Zeit von 1934–37 hatte Fortes die 5000 Einwohner dieser Region systematisch untersucht und nur einen einzigen Fall von Psychose entdeckt. Als er 27 Jahre später die gleiche Population untersuchte, entdeckte er 17 Fälle. Dieser Wandel war auch seinen lokalen Informanten nicht unbemerkt geblieben und sie zeigten sich darüber alarmiert.

Sie versicherten, daß früher Verrücktheit extrem selten gewesen sei und daß sie erst in den letzten Jahren ein verbreitetes Phänomen geworden sei.

Unter den Faktoren, die die beachtliche Zunahme psychotischer Störungen zwischen den 30er und den 70er Jahren möglicherweise erklären können, bemerkt Fortes an erster Stelle interessanterweise eine Zunahme der Fahrräder: War er in den 30er Jahren noch der einzige Besitzer eines Fahrrades gewesen, so verfügte 30 Jahre später jeder zweite Einwohner über ein solches Fortbewegungsmittel. Es existiert somit eine beachtliche Korrelation zwischen der Zunahme der Fahrräder und der Zunahme der Schizophrenien. Was wie ein Paradefall aus der Mottenkiste des Statistik-Didaktikers aussieht, verweist womöglich auf einen ernsthaften Zusammenhang. Könnte es nicht ein Zeichen dafür sein, daß sich hinter dem scherzhaft bzw. wohl als Kritik an einer verdinglichenden Schizophrenie-Auffassung gemeinten Titel eines Buches von Simon „Meine Psychose, mein Fahrrad und ich" (Simon, 1992) womöglich doch eine tiefere Wahrheit verbirgt? Fahrräder nämlich erhöhen die Mobilität und unterstützen die „Abstraktion", die Loslösung vom Ort. Bereits der Fahrradfahrer hat eine andere Beziehung zum Ort und zum Boden als der Fußgänger. Der Lebensstil und damit das Denken emanzipieren sich von ihren lokalen Wurzeln und Bindungen. Man verliert im wörtlichen und dann aber auch im metaphorischen Sinne an Bodenhaftung, wird „abgehobener". Im gleichen Zuge entsteht eine Sphäre der „freien", „subjektiven" Artikulation. Diese „Abgehobenheit" konnte eine der Wurzeln für eine „Sympathie mit der Schizophrenie" sein.

Auch die weiteren Faktoren, die Fortes und Mayer nennen, laufen im Kern auf eine Abstraktion hinaus, so der Aufbau eines Straßennetzes und eines Postsystems, die Verbreitung von Radio und Zeitungen, die Einschränkung der bisherigen reinen Subsistenzwirtschaft zugunsten von Markt und Lohnarbeit. Die traditionale Stammesgliederung tritt zunehmend hinter nationale politische Bewegungen und Organisationsformen zurück; in diesem Prozeß werden auch lokale Ideale, Überzeugungen und Praktiken zunehmend durch nationale Einstellungen ersetzt.

Bemerkenswert ist auch die Entstehung der Wahlfreiheit, und eines entsprechenden Entscheidungsdruckes. Das eigene Leben muß immer mehr *als Projekt* aufgefaßt werden. Das traditionelle patriarchalische Familiensystem sieht sich nun mit einer neuen sozialen und ideologischen Sphäre konfrontiert, in der individuelle Mitglieder von Familien die Chance haben, autonome Existenzen, Identitäten und Lebensstile zu begründen. Diese Freiheit gilt es auszuhalten. Ein junger Mann muß sich zum Beispiel entscheiden, ob er den Gewinn aus einer Arbeitstätigkeit in seine Karriere investiert oder ihn der Familie zugute kommen läßt. So entstehen nun Dilemmata, die 30 Jahre vorher unbekannt waren. Einen, wenn auch schwachen Beleg für diese Annahme, kann man in der Tatsache sehen, daß die Mehrzahl der Betroffenen den psychotischen Zusammenbruch im stärker urbanisierten Süden des Landes, d.h. *außerhalb der familiären Sphäre* erlitten hatte.

Diese bereits etwas älteren Beobachtungen aus der Studie von Fortes und Mayer werden auf faszinierende Weise durch die Ergebnisse von Guinness (Guinness, 1992) vervollständigt. Er fand in Swasiland eine afrikanische Gesellschaft vor, die nicht den Eindruck einer exotischen anderen Kultur machte, sondern eher einer früheren Periode in der Geschichte glich, etwa dem England in der ersten Hälfte des 19. Jahrhunderts.

Zum traditionellen Glaubenssystem gehört in vielen afrikanischen Regionen der Glaube an die Bedeutung übernatürlicher Kräfte und Einflüsse; man versucht in diesem Glauben, biologische, soziale und religiöse Aspekte von Krankheiten zu integrieren. Halluzinationen gelten als Stimmen der Vorfahren, ebenso wie das Gefühl, durch Geister kontrolliert oder besessen zu sein. Unglück und Krankheiten sind dem Einfluß bösartiger externer Mächte zuzuschreiben – keine Fehler des Individuums. Andererseits ist das Individuum selbst ein Fehler. In Afrika ist man traditionell gruppenorientiert, Individualismus ist etwas Absonderliches, eine Ausnahmeerscheinung. Zu den Ausnahmebedingungen, unter denen individuelle Besonderung legitim erscheint, gehört die psychische Krankheit (vgl. auch Field, 1968 für Ghana). In Afrika herrscht weiterhin traditionell die Tendenz vor, die Ordnung und Stabilität der Gemeinschaft dadurch zu sichern, daß Konflikte (innerpsychisch und interpersonal auf Faktoren zurückgeführt werden, die „jenseitig" sind, also aus einer übernatürlichen, menschlich nicht kontrollierbaren Welt stammen. In westlichen Gesellschaften dagegen sind die Internalisierungsmechanismen stärker ausgeprägt, Konflikte werden als eigene innere Konflikte wahrgenommen. Zugleich ist hier die „Streitkultur" ausgeprägter und Versuche, Konflikte durch Externalisierung zu harmonisieren, werden vehement kritisiert. In Afrika, so könnte man auch sagen, ist psychische Krankheit weniger eine „politische Frage" und weniger eine Frage von Identitätspolitik.[1]

Die psychische Krankheit bewirkt eine Individualisierung, die Modernisierung bewirkt ebenfalls eine Individualisierung und zudem eine Verinnerlichung. Als Konsequenz stehen der Individualist und der Verrückte im semantischen System nahe beieinander, ja man muß gewissermaßen ein wenig verrückt sein, um Individualist zu sein.

---

1 Im Westen existiert ein vergleichbarer Ansatz zur „Externalisierung" in Gestalt der biologischen Krankheit, nämlich als Versuch, die Ursachen für psychische Krankheiten aus dem moralischen System auszulagern und sie in der Natur (genetischen, biochemischen Vorgängen) zu lokalisieren. Dagegen existiert bekanntlich erheblicher kultureller Widerstand. Wir wissen, daß dieser Versuch nur begrenzt Erfolg hatte, daß Krankheiten nach wie vor Teil des moralischen Diskurses sind. Der Protest gegen die Trennung von Körper, Geist und Moral ist zugleich ein

Guinness beschreibt, wie es infolge der Urbanisation, der Arbeitsmigration und durch den Übergang von der Subsistenz- zur Geldwirtschaft zu einer zunehmenden Ablösung von traditionellen, regionalen Verbindungen kommt. Wie das Leben abstrakter und zugleich formaler wird. Dadurch geht viel verloren, etwa an tradierten Praktiken der Kindererziehung, an entwicklungstypischen Aufgaben und Herausforderungen. An ihre Stelle tritt das Schulsystem mit seinen abstrakten und formalen Ordnungen, ein System, das die Schüler einem existenzbedrohenden Konkurrenzkampf aussetzt. Psychische Störungen manifestieren sich häufig zunächst als Scheitern an dieser neuartigen Konkurrenzsituation. Guinness konnte eine klaren Zusammenhang zwischen den Prüfungsterminen und den Aufnahmen in seine psychiatrische Klinik aufzeigen.

Eine wichtige Rolle in der kulturellen Dynamik spielen auch Unternehmer, Menschen, denen es gelingt, sich aus den traditionellen Solidaritätsstrukturen zu lösen und „ihr eigenes Ding" zu machen. Erfolgreiche Geschäftsleute wissen ein Lied darüber zu singen, wie schwierig es infolge des enormen sozialen Druckes ist, sich von der traditionellen Gemeinschaft zu emanzipieren und als Individuum zu überleben; sie müssen mit dem Vorwurf klarkommen, daß sich ihr Erfolg einer Hexerei oder Magie verdankt. Sie selbst müssen sich vom magischen Denken lossagen.

Die Überwindung der Magie der traditionellen Herrschaft ist auch in Europa die Brücke, die den Diskurs der Verrücktheit mit dem gesellschaftlichen Wandel, hier mit Genialität und Innovation verbindet. Nietzsche (Nietzsche, 1983, S. 24) etwa hielt Genialität und Wahnsinn v.a. deshalb für verwandt, weil der geniale und fortschrittliche Mensch als Neuerer die Gesetze, Regeln und Konventionen der herrschenden Gesellschaft überwinden muß. Der Wahnsinn bahnt dem neuen Gedanken den Weg, er bricht den Bann und zerstört die Magie, die die Menschen in der Tradition verharren ließen. Der geniale Neuerer braucht ein Quentchen Wahnsinn (mindestens), um die Zweifel und die Ängste, die auf den Bruch des Gesetzes folgen, ertragen zu können. So könnte man sagen, daß die Moderne in toto mit dem Wahnsinn sympathisiert, weil er ihr hilft, die Magie der Vergangenheit zu überwinden. Mit zum semantischen Feld der Verrücktheit gehört folglich eine gewisse „Progessivität". Insbesondere in den 60er Jahren wurde mit Schizophrenie häufig eine natürliche und radikale Rebellion gegen die herrschende Ordnung verbunden – zu Unrecht übrigens, denn eher als an einer gegebenen Ordnung entzündet sich die Schizophrenie daran, daß eine bisher geltende Ordnung verändert wird.

Versuch, die Externalisierung (durch den Körper) rückgängig zu machen. Hieraus wird entweder eine Kritik des Individuums (falsch gelebt, selbst verantwortlich, hat sich so entschieden) oder eine Kritik der Gemeinschaft abgeleitet.

Das Unbehagen an der Kultur und das Behagen am Wahnsinn

Springen wir zurück in die fortgeschrittene Medienwirklichkeit der Spätmoderne:

> [...] Die Auflösung eines narrativen Zusammenhang; die Zerstörung des raumzeitlichen Kontinuums; die Außerkraftsetzung des Kausalitätsprinzips; das verwirrende Spiel mit [...] Perspektiven; [...] die Konturenlosigkeit und Zersplitterung der Personen; [...] die Collagierung unterschiedlichster [...] Stile (Kuhlmann, 1994, S. 8).

Diese Prädikate sollen nicht den Zustand einer psychischen Störung sondern den Musikkanal MTV charakterisieren. Jameson (Jameson, 1986) hat diese Art von moderner, medial vermittelter Erfahrungsform als „schizophren" charakterisiert, weil das Individuum nicht mehr imstande sei, sich die Wirklichkeit als kohärenten Text anzueignen.

Und tatsächlich – erinnert diese Beschreibung nicht wirklich an Kraepelins (Kraepelin, 1913, S. 668) Charakterisierung der Schizophrenie als „eigenartige Zerstörung des inneren Zusammenhangs der psychischen Persönlichkeit"? Viele der neueren, die innere Verfassung der Moderne betreffenden Zeitdiagnosen – sinnlose Beschleunigung, zwanghafte Provokation, Zersplitterung, Beliebigkeit, Zerreißen des Sinnzusammenhangs – zeigen diese eigentümliche Nähe zu psychopathologischen Befunden. Das moderne Selbst, so heißt es etwa bei dem Soziologen Giddens, „wird durch die Fragmentierung der Erfahrung zersetzt oder in seine Bestandteile aufgelöst" (Giddens, 1995, S. 186).

Zwischen Moderne und Schizophrenie scheint eine Art *Sympathiebeziehung* zu bestehen. „Sympathie" bedeutet in diesem Zusammenhang nicht, wie im modernen Sinne, eine positive Wertschätzung oder ein empathisches Mitschwingen, sondern eine hintergründige Korrespondenz von Phänomenen, wie sie sich in der Synchronizität von an sich unverbundenen Ereignissen manifestiert (vgl. Eco, 1995; Foucault, 1971, S. 53ff.).

Die Sympathie mit der Schizophrenie besitzt eine optimistische und eine pessimistische Variante. Ein Hinweis auf die Hintergründe der ersteren findet sich bei Simmel (Simmel, 1903 / 1957), der beschreibt, wie der moderne Bürger zu „qualitativer Besonderung" greifen muß (Simmel, 1903 / 1957, S. 239), um „durch Erregung der Unterschiedsemfindlichkeit das Bewußtsein des sozialen Kreises für sich zu gewinnen".

> [...] die von historischen Bedingungen befreiten Individuen wollen sich nun auch voneinander unterscheiden. Nicht mehr der „allgemeine Mensch" in jedem Einzelnen, sondern gerade qualitative Einzigkeit [...] sind jetzt Träger seines Wertes (Simmel, 1903 / 1957, S. 239).

Dies führe mitunter zu „tendentiösen Wunderlichkeiten" (Simmel, 1903 / 1957, S. 239) – Abweichung und Normverletzung müssen übertrieben werden „um überhaupt noch hörbar, auch für sich selbst, zu werden" (Simmel, 1903 / 1957, S. 241). Der moderne Mensch ist gezwungen, in seinem Handeln und seinem Lebensstil fortlaufend seine Individualität zu bezeugen und dieses auch symbolisch markieren – „Ich bin anders, also bin ich (immerhin)". Hierhin gehört heute auch die ganze Rhetorik von verrückten Klamotten, ausgeflippter Musik, irren Typen und wahnsinnig tollen Events. So kommt es zu der paradoxen (und man möchte sagen „schizophrenen") Situation, daß heute der normale Mensch das Abweichende, Verrückte in ausreichender Dosierung braucht, um sich seiner Zugehörigkeit zu versichern. Auf der Ebene des Diskurses werden psychisch Kranke in der Moderne zu Trägern einer Art von „Recht auf Abweichung". Sie haben somit auch die ideologische Funktion, das Gesellschaftsmitglied in seinen Daseinsansprüchen zu bestätigen, ihm seines Anspruches auf diese Notwendigkeit zu versichern. Ein gewisses Maß an Exzentrizität wird zum typischen Begleiter des modernen westlichen Menschen und erzeugt bei Angehörigen traditioneller Kulturen typischerweise Kopfschütteln oder Belustigung. Die Moderne „entdeckt" den psychisch Kranken als *Vorläufer radikaler Subjektivierung*. Am Umgang mit den abweichenden Menschen entscheidet sich repräsentativ der Umgang der Menschen in der Gesellschaft überhaupt.

Die *pessimistische Variante* der Sympathie ist so alt wie die Moderne und im Grunde so etwas wie das dunkle und unartikulierte Gegenstück zu den lichten Theorien der Rationalisierung, wie sich etwa bei Max Weber oder Jürgen Habermas finden. Schon die französische Revolution ist von ihren konservativen Kritikern als ein Ausbruch kollektiver Geisteskrankheit gebrandmarkt worden. In diesem Unbehagen artikuliert sich, daß die Modernisierung faktisch außerhalb unserer Kontrolle liegt, daß wir von einem Prozeß überrollt werden. Man befürchtet, der Prozeß der Transformation könnte aus dem Ruder laufen, die Welt könnte aus den Fugen geraten, die Gesellschaft könnte „überschnappen".

Der sympathetische Zusammenhang zwischen psychischer Krankheit und Gesellschaft, so können wir demgegenüber festhalten, ist nicht kausaler Art, sondern ergibt sich aus der *Konvergenz von Bedeutungsfeldern*. Weder *wird* die Gesellschaft verrückt, noch *erzeugt* sie die Verrücktheit, wohl aber nutzt sie das der Verrücktheit inhärente Bedeutungspotential, um sich in einer gewissen Hinsicht selbst zu begreifen. Es scheint dabei im übrigen eine Eigentümlichkeit des modernen Bewußtseins zu sein, das In-Beziehung-Treten semantischer Felder nur in Kategorien der Kausalität begreifen zu können und aus der semantischen Nähe eine Ursache-Wirkungsbeziehung zu machen, was dann dazu führt, daß die Mehrheit der Menschen davon überzeugt sind, die Zahl der Geisteskranken hätte immer mehr zugenommen (Angermeyer,

1991). Aus einem Zuwachs an Bedeutung, also einer Veränderung im Diskurssystem, wird eine tatsächliche Veränderung der Zahl gemacht.

Was die Moderne in der Schizophrenie begreifen will, so meine These, ist die entwurzelte, freigesetzte Subjektivität. Die Gesellschaft „interessiert" sich für die Verrücktheit und sie „sympathisiert" mit ihr, weil und sofern sie in der Verrücktheit auf sich selbst zu treffen und einen Moment ihres Verfaßtseins hierin zu erkennen vermeint – eine These, die im übrigen weiter geht als jene, wonach die jeweiligen Auffassungen von Krankheit und Gesundheit ein *Ausdruck* der Kultur sind.

Ausblick: Annäherung oder Distanzierung?

Halten wir fest: Schizophrenie entsteht, als Diskursphänomen, an der Schwelle zur Modernisierung von Gesellschaften. In traditionalen Gesellschaften werden Psychosen zur Kenntnis genommen und als Gegebenheiten registriert, aber sie werden noch nicht zur Keimzelle eines gesellschaftlichen Diskurses, in dem etwa über normal / unnormal, über Abweichung und Konformität, über individuelle Rechte und Legitimität oder Illegitimität von Restriktionen verhandelt wird. Das ändert sich mit der Modernisierung: Schizophrenie befindet sich nun immer mehr in einem Assoziationsfeld mit der Auflösung bzw. der Umwertung von Werten, dem Recht auf Exzentrizität, mit moderner Kunst, mit Individualismus und individueller Autonomie, mit Abweichung von tradierten Normen, mit einer Pluralisierung von Identitäten. Es ergibt sich eine semantische Verwandtschaft mit anderen sozialen Figuren, die das traditionelle System und dessen Magie überwinden, wie dem Künstler, dem Erfinder oder dem exzentrischen Intellektuellen. Schizophrene Menschen legen sich tatsächlich in wahnhafter Weise bisweilen Identitäten zu, die diesen sozial typisierten Figuren entsprechen (der „wahnsinnige Künstler", der „verrückte Erfinder" etc.). Im Unterschied zu diesen Figuren repräsentiert die Schizophrenie aber auch die Schattenseite der Modernisierung, die gesellschaftliche Erfahrung eines tiefgreifenden Verlusts, der als Verlust des Kontaktes zum „Boden", als Verlust der Zugehörigkeit und des Aufgehobenseins in der Gemeinschaft, als Verlust von Maß und Respekt charakterisiert werden kann. Wir erkennen den inneren Zusammenhang dieser semantischen Felder und die emotionale Kraft der in ihnen aufgehobenen Verlusterfahrung indirekt noch in der Wut der Nationalsozialisten, wenn sie sich *in einem Zuge* gegen die Geisteskranken, die moderne Kunst, den modernen, abgehobenen Intellektualismus etc. richtet und hierin Phänomene der „Entartung" erkennt.

Wenn Schizophrenie nicht im Gegensatz, sondern in Übereinstimmung mit der Gesellschaft steht, dann besagt die Sympathie-These zugespitzt, daß

Schizophrenie heute paradoxerweise zu einem *affirmativen* Modell zukünftiger Normalität werden könnte – als spezielle Variante einer generellen Tendenz, wonach *Abweichung* (Provokation, Rebellion, Avantgardismus, Tabubruch) zu einem erfolgreichen Modell der Durchsetzung neuer Diskurse geworden ist. Dieser Überlegung liegt der generelle Gedanke zugrunde, daß gesellschaftliche Modellbildungen, die zu einem gewissen Zeitpunkt „deviant", „avantgardistisch" oder „provokativ" erscheinen, zu einem späteren Zeitpunkt affirmativ werden können.

So würde ich abschließend die Frage, ob es, als Konsequenz der geschilderten Bedingungen, zu einer Annäherung zwischen psychisch Kranken und Normalen kommen müsse, bejahen. Ich halte eine solche Annäherung in der Tat für wahrscheinlich, gebe aber zu bedenken, daß sie auf der Ebene des *inneren und äußeren Diskurses* erfolgt. Inwieweit diese Annäherung längerfristig auch Auswirkungen auf die alltägliche Lebenspraxis, die ökonomische und soziale Situation haben wird, ist schwer zu entscheiden. Es wird aber mit Sicherheit auch in Zukunft „Normalität", „psychische Störungen" und entsprechende Formen der Selbst- und Fremderfahrung geben, auch wenn diese in grundlegend anderen Bedeutungssystemen ausgestaltet sein werden.

Literatur

Angermeyer M. (1991): „Zuviel Stress!" – Vorstellungen von Patienten mit funktionellen Psychosen über die Ursachen ihrer Krankheit. In: Flick U. (Hg.): Alltagswissen über Gesundheit und Krankheit. Subjektive Theorien und soziale Repräsentationen. Asanger, Heidelberg, S. 116–126.

Beck U. (1986): Risikogesellschaft. Auf dem Weg in eine andere Moderne. Suhrkamp, Frankfurt a. M.

Bock T., Deranders J. E., Esterer I. (1992): Stimmenreich. – Mitteilungen über den Wahnsinn. Psychiatrie Verlag, Bonn.

Bourdieu P. (1987): Die feinen Unterschiede. Kritik der gesellschaftlichen Urteilskraft. Suhrkamp, Frankfurt a. M.

Cooper J., Sartorius N. (1977): Cultural and temporal variations in schizophrenia: A speculation on the importance of industrialization. British Journal of Psychiatry, 130, S. 50–55.

Deleuze G., Guattari F. (1979): Anti-Ödipus. Kapitalismus und Schizophrenie. Suhrkamp, Frankfurt a. M., 2. Aufl.

Dörner K. (1975): Bürger und Irre. Fischer, Frankfurt.

Durkheim E. (1981): Die elementaren Formen des religiösen Lebens. Suhrkamp, Frankfurt a. M.

Eco U. (1995): Die Grenzen der Interpretation. Deutscher Taschenbuch Verlag, München.

Enzensberger H. M. (1985): Zur Verteidigung der Normalität. In: Politische Brosamen. Suhrkamp, Frankfurt a. M.

Federn P. (1956): Ich-Psychologie und die Psychosen. Huber, Bern.

Field M. J. (1968): Chronic psychosis in rural Ghana. British Journal of Psychiatry, 114, S. 31–33.

Fortes M., Mayer, D.Y. (1969): Psychosis and social change among the Tallensi in Northern Ghana. In: S. H. Foulkes, G. S. Prince: Psychiatry in a changing society Tavistock, London.
Foucault M. (1971): Die Ordnung der Dinge. Suhrkamp, Frankfurt a. M.
Giddens A. (1995): Konsequenzen der Moderne. Suhrkamp, Frankfurt a. M.
Guinness E. A. (1992): Patterns of mental illness in the early stages of urbanisation. British Journal of Psychiatry, Supplement Number 16, 160, S. 4–72.
Haslam J. (1810): Illustrations of madness. British Museum, London.
Hopper K (1998): The predicament of (those who seek) culture in the WHO-collaborative study of schizophrenia. Working draft, Nathan Kline Institute.
Jablensky A. (1989): An overview of the World Health Organization multi-centre studies of schizophrenia. In: Williams P., Wilkinson G. (Hg.): The scope of epidemiological psychiatry: Essays in honour of Michael Shepherd. Routledge, London, S. 455–471.
Jameson F. (1986): Postmoderne – zur Logik der Kultur im Spätkapitalismus. In: Huyssen A., Scherpe K. R. (Hg.): Postmoderne. Zeichen eines kulturellen Wandels. Rowohlt, Reinbek bei Hamburg, S. 45–102.
Jeste D. V., Carmen, R. D., Lohr J. B., Wyatt R. J. (1985): Did schizophrenia exist before the eighteenth century? Comprehensive Psychiatry, 26, S. 493–502.
Kernberg O. (1979): Borderlinestörungen und pathologischer Narzißmus. Suhrkamp, Frankfurt a. M.
Kipphardt H. (1977): März. C. Bertelsmann Verlag, München.
Kraepelin E. (1913): Psychiatrie. Ein Lehrbuch für Studierende und Ärzte. III. Band: Klinische Psychiatrie. Johann Ambrosius Barth, Leipzig, 8. Aufl.
Kranz H. (1955): Das Thema des Wahns im Wandel der Zeit. Fortschr. Neurol., 22, S. 58–72.
Kraus A. (1994): Phenomenology of the technical delusions in schizophrenics. Journal of Phenomenlological Psychology, 25, S. 51–69.
Kuhlmann A. (1994): Einleitung. In: Kuhlmann A. (Hg.): Philosophische Ansichten der Moderne. Fischer, Frankfurt a. M., S. 7–29.
Leferink K. (1997): Sympathie mit der Schizophrenie. Die Moderne und ihre psychische Krankheit. In: Zaumseil M., Leferink K. (Hg.): Schizophrenie in der Moderne – Modernisierung der Schizophrenie. Lebensalltag, Identität und soziale Beziehungen von psychisch Kranken in der Großstadt. Edition Das Narrenschiff im Psychiatrieverlag, Bonn, S. 83–144.
Lévi-Strauss C. (1978): Traurige Tropen. Suhrkamp, Frankfurt a. M.
Lin K.-M., Kleinman A. M. (1988): Psychopathology and clinical course of schizophrenia: A cross-cultural Perspective. Schizophrenia Bulletin, 14, S. 555–567.
Matejovski D. (1996): Das Motiv des Wahnsinns in der mittelalterlichen Dichtung. Suhrkamp, Frankfurt a. M.
Mead G.H. (1973): Geist, Identität und Gesellschaft. Suhrkamp, Frankfurt a. M.
Meyer J.E., Meyer R. (1969): Selbstzeugnisse eines Schizophrenen von 1800. Confin. Psychiat., 12, S. 130–143.
Navratil L.(1988): August Walla. Sein Leben & seine Kunst. GRENO-Verlag, Nördlingen.
Needham J. (1954): Science and Civilization in China. 4 Bde. Cambridge University Press, Cambridge.
Nietzsche F. (1983): Morgenröte. Gedanken über die moralischen Vorurteile. Insel-Verlag, Frankfurt a. M.
Nuechterlein K., Dawson M. (1984): Vulnerability and stress factors in the developmental course of schizophrenic disorders. Schizophrenia Bulletin, 10, S. 158–159.
Scharfetter C. (1986): Schizophrene Menschen. Psych. Verl. Union, München, 2. überarbeitete Aufl.
Schneider K. (1973): Klinische Psychopathologie. Thieme, Stuttgart, 10. Auflage.

Simmel G. (1903 / 1957): Die Großstädte und das Geistesleben. In: Das Individuum und die Freiheit. Franfurt a. M.

Simon F. B. (1992): Meine Psychose, mein Fahrrad und ich. Zur Selbstorganisation von Verrücktheit. Carl-Auer-Verlag.

Torrey E. F. (1980): Schizophrenia and civilization. Aronson, London.

Wagner P. (1995): Soziologie der Moderne: Freiheit und Disziplin. Campus, Frankfurt a. M. / New York.

Warner R. (1994): Recovery from schizophrenia. Psychiatry and political economy. Routledge, London, 2. Aufl.

WHO (1973): The international pilot study of schizophrenia. WHO-Druck, Genf.

Gudrun Perko

Ein problematisches Verhältnis: Feministische Ansätze – Psychiatrie und Pathologie

Die Psychiatrie ist mit angstgenerierenden Vorstellungen verbunden. Doch bietet sie seit geraumer Zeit auch mannigfaltigen Stoff für Spekulationen innerhalb feministischer Theoriebildungen. Eine gegenwärtige Richtung in westeuropäischen Ländern ist hierbei die Gleichsetzung der „Psychiatrie als Gesellschaft" mit der „Gesellschaft als offene Anstalt": eine Analyse, die allerdings die Verschiebung zweier unterschiedlicher Phänomene darstellt. Mit der Auffassung von der Auflösung der Psychiatrie wird gleichzeitig eine These vertreten, wonach die angeblich neue Freiheit für Frauen in der Psychiatrie und diese als Ort widerständischer Möglichkeiten kraft der Imagination hervorgehoben wird. Der Betonung der Ver-rücktheit als produktives Moment stehen explizite Ablehnungen „pathologisierender" Bezeichnungen gegenüber. Im folgenden Beitrag werden exemplarisch die widersprüchlichen Theorien bestimmter feministischer Strömungen zur Psychiatrie und zu pathologischen Kategorien skizziert und ihr Umgang mit Begrifflichkeiten wie Autonomie und Imagination problematisiert.

Ein problematisches Verhältnis: Feministische Ansätze – Psychiatrie und Pathologie

Auch gegenwärtig verursacht *die Psychiatrie* Unbehagen seitens derer, die diesen Ort von sich aus, oftmals als letzten Ausweg, aufsuchen oder für die er ausgewählt wird – mag er als Anstalt oder als Institution bezeichnet werden.[1] Doch selbst jene, die keine Erfahrungen in bzw. mit psychiatrischen Einrichtungen haben, stellen sich diese als eine Institution vor, die mit Angst besetzt war bzw. ist: ob als sehr „alte Gestalt", die „als wesentliche Angst des Asyls" erscheint,

1 Ich gebrauche den Begriff *Institution* Psychiatrie, da mich Michael Ertl darauf aufmerksam machte, daß disziplinenintern der Terminus *Anstalt* nicht mehr verwendet wird, auch wenn dieser in Österreich sowohl in öffentlichen Medien als auch in Gesetzestexten weiter gebräuchlich ist.

„wenn man an die Schrecken der Internierung denkt", wie Foucault (Foucault, 1979, S. 504) schreibt, oder als mit Schrecken und Grauen besetzte, oft tödliche Einrichtung während des Nationalsozialismus. Wer aber könnte gegenwärtig – wird von einer Koketterie mit dem „Wahnsinn", der „Verrücktheit" abgesehen – ohne Beklemmung an psychiatrische Einrichtungen denken, im Rahmen derer Kategorisierungen und Diagnosen in dem Maße immer noch explizit kritisierbar sind, in dem vorschnelle oder verallgemeinernde Pathologisierungen zu Unrecht stattfinden oder nicht adäquate Behandlungsformen praktiziert werden, die den einzelnen mehr schaden denn nützen.

Wie umfassend die realen Bedrohungen für manche bzw. wie hilfreich für andere die Institution Psychiatrie gegenwärtig aber auch sein mag; es wird im folgenden Beitrag um problematische Ansätze über Psychiatrie und Pathologie aus der Perspektive jener feministischen Theorien gehen, die „Verrücktheit" positivieren.

Vom Ende *der Psychiatrie* oder die Institution mit neuen Möglichkeiten für Frauen?

Die Aussage von Phyllis Chesler (Chesler, 1974) läßt heute noch aufhorchen. Sie hob als Grund der größeren Anzahl von Frauen in psychiatrischen Anstalten unter anderem den „weiblichen Charakter der Anstalt" hervor, der von Frauen eher akzeptiert würde als von Männern. „Einer der Gründe", so Chesler, „warum Frauen – mehr als Männer – die ‚Karriere' als psychisch Kranke einschlagen, [...] ist vielleicht, daß sie sich auf schreckliche Art *zu Hause* fühlen." (Chesler, 1974, S. 35) Die Bekanntheit der Anstaltsstrukturen biete derart eine Heimat für Heimatlose; insbesondere, wenn diese von ihrer Geschlechtsrolle entfremdet sind. Dann – so Chesler an anderer Stelle – „hindert einen nichts mehr daran, diese Entfremdung auszuleben, [...] denn die Anstalt ist der einzige Ort, wo man das tun darf." (Chesler, 1974, S. 54) Das Buch „Frauen – das verrückte Geschlecht" von Phyllis Chesler galt innerhalb der westeuropäischen Frauenbewegung lange Zeit als Kultbuch. Es sei hier erwähnt, weil die Hervorhebung der Möglichkeit für Frauen, Entfremdung ausleben zu können, innerhalb der Frauenbewegung bzw. feministischer Theorien den Beginn einer spezifischen Auffassung über die Psychiatrie markiert: ein Beginn, der im Zeichen eines komplexen Prozesses steht. Dieser Prozeß nimmt seinen Anfang mit der Dämonisierung des Weiblichen in Gestalt der Hexe und der Pathologisierung der Frauen z.B. als Hysterikerinnen[2],

2 Die Hysterie des 19. Jahrhunderts gilt vielen als *die* spezifisch weibliche Krankheit. Doch wurden mittlerweile auch Arbeiten über männliche Hysteriker publiziert. Siehe: Malleier, 1993.

deren Instituierung eine zumeist männliche und mit de facto Konsequenzen behaftete war. Er reicht von der vermeintlichen Befreiung des „Wahnsinns" im Zuge der Antipsychiatriebewegung bis zur Tendenz, Hexen, Hysterikerinnen und Verrücktheit per se positiv zu besetzen. Das angebliche Ende dieses Prozesses kann mit Baudrillard in „Transparenz des Bösen" pointiert werden. Verallgemeinernd postuliert er: „Heute ist *alles* [Hervorhebung G. P.] befreit, das Spiel ist gespielt und wir stehen gemeinsam vor der entscheidenden Frage: Was tun, nach dieser Orgie der Befreiung?" Im Kontext des postmodernen Diskurses[3] ließ auch das Postulat vom Ende der Frauenbewegung nicht lange auf sich warten.[4]

Die Aussage von Chesler über den „weiblichen Charakter der psychiatrischen Anstalt" suggerierte ebenfalls ein Ende: die Verabschiedung einer heteronomen Institution, die nunmehr Neues ermöglichen würde. Die These bezüglich der weiblichen Strukturen dieser Institution kann im Kontext postmoderner Theorien gelesen werden. Diese eröffneten mit ihrer Kritik an der traditionellen Bestimmung des Weiblichen letztlich zwar neue Räume und eigenständige kulturelle Wege für Frauen, doch waren sowohl Vertreter als auch Vertreterinnen der Postmoderne ebenso vehementer Kritik ausgesetzt, wie etwa der Biologisierung und Mystifizierung des Weiblichen.[5]

Von der Auffassung des weiblichen Charakters der Psychiatrie war es nur ein weiterer Schritt zur Behauptung, die Anstaltspsychiatrie biete „paradoxerweise [...] – gerade für Frauen – einen letzten Raum für *Imaginationen* [Hervorhebung G. P.] – weshalb dieser Ort auf eine Resonanz bei Frauen trifft. Paradoxerweise, denn gegenwärtig sei die Psychiatrie bereits in Auflösung begriffen".[6] Untermauert wird diese These mit einer spezifischen Gesellschaftsanalyse: „Disziplinierungs- und Überwachungsstrategien oder Isolierung und

---

3 Die drei Grundpfeiler der Postmoderne waren: das „Ende der Metaphysik", der „Tod des Subjektes" und das „Ende der Geschichte". Britta Keintzel betont hierzu, daß sich bereits im 19. Jahrhundert mit dem „philosophiegeschichtlichen Ende der klassischen Metaphysik gleichermaßen eine Distanzierung von metaphysischen Prämissen einer historischen Psychiatrie ankündigte". (Keintzel, 1999, S. 217)

4 Diese Auffassung ist innerhalb der feministischen Theorien sehr umstritten. Siehe u.a. Perko, 1999; Klinger, 1999.

5 Siehe etwa Irigarays frühe Schriften. Irigaray trachtete danach, jede Linearität und die damit verbundene hierarchische Struktur des Diskurses mit dem Ziel aufzusprengen, die phallokratische Ordnung zu untergraben und schließlich ein genuin Weibliches aufzuspüren. Ihr Konzept geht aus von der Frau als das Andere, die im symbolischen Diskurs Abwesende, Schweigende und eröffnete damit Raum für neue Möglichkeiten.

6 So im Konzept der Tagung „Psyche. Pathos. Psychologie. Der weibliche Wahnsinn zwischen Ästhetisierung und Verleugnung" organisiert von Eva Bertoluzza, Martina Gitzl und Michaela Ralser in Innsbruck 1993. Die Tagung ist dokumentiert: Bertoluzza u.a., 1994.

Individualisierung u. a. haben sich derart in die Gesellschaft hinein verlagert, sodaß sich die institutionale Psychiatrie beinahe erübrigt hätte".[7]

Das Paradoxon zeigt sich nicht hinsichtlich der Vorstellung, Frauen befänden sich gerade dann an „Orten", wenn diese in Auflösung begriffen seien,[8] sondern im Sinne des Auflösungsgedankens selbst. Ungeachtet dessen, daß jene Menschen, die de facto mit der Psychiatrie konfrontiert sind, diese Wahrnehmung nicht teilen würden, bleibt der Auflösungsgedanke so lange ein theoretisches Konstrukt, so lange das Phänomen Psychiatrie integraler Bestandteil unserer Gesellschaft respektive des gesellschaftlichen Imaginären ist. An ihrem Bestand ändert weder die gegenwärtige Integration psychiatrischer Abteilungen in Krankenhäuser etwas, noch andere Dezentralisierungen der Psychiatrie, wie etwa die Unterbringungen in Bauernhöfen unter dem zynisch anmutenden Motto „frische Luft und Freiheit": obwohl Dezentralisierungen u. a. ebenso Veränderungen der Psychiatrie in Gang setzten wie Reformbewegungen, die seit der zweiten Hälfte der 70er Jahre auch in Österreich – beeinflußt durch Modelle in Triest – Niederschlag gefunden haben.

Es besteht zwar kein Zweifel daran, daß sowohl Disziplinierungs- als auch Überwachungsstrategien außerhalb der Institution Psychiatrie existieren, allerdings in je spezifischer Weise und abhängig vom jeweiligen gesellschaftlichen Imaginären.[9] Als Teil eines gesellschaftlichen Gesamtgefüges kann die Psychiatrie nicht losgelöst von gesellschaftspolitischen Verhältnissen und darauf bezogenen wissenschaftshistorischen Einflüssen betrachtet werden, deren Bedeutungen keine ein für allemal gesetzten waren / sind. Doch löst sich mit den bisherigen Bedeutungsveränderungen – von den Irrenanstalten, den Asylen bis zur heutigen Institution der Psychiatrie – weder die phänomenologische noch die ontologische Andersheit zwischen Psychiatrie und Gesellschaft auf, die weitaus vielschichtiger ist als einer der in ihr instituierten Teile. Eher ließe sich die gegenwärtige Institution Psychiatrie in bezug auf andere gesellschaftliche Institutionen in Österreich immer noch mit der – wie Foucault meint – oft vergessenen „Hinterkammer in der Psychiatrie" zu Pinels Zeiten vergleichen.

---

7 Bertoluzza u. a., 1994, S. 13f., die ihre Ansicht jedoch zumindest dahin gehend revidierten, daß sie in ihrer Publikation von einer „gleichzeitig/ungleichzeitigen Bewegung" sprechen.

8 Das erinnert an die Diskussion darüber, ob Frauen gerade dann Subjektstatus für Frauen beanspruchen würden, als Diskurse über die Auflösung des Subjekts florierten. Doch ist die sogenannte Diskussion über die „Auflösung des Subjekts" insgesamt sehr umstritten. Siehe u. a.: Castoriadis, 1991, S. 11ff.

9 Das gesellschaftliche Imaginäre bezeichnet die gesellschaftliche Wirklichkeit, die sich aus Bedeutungen zusammensetzt, welche von Angehörigen einer Gesellschaft gestaltet wurden bzw. werden. Siehe Castoriadis, 1984.

Pathologische oder pathologisierende Begriffe: das Beispiel Trauma

Mit den Auflösungsgedanken der Psychiatrie gehen in Theorien aus feministischen Perspektiven Uneinigkeiten bzw. Gleichzeitigkeiten in bezug auf psychiatrische Diagnosen einher: Explizite Ablehnungen von „pathologisierenden Bezeichnungen" finden sich ebenso häufig, wie die von Frauen selbst verwendeten bzw. für wichtig empfundenen pathologischen Termini. Ein Beispiel soll das verdeutlichen.

> Immer neue von Frauen benannte Herrschaftsverhältnisse werden in Krankheitsbilder übersetzt und neutralisiert: So lesen sich in neueren psychiatrischen Publikationen schon Begriffe wie Vergewaltigungstrauma-Syndrom [...] oder Mißhandlungssyndrom. Es sieht fast so aus, als wäre es besser zu schweigen [...]. (Bertoluzza u.a., 1994, S. 27)

Dieser Befürchtung steht etwa das Faktum gegenüber, daß in der Traumaätiologie unter den Ursachen der posttraumatischen Belastungsstörungen Inzest und Mißhandlung (in der Familie) in den ICD-Diagnosen (Internationale Klassifikation der Krankheiten) bislang nicht erwähnt werden[10] – eine Tatsache, die Frauen in spezieller Weise betrifft. Im Gegensatz zur Meinung, daß aufgrund der Pathologisierungsgefahr besser zu schweigen wäre, wird in anderen Publikationen[11] explizit betont, daß gerade durch die Benennung spezifischer Traumata und posttraumatischer Reaktionen[12] die gesellschaftspolitische Relevanz von Traumata und traumatisierenden „man-made-disaster" Gegenstand öffentlicher Auseinandersetzung werden soll und wird. Denn sowohl die klassische Geschichte der Traumaforschung[13] als auch neuere Traumaforschungen[14] zeigen, daß das Thema „Trauma" aus politischen Gründen immer wieder in „Vergessenheit" geraten ist: weil ein „man-made-disaster" und damit die TäterInnenschaft an sich vergessen werden sollte, oder aus ökonomischen Gründen, wie es z. B. die Rentendiskussion in bezug auf Kriegstraumatisierungen gezeigt hat. Gerade hier wird deutlich, daß explizite Benennungen Sinn machen.

10 Siehe Sachsse u. a., 1997.

11 Siehe u. a.: Herman, 1993; Friedmann, Glück, Vyssoki, 1999; Ottomayer, 1997.

12 Vergewaltigungstrauma-Syndrom, Mißhandlungssyndrom, PTSD (Post Traumatic Stress Disorder), Holocaust-Traumatisierungen.

13 Unter klassischer Traumaforschung ist die Forschung in bezug auf z. B. Unfalltraumata im 18. Jahrhundert, Hysterie im 19. Jahrhundert, Kriegsneurosen während des Ersten und Zweiten Weltkrieges sowie während des Vietnamkrieges gemeint.

14 Unter neuer Traumaforschung werden Forschungen über Holocaust-Traumatisierung und transgenerative Traumatisierung verstanden (siehe u. a. Friedmann, Glück, Vyssoki, 1999), deren Ergebnisse Eingang in Forschungen über die Transmission von Traumata auf ExpertInnen, z. B. PsychotherapeutInnen fanden.

Das Beklagen der Umkehrung von Herrschaftsverhältnissen in Krankheitsbilder – Herrschaftsverhältnisse, die von Frauen benannt wurden/werden – läßt ferner aus, daß die Benennung von Traumata nicht nur von seiten der Frauen selbst stattfand: So findet sich – um ein Beispiel zu nennen – bereits 1860 eine von Ambroise Auguste Tardieu verfaßte[15] gerichtsmedizinische Studie über die Mißhandlung von Kindern, in der aufgezeigt wird, daß kleine Kinder häufig von den eigenen Eltern mißhandelt, gefoltert, sexuell mißbraucht und nicht selten zu Tode gequält werden. Weit mehr ging aber Freuds Auseinandersetzung in feministische Diskurse ein. In bezug auf die Hysterie formuliert Freud:

> „Ich stelle also die Behauptung auf, zugrunde jedes Falles von Hysterie befindet sich – durch die analytische Arbeit reproduzierbar, trotz des Dezennien umfassenden Zeitintervalls – ein oder mehrere Erlebnisse von vorzeitiger sexueller Erfahrung, die der frühesten Kindheit angehören. Ich halte dies für eine wichtige Enthüllung, für die Auffindung eines Caput nili der Neuropathologie." (Freud, 1896 / 1952, S. 439)

Diese Entdeckung revidierte Freud, indem er schrieb: „Als ich dann doch erkennen mußte, diese Verführungsszenen seien niemals vorgefallen, seien nur Phantasien, die meine Patientinnen erdichteten, die ich ihnen vielleicht selbst aufgedrängt habe, war ich eine Zeitlang ratlos." (Freud, 1925 / 1948, S. 59f) Der Widerruf ist mehrfach interpretiert worden. Eine der feministischen Interpretationen hebt Freud einzig als frauenfeindlichen Denker hervor. Komplexer ist jene Interpretation, die den gesellschaftlichen Kontext vertiefender einbezieht: Sie besagt, daß Freud aufgrund seines Angriffs gegen das bürgerliche Wien des 19. Jahrhunderts aufgrund der Benennung sowohl der TäterInnenschaft als auch der Gewalttat selbst in Mißkredit geraten wäre und damit ebenso die Psychoanalyse, weil die meisten seiner Patientinnen aus dem bürgerlichen Milieu stammten. Die Interpretation geht also dahin, daß Freuds Widerruf explizit gesellschaftspolitische Hintergründe hatte. Doch hat Freud von seiner ersten Theorie niemals gänzlich Abstand genommen, was in feministisch-psychotherapeutischen Ansätzen oftmals unerwähnt bleibt.[16]

Die HysterikerInnen verschwanden jedoch aus dem Blickfeld damaliger Analytiker, nachdem ihre Krankheitsursache öffentlich benannt wurde. Gerade hier finden sich Analogien zu Kriegsneurosen bzw. -hysterien des Ersten und Zweiten Weltkrieges sowie des Vietnamkrieges, deren Massivität zunächst zur Bezeichnung bestimmter Traumata führte, die aber ebenfalls rasch

15 Siehe Sachsse u.a., 1997.

16 So schreibt Freud 1938: „Unsere Aufmerksamkeit wird zunächst von den Wirkungen gewisser Einflüsse angezogen, die nicht alle Kinder betreffen, obwohl sie häufig genug vorkommen, wie der 'sexuelle Mißbrauch' von Kindern durch Erwachsene." (Freud, 1938/1941, S. 113)

in „Vergessenheit" gerieten bzw. vergessen werden sollten. In besonderer Weise gilt dies für traumatisierte Juden, Jüdinnen, Roma, Sinti und anderer Menschen, die die Tötungsmaschinerie der NationalsozialistInnen überlebt haben sowie für transgenerative Traumatisierungen.[17]

Im Sinne der Benennung handelt es sich nicht um die Verwandlung von Herrschaftsverhältnissen in Krankheitsbilder, sondern darum, jene Traumata öffentlich in Erinnerung zu bringen, die durch ein „man-made-disaster" hervorgerufen wurden, und in den Kontext der Verantwortung sowohl der TäterInnen als auch deren Nachkommen zu stellen.

Teile der Frauenbewegung bzw. der feministischen Theorien sind von Anbeginn durch ihre inhaltliche Vielfältigkeit und unterschiedlichsten Zugänge gekennzeichnet. So wurde sowohl das Vergewaltigungstraumasyndrom als auch das Mißbrauchssyndrom aufgegriffen und öffentlich zur Diskussion gestellt.[18] Verbunden mit politischen Zielsetzungen stand und steht diese Richtung der grundsätzlichen Ablehnung pathologischer Begriffe gegenüber, die mit dem Argument, sie seien per se Frauen pathologisierend, Abstand von psychischen Phänomenen und deren Komplexität nimmt.

Pathologische Termini und Benennungen von Traumata sind jedoch per se nicht gefährlicher als die Benennung philosophischer Kategorien. Gefahren birgt vielmehr der Umgang damit, was auch im Falle der Institution Psychiatrie sowohl in bezug auf zwangsweise Einlieferungen als auch auf Behandlungsmethoden folgenreiche Auswirkungen haben kann.[19]

---

17 In Österreich wurde erst unlängst ein „Allgemeiner Entschädigungsfonds für Opfer des Nationalsozialismus" eingerichtet. Antragsberechtigt sind gemäß der Ausschreibung „Personen und Vereinigungen, die vom nationalsozialistischen Regime verfolgt wurden, oder das Land verlassen haben, um einer solchen Verfolgung zu entgehen, und die als Folgen von oder im Zusammenhang mit Ereignissen auf dem Gebiet des heutigen Österreich während der Zeit des Nationalsozialismus Verluste oder Schäden erlitten haben. Antragsberechtigt sind außerdem Erben der genannten Personen und Rechtsnachfolger aufgelöster Vereinigungen." Das spät formulierte Ziel der Republik Österreich ist es, „die moralische Verantwortung für Verluste und Schäden, die als Folge oder im Zusammenhang mit dem nationalsozialistischen Regime den jüdischen Bürgern und Bürgerinnen sowie anderen Opfern des Nationalsozialismus zugefügt wurden, durch freiwillige Leistung anzuerkennen". Siehe: Jüdische Allgemeine, Nr. 02/02, Jänner 2002: 15. Ob Traumatisierungen und deren transgenerative Tradierung unter „Verluste oder Schäden" subsumiert werden, wird sich weisen; eine dezidierte Benennung dieser kommt jedenfalls in der Ausschreibung nicht vor.

18 Siehe Burgess, Holmstrom, 1974, S. 981–986.

19 Um hier ein Beispiel zu nennen: Noch 1989 belegte Wolfgang Gratz, daß 60 % aller psychiatrischen Gerichtsgutachten in Österreich schwere Mängel aufweisen, was nicht sehr verwundert angesichts mancher Sachverständiger, deren Urteil der Abnormalität die Einlieferung in eine geschlossene Abteilung auf unbestimmte Zeit bewirken kann – wie etwa Heinrich Gross,

Widerständige Kreativität in der Ver-rücktheit?

Die Verbindung zwischen der grundsätzlichen Ablehnung pathologischer Termini mit Widerstandstheorien und Positivierungen verwundert kaum. Diese können in unterschiedlicher Weise Ausdruck finden. So etwa in Aussagen wie „Stiehl *mir* nicht *meinen* [Hervorhebungen G. P.] Irrgarten“[20], durch die Betrachtung der Psychiatrie als Ort neuer Freiheit für Frauen und als Ort widerständischer Möglichkeiten kraft der Imagination oder allgemein, durch die verallgemeinernde Auffassung der Verrücktheit als widerständiges Potential. Sie stehen – in Anlehnung an eine bestimmte Lesart Foucaults – nicht zuletzt in der Tradition der Antipsychiatriebewegung und jener Richtung der Frauenbewegung, die versuchten, die Psychiatrie als Herrschaftsinstrument zu entlarven. Im Zuge dieses Versuches wurden Parolen wie „aus der Krankheit eine Waffe machen“ kreiert, mit denen sie sich vom „Wahnsinn“ eine gesellschaftspolitische Kraft erhofften und mittels derer der Versuch unternommen wurde, den „Wahnsinn“ insofern zu befreien als Normalität und Verrücktheit zueinander gerückt wurden. Sie stehen ferner in Verbindung mit jener Richtung der Frauenbewegung der 70er Jahre, die Phänomene wie die „Hexen“ positivierte, und mit feministischen Theorien der späten 80er und der 90er Jahre, wie etwa jene, die „Hysterikerinnen des 19. Jahrhunderts“ zu widerständig Handelnden stilisierten.

Die Anlehnung an die Antipsychiatriebewegung erinnert an die Aussage von David Cooper: „Verrücktheit ist einer der Auswege auf der Suche nach Autonomie“, und „jede Form von Abweichung könnte sich in Kreativität umwandeln“ (Cooper, 1979, S. 37). Daß sich aber weder Kreativität als Imagination, d.h. als seinskonstitutives, wirklichkeitsschaffendes Moment,[21] noch die Verwirklichung von Autonomie innerhalb der psychiatrischen Institution ereignen kann, läßt David Cooper selbst nicht außer Frage, wenn er an anderer Stelle davon spricht, daß „sich das Problem der Psychiatrie nicht auf die Frage ihres Mißbrauchs reduzieren läßt, weil die Psychiatrie selbst ein Mißbrauch ist“ (Cooper, 1979, S. 51). Und wenn in demselben Gespräch

---

der als „Spitzenreiter“ bezeichnet wird, und der 40 von 100 Fällen „abgesondert“ hat. Zu Recht schreibt Günter Rexilius 1989: „Die Sachverständigkeit vollzieht sich in einer öffentlichkeitsfernen Grauzone, die weder wissenschaftlich noch kollegial kontrolliert wird, in der sich jeder Gutachter zwar nach ‚bestem Wissen und Gewissen‘, aber letztlich doch nach Gutdünken seine Vorurteile austoben und in der er seine Wertvorstellungen und sein Menschenbild als wissenschaftliches Dogma ungestraft ausbreiten kann.“ (Günter Rexilius (1989): Die unheimlichen Richter. Profil, Nr. 38)

20 Diese Parole schmückte den Folder und das Plakat der Veranstaltung „Psyche. Pathos. Psychologie“ (vgl. Fußnote 6).

21 Eine Kreativität etwa im künstlerischen Sinne, wie sie in Gugging praktiziert wird, ist hier mit Imagination nicht gemeint. Dazu siehe später.

Viktor Fainberg, trotz eigener Inhaftierung als politischer Dissident in einer psychiatrischen Anstalt (UdSSR, 70er Jahre) und trotz Einsicht in die „Behandlungsmethoden" von einem Nicht-Verweigern-Können der Behandlung für *wirklich* Kranke spricht, so wird hier die Begrifflichkeit der Verrücktheit anders aufgefaßt:[22] Ver-rückt, d.h. von der Stelle gerückt, werden die in Österreich seit 1984, seit dem Sachwalterrecht, nicht mehr als „Geisteskranke und Geistesschwache, sondern als psychisch Kranke und geistige Behinderte" Bezeichneten gegenwärtig immer noch: doch weder im Sinne der Suche nach Autonomie noch im Sinne neuer Imaginationsorte. Wenn es auch, ausgehend von Foucault etwa, verlockend erscheint, hinter den „Mauern" eine Imaginationskraft zu vermuten, die erneut zu gären beginnt und sich widerständig ihre Wege bahnt, so ist es Foucault selbst, der diesen Ort des vermeintlichen „Sich-Ausspinnen-Könnens" auch als „internierte Freiheit" erkennt (Foucault, 1969, S. 452–453). Zu erinnern ist hier an die gängige Auffassung während des 18. Jahrhunderts, daß gerade die Einbildungskraft (Imagination) Schuld *auch* für alle Geisteskrankheiten trug (Foucault, 1969, S. 452–453). Je größer der Zwang der Internierungspraxis war – so Foucault in einer rückblickenden Bestandsaufnahme des 18. Jahrhunderts – desto stärker könnte die Einbildungskraft ausschweifen. Mehr denn „Ketten" es je vermögen, bindet nach der genannten Auffassung die „Freiheit" jene Ausschweifungen: „Die internierte Freiheit heilt nicht dadurch, daß sie den Phantasmen gestattet, in den Wörtern Gestalt anzunehmen und sich in ihnen auszutauschen, sondern indem sie zwingt, sich zu verwischen." (Foucault, 1969, S. 454)

Würden jedoch Phantasmen „in den Wörtern Gestalt annehmen", sich also nicht verwischen, so bestünde nicht bloß die vermeintliche Gefahr der allzu großen Ausschweifung der Einbildungskraft. Ebenso gäbe es die Möglichkeit des Austausches subjektiver Phantasmen sowie jene der Beurteilung und Auswahl bestimmter Phantasmen und damit die Konstituierung bestimmter gesellschaftlicher Bedeutungen. Damit *könnte* sich auch hinter den „Mauern" eine (kollektive) Widerstandskraft entwickeln, was jedoch eine andere Verwendung der Termini *Imagination* und *Imaginäres* voraussetzt: als seinskonstitutive, d.h. Bedeutungen und Gestalten schaffende Momente (dazu siehe weiter unten).

Die Verbindung der oben erwähnten Auffassung zur „Wiederbelebung der Hexen" in den 70er Jahren zeigt sich in der Positivierung und Ästhetisierung negativer Setzungen. Mit der Parole „Lila Fahnen, allen Hexen ein Fest" wird uns das Jahr 1978 vergegenwärtigt, als Frauen in Wien zum ersten Mal zur Walpurgisnacht auf der Straße waren: „Die Nacht gehört uns, die Hexen sind

22 Die Behandlungsmethoden waren z.B. Sulfozin, Immobilisierung mit am Bett festgebundenen Händen.

zurück".[23] Diese Positivierung und Romantisierung der Hexen, die von Phyllis Chesler absurderweise noch mit dem Argument abgelehnt wurde, daß sie einen „männlichen" Teufel verehren würden und rituellen Verkehr mit „phallischen" Ersatzobjekten hätten (Chesler, 1974, S. 99), birgt die Analogie zum „Irrgarten, der *meiner* [Hervorhebung G. P.] bleiben soll"[24], zur „Verrücktheit als ausschließlich produktives Moment" und zur Psychiatrie als Ort der Freiheit und des Widerstandes gerade in der positiven Umkehrung de facto Vorhandenem. Denn weder läßt sich das historische Phänomen „Hexe" bzw. das Hexenimaginäre als männliches Konstrukt[25] und mit ihm die Tatsache der Verfolgung und der massenhaften Vernichtung von Menschen dekonstruieren; noch läßt sich die Psychiatrie mittels Theorie auflösen, solange sie innerhalb einer Gesellschaft als Institution besteht: mag sie kritisch betrachtet, abgelehnt oder bejaht werden.

Der theoretische Diskurs führte in bezug auf die Hexenpositivierung in den 70er Jahren zu Straßendemonstrationen von Frauen[26]; hinsichtlich der verallgemeinernden Positivierung der Verrücktheit wird sich seine Auswirkung erst weisen. In beiden Fällen aber wird die Wirklichkeit ignoriert. Diese wird auch dann negiert, wenn historisch rückblickend Krankheitsphänomene zu Widerstandsphänomenen erklärt werden. Die zahlreichen Ausführungen zu den Hysterikerinnen des 19. Jahrhunderts erlauben mir hier – ebenso wie beim Hexenimaginären – lediglich auf einen widersprüchlichen Aspekt aufmerksam zu machen: In der in Österreich eine zeitlang als Kultbuch gehandelten Publikation „Nicht Ich" hebt Christina von Braun die „spielerische Widerständigkeit" der Hysterikerinnen hervor. Ihr liege der Wille der Frauen zugrunde, denn „Simulieren ist per se eine Handlung, die mit dem Willen zusammenhängt". Das bedeutet von Braun zufolge nicht, daß „er [gemeint ist die Hysterikerin; Anm. G. P.] bewußt handelt, sondern nur, daß er handelt". (von Braun, 1990, S. 31 u. 60) Demgegenüber steht der Handlungsbegriff von Hannah Arendt, die das „Handeln als die einzige Tätigkeit der Vita Activa bezeichnet, die sich [...] direkt zwischen den Menschen abspielt und deren Grundbedingung das Faktum der Pluralität ist" (Arendt, 1967, S. 14ff). Ungeachtet dessen also, daß Handeln ein Bewußtsein impliziert und daß eine Differenzierung zwischen bewußtem und nicht-bewußtem Handeln eine Verwechslung von Handeln und Tun darstellt, machen diese Aussagen

---

23 Siehe dazu: Geiger, Hacker, 1989, S. 79.

24 Siehe Fußnote 20.

25 Siehe „Der Hexenhammer" von Jakob Sprenger und Heinrich Institoris, in dem es nicht zuletzt um die Weiblich-Werdung der Hexen geht (Sprenger, Institoris, 1987).

26 Interessant ist in diesem Zusammenhang die gegenwärtig in Österreich noch oft praktizierte „symbolische Verbrennung" der Stroh-Figur im Rahmen des internationalen Frauentages am 8. März.

aufmerksam: denn sie unterstellen mit dem Begriff Handeln nicht nur ein widerständiges Tun einzelner Frauen, sondern eine Kollektivität der Frauen, die während einer bestimmten historischen Epoche die Form der Hysterie gewählt hätten, um ihren Widerstand gegen Bestehendes kundzutun.

Es sind nicht die Frauen selbst, die Erfahrungen eines psychiatrischen Aufenthaltes machten, die Widerstandstheorien postulieren oder Phänomene positivieren, welche keineswegs positiv waren bzw. sind. Ebensowenig waren es die Frauen selbst, die der Hexerei beschuldigt wurden, die jubelnd als „Hexen" durch die Straßen zogen, oder die „Hysterikerinnen des 19. Jahrhunderts", die sich selbst als widerständig Handelnde begriffen hätten. Noch waren bzw. sind es Menschen, die an Psychosen u.a. erkranken oder an post-/traumatischen Syndromen leiden, die die These der Verrücktheit als produktives Moment proklamieren oder die Psychiatrie einzig als Ort der Freiheit wahrnehmen, mag sie ihnen zuweilen auch als Ort der Erleichterung erscheinen. Was bei jenen Theoriegebilden an Bemühungen der Dekonstruktion und Neubesetzung verständlich erscheint, zeigt sich im Bereich der jeweiligen gesellschaftlichen Praxis lediglich als Spiel der Dekonstruktion und der Befreiung. Denn Geschichte läßt sich nicht dekonstruieren. Und weder die Psychiatrie als integraler Bestandteil einer Gesellschaft noch psychische Phänomene sind qua Theorien auflösbar. Kritische Analysen und politische Forderungen in bezug auf einen gesellschaftlichen Umgang mit komplexen psychischen Phänomenen – in und außerhalb psychiatrischer Einrichtungen – sind deshalb nach wie vor nicht obsolet geworden.

Autonomie und Imagination

Mit jenen theoretischen Bemühungen geht immer wieder die Verwendung von Begriffen einher, deren eigentliche Bedeutungen verschleiert bleiben, wie hinsichtlich der Verwechslung von Handeln und Tun bereits angedeutet wurde. Auch die zentralen Termini *Autonomie* und *Imagination* erfahren in dem zweifelsohne wichtigen Versuch, die Grenzen zwischen Pathologie/Wahnsinn und Normalität immer wieder neu zu bestimmen, nicht die Aufmerksamkeit, die ihnen angesichts ihrer gesellschaftspolitischen Relevanz zukommt.

Die „Suche nach Autonomie" – mit oder ohne „Verrücktheit" – verfehlt ihre eigentliche Bedeutung, solange sie als eine individuelle Angelegenheit aufgefaßt wird (z.B. in der Aussage „*mein* Irrgarten"). Denn Autonomie[27] als

27 Auto = selbst; Nomos = Gesetz, Setzung, Übereinkunft, Institution und Instituiertheit kommt von nemo = ver/teilen, zuteilen. Eine Ausführung zur Bedeutung von Autonomie findet sich in Pechriggl, Perko, 1991, S. 14f.

Übereinkunft, Selbstgesetzgebung und -bestimmung verweist immer schon auf ein Kollektiv, das zu bilden in heteronomen Institutionen kaum möglich ist. Autonomie stellt weder die individualistische Freiheit der einzelnen von den anderen dar, noch ist sie als bloße Abgrenzung von bestehenden Verhältnissen zu verstehen[28]. Sie meint vielmehr eine gemeinsame und permanente Infragestellung, Selbstreflexion und Reflexion aller, die in einer Gesellschaft leben[29] darüber, ob die geltenden Setzungen und Gesetze unseren Ansprüchen, Wünschen und Bedürfnissen noch entsprechen. Diese sind wiederum immer auch gesellschaftlich-geschichtlich bzw. kulturell geprägt und können von den je einzelnen verinnerlicht sein. Die Infragestellung bzw. Selbstreflexion setzt die Imagination voraus und bildet gleichzeitig die Voraussetzung für eine Suche und Erfindung eines jeweiligen Selbstverständnisses: auch eines politischen. Autonomie als Entwurf ist in einer heteronomen Gesellschaft stets auch auf Abgrenzung angewiesen und zurückgeworfen. Die Dialektik von Vereinnahmung und Abhängigkeit durch „hilfreiche, aber herrschende" Institutionen wird spruchreif, wird die Psychiatrie als Ort bedacht, der beschützend sei: für sich selbst und für die anderen.[30]

Ist die Rede von der *Imagination* als Voraussetzung sowohl für Infragestellung als auch Selbstreflexion, so ist dieser Begriff nicht mit Fiktion oder Verrücktheit zu verwechseln. Vielmehr bezeichnet Imagination eine im Subjekt liegende, ursprüngliche Fähigkeit, etwas Neues zu schöpfen, das sich nicht gänzlich auf bereits Vorhandenes zurückführen läßt. Sie entfaltet sich in der „Verrücktheit" nicht mehr oder weniger als in der „Normalität". Vorstellungen, Wünsche, Einbildungen bleiben zunächst subjektive Wirklichkeiten: in oder außerhalb psychiatrischer Einrichtungen. Erst über einen komplexen Prozeß, der zu kollektiven Phantasmen führt und der nicht ohne das jeweilige gesellschaftlich-geschichtliche Imaginäre betrachtet werden kann, können sie gesellschaftliche Gültigkeit erlangen.[31] Wird hier innegehalten und der Blick nochmals auf die Psychiatrie als Institution gerichtet, so verdeutlicht allein die Notwendigkeit des Kollektiven, daß subjektive Imaginationen von diesem Ort aus kaum gesellschaftliche Gültigkeit erlangen bzw. zu einem gesell-

28 Das wäre Autarkie, Selbstgenügsamkeit.

29 Die Teilnahme *aller* Angehöriger einer Gesellschaft setzt selbstverständlich einen anderen Umgang mit sogenannten Minderheiten und Illegalen in einer Gesellschaft voraus und bedingt deren politische Gleichheit unter Anerkennung der jeweiligen kulturellen Differenzen.

30 So darf laut Unterbringunggesetz (§3 vom 24.9.1991) in eine psychiatrische Anstalt derjenige bzw. diejenige untergebracht werden, der/die an einer psychischen Krankheit leidet und sein/ihr Leben und seine/ihre Gesundheit gefährdet oder das Leben und die Gesundheit anderer.

31 Ich verwende die Begriffe Imagination und Imaginäres, wie ihn Castoriadis entwickelt hat; doch kann hier nicht sein komplexes Konzept darüber dargestellt werden. Siehe Castoriadis, 1984 und dazu Perko, 1993.

schaftlichen Imaginären werden können. Nicht nur insofern diese selbst immer noch einen „Vereinzelungsort" darstellt; sondern auch insofern einzelne darin mit sich selbst weit mehr beschäftigt sind als mit der Konstituierung eines Kollektives oder eines „öffentlichen Raumes", der für (widerständige) Handlungen ebenso notwendig ist wie für die Neusetzung von Sinn und gesellschaftlichen Bedeutungen. Gerade dieser Raum muß – so Hannah Arendt in „Zur Zeit. Politische Essays" – stets neu konstituiert werden. Für Arendt handelt es sich dabei um ein politisches Denken, bei dem die Teilnehmenden andere Meinungen, anderes Denkens mitberücksichtigen müssen, und bei dem das Aufgeben der Allmachtsphantasie, d.h. der Haltung, als einzelner recht zu haben, zentral ist. Denn die Allmachtsphantasie stellt ihr zufolge einen unverrückbaren Anspruch auf die totale Wahrheit dar, der jede Diskussion und somit jedes Neu-Entwerfen verhindert.

Wie aporetisch der Entwurf der Autonomie im Verhältnis von Gesellschaft und den je einzelnen auch sein mag[32], erscheint mir dieser eine geeignete Möglichkeit, gesellschaftliche Veränderungen da in Gang zu setzen, wo sie längst oder immer noch nötig sind. Gerade die autonome Frauenbewegung zeigte immer wieder Ansätze von verwirklichter Autonomie. Entwürfe und Neusetzungen (Selbstbestimmungsrecht, Abtreibungsforderungen u.a.) bezeugen die zunehmende Selbstautorisierung der Frauen. Und auch feministische Theorien in ihren unterschiedlichsten Ansätzen und Richtungen waren bzw. sind gesellschaftspolitisch höchst relevant:[33] solange wie sie ihren Blick auf die Belange der Welt richten, und sich nicht in ästhetisierenden, positivierenden Umkehrungen von negativen Setzungen und in Spielereien verlieren.

Literatur

Arendt Hannah (1967): Vita Activa oder vom tätigen Leben. München.
Dies. (1989): Zur Zeit. Politische Essays. München.
Baudrillard Jean (1993): Transparenz des Bösen. Berlin.
Bar-On Dan (1989): The Legacy of Silence. Encounters with Children of the Third Reich. Cambridge.
Basaglia Franco (1974): Was ist Psychiatrie. Frankfurt a. M.
Bertoluzza Eva, Gitzl Martina, Ralser, Michaela (Hg.) (1994): Pathos. Psychose. Pathologie. Der weibliche Wahnsinn zwischen Ästhetisierung und Verleugnung. Wien.
Braun Christina von (1990): Nicht Ich. Frankfurt a. M.
Burgess, Holmstrom (1974): Rape Trauma Syndrome. American Journal of Psychiatry.
Castoriadis Cornelius (1984): Gesellschaft als imaginäre Institution. Frankfurt a. M.

32 Die Aporie dieses Entwurfes zeigt sich etwa darin, daß eine autonome Gesellschaft autonome Individuen voraussetzt und umgekehrt autonome Individuen eine autonome Gesellschaft zur Voraussetzung haben.

33 Siehe Czollek, Perko, 2001.

Cooper David (1979): Psychiatrische Repression. „Überlegungen zur politischen Dissidenz". In: Cooper David, Foucault Michel u. a. (Hg.): Der eingekreiste Wahnsinn. Frankfurt a. M.
Cooper David, Foucault Michel u. a. (Hg.) (1979): Der eingekreiste Wahnsinn. Frankfurt a. M.
Chesler Phyllis (1974): Frauen – das verrückte Geschlecht. Reinbek bei Hamburg.
Czollek Leah C., Perko Gudrun (2001): Zwischen „Wahrheit", „Kaffeekränzchen" und Nichts? Die unterschiedlichen Bedeutungen von Genderstudies, Frauenforschung und Feministische Theorie. In: Quer. Lesen denken schreiben. Hg. v. d. Alice-Salomon-Fachhochschule / Berlin. Nr. 04, S. 35–37.
Fischer-Homberger Esther (1975): Die traumatische Neurose. Vom somatischen zum sozialen Leiden. Bern/Stuttgart/Wien.
Foucault Michel (1969): Wahnsinn und Gesellschaft. Frankfurt a. M.
Freud Sigmund (1896/1952): Zur Ätiologie der Hysterie. GW. Bd.1. London.
Ders. (1938/1941): Abriß der Psychoanalyse. GW. Bd.17. London.
Ders. (1925/1948): Selbstdarstellung. GW. Bd.14. London.
Ders. (1914/1945): Zur Geschichte der psychoanalytischen Bewegung. GW. Bd. 10. London.
Friedman Alexander, Glück Elvira, Vyssoki David (Hg.) (1999): Überleben der Shoah und danach. Spätfolgen der Verfolgung aus wissenschaftlicher Sicht. Wien.
Hacker Hanna, Geiger, Brigitte (1989): Donauwalzer Damenwahl. Frauenbewegte Zusammenhänge in Österreich. Wien.
Herman Judith (1993): Die Narben der Gewalt. Traumatische Erfahrungen verstehen und überwinden. München.
Klinger Cornelia (1999): Essentialismus. Universalismus und feministische Politik. In: Lutter Christina, Menasse-Wiesbauer Elisabeth (Hg.): Materialien zur Förderung von Frauenforschung von Frauen in der Wissenschaft. Frauenforschung. Feministische Forschung. Genderforschung. Wien.
Malleier Elisabeth (1993): Formen männlicher Hysterie. Die Kriegsneurose im 1. Weltkrieg. Diplomarbeit. Wien.
Ottomeyer Klaus (1997): Kriegstrauma. Identität und Vorurteil. Klagenfurt / Celovec.
Pearlman Laurie Anne, Saakvitne Karen W. (1995): Trauma and the Therapist. Countertransference and Vicarious Traumatization in the Psychotherapie with Incest Survivors. New York / London.
Perko Gudrun, Pechriggl Alice (1991): Zum Begriff der Autonomie. In: Verein zur Förderung von Frauenbildungsprojekten (Hg.): Autonomie in Bewegung. Wien.
Perko Gudrun (1993): Aufschlüsse der Einbildungskraft. Auswirkungen und Wirkungsweisen der Phantasie. Pfaffenweiler.
Dies. (1999): Gedanken zum vermeintlichen Scheitern der Frauenbewegung: ein Auftakt.
Auf. – Eine Frauenzeitschrift. Nr. 105, S. 12–13.
Dies. (2001): Erinnerung, Reimagination und das Imaginäre. Reflexionen über Bedingungen, Möglichkeiten und Grenzen kollektiver Erinnerung. Unveröff. Manuskript. Berlin.
Sachsse Ulrich u. a. (1997): 100 Jahre Traumaätiologie. In: PTT. Persönlichkeitsstörungen. Theorie und Therapie. 2. Auflage.
Sprenger Jakob, Institoris Heinrich (1987): Der Hexenhammer. München.

Peter Gorsen

Rudolf Schwarzkogler und die Urphantasien der Wiener Aktionskunst

Das Werk Rudolf Schwarzkoglers soll hier im Hinblick auf den psychologischen Standort des Wiener Aktionismus in der Kunstavantgarde der 60er Jahre skizziert werden.

Ein mehr auf Eingebung als Sachwissen beruhendes, gelegentlich deklariert antiprofessionelles, aber stets engagiertes tiefenspychologisches Problembewußtsein ist allen vier Protagonisten Günter Brus, Hermann Nitsch, Otto Muehl und Rudolf Schwarzkogler zueigen. Gegen den früheren Mitstreiter, Analysten und späteren Kritiker, Verleumder des Wiener Aktionismus, Josef Dvorak, verteidigte sich Nitsch im Namen aller Betroffenen mit der Erklärung, er sei nie so naiv gewesen,

> die psychoanalyse mit hilfe meiner arbeit zu erproben. ich sprach immer von einer erfühlten verbindung zwischen kunst und wissenschaft. ich gab mich nie als wissenschaftler aus, sondern begreife mich als künstler, der für seine arbeitspraktiken von der methodik und den auffassungsweisen der wissenschaft viel lernt. ich benutze die psychoanalyse für meine arbeit ähnlich wie dies breton tat (Nitsch, 1974a, S. 43).

– also in poetisch-anarchischer Verwerfung jener Abwehr- und Kontrollmechanismen, mit denen Freud das Ich gegen den zu starken Einfluß der Triebe und ein erdrückendes Gewissen in Schutzhaft nimmt.

Nitsch ersetzt das Schutzbedürfnis des Ich durch sein „abreaktionsbedürfnis", ein anderes Wort für das Dionysische, wie es im ersten „aktionistischen" Manifest „Die Blutorgel" von 1962 heißt. Der „alle regeln und ordnungen der sprache, des staates und der zivilisation"[1] sprengende dionysische Künstler „erlebt die abreaktion direkt (passiv)". Er soll die Psyche durch reine „anschauung und sichtbarmachung belastender triebpotenzen" reinigen können. Dem „hinabstei-

1 Nitsch hat im Anhang zur Dichtung „die eroberung von jerusalem" sein „dionysisch revolutionäres prinzip" erklärt als „weltveränderung zugunsten der ergreifung einer ständig sich verändernden wirklichkeit in richtung immer stärkerer erfassung des lebens, der existenz" (Nitsch, 1974b, S. 207–212).

gen ins unbewußte, ins vegetative, in den schlaf, ins opfer, in die perversion, in den tod" wird ein „psycho-hygienischer sinn" unterlegt (Frohner et al., 1962).

Ebenso beschrieb Breton schon 1924 den „reinen psychischen Automatismus" der surrealistischen Schöpfung als einen Bewußtseinsstrom „en l'absence de tout contrôle exercé par la raison, en dehors de toute préoccupation esthétique ou morale" (Breton, 1962, S. 40). „Placez-vous dans l'état le plus passif, ou réceptif, que vous pourrez. Faites abstraction de votre génie, de vos talents et de ceux de tous les autres. Dites-vous bien que la littérature est un des plus tristes chemins qui mènent à tout." (Breton, 1962, S. 44)

Breton und Nitsch haben die Authentizität und Wiedergeburt der Kunst von einem Reinigungsritual des Denkens abhängig gemacht, das die Kräfte des Triebhaft-Unbewußten freisetzt und nicht weiter durch Sublimierungen, Triebhemmung, Idealisierung oder Verdrängung verfälscht. Den Triebdurchbruch „intensiv", „dynamisch", „ekstatisch" zu erleben, anstatt kontrolliert zu objektivieren, „hieß aber gleichzeitig die humane konzeption freuds aufzugeben", sich von einer „erregend irrationalen kraft" überfluten und wehrlos machen zu lassen. Der „gott dionysos zeigt sich [...], der so sehr dionysische aufwallung ist, daß er sich selbst frißt, daß er von der aufwallung zerstört, zerrissen wird." (Nitsch, 1974b)

Nitsch ist damit noch einen Schritt über seine früher vertretene aristotelische Theatertheorie der Katharsis hinausgegangen, die zur Läuterung der Affekte neben dem dionysischen Destruktionsdrang noch eine besonnene, sich beschränkende apollinische Kraft in Aussicht stellt. So lautet der abschließende Passus im „Blutorgel"-Manifest, der auch Gegenstand der Auseinandersetzung Schwarzkoglers mit Nitsch war:

> Vielleicht wird aus einer europäischen mystik der sinne, aus dem bekenntnis zur jähen reaktion, aus dem hang zum exzessiven, der fast physiologisch in uns bedingt ist, eine art ost-asiatischer mystik der ruhe, welcher aber nicht das narkotische weltabgewandte, welt-verneinende letzterer anhaftet, sondern die neue mystik ist eine intensive ausgeglichene bejahung des lebens. Dem begriff mensch widerfährt eine steigerung in richtung zum apollinischen, es gelingt ihm eine ablösung vom viehischen (Frohner et. al., 1962).

Über den letzten Satz begehrte Schwarzkogler nachdrücklich Aufklärung, ergriff er doch schon als 20jähriger Kunststudent Partei für das durch den Gott Apollon symbolisierte Streben nach Ordnung, Form und Ruhe, das er Nitsch gegenüber mit „bläulich smaragdenem kalten licht verbunden mit der grausamkeit einer blendenden metallenen helle" assoziierte[2] – eine Erschei-

2 Nitsch über Schwarzkogler in Schastrommel, Nr. 3/1970 (Badura-Triska / Klocker, 1992, S. 15).

nung, die in seinen folgenden Malereien, den späteren Aktionsfotografien und unrealisierten Aktionskonzepten seit 1965 wiederkehrt.[3]

Schwarzkoglers Verhältnis zum Abreaktionsbedürfnis der Aktionisten Brus, Muehl und Nitsch ist ein äußerst distanziertes und diszipliniertes. Sein Beharren auf Ästhetik und Schönheit, die Reduktion auf das Bildhafte und später Konzeptionelle, schließlich sein Interesse für Diätetik, Kuranwendungen und die inneren Erleuchtungen in christlicher und buddhistischer Mystik stehen mehr im Zeichen der Schutzbedürftigkeit des Ich und seiner Abwehrmechanismen. Während Nitsch mit Breton gegen Freud den von keiner Logik und Moral unterbrochenen Bewußtseinsstrom, den Lebensdrang und Lebensüberschwang in Apotheosen feiert, orientiert sich Schwarzkogler an der altindischen „Daseinserkenntnis" des Tattwa Bodha Sankaracharya, wonach zu den „nötigen begabungen", zwischen dem Vergänglichen und Unvergänglichen zu unterscheiden, die Fähigkeit zählt, „sich ruhig zu verhalten (zurückhaltend, selbstbeherrscht, (entsagend), gesammelt, zuversichtlich und (konzentriert) im denken und wollen)."[4]

Die von Nietzsche und Richard Wagner übernommene apollinisch-dionysische Polarität künstlerischen Arbeitens wird von Schwarzkogler zweifellos anders akzentuiert als bei den Exponenten der dionysischen Triebabfuhr, ohne daß er sich vom starken Aggressionstriebpotential zu lösen und die Pole zu entkoppeln vermochte. Dazu war keiner der Wiener Aktionskünstler fähig und willens.

Es geht hier nicht vorweg darum, die surrealistische Mystifikation des Es, den Krieg als „schwarzes Fest" (Caillois, 1950) und die Aggressionsmetaphysik von Artaud bis Nitsch (exrem in seiner Dichtung „die eroberung von jerusalem", 1969–74) zu verteidigen bzw. zu untersuchen, ob der Surrealismus und der Wiener Aktionismus ihrer dionysischen Leitmotivation voll gerecht geworden sind. Beide bedurften einer desexualisierenden, sublimierenden Energie, um Aggression in künstlerische Form zu verwandeln. Der Wiener Aktionismus ist insgesamt in eine neuzeitliche romantische Ästhetik der Grausamkeit und Destruktion eingebettet, in die sich das Triebhaft-Unbewußte rücksichtslos eingeschrieben hat und gegen den Primat der instrumentellen Vernunft aufbegehrt. Die Wiener Aktionskunst entwickelte sich aus dem internationalen abstrakten Expressionismus und gestischen Informel, dessen österreichische Anfänge sich bis 1950 zu Arnulf Rainer, Lassnig, Oberhuber, Prachensky und anderen zurückverfolgen lassen. Neben Rainers informellen Übermalungen waren es aber vor allem Lucio Fontana, Yves Klein und Piero Manzoni, die Schwarzkogler auf dem Weg von der Krise des

3 Vgl. Text 40 von 1965 (Badura-Triska / Klocker, 1992, S. 343).

4 „erste umschrift sankaracharya", Text 7, 1969 (Badura-Triska / Klocker, 1992, S. 385).

Tafelbildes zur performativen Fotografie und zu einer meditativen, fernöstlich orientierten, konzeptionellen Aktionsform bestärkten.

Über Schwarzkoglers künstlerischen Werdegang und seine Arbeitsweise sind wir durch die Erinnerungen und Kommentare seiner Künstler-Freunde Nitsch, Brus, Heinz und Franciska Cibulka gut unterrichtet[5], über die konkreten Umstände seines nicht ganz 30jährigen Lebens jedoch nur lückenhaft. Durch den unerwarteten Tod seiner Lebensgefährtin Edith Adam, die den einkommenslosen Künstler bis an sein ungeklärtes Ende betreute und mit Ursula Krinzinger auch den Nachlaß verwaltete, der 1982 vom Museum Moderner Kunst in Wien erworben wurde, ging der Forschung eine wichtige, vielleicht die wichtigste Informationsquelle zu seiner Biographie verloren. Die Kontakte zu Lebzeiten Schwarzkoglers waren auf den kleinen Freundeskreis und die Wiener Aktionisten beschränkt, die sich in Texten und Ausstellungen wie der „documenta 5" (1972) für Schwarzkoglers Werk verwendeten. Auf Betreiben von Brus und Nitsch waren einige Aktionsfotos und das synästhetische „manifest PANORAMA I / der totale Akt" (1965) ausgestellt worden. Der Künstler war zu diesem Zeitpunkt durch keine eigenen Publikationen bekannt. Hin und wieder sah man damals einige Aktionsfotos in Kunstpublikationen und Zeitschriften, genaueres erfuhr man erstmals 1970 durch Valie Exports und Peter Weibels „wien. bildkompendium wiener aktionismus und film". Meine dazu einschlägigen Publikationen „Das Prinzip obszön" und „Sexualästhetik" erschienen 1969 und 1972. 1975 veröffentlichte die Galerie Krinzinger die 3. Aktion von 1965 mit dreizehn Fotos und einem faksimilierten Notizbuch. Bis 1980 wurden gemeinsam mit Edith Adam, Franciska Cibulka und dem Fotografen Ludwig Hoffenreich alle Aktionen in einem Portfolio publiziert.[6] Die auf dem Kunstmarkt präsentierte Publikationstätigkeit ermöglichte eine breitere, vor allem amerikanische Rezeption, die in den 70er Jahren die Parallelität von Happening, Performance, Body Art und Wiener Aktionismus entdeckte und beispielsweise dauerhafte Kontakte mit Paul McCarthy und Mike Kelley bewirkte.

Ich begegnete Schwarzkogler am 13. Februar 1969 in Ascholding, wo er vorübergehend in dem von Nitsch angemieteten Bauernhaus wohnte, und konnte mit dem stark depressiv gestimmten, schweigsamen Künstler ein ausführliches Gespräch führen. Er hatte gerade an einer Nitsch-Aktion in München als Modell partizipiert. Es war seine letzte praktische Zusammenarbeit mit Nitsch, wenige Monate vor seinem tödlichen Fenstersturz, der ihn freiwillig oder unfreiwillig – wir werden es nie wissen – ereilte. Die Zuneigung zwischen beiden basierte schon seit 1960 auf einer belesenen geistigen Aus-

5 Vgl. Badura-Triska / Klocker, 1992, S. 21 u. 61.

6 Genauere Angaben in: Editionen Conz und Krinzinger, 2000.

einandersetzung über Tiefenpsychologie, Mystik und Spiritualismus. Es war Nitsch, der den jüngeren, der ebenfalls an der Graphischen Lehr- und Versuchsanstalt in Wien studiert hatte, um 1963/64 mit Brus und Muehl bekannt machte, bevor es 1965 zu seiner ersten Aktion „Hochzeit" kam und die vier Freunde sich zur Wiener Aktionsgruppe auch nominell vereinigten.

Die dem aktionistischen Werk Schwarzkoglers zurechenbaren Arbeiten, ein Komplex aus Objekt- und Rauminstallationen, sechs Aktionen und den langen Serien der inszenierten Aktionsfotografie, waren zwischen 1965 und 1966 in kaum mehr als einem Jahr entstanden, bevor sich Schwarzkogler in Projekten, kurzen Schriftsätzen, Erkenntnisminiaturen und diätetischen Lebensentwürfen ganz auf die Gedankenarbeit verlegte, womit er sich der gleichzeitigen Concept Art annäherte, die den herkömmlichen bildenden Künstler durch den Ideenproduzenten zu ersetzen gedachte. (Sol Le Witt: „Ideen allein können Kunstwerke sein. Sie sind Teil einer Entwicklung, die irgendwann einmal ihre Form finden mag. Nicht alle Ideen müssen physisch verwirklicht werden.")

Vor diesem Medienwechsel, der trotz aller Isolation des Künstlers, der den folgenden politskandalisierenden Veranstaltungen wie „kunst und revolution" in der Wiener Universität, dem „zock-fest" und dem Londoner „destruction in art"-Symposion fernblieb, weniger einen Riß als eine Entwicklungsstufe der psychischen Persönlichkeit darstellt, also noch um 1965/66 sind bereits die zentralen psychischen Motivationen der Wiener Aktionskunst erkennbar, die Schwarzkogler nun auch bei sich entdeckte und in rasantem Tempo ästhetisch nachholte. Man kann die Besonderheiten und Eigenleistungen im aktionistischen Werk von Schwarzkogler, dem Jüngsten, und Brus, Muehl, Nitsch feststellen, gänzlich entmischen lassen sie sich nicht. Der weiße Mullverband, die Kopf- und Körperbandage, der verbundene, blutbefleckte Penis wurden neben Schere und Seziermesser, dem Stethoskop und der Injektionsspritze aus dem Arztbesteck des Vaters[7] rasch zu Hauptattributen Schwarzkoglers erkoren und leben in der Künstlerlegende über seine Autodestruktion bis heute fort. „Rasierklingen und Weiß-Kult" erinnern an Brus, der in seiner heutigen Stellungnahme ausdrücklich auf diese „Brus-Expressionismen" verweist. Vergleicht man Schwarzkoglers Installationen mit den im gleichen Zeitraum entstandenen von Brus, sind sie auf der sadomasochistischen Symbolebene kaum zu unterscheiden und verwenden teilweise die gleichen formalen Manipulationen. Den bei Brus in monochromen Weiß zugemalten oder schwarz-weiß gesplitteten Körpern und Köpfen korrespondiert bei Schwarzkogler ihre Vermummung durch einen weißen Wundverband. Er situiert seine gern als „monochrom weißgestrichene puppen und ka-

7 Mündliche Mitteilung von Edith Adam.

daver“ (Badura-Triska / Klocker, 1992, S. 344 u. 346) vorgestellten Körper auf weißen Tüchern in einer grell ausgeleuchteten Raumzelle, einem pseudoklinischen, aseptisch anmutenden Environment, dessen Hauptrequisit eine schwarze, spiegelnde Glasplatte ist, die den Operationstisch für chirurgische Eingriffe vortäuscht und auf der der Akteur in seiner zweiten, dritten und sechsten, letzten, hier sich selbst als Modell einsetzenden Aktion von 1966 hantiert. Die Serie dieser an Suggestionskraft nicht mehr zu überbietenden Aktionsfotografien konnte die verquere rezeptive Phantasie beflügeln, der Künstler habe an seiner eigenen Sektion teilnehmen oder sie inszenieren wollen – ein Parallelfall zur gefilmten „Zerreißprobe“ (1970) von Günter Brus.

Wie sehr Brus und Schwarzkogler auch in der formalen Bewältigung des „Selbstverstümmelungs“-Themas verwandt sind, zeigt der Einsatz des Schwarz-Weiß-Gegensatzes, den Brus mit einem den geweißten Körper halbierenden schwarzen Balkenstrich, der ihn symbolisch spaltet oder depersonalisiert, einführt (Aktion Selbstbemalung, 1965) und zur fortschreitenden Körperfragmentierung in viele weitere Schwarz-Weiß-Kontraste zerlegt. Schwarzkogler setzt in die Weiß-Monochromie der Verbände wesentlich stillere konträre Akzente, die er beispielsweise durch schwarz gefärbte Lippen und Fingernägel, schwarze Einkreisungen des Nabels, schwarze Kreidelinien, Flecken und Tropfen, vorgetäuschte Hämatome und „alchemistisches“ Material wie Kugeln, Ballons, Schläuche, Kabeln, Drähte erzielt.

Erstaunlicherweise mit Muehl, dem am meisten ikonoklastisch bestimmten, obszönen „Materialaktionisten“, verfaßte Schwarzkogler ein Manifest über „Sanitäre Kunst“. An Muehls „luftballonkonzert“ (1964) erinnern Schwarzkoglers mal geweißte, mal geschwärzte Kugelobjekte, die Bauch und Ballon zu einer geometrischen Gestalt verdichten. Und der bei Schwarzkogler wie guillotiniert präsentierte Kopf findet sich ebenso in den „Tischaktionen“ von Muehl, wo durch die Öffnungen in der Tischplatte die Häupter der Akteure gesteckt und als lebendes Material eingesetzt werden.

Dieser ästhetische Konsens, einerseits ein Ausnahmezustand unter Künstlern und nicht ungetrübt von Zwietracht, war andererseits nicht verwunderlich. Die Wiener Aktionisten verband um 1965 ein Wissensdurst, der durch verwandte leidvolle Familien- und Triebschicksale bedingt war und von den intellektuellen Begleitern der Gruppe wie anfangs dem Theologen und Psychotherapeuten Josef Dvorak, dann dem anarchistischen Allround-Theoretiker Oswald Wiener mit psychoanalytischer Literatur unterstützt und im Selbststudium fürs erste gestillt wurde. Muehl, der seine Lehramtsprüfung für Deutsch und Geschichte samt Probejahr absolvierte, anschließend fünf Jahre an der Wiener Akademie der bildenden Künste studierte, wurde über seine Tätigkeit als Zeichentherapeut für emotionell geschädigte Kinder und eine psychoanalytische Therapie bei Dvorak zum engagierten Leser von Freud und Wilhelm Reich, dessen Charakteranalyse ihm pädagogisch am meisten lag.[8] Auch Nitsch, der literarisch erfahrene „Wortdichter", profitierte vorübergehend von Dvoraks Fachwissen, ohne seine Psychotherapie zu beanspruchen. Brus verrät allein durch sein „körperanalytisches", „selbsttherapeutisches" Konzept, daß er Aktionskunst auch als Auseinandersetzung mit der Tiefenpsychologie verstand. Wenn Brus den Terminus Psychoanalyse durch „Körperanalyse" ersetzt, bezieht er sich auf den Gleichlauf psychischer und physischer Vorgänge, den psycho-physischen Parallelismus. Der mit bildnerischen Mitteln arbeitende „Analytiker" und Aktionist bezieht alle Expressionismen auf ein materielles, körperliches Substrat, um letztlich die Parallelität psychischer und physischer Phänomene, die Dichotomie von Seele und Körper, Geist und Stoff, aber auch die Systeme Unbewußtes-Bewußtes, Es / Ich / Über-Ich durch ihre Synthese in einem künstlerischen Vereinnahmungsakt zu überwinden. Das von Brus und Muehl verfaßte „Flugblatt zur 1. Totalaktion" (1966) propagierte daher die von Psychoanalyse und jeder Analytik entlastete „direkte Begegnung von Unbewußtem und der Wirklichkeit des Materials" (Klocker, 1989, S. 120). Mit gleicher Intention projektierte Nitsch in „könig ödipus. eine spielbare theorie des dramas" (1964) ein „totales theater" als „restlose bewußtmachung und entschleierung eines verdrängten unbewußten wunsches". Es soll „mit den mitteln der kunst" dem unbewußten Wunsch nach Inzest und Mord des gleichgeschlechtlichen Elternteils, der im mythischen Vorstellungskreis eines jeden Volkes auftauchenden Ödipus-Fabel, zu einem „stauungsbefreienden, psychohygienisch wirkenden triebdurchbruch" verhelfen (Nitsch, 1964, S. 68f).

Die Wiener Aktionisten haben der Kunst mehr oder weniger eine therapeutische Funktion zugestanden, am nachdrücklichsten Schwarzkogler, der einer *„neuen kunst der regenerierten erlebnisfähigkeit"* zuarbeiten möchte und dies mit Formulierungen wie „kunst als synthetisches abenteuer", „kunst als erlebnisschulung und destruktion aller etablierten vorstellungen *vom leben*", „kunst als lebensritual, kunst als sanatorium", „kunst als *purgatorium der sinne*", „malkunst als heilkunst" signalisiert (Badura-Triska / Klocker, 1992, S. 249). Schwarzkoglers Konzept des *„ästhetischen panoramas"* (1965–68), eines plastischen, „räumlich-zeitlichen gebildes", das den Malakt zum über alle Sinne erlebten „totalen akt" erweitert (Badura-Triska / Klocker, 1992, S. 245), folgt, bestärkt durch den Gedankenaustausch mit Nitsch, der synthetischen, synästhetischen Struktur seines „totalen theaters". Zwischen beiden bestand ein Konsens an psychologischem Grundwissen über Kastration und intrauterines Leben, das sie in ihren Aktionen bewußt ausspielten und miteinander austauschten. Bei Schwarzkogler findet sich die Kastrationsphantasie in der

8 Vgl. seine autobiographische Skizze „Weg aus dem Sumpf" (Muehl, 1977).

simulierten chirurgischen Operation und in verschiedenen verletzenden Eingriffen in die körperliche Integrität. Kastrationsangst ist bekanntlich ein Echo auf die Geburtsangst – nach Otto Rank ein universales Phänomen, weil es eine Reaktion auf die Trennung von der Mutter ist und das Geburtstrauma für alle spätere Angst das Leitbild abgibt.

Schwarzkogler hat in seinem aktionsfotografischen Werk eine Fülle traumatisierender Trennungserfahrungen bis hin zum simulierten Angstbild des kastrierten Penis inszeniert. Der bedrohte, verletzte, kastrierte Penis wird in zahllosen Symbolgleichungen wie dem abgetrennten oder bandagierten, verschnürten Kopf, dem geknebelten Mund, den verbundenen Augen (ein Blendungsmotiv), dem bandagierten oder sezierten Fisch beschworen. Gleichzeitig wird der Penis zum Stethoskop, zur Injektionsspritze oder zum Messer, mit dem der Akteur in den Schnabel eines ausgeweideten Huhns, das hier das weibliche Körperinnere symbolisiert, sticht, in seine Bauchhöhle mit einer brennenden Glühbirne hineinleuchtet. Die sadistischen Phantasien steigern sich im Fotozyklus der 6. Aktion zur Wunschvorstellung, in das Innere des Körpers zu sehen, in ihn einzudringen, sich mit ihm zu vereinigen. Der Schauplatz, eine mit weißem Stoff bespannte Raumecke, ist mit Schläuchen und Kabeln angefüllt, die den vollständig bandagierten Akteur Schwarzkogler mit dem Huhn nabelschnurartig verbinden. Er ist ihm ebenso mit zärtlicher Neugierde wie mit Haß zugewandt. Er bindet es an seinen Körper, hält das Huhn an den Krallen mit den Zähnen fest, zieht es „mit dem Kabel durch den weißen Raum" oder „sitzt mit geöffneten Beinen auf dem weißen Boden. Von seinem Mund geht ein Kabel zu dem Huhn, das auf ihm liegt. Das Huhn ist mit dem Kabel umwickelt". (Badura-Triska / Klocker, 1992, S. 226) Wir kennen aus Stekels „Sprache des Traums" (Stekel, 1922) ähnlich befremdliche Szenarien, die als intrauterine Wunschphantasien gedeutet werden und an das bekannte Ödipusmotiv aus Märchen, Sagen und Mythen erinnern. Die letzten drei Einstellungen der 98teiligen Fotosequenz zeigen einen entleerten Raum, der Akteur ist abgetreten und durch einen großen bandagierten geweißten Ball ersetzt, ein in Schwarzkoglers Angstvorstellungen wiederholt auftauchendes Symbol des männlichen Genitales, das häufig mit dem Kopf des Akteurs gekoppelt oder verkabelt ist. Man könnte darüber spekulieren, ob damit das Inzestverbot und die Kastrationsdrohung bei Schwarzkogler (er ist nie analysiert worden) das letzte Wort behalten haben. Mit einer „Selbstanalyse" von Kindheitserinnerungen wäre der Aktionskünstler sicher überfordert. Der künstlerische Erkenntniswert der von Schwarzkogler phantasierten Szenarien besteht vielmehr darin, daß sie universell, von jedem Betrachter bei sich selbst zu entdecken sind, nach Freud das individuelle Leben transzendieren und phylogenetisch vererbt sind. Mythos und Kunstgeschichte geben von dieser „archaischen Erbschaft" Zeugnis ab. In der phantasierten Rekonstruktion überindividueller „Urphantasien", in der Verständigung über Verletzung, Stigmatisation und zurückphantasiertes intrauterines Leben waren Schwarzkogler und Nitsch ein sachverständiges Duo. Bei Muehl herrschen Verführungs- und Kastrationsszenarien vor; bei Brus die Kastrationsphantasie in der Selbstverstümmelungsthematik und im Sadomasochismus.

Das absolut egoistische und „universell kriminelle" Kind „tritt mit Gefühlen des Hasses auf die Welt" und lernt, sie an den Objekten der Umgebung zu überwinden (Stekel, 1922, S. 444f). Hatte Schwarzkogler in seiner Kindheit die Schule der Liebe nicht im ausreichenden Maß erfahren? Er ist zwei Jahre alt, als sich die Eltern scheiden lassen. Ein Jahr später erschießt sich sein Vater, ein Arzt, nachdem er durch eine Kriegsverletzung beide Beine verloren hatte. Schwarzkogler ist elf Jahre alt, als sich seine Mutter neu vermählte. 14jährig zieht er von Lienz, wo er das Gymnasium besucht, nach Wien, wo er in die Wohnung seiner Großmutter väterlicherseits, zwei Jahre später in die seiner Großmutter mütterlicherseits zieht. Mit 18 Jahren zieht er wieder zur Großmutter väterlicherseits um. 17jährig beginnt er sein Studium an der Graphischen Lehr- und Versuchsanstalt, die er vier Jahre später ohne Abschluß verläßt. 1960, mit 20 Jahren hatte er Hermann Nitsch kennengelernt, eine Freundschaft, die bis zu seinem Tod anhielt und sich noch zuletzt vertiefte. 1963, mit 23 Jahren, verlor er seine an Epilepsie leidende Mutter. Die nur kurz skizzierte Familientragödie – ähnliches zeigen die Biographien von Segantini und Munch – läßt auf ein Zuviel an Verlust- und Entzugserfahrungen schließen, das gegen Ende seines Lebens in einer lähmenden Depression zum Ausdruck kam und den Suizid nicht unwahrscheinlich erscheinen läßt.

Ich habe Schwarzkogler als – um es paradox zu formulieren – produktiven Melancholiker kennengelernt. Seine große Publikums- und Öffentlichkeitsscheu, Symptome einer tieferen psychischen Abwehrhaltung, waren ein Grund für den Rückzug auf das fotografische Medium, der sonst immer damit erklärt wird, daß Schwarzkogler den Aktionsverlauf ständig unterbrechen mußte, um seine ruhigen, komponierten Szenen – souveräne Bildstilleben anstatt Momentaufnahmen – schaffen zu können. Als erster konstatierte Brus in seinem „Schastrommel"-Essay von 1970:

> Schwarzkoglers Aktionen zielten diamantscharf zum Starren. Was er beweglich dachte, was tanzend kreiseln sollte, dachte er zuckartig wie Marionetten. Seine überempfindliche Vorstellung von Farbe, Proportion und Lage der Dinge, Stellung der Dinge zueinander, löste einen permanenten Korrekturzwang aus, der eine Darbietung vor Publikum nicht recht zuließ (Badura-Triska / Klocker, 1992, S. 11).

Nitsch grenzte die „apollinische Leitlinie" in Schwarzkoglers Bildwerk von den „eher expressiven dionysischen äußerungen von brus, muehl und mir" noch ausführlicher ab. Schwarzkoglers Aktionen hätten beabsichtigt, „mehr statisch als dramatisch zu sein. wenn die aktionen der anderen wiener alle einen eindeutig in der zeit funktionierenden dramatischen ablauf aufweisen, so kreierte er einen anderen aktionstyp. er arrangierte montagen mit der wirklichkeit, montagen bestehend aus wirklichkeiten."[9] Und zur fotografischen Transformation des Aktionsverlaufes in eine Abfolge durchnummerierter einzelner Bilder heißt es: Schwarzkogler

> veränderte die wirklichkeit zur als zweite wirklichkeit zu begreifenden kunst, zum „bild" und ließ das neu geordnete fotografisch festhalten. der alte tafelbildgedanke fand auf diese art seine auflösung in der wirklichkeit und wurde zu einem sensiblen spiel [...] mit dem sinnlichen und assoziativen übermittlungswert der objekte und gegebenheiten. schwarzkogler wollte nie abbilder herstellen, sondern geordnete gegebenheiten übermitteln (Badura-Triska / Klocker, 1992, S. 16).

Schwarzkoglers große Nachwirkung beruht zweifellos auf der magischen, nahezu auratischen Ausstrahlung seiner Fotobilder, in die das Handlungsmoment der Aktion wie eingefroren und verdinglicht eingeschlossen ist. Nur sehe ich die Motivation dafür ebenso psychisch wie technisch begründet: im Wunsch, zu einem früheren anorganischen Zustand zurückzukehren, anorganische Stabilität zu erlangen, sich dem Nirwana-Prinzip anzugleichen. 1965 schuf Schwarzkogler sein sogenanntes „Sigmund-Freud-Bild", eine von weißem Lack überzogene, monochrome Relieftafel, die mit einem erhöhten Korkstöpsel mit herausragender Rasierklinge bestückt ist. Obwohl in Schwarzkoglers dokumentiertem „Lesestoff" außer „Totem und Tabu" sich kein weiteres Freud-Werk findet, nehme ich an, daß er auch mit Freuds Todestrieblehre in Berührung gekommen ist, die er freilich nicht illustriert, sondern unbewußt verkörpert und gelebt hat. Das Wirken des Destruktionstriebes, sado-masochistische Regungen, vermutlich ein nicht verkraftetes Geburtstrauma sind seinem kurzen aktionistischen Werk von 1965–1966 ebenso anzumerken wie der schwächer entwickelte erotische Trieb zu binden, Verletztes zu verbinden, Wunden zu schließen, etwas wiedergutzumachen.

Damit bin ich bei einem Punkt angelangt, der Schwarzkoglers lange starke Nachwirkung und seinen Nachruhm betrifft, der sehr viel jüngere Künstler heute scheinbar so nervt, daß sie sich davon in ironischen Wiederholungen und Persiflagen befreien zu meinen müssen. Hat das starke innere Aggressionspotential dieses zugleich *gehemmtesten* aller Aktionisten den Mythos begründet, der sich mittlerweile um sein Leben und Werk rankt?

Sieht man sich die künstlerische und kunsttheoretische Rezeption von den 60er Jahren bis in die Gegenwart näher an, so fasziniert an Schwarzkogler

9 Erstmals in Export, Weibel, 1970, S. 281; wieder abgedruckt in Badura-Triska / Klocker, 1992, S. 15.

– ob es uns moralisch paßt oder nicht – der Drang zur Selbstriskierung, die ihn vermeintlich bis zum Äußersten getrieben hat. Der Fenstersturz wurde ja nicht als banaler Unfall, sondern als eine den Tod einschließende künstlerische Tat mißinterpretiert. Die Fehlmeldungen von der vermeintlichen Penisamputation und Selbsttötung des sich aus dem Fenster ins Freie stürzenden Künstlers, die selbst prominente Kunstsachverständige wie Robert Hughes, Jürgen Schilling, Michel Thévoz, Karin Thomas und viele andere verbreitet haben, offenbaren mehr die Wünsche und Projektionen der Betrachter als Schwarzkoglers Werk selbst. Demgegenüber ist festzuhalten, daß Schwarzkogler seine mit Nitsch sich berührende kosmische Selbsttranszendierung und erotische Entindividualisierung, die er in der Mystik und in asiatischen Religionsphilosophien bestätigt fand, *simuliert* hat. Deswegen sind sie kulturell nicht weniger berührend und wirksam. Brus hat das Richtige getroffen, wenn er den Skandal des Wiener Aktionismus auf seine „‚unerhörte' Freilegung von ‚Körpertäuschungen'" zurückführt. Die von Schwarzkoglers „Körpertäuschungen" begeisterten Chris Burden (in seiner sich verletzenden „Shoot"-Aktion 1971) und Gina Pane (in ihrer Aktion „Escalade non-anesthésiée" 1971, während der sie eine mit Rasierklingen bestückte Leiter besteigt) waren sich der schmerzhaften Grenze zwischen Fiktion und Wirklichkeit sehr bewußt, als sie aus den suggestiven Tableaus der Wiener Aktionisten eine Verführung zur existentiellen Grenzüberschreitung herauslasen und diese in kleinen Schritten nachinszenierten. Die Fluxus-Künstler hatten ein Faible für diese Selbstriskierungen (Dick Higgins, Naim June Paik, Robert Watts, Daniell Spoerri u. v. a.). Es ist hier an das von den Aktionisten besuchte Londoner DIAS (Destruktion In Art Symposion) von 1966 zu erinnern, dem wohl kaum aus Geldgründen, wie behauptet wird, Schwarzkogler, der melancholisch gehemmte Autodestruktivist, fern geblieben war. Gustav Metzger, der Initiator von DIAS, hatte in seinem Manifest über „autodestruktive" und „autokreative Kunst"(1960 / 61) zu einer Gleichgewichtung und Balance der polaren Kräfte von Selbstdestruktion und Selbstkonstruktion aufgerufen, die allerdings in den anschließenden Phantasien und Legenden von sich selbst in erfundenen Maschinen verletzen und töten lassenden Künstlern, extrem beim kanadischen Künstler John Fare, aus dem Ruder liefen. Durch den Tod Schwarzkoglers wurde der skandalöse, gleichwohl menschliche Selbstdestruktionstrieb bei vielen Künstlern angesprochen. Der lebende Schwarzkogler entwarf das „Purgatorium der Sinne", ein „Regenerations"-Ritual für seine gefährdete Erlebnisfähigkeit, noch kontrolliert. Er dachte, ein neuer „Lebensstil" müsse „erfunden" werden, wozu die „neue kunst (happening, fluxus, nouveau realisme) gut" sei. Durch Destruktion der vorgefundenen „wirklichkeit der umwelt" werde „das verständlich- und bewußtmachen eben dieser umwelt erreicht". Er reihte sich damit in die ästhetischen Entgrenzungen der 70er Jahre ein. Sie waren wie die Werke des Aktionismus selbst keine totalen, realen Identitätssetzungen von Kunst und Leben.

Dazu muß man sich vergegenwärtigen, daß alle vier Aktionisten ihr Werk, wie schon Badura-Triska und Klocker ausgeführt haben, als Weiterentwicklung der Malerei verstanden. Schwarzkogler nannte seine kalkulierten Körperkonstellationen vor dem Fotoauge „malerei in bewegung". In seinem 3. „Panorama"-Manifest verwendete er im Hinblick auf die damals kriminalisierte Aktionsmalerei die unkommentierte Formel „Malerei als Verbrechen" (Badura-Triska / Klocker, 1992, S. 247). Hier ist nicht gemeint, daß die Malerei ein ästhetisches Verbrechen an der Moderne sei, das von der Körperkunst und Performativität abgelöst werden müsse, sondern es wird zu Recht unterstellt, daß eine grenzüberschreitende Malerei, eben die Aktionsmalerei, vom herrschenden „guten Geschmack" als eine kriminelle Obszönität hingestellt werde. Die als Verbrechen diskriminierte Aktionsmalerei dürfen wir heute wohl als ein historisches Ereignis einordnen. Oder gilt der Aktionismus in der österreichischen Gesellschaft bzw. in Teilen von ihr immer noch als ein Angriff auf die menschliche Würde?

Dazu fand kürzlich im Louvre eine Aufsehen erregende Ausstellung statt, die dies zu unterstellen den Mut hatte. Sie präsentierte eine historische Übersicht ästhetischer Grenzüberschreitungen von den Visionären Goya, Blake, Redon bis zu den „Tätern" Jackson Pollock, Yves Klein und dem Wiener Aktionismus unter dem erweiterten Schwarzkogler-Titel „*La peinture comme crime* ou la part maudite de la modernité" (Par Régis 2001) und mischte dabei extrem verstörende fotografische und filmische Auschwitz-Dokumente mit den simulierten Destruktionen des Wiener Aktionismus. Anstatt zwischen Phantasie und Wirklichkeit, Kunst und Leben zu trennen, blieb es bewußt unklar und offen, ob hier die totalitäre, gewaltförmige, kriminelle Energie der grenzüberschreitenden Avantgarde der 60er Jahre gezeigt werden sollte oder der Wiener Aktionismus als nonkonformistische, rebellische Reaktion auf den Faschismus zu verstehen sei. In der ambivalenten Inszenierung des Louvre war der Wiener Aktionismus weder nur das eine noch das andere, sondern beides, kriminelle und kriminalisierte Schöpfung, zugleich. Dies stellt eine Herausforderung für den nach wie vor zerstrittenen kunsthistorischen Umgang mit dem Wiener Aktionismus dar.

Literatur

Badura-Triska Eva, Klocker Hubert (1992): Rudolf Schwarzkogler, Leben und Werk, Klagenfurt.

Breton André (1962): Manifestes du Surréalisme. Paris.

Caillois Roger (1950): L'homme et le sacré.
Editionen Conz und Krinzinger (2000): Der Wiener Aktionismus. Kat. Galerie Krinzinger, Wien.
Export Valie, Weibel Peter (1970): wien. bildkompendium wiener aktionismus und film. Frankfurt a. M.
Frohner Adolf, Muehl Otto, Nitsch Hermann, Dvorak Josef, Graf Fritz (Hg.) (1962): Die Blutorgel 1. Flugschrift. Wien XX, Perinetgasse 1.
Gorsen Peter (1969): Das Prinzip obszön. Rowohlt.
Ders. (1972): Sexualästhetik. Rowohlt.
Klocker Hubert (Hg.) (1989): Wiener Aktionismus 1960–71. Der zertrümmerte Spiegel. Klagenfurt.
Muehl Otto (1977): Weg aus dem Sumpf. AA Verlag, Nürnberg.
Nitsch Hermann (1964): könig ödipus. eine spielbare theorie des dramas. Hektographiertes Manuskript im Selbstverlag.
Ders. (1974a): ich liebe den krieg. alle diese sentimentalen und materialistischen gemeinschaftslehren sind gegen das offen funktionierende leben. In: Neues Forum, Heft 246, Juni.
Ders. (1974b): zur metaphysik der aggression. Die Drossel, Nr. 17, Berlin, S. 207–212.
Par Régis Michel (2001): Réunion des Musées Nationaux. Paris.
Stekel Wilhelm (1922): Die Sprache des Traumes. München / Wiesbaden, 2. Aufl.

AutorInnen und HerausgeberInnen

Gaetano Benedetti
emeritierter Univ.-Prof., Dr. med., Facharzt für Psychiatrie, Psychoanalytiker und Supervisor, lebt in Riehen (Schweiz). Emeritierter Professor für Psychotherapie und Psychohygiene an der Universität Basel. Zahlreiche Publikationen zur Psychosentherapie.

Michael Ertl
Dr. med., Facharzt für Psychiatrie und Neurologie, Psychotherapeut, Gruppenanalytiker, Oberarzt an der Psychiatrischen Abteilung des SMZ Ost, Wien. Mitinitiator des Vereins für Psychosebegleitung und Psychosentherapie. Arbeitsschwerpunkte: Psychosenpsychotherapie, psychoanalytische Organisationsberatung, Unterrichtstätigkeit.

Melitta Fischer
Dr. med., Fachärztin für Psychiatrie und Neurologie, Assistenzärztin an der Universitätsklinik für Tiefenpsychologie und Psychotherapie, Psychoanalytikerin (Wiener Psychoanalytische Vereinigung).

Eberhard Gabriel
Univ.-Prof., Dr. med., Facharzt für Psychiatrie und Neurologie, Arzt für psychotherapeutische Medizin. Universitätsprofessor für Psychiatrie und Ärztlicher Direktor des Sozialmedizinischen Zentrums Baumgartner Höhe Otto Wagner Spital mit Pflegezentrum. Chairman der Sektion für klinische Psychopathologie des Weltverbandes für Psychiatrie. Forschungsschwerpunkte: Psychopathologie und nosologische Systeme, Versorgungsforschung, Geschichte der Psychiatrie in Wien in diesem Jahrhundert.

Rudolf Forster
Ao. Univ.-Prof. Dr. phil., am Institut für Soziologie der Universität Wien. Forschungsschwerpunkt: Modernisierung der psychiatrischen Versorgung, Abweichung und soziale Kontrolle, Patientenrechte und Patientenpartizipation.

Peter Gorsen
Univ.-Prof., Dr. phil., Kunst- und Mentalitätshistoriker mit Forschungsschwerpunkten im 19. und 20. Jahrhundert. Promotion bei Adorno und Habermas über Phänomenologie und Lebensphilosophie (Bergson, Dilthey, Husserl, Simmel). Seit 1977 Ordinariat für Kunstgeschichte an der Hochschule (heute Universität) für angewandte Kunst in Wien, 1996–1998 Leiter

des Instituts für Museologie. Seit 1980 grenzüberschreitende Lehre und Forschung über „Kunst und Krankheit“ (Art des fous, Art Brut, Outsider-Kunst, Melancholie, Hysterie, Schizophrenie u. a. in kulturellen und kunsttherapeutischen Zusammenhängen), über Kunst- und Sexualwissenschaft (Geschlechterbeziehungen, [Trans]Gender Studies).

Rainer Gross
Dr. med., Facharzt für Psychiatrie und Neurologie, Psychotherapeut und Psychoanalytiker, Primarius an der psychiatrischen Abteilung des Landeskrankenhaus Hollabrunn. Publikationen zur Psychosentherapie und Psychoanalyse.

Christian Horvath
Gründete 1989 die erste österreichische Selbsthilfegruppe für Psychoseerfahrene (Crazy Industries). Vizepräsident der Österreichischen Schizophreniegesellschaft. Seit 2001 Leiter des Atelier Sonnensegel. Er hält regelmäßig Vorträge bei in- und ausländischen Kongressen, in denen er sich mit dem Thema Psychose und Psychiatrie auseinandersetzt.

Helmut Jelem
Dr. med., Facharzt für Psychiatrie und Neurologie, Oberarzt der Abteilung für spezielle psychiatrische Rehabilitation des Sozialmedizinischen Zentrums Baumgartner Höhe Otto Wagner Spital. Psychotherapeut (Ausbildung systemische Therapie, Körpertherapie nach W. Reich, NLP-Therapeut). Lehrbeauftragter an der Hochschule für Musik und darstellende Kunst für Musiktherapie.

Heinz Katschnig
Univ.-Prof., Dr. med., Vorstand der Universitätsklinik für Psychiatrie in Wien und Leiter des Ludwig-Boltzmann-Instituts für Sozialpsychiatrie in Wien. Mitarbeit bei zahlreichen sozialpsychiatrischen Projekten der Weltgesundheitsorganisation, Mitbegründer der österreichischen Angehörigenvereinigung HPE. Schwerpunkte: Lebensqualität, Stigma, Angehörige psychisch Kranker; Angststörungen, Depression, Schizophrenie.

Brigitta Keintzel
Mag. phil., Dr. phil., Philosophin und Wissenschaftshistorikerin. Lektorin für Philosophie an der Universität Wien und Wissenschaftshistorikerin. Mitarbeiterin am Projektzentrum Genderforschung der Universität Wien.

Edith Kerstan
Dr. med., analytische Psychologin und Lehrtherapeutin in freier Praxis.

Rainer Kitz
Dr. med., Oberarzt an der psychiatrischen Abteilung des Kaiser-Franz-Josef-Spitals, Gründungsmitglied von S. M. I. L. E.: Begleiten in psychischen Krisen, Psychotherapeut (Individualpsychologe), Mitinitiator von Patienten-Begleitung am Kaiser-Franz-Josef-Spital (Auszeichnung durch die Stadt Wien)

Martha Koukkou-Lehmann
Univ.-Prof., Dr. med., Psychiaterin, Psychoanalytikerin und Neurophysiologin. 1971 baute sie das Labor für Hirnelektrophysiologie der Psychiatrischen Universitätsklinik Zürich auf und leitete es bis 1989. Bis 1999 leitete sie ein gleiches Labor an der Psychiatrischen Universitätsklinik Bern. Professorin für Psychophysiologie an den Universitäten Athen und Zürich. Lehrt jetzt im Gebiet der normalen und abnormen Psychophysiologie in Zürich und Bern. Forschungsschwerpunkte: Hirn-Elektrophysiologie der Informationsverarbeitenden Hirnprozesse während der Entwicklung, im Schlaf, während Psychosen und Neurosen und in der Psychotherapie.

Klaus Leferink
Dr. phil., Psychologe und Soziologe, lebt als freier Wissenschafter in Berlin. Forschungsschwerpunkte: sozialwissenschaftliche Theorien psychischer Probleme in den Bereichen Kulturpsychologie, Sprachtheorie, Semantik und Semiotik.

Katharina Leithner
Dr. med., Fachärztin für Psychiatrie, Universitätsassistentin an der Klinik für Tiefenpsychologie und Psychotherapie, Psychoanalytikerin (Wiener Psychoanalytische Vereinigung).

Karin Matuszak-Luss
Dr. med., Fachärztin für Psychiatrie und Neurologie, Psychotherapeutin (Existenzanalyse) und Supervisorin in freier Praxis, Lehrbeauftragte der Gesellschaft für Logotherapie und Existenzanalyse.

Wielant Machleidt
Univ.-Prof., Dr. med., Facharzt für Psychiatrie und Neurologie, Universitätsprofessor am Sozialmedizinischen Zentrum Hannover. Zahlreiche Publikationen zur Psychosentherapie.

Ingrid Machold
geb. in Bochum/BRD, 1973 Umzug nach Österreich und erste Psychiatrieerfahrung. Gelernte Buchhändlerin. In verschiedenen Jobs gearbeitet. Engagiert

in der Öffentlichkeitsarbeit für die Anliegen von Psychiatrieerfahrenen u. a. als Mitarbeiterin der Betroffenen-Zeitschrift „Kuckucksnest".

Andrea Moldzio
Dr. med., Ärztin und Philosophin. Arbeitet auf der Psychotherapiestation am Klinikum Nord Hamburg Ochsenzoll. Forschungsschwerpunkte: PTSD, Psychosen; Phänomenologie und Philosophische Anthropologie. Publikation im psychotherapeutisch-philosophischen Vernetzungsbereich.

Gerhard Ortwein-Swoboda
Dr. med., Facharzt für Psychiatrie und Neurologie, Oberarzt der Justizanstalt Göllersdorf. Forschungsschwerpunkte: Allgemeine Psychopathologie, transkulturelle und forensische Psychiatrie.

Maurizio Peciccia
Dr. med., Facharzt für Psychiatrie, Psychoanalytiker und Supervisor, lebt in Perugia (Italien). Mitbegründer von SEMENTERA: Zentrum für non-verbale Therapie. Zahlreiche Publikationen zur Psychosentherapie.

Gudrun Perko
Mag. phil., Dr. phil., Lehrbeauftragte für Philosophie und Feministische Theorie an den Universitäten Wien und Klagenfurt. Mitiniatiatorin von Profundus: Verein für wissenschaftliches Coaching. Forschungsschwerpunkte: Philosophie der Gefühle und Gender-Forschung.

August Ruhs
Univ.-Prof., Dr. med., Facharzt für Psychiatrie und Neurologie, Psychoanalytiker und Lehranalytiker (Wiener Arbeitskreis für Psychoanalyse), Universitätsprofessor an der Universitätsklinik für Tiefenpsychologie und Psychotherapie. Mitherausgeber der Zeitschrift „texte. psychoanalyse. ästhetik. kulturkritik".

Barbara Schreiber
Dr. med., Fachärztin für Psychiatrie, Oberärztin an der III. Psychiatr. Abteilung am Sozialmedizinischen Zentrum Baumgartner Höhe, Otto Wagner Spital. Psychotherapeutin (Individualpsychologie).

Peter Schuster
Dr. med., Facharzt für Psychiatrie und Neurologie, Oberarzt an der Universitätsklinik für Tiefenpsychologie und Psychotherapie, Psychoanalytiker und Lehranalytiker (Wiener Psychoanalytische Vereinigung).

Alfred Springer
Univ.-Prof., Dr. med., Facharzt für Psychiatrie und Neurologie, Universitätsprofessor für Psychiatrie und Psychotherapie, Leiter des Ludwig-Boltzmann-Institutes für Suchtforschung, Psychoanalytiker (Wiener Psychoanalytische Vereinigung). Forschungsschwerpunkte: Politik, Psychoanalyse, Geschichte der Medizin und kulturelle Entwicklungen.

Marianne Springer-Kremser
Univ.-Prof., Dr. med., Fachärztin für Psychiatrie und Neurologie, Universitätsprofessorin und Vorstand der Universitätsklinik für Tiefenpsychologie und Psychotherapie, Psychoanalytikerin (Wiener Psychoanalytische Vereinigung). Forschungsschwerpunkte: Weibliche Psychosexualität und Psychosomatik, psychoanalytische Kurztherapie.

Peter Stastny
Associate Clinical Professor of Psychiatry, Dr. med., Facharzt für Psychiatrie und Neurologie, Albert Einstein College of Medicine, New York, Gastprofessor an der Universität Wien, Filmemacher und Kunsttheoretiker.

Karin Steinert
Mag. phil., Psychologin, Psychotherapeutin (Existenzanalyse) in freier Praxis.

Thomas Stompe
Dr. med., Facharzt für Psychiatrie und Neurologie, Oberarzt an der Universitätsklinik für Psychiatrie, Abteilung für Sozialpsychiatrie und Evaluationsforschung sowie an der Justizanstalt Göllersdorf. Forschungsschwerpunkte: Psychopathologie endogener Psychosen, transkulturelle und forensische Psychiatrie.

Liselotte Tutsch
Dr. phil., Klinische und Gesundheitspsychologin, Psychotherapeutin (Existenzanalyse), Lehrtherapeutin und Ausbildungsleiterin der internationalen Gesellschaft für Logotherapie und Existenzanalyse.

Rudolf P. Wagner
Psychotherapeut (Existenzanalyse und Logotherapie) in freier Praxis. Fachlicher Leiter bei Pro Mente Wien.

Namenregister

R

S